DENVER II
予備判定票
2～4歳用

編著 公益社団法人 日本小児保健協会
原著　W.K. Frankenburg

[732280]

2〜4歳用

DENVER II 予備判定票

氏　名 ＿＿＿＿＿＿

記録者　氏　名 ＿＿＿＿＿＿
　　　　続　柄 ＿＿＿＿＿＿

記　録　日　＿＿年＿＿月＿＿日
生 年 月 日　＿＿年＿＿月＿＿日
年 月 日 齢　＿＿年＿＿月＿＿日

以下の質問に順番にお答え下さい。「はい」「いいえ」のどちらかに○をつけて下さい。「いいえ」が3つ以上になったら，それ以降の質問にお答えになる必要はありません。

55. 下の絵の名前が1つ以上言えますか。
方法：下の絵をひとつずつ指さして「これは何？」と聞いて，それぞれ「ねこ」「うま」「とり」「いぬ」「ひと」と答えれば「はい」に○をつけて下さい。「こねこ」「ことり」「パパ」「おとこのこ」などでも結構です。家で飼っているペットの名前を答えた場合は種類があっていれば「はい」に○をつけて下さい。鳴き声だけで答えた場合は「いいえ」にして下さい。
はい　いいえ　2.3-2.0　L

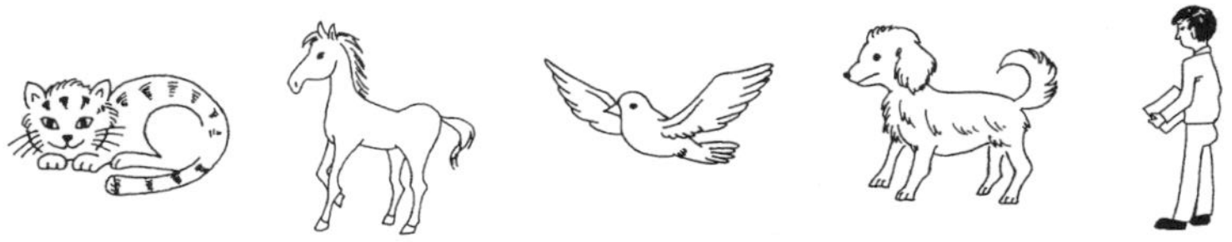

（原画　国立療養所広島病院小児科部長　下田浩子）

56. 「公園・行く」「ジュース・ほしい」「パパ・バイバイ」などの2語文を話しますか。（「いない・いない・ばあ」や「バイ・バイ」は2語文ではありません）
はい　いいえ　2.4-2.1　L

57. 手助けしなくても，自分一人で手を洗ってタオルでふいたり，乾かしたりできますか。あなたがお子さんの手の届かない蛇口をひねってあげるのは構いません。
はい　いいえ　2.4-2.1　PS

58. 体の部分を6つ正しく指さすことができますか。
判定の方法：眼，耳，鼻，口，手，足，お腹，髪の毛の8つの名前をひとつずつ順番に「○○はどこ？」と聞いて，6つ以上正しく指させたら「はい」に○をつけて下さい。お子さんが自分の体を指さしても，あなたの体を指さしても，どちらでも結構です。
はい　いいえ　2.5-2.2　L

59. 両足ジャンプができますか。
判定の方法：この判定票を床において，お子さんに立ったままの位置で判定票を飛び越すように言って下さい。両足同時にジャンプできれば「はい」に○をつけて下さい。判定票を飛び越すことができなくても両足とも床から離れれば結構です。助走したり，片足で飛び越す場合は「いいえ」に○をつけて下さい。
はい　いいえ　2.6-2.3　GM

60. 問55で見せた絵をもう一度見せて，今度はあなたが「馬はどれ？」「イヌはどれ？」などとひとつずつ聞いて，お子さんが4つ以上正しく指させれば，「はい」に○をつけて下さい。聞く順番はどれから始めても結構です。
はい　いいえ　2.6-2.3　L

61. あまり親しくない人にも，あなたのお子さんが話す内容がほぼ明りょうに（半分以上）理解されていますか。あなたやお子さんの親しい人でないと理解できない場合は「いいえ」に○をつけて下さい。
はい　いいえ　2.7-2.4　L

62. 積み木やブロックを8つ以上積み重ねて塔をつくることができますか。いままでやったことがない場合は「いいえ」に○をつけて下さい。
はい　いいえ　2.8-2.5　FMA

63. 手助けしなくても，自分一人でパンツやTシャツ，靴を身につけることができますか。
はい　いいえ　3.0-2.6　PS

64. 問55で見せた動物の絵を使います。お子さんに絵を見せて，「飛ぶのはどれ？」「走るのはどれ？」「ニャーとなくのはどれ？」などとひとつひとつたずねて下さい。お子さんが2つ以上正しく指させれば「はい」に○をつけて下さい。
はい　いいえ　3.0-2.7　L

65. 問55で見せた絵の動物の名前を4つ以上正しく言えますか。
はい　いいえ　3.1-2.7　L

66. 友だちの名前を一人以上言えますか。
家族（一緒に住んでいる人）やペットの名前の場合は「いいえ」に○をつけて下さい。一緒に住んでいなければ親戚の名前でも結構です。実在しない友だちの名前や友だちがいない場合は「いいえ」に○をつけて下さい。
はい　いいえ　3.1-2.8　PS

67. 縦にまっすぐな線を描けますか。
判定の方法：下の図の横にあなたが「こうかくのよ」と言って描いてみせて下さい。その時，お子さんと同じ向きで上から下に描いて下さい。あなたの描いた線の横にお子さんにかかせて下さい。あなたの描いた線をお子さんがなぞるのではいけません。判定の例は下に描いてある通りです。
はい　いいえ　3.2-2.9　FMA

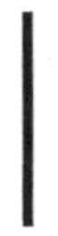

図：この場合は「はい」に○をつけて下さい。

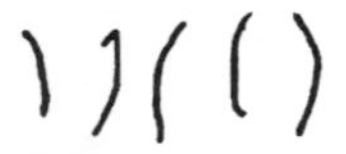

図：この場合は「いいえ」に○をつけて下さい。

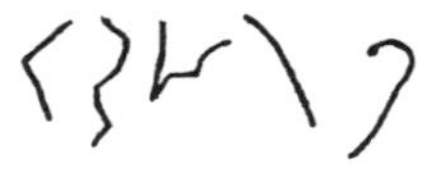

68. この判定票を床において，お子さんに立ったままの位置で用紙を飛び越すように言って下さい。助走してはいけません。あなたが見本をみせてもかまいません。用紙の短い側（21cm）を飛び越えることができれば「はい」に○をつけて下さい。用紙の上に着地した場合は「いいえ」に○をつけて下さい。
はい　いいえ　3.2-2.9　GM

69. 色の名前を１つ以上言えますか。
検査の方法：下の図（黄，緑，赤，青）を見せて，ひとつずつ指さして「これは何色？」と聞いて下さい。お子さんが違った答を言ってもあなたの顔色に出さないようにして４つとも聞いて下さい。１つ以上正しく答えられれば「はい」に○をつけて下さい。
はい　いいえ　3.3-2.9　L

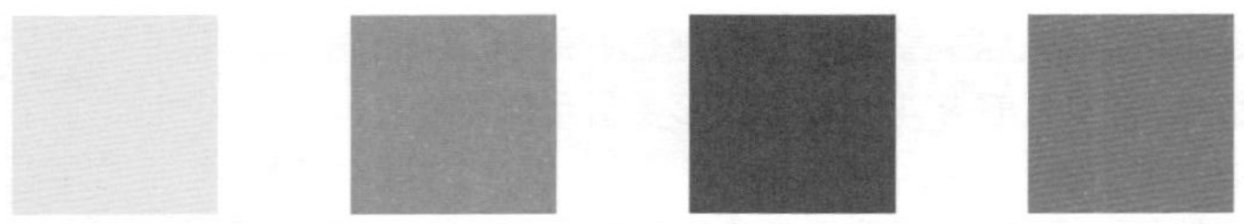

70. 下の図のように，他の指を動かさずに親指だけを立てて動かすことができますか。あなたが見本を見せて同じようにするように言って下さい。
はい　いいえ　3.4-3.1　FMA

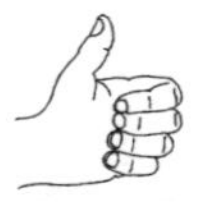

71. 片足立ちが２秒間以上できますか。
方法：物につかまらずに，一人で片足立ちさせて，何秒間バランスを保つことができるか測定します。あなたが見本をみせて下さい。お子さんにできるだけ長く片足立ちするよう言って下さい。
右足で何秒間，片足立ちができましたか（　　）秒間
左足で何秒間，片足立ちができましたか（　　）秒間
右足でも左足でも両方とも２秒間以上片足立ちができた場合だけ「はい」に○をつけて下さい。
はい　いいえ　3.7-3.3　GM

72. 以下の質問をお子さんにして下さい。質問をくりかえして言うのは構いませんが答える手助けをしないで下さい。それぞれの質問に対するお子さんの答えを下に書きこんで下さい。
「寒い時はどうしますか？」（　　　　　）
答の例（震える，服を着る，家に入る，など）
「疲れた時はどうしますか？」（　　　　　）
答の例（あくびをする，眠る，横になる，昼寝する）
「お腹がすいた時はどうしますか？」（　　　　　）
答の例（食べる，食べるものを頼む，お昼を食べる）
答が理屈に合っていればこれ以外の答でも結構です。２つ以上答えられた場合「はい」に○をつけて下さい。言葉でなく，身振り（ジェスチャー）で示した場合は「いいえ」に○をつけて下さい。
はい　いいえ　3.9-3.5　L

73. 下の図を見せて「これと同じものをかいて」と言って下さい。「丸（円）をかいて」と言ってはいけません。３回かかせて下さい。１回でもできれば結構です。判定の例は下に描いてある通りです。
はい　いいえ　3.8-3.4　FMA

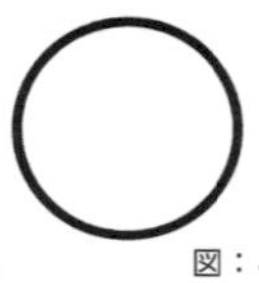

図：この場合は「はい」に○をつけて下さい。

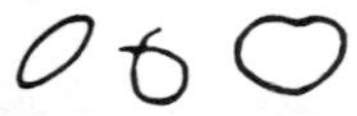

図：この場合は「いいえ」に○をつけて下さい。

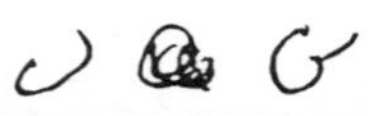

74. 手助けなしに，一人で自分の服をちゃんと身につけることができますか。
はい　いいえ　3.8-3.4　PS

2～4歳用

DENVERⅡ予備判定票

氏　名 ＿＿＿＿

記録者　氏　名 ＿＿＿＿

続　柄 ＿＿＿＿

記録日　　年　　月　　日

生年月日　　年　　月　　日

年月日齢　　年　　月　　日

以下の質問に順番にお答え下さい。「はい」「いいえ」のどちらかに○をつけて下さい。「いいえ」が３つ以上になったら，それ以降の質問にお答えになる必要はありません。

55. 下の絵の名前が１つ以上言えますか。
方法：下の絵をひとつずつ指さして「これは何？」と聞いて，それぞれ「ねこ」「うま」「とり」「いぬ」「ひと」と答えれば「はい」に○をつけて下さい。「こねこ」「ことり」「パパ」「おとこのこ」などでも結構です。家で飼っているペットの名前を答えた場合は種類があっていれば「はい」に○をつけて下さい。鳴き声だけで答えた場合は「いいえ」にして下さい。
はい　いいえ　2.3-2.0　L

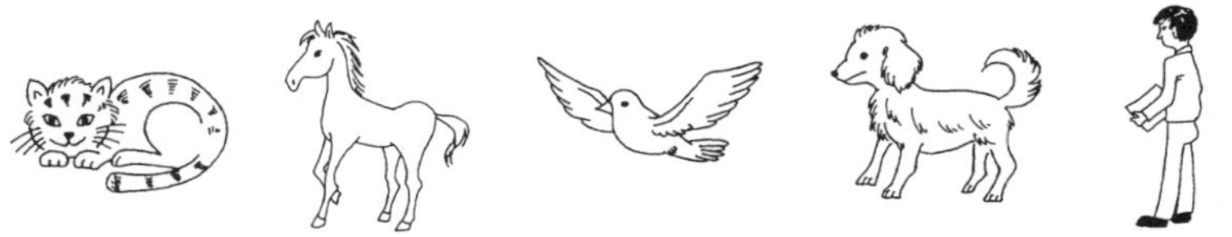

（原画　国立療養所広島病院小児科部長　下田浩子）

56. 「公園・行く」「ジュース・ほしい」「パパ・バイバイ」などの２語文を話しますか。（「いない・いない・ばあ」や「バイ・バイ」は２語文ではありません）
はい　いいえ　2.4-2.1　L

57. 手助けしなくても，自分一人で手を洗ってタオルでふいたり，乾かしたりできますか。あなたがお子さんの手の届かない蛇口をひねってあげるのは構いません。
はい　いいえ　2.4-2.1　PS

58. 体の部分を６つ正しく指さすことができますか。
判定の方法：眼，耳，鼻，口，手，足，お腹，髪の毛の８つの名前をひとつずつ順番に「○○はどこ？」と聞いて，６つ以上正しく指させたら「はい」に○をつけて下さい。お子さんが自分の体を指さしても，あなたの体を指さしても，どちらでも結構です。
はい　いいえ　2.5-2.2　L

59. 両足ジャンプができますか。
判定の方法：この判定票を床において，お子さんに立ったままの位置で判定票を飛び越すように言って下さい。両足同時にジャンプできれば「はい」に○をつけて下さい。判定票を飛び越すことができなくても両足とも床から離れれば結構です。助走したり，片足で飛び越す場合は「いいえ」に○をつけて下さい。
はい　いいえ　2.6-2.3　GM

60. 問 55 で見せた絵をもう一度見せて，今度はあなたが「馬はどれ？」「イヌはどれ？」などとひとつずつ聞いて，お子さんが４つ以上正しく指させれば，「はい」に○をつけて下さい。聞く順番はどれから始めても結構です。
はい　いいえ　2.6-2.3　L

61. あまり親しくない人にも，あなたのお子さんが話す内容がほぼ明りょうに（半分以上）理解されていますか。あなたやお子さんの親しい人でないと理解できない場合は「いいえ」に○をつけて下さい。
はい　いいえ　2.7-2.4　L

62. 積み木やブロックを８つ以上積み重ねて塔をつくることができますか。いままでやったことがない場合は「いいえ」に○をつけて下さい。
はい　いいえ　2.8-2.5　FMA

63. 手助けしなくても，自分一人でパンツやＴシャツ，靴を身につけることができますか。
はい　いいえ　3.0-2.6　PS

64. 問 55 で見せた動物の絵を使います。お子さんに絵を見せて，「飛ぶのはどれ？」「走るのはどれ？」「ニャーとなくのはどれ？」などとひとつひとつたずねて下さい。お子さんが２つ以上正しく指させれば「はい」に○をつけて下さい。
はい　いいえ　3.0-2.7　L

65. 問 55 で見せた絵の動物の名前を４つ以上正しく言えますか。
はい　いいえ　3.1-2.7　L

66. 友だちの名前を一人以上言えますか。
家族（一緒に住んでいる人）やペットの名前の場合は「いいえ」に○をつけて下さい。一緒に住んでいなければ親戚の名前でも結構です。実在しない友だちの名前や友だちがいない場合は「いいえ」に○をつけて下さい。
はい　いいえ　3.1-2.8　PS

67. 縦にまっすぐな線を描けますか。
判定の方法：下の図の横にあなたが「こうかくのよ」と言って描いてみせて下さい。その時，お子さんと同じ向きで上から下に描いて下さい。あなたの描いた線の横にお子さんにかかせて下さい。あなたの描いた線をお子さんがなぞるのではいけません。判定の例は下に描いてある通りです。
はい　いいえ　3.2-2.9　FMA

図：この場合は「はい」に○をつけて下さい。

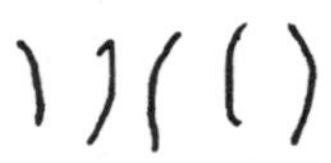

図：この場合は「いいえ」に○をつけて下さい。

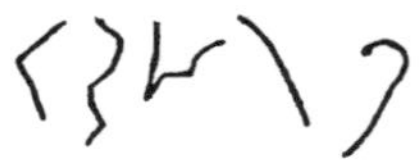

68. この判定票を床において，お子さんに立ったままの位置で用紙を飛び越すように言って下さい。助走してはいけません。あなたが見本をみせてもかまいません。用紙の短い側（21cm）を飛び越えることができれば「はい」に○をつけて下さい。用紙の上に着地した場合は「いいえ」に○をつけて下さい。
はい　いいえ　3.2-2.9　GM

69. 色の名前を１つ以上言えますか。
検査の方法：下の図（黄，緑，赤，青）を見せて，ひとつずつ指さして「これは何色？」と聞いて下さい。お子さんが違った答を言ってもあなたの顔色に出さないようにして４つとも聞いて下さい。１つ以上正しく答えられれば「はい」に○をつけて下さい。
はい　いいえ　3.3-2.9　L

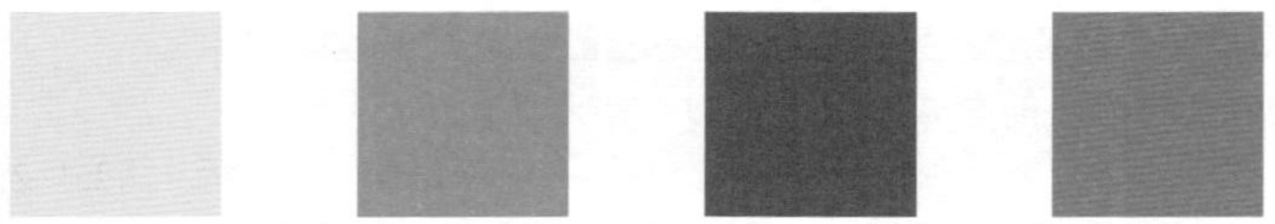

70. 下の図のように，他の指を動かさずに親指だけを立てて動かすことができますか。あなたが見本を見せて同じようにするように言って下さい。
はい　いいえ　3.4-3.1　FMA

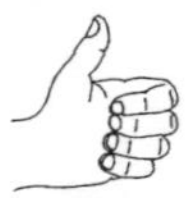

71. 片足立ちが２秒間以上できますか。
方法：物につかまらずに，一人で片足立ちさせて，何秒間バランスを保つことができるか測定します。あなたが見本をみせて下さい。お子さんにできるだけ長く片足立ちするよう言って下さい。
右足で何秒間，片足立ちができましたか（　　）秒間
左足で何秒間，片足立ちができましたか（　　）秒間
右足でも左足でも両方とも２秒間以上片足立ちができた場合だけ「はい」に○をつけて下さい。
はい　いいえ　3.7-3.3　GM

72. 以下の質問をお子さんにして下さい。質問をくりかえして言うのは構いませんが答える手助けをしないで下さい。それぞれの質問に対するお子さんの答えを下に書きこんで下さい。
「寒い時はどうしますか？」　（　　　　　）
答の例（震える，服を着る，家に入る，など）
「疲れた時はどうしますか？」　（　　　　　）
答の例（あくびをする，眠る，横になる，昼寝する）
「お腹がすいた時はどうしますか？」　（　　　　　）
答の例（食べる，食べるものを頼む，お昼を食べる）
答が理屈に合っていればこれ以外の答でも結構です。２つ以上答えられた場合「はい」に○をつけて下さい。言葉でなく，身振り（ジェスチャー）で示した場合は「いいえ」に○をつけて下さい。
はい　いいえ　3.9-3.5　L

73. 下の図を見せて「これと同じものをかいて」と言って下さい。「丸（円）をかいて」と言ってはいけません。３回かかせて下さい。１回でもできれば結構です。判定の例は下に描いてある通りです。
はい　いいえ　3.8-3.4　FMA

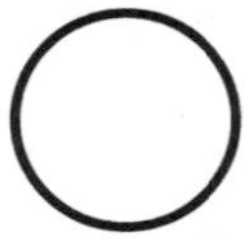

図：この場合は「はい」に○をつけて下さい。

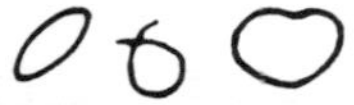

図：この場合は「いいえ」に○をつけて下さい。

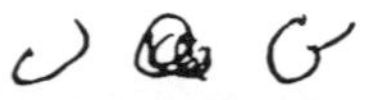

74. 手助けなしに，一人で自分の服をちゃんと身につけることができますか。
はい　いいえ　3.8-3.4　PS

2〜4歳用

DENVER II 予備判定票

氏　名 ＿＿＿＿＿＿

記録者　氏　名 ＿＿＿＿＿＿
　　　　続　柄 ＿＿＿＿＿＿

記録日 ＿＿年＿＿月＿＿日
生年月日 ＿＿年＿＿月＿＿日
年月日齢 ＿＿年＿＿月＿＿日

以下の質問に順番にお答え下さい。「はい」「いいえ」のどちらかに○をつけて下さい。「いいえ」が３つ以上になったら，それ以降の質問にお答えになる必要はありません。

55. 下の絵の名前が１つ以上言えますか。
方法：下の絵をひとつずつ指さして「これは何？」と聞いて，それぞれ「ねこ」「うま」「とり」「いぬ」「ひと」と答えれば「はい」に○をつけて下さい。「こねこ」「ことり」「パパ」「おとこのこ」などでも結構です。家で飼っているペットの名前を答えた場合は種類があっていれば「はい」に○をつけて下さい。鳴き声だけで答えた場合は「いいえ」にして下さい。
はい　いいえ　2.3-2.0　L

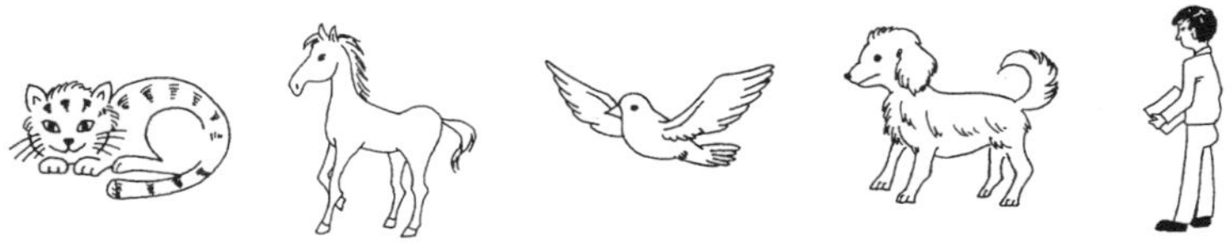

（原画　国立療養所広島病院小児科部長　下田浩子）

56. 「公園・行く」「ジュース・ほしい」「パパ・バイバイ」などの２語文を話しますか。（「いない・いない・ばあ」や「バイ・バイ」は２語文ではありません）
はい　いいえ　2.4-2.1　L

57. 手助けしなくても，自分一人で手を洗ってタオルでふいたり，乾かしたりできますか。あなたがお子さんの手の届かない蛇口をひねってあげるのは構いません。
はい　いいえ　2.4-2.1　PS

58. 体の部分を６つ正しく指さすことができますか。
判定の方法：眼，耳，鼻，口，手，足，お腹，髪の毛の８つの名前をひとつずつ順番に「○○はどこ？」と聞いて，６つ以上正しく指させたら「はい」に○をつけて下さい。お子さんが自分の体を指さしても，あなたの体を指さしても，どちらでも結構です。
はい　いいえ　2.5-2.2　L

59. 両足ジャンプができますか。
判定の方法：この判定票を床において，お子さんに立ったままの位置で判定票を飛び越すように言って下さい。両足同時にジャンプできれば「はい」に○をつけて下さい。判定票を飛び越すことができなくても両足とも床から離れれば結構です。助走したり，片足で飛び越す場合は「いいえ」に○をつけて下さい。
はい　いいえ　2.6-2.3　GM

60. 問 55 で見せた絵をもう一度見せて，今度はあなたが「馬はどれ？」「イヌはどれ？」などとひとつずつ聞いて，お子さんが４つ以上正しく指させれば，「はい」に○をつけて下さい。聞く順番はどれから始めても結構です。
はい　いいえ　2.6-2.3　L

61. あまり親しくない人にも，あなたのお子さんが話す内容がほぼ明りょうに（半分以上）理解されていますか。あなたやお子さんの親しい人でないと理解できない場合は「いいえ」に○をつけて下さい。
はい　いいえ　2.7-2.4　L

62. 積み木やブロックを８つ以上積み重ねて塔をつくることができますか。いままでやったことがない場合は「いいえ」に○をつけて下さい。
はい　いいえ　2.8-2.5　FMA

63. 手助けしなくても，自分一人でパンツやＴシャツ，靴を身につけることができますか。
はい　いいえ　3.0-2.6　PS

64. 問 55 で見せた動物の絵を使います。お子さんに絵を見せて，「飛ぶのはどれ？」「走るのはどれ？」「ニャーとなくのはどれ？」などとひとつひとつたずねて下さい。お子さんが２つ以上正しく指させれば「はい」に○をつけて下さい。
はい　いいえ　3.0-2.7　L

65. 問 55 で見せた絵の動物の名前を４つ以上正しく言えますか。
はい　いいえ　3.1-2.7　L

66. 友だちの名前を一人以上言えますか。
家族（一緒に住んでいる人）やペットの名前の場合は「いいえ」に○をつけて下さい。一緒に住んでいなければ親戚の名前でも結構です。実在しない友だちの名前や友だちがいない場合は「いいえ」に○をつけて下さい。
はい　いいえ　3.1-2.8　PS

67. 縦にまっすぐな線を描けますか。
判定の方法：下の図の横にあなたが「こうかくのよ」と言って描いてみせて下さい。その時，お子さんと同じ向きで上から下に描いて下さい。あなたの描いた線の横にお子さんにかかせて下さい。あなたの描いた線をお子さんがなぞるのではいけません。判定の例は下に描いてある通りです。
はい　いいえ　3.2-2.9　FMA

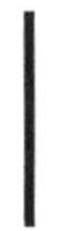

図：この場合は「はい」に○をつけて下さい。

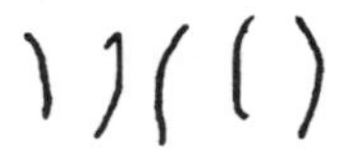

図：この場合は「いいえ」に○をつけて下さい。

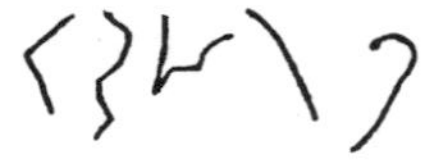

68. この判定票を床において，お子さんに立ったままの位置で用紙を飛び越すように言って下さい。助走してはいけません。あなたが見本をみせてもかまいません。用紙の短い側（21cm）を飛び越えることができれば「はい」に○をつけて下さい。用紙の上に着地した場合は「いいえ」に○をつけて下さい。
はい　いいえ　3.2-2.9　GM

69. 色の名前を１つ以上言えますか。
検査の方法：下の図（黄，緑，赤，青）を見せて，ひとつずつ指さして「これは何色？」と聞いて下さい。お子さんが違った答を言ってもあなたの顔色に出さないようにして４つとも聞いて下さい。１つ以上正しく答えられれば「はい」に○をつけて下さい。
はい　いいえ　3.3-2.9　L

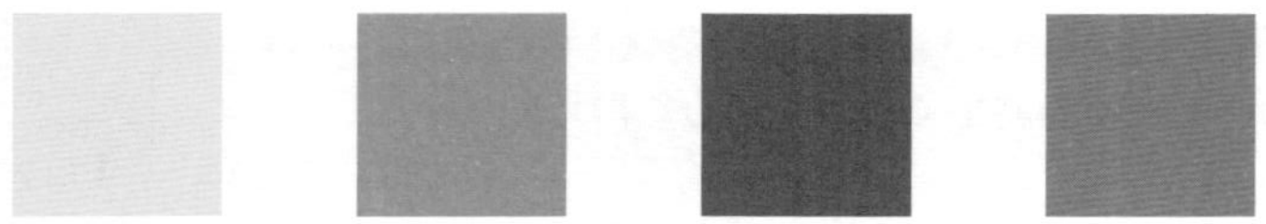

70. 下の図のように，他の指を動かさずに親指だけを立てて動かすことができますか。あなたが見本を見せて同じようにするように言って下さい。
はい　いいえ　3.4-3.1　FMA

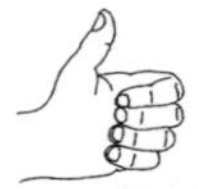

71. 片足立ちが２秒間以上できますか。
方法：物につかまらずに，一人で片足立ちさせて，何秒間バランスを保つことができるか測定します。あなたが見本をみせて下さい。お子さんにできるだけ長く片足立ちするよう言って下さい。
右足で何秒間，片足立ちができましたか（　　）秒間
左足で何秒間，片足立ちができましたか（　　）秒間
右足でも左足でも両方とも２秒間以上片足立ちができた場合だけ「はい」に○をつけて下さい。
はい　いいえ　3.7-3.3　GM

72. 以下の質問をお子さんにして下さい。質問をくりかえして言うのは構いませんが答える手助けをしないで下さい。それぞれの質問に対するお子さんの答えを下に書きこんで下さい。
「寒い時はどうしますか？」　（　　　　　）
答の例（震える，服を着る，家に入る，など）
「疲れた時はどうしますか？」　（　　　　　）
答の例（あくびをする，眠る，横になる，昼寝する）
「お腹がすいた時はどうしますか？」　（　　　　　）
答の例（食べる，食べるものを頼む，お昼を食べる）
答が理屈に合っていればこれ以外の答でも結構です。２つ以上答えられた場合「はい」に○をつけて下さい。言葉でなく，身振り（ジェスチャー）で示した場合は「いいえ」に○をつけて下さい。
はい　いいえ　3.9-3.5　L

73. 下の図を見せて「これと同じものをかいて」と言って下さい。「丸（円）をかいて」と言ってはいけません。３回かかせて下さい。１回でもできれば結構です。判定の例は下に描いてある通りです。
はい　いいえ　3.8-3.4　FMA

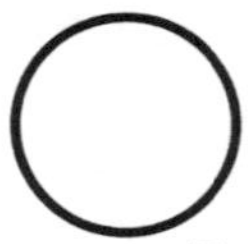

図：この場合は「はい」に○をつけて下さい。

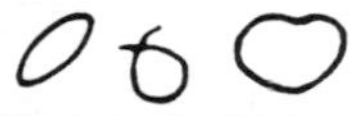

図：この場合は「いいえ」に○をつけて下さい。

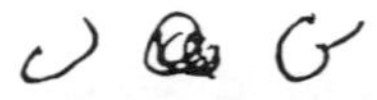

74. 手助けなしに，一人で自分の服をちゃんと身につけることができますか。
はい　いいえ　3.8-3.4　PS

2〜4歳用

DENVER II 予備判定票

氏　名 ＿＿＿＿

記録者　氏　名 ＿＿＿＿
　　　　続　柄 ＿＿＿＿

記録日 ＿＿年＿＿月＿＿日
生年月日 ＿＿年＿＿月＿＿日
年月日齢 ＿＿年＿＿月＿＿日

以下の質問に順番にお答え下さい。「はい」「いいえ」のどちらかに○をつけて下さい。「いいえ」が3つ以上になったら，それ以降の質問にお答えになる必要はありません。

55. 下の絵の名前が1つ以上言えますか。
方法：下の絵をひとつずつ指さして「これは何？」と聞いて，それぞれ「ねこ」「うま」「とり」「いぬ」「ひと」と答えれば「はい」に○をつけて下さい。「こねこ」「ことり」「パパ」「おとこのこ」などでも結構です。家で飼っているペットの名前を答えた場合は種類があっていれば「はい」に○をつけて下さい。鳴き声だけで答えた場合は「いいえ」にして下さい。
はい　いいえ　2.3-2.0　L

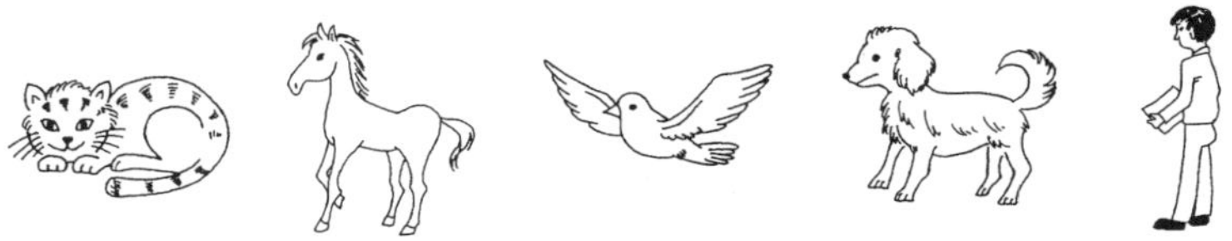

（原画　国立療養所広島病院小児科部長　下田浩子）

56. 「公園・行く」「ジュース・ほしい」「パパ・バイバイ」などの2語文を話しますか。（「いない・いない・ばあ」や「バイ・バイ」は2語文ではありません）
はい　いいえ　2.4-2.1　L

57. 手助けしなくても，自分一人で手を洗ってタオルでふいたり，乾かしたりできますか。あなたがお子さんの手の届かない蛇口をひねってあげるのは構いません。
はい　いいえ　2.4-2.1　PS

58. 体の部分を6つ正しく指さすことができますか。
判定の方法：眼，耳，鼻，口，手，足，お腹，髪の毛の8つの名前をひとつずつ順番に「○○はどこ？」と聞いて，6つ以上正しく指させたら「はい」に○をつけて下さい。お子さんが自分の体を指さしても，あなたの体を指さしても，どちらでも結構です。
はい　いいえ　2.5-2.2　L

59. 両足ジャンプができますか。
判定の方法：この判定票を床において，お子さんに立ったままの位置で判定票を飛び越すように言って下さい。両足同時にジャンプできれば「はい」に○をつけて下さい。判定票を飛び越すことができなくても両足とも床から離れれば結構です。助走したり，片足で飛び越す場合は「いいえ」に○をつけて下さい。
はい　いいえ　2.6-2.3　GM

60. 問55で見せた絵をもう一度見せて，今度はあなたが「馬はどれ？」「イヌはどれ？」などとひとつずつ聞いて，お子さんが4つ以上正しく指させれば，「はい」に○をつけて下さい。聞く順番はどれから始めても結構です。
はい　いいえ　2.6-2.3　L

61. あまり親しくない人にも，あなたのお子さんが話す内容がほぼ明りょうに（半分以上）理解されていますか。あなたやお子さんの親しい人でないと理解できない場合は「いいえ」に○をつけて下さい。
はい　いいえ　2.7-2.4　L

62. 積み木やブロックを8つ以上積み重ねて塔をつくることができますか。いままでやったことがない場合は「いいえ」に○をつけて下さい。
はい　いいえ　2.8-2.5　FMA

63. 手助けしなくても，自分一人でパンツやTシャツ，靴を身につけることができますか。
はい　いいえ　3.0-2.6　PS

64. 問55で見せた動物の絵を使います。お子さんに絵を見せて，「飛ぶのはどれ？」「走るのはどれ？」「ニャーとなくのはどれ？」などとひとつひとつたずねて下さい。お子さんが2つ以上正しく指させれば「はい」に○をつけて下さい。
はい　いいえ　3.0-2.7　L

65. 問55で見せた絵の動物の名前を4つ以上正しく言えますか。
はい　いいえ　3.1-2.7　L

66. 友だちの名前を一人以上言えますか。
家族（一緒に住んでいる人）やペットの名前の場合は「いいえ」に○をつけて下さい。一緒に住んでいなければ親戚の名前でも結構です。実在しない友だちの名前や友だちがいない場合は「いいえ」に○をつけて下さい。
はい　いいえ　3.1-2.8　PS

67. 縦にまっすぐな線を描けますか。
判定の方法：下の図の横にあなたが「こうかくのよ」と言って描いてみせて下さい。その時，お子さんと同じ向きで上から下に描いて下さい。あなたの描いた線の横にお子さんにかかせて下さい。あなたの描いた線をお子さんがなぞるのではいけません。判定の例は下に描いてある通りです。
はい　いいえ　3.2-2.9　FMA

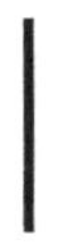

図：この場合は「はい」に○をつけて下さい。　図：この場合は「いいえ」に○をつけて下さい。

68. この判定票を床において，お子さんに立ったままの位置で用紙を飛び越すように言って下さい。助走してはいけません。あなたが見本をみせてもかまいません。用紙の短い側（21cm）を飛び越えることができれば「はい」に○をつけて下さい。用紙の上に着地した場合は「いいえ」に○をつけて下さい。
はい　いいえ　3.2-2.9　GM

69. 色の名前を１つ以上言えますか。
検査の方法：下の図（黄，緑，赤，青）を見せて，ひとつずつ指さして「これは何色？」と聞いて下さい。お子さんが違った答を言ってもあなたの顔色に出さないようにして４つとも聞いて下さい。１つ以上正しく答えられれば「はい」に○をつけて下さい。
はい　いいえ　3.3-2.9　L

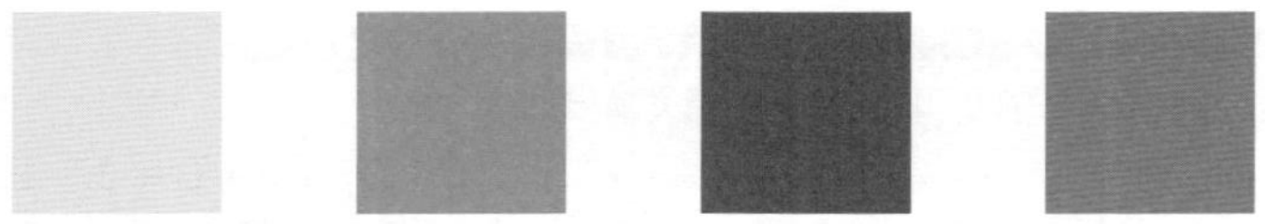

70. 下の図のように，他の指を動かさずに親指だけを立てて動かすことができますか。あなたが見本を見せて同じようにするように言って下さい。
はい　いいえ　3.4-3.1　FMA

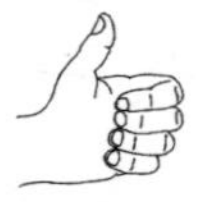

71. 片足立ちが２秒間以上できますか。
方法：物につかまらずに，一人で片足立ちさせて，何秒間バランスを保つことができるか測定します。あなたが見本をみせて下さい。お子さんにできるだけ長く片足立ちするよう言って下さい。
右足で何秒間，片足立ちができましたか（　　）秒間
左足で何秒間，片足立ちができましたか（　　）秒間
右足でも左足でも両方とも２秒間以上片足立ちができた場合だけ「はい」に○をつけて下さい。
はい　いいえ　3.7-3.3　GM

72. 以下の質問をお子さんにして下さい。質問をくりかえして言うのは構いませんが答える手助けをしないで下さい。それぞれの質問に対するお子さんの答えを下に書きこんで下さい。
「寒い時はどうしますか？」　（　　　　　　）
答の例（震える，服を着る，家に入る，など）
「疲れた時はどうしますか？」　（　　　　　　）
答の例（あくびをする，眠る，横になる，昼寝する）
「お腹がすいた時はどうしますか？」　（　　　　　　）
答の例（食べる，食べるものを頼む，お昼を食べる）
答が理屈に合っていればこれ以外の答でも結構です。２つ以上答えられた場合「はい」に○をつけて下さい。言葉でなく，身振り（ジェスチャー）で示した場合は「いいえ」に○をつけて下さい。
はい　いいえ　3.9-3.5　L

73. 下の図を見せて「これと同じものをかいて」と言って下さい。「丸（円）をかいて」と言ってはいけません。３回かかせて下さい。１回でもできれば結構です。判定の例は下に描いてある通りです。
はい　いいえ　3.8-3.4　FMA

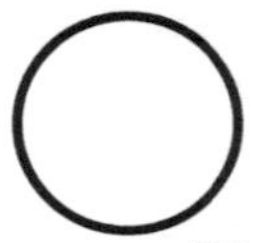

図：この場合は「はい」に○をつけて下さい。　図：この場合は「いいえ」に○をつけて下さい。

74. 手助けなしに，一人で自分の服をちゃんと身につけることができますか。
はい　いいえ　3.8-3.4　PS

2〜4歳用

DENVER II 予備判定票

氏　　名 ＿＿＿＿＿＿

記録者 氏　名 ＿＿＿＿＿＿
　　　 続　柄 ＿＿＿＿＿＿

記　録　日 ＿＿年＿＿月＿＿日
生 年 月 日 ＿＿年＿＿月＿＿日
年 月 日 齢 ＿＿年＿＿月＿＿日

以下の質問に順番にお答え下さい。「はい」「いいえ」のどちらかに○をつけて下さい。「いいえ」が３つ以上になったら，それ以降の質問にお答えになる必要はありません。

55. 下の絵の名前が１つ以上言えますか。
方法：下の絵をひとつずつ指さして「これは何？」と聞いて，それぞれ「ねこ」「うま」「とり」「いぬ」「ひと」と答えれば「はい」に○をつけて下さい。「こねこ」「ことり」「パパ」「おとこのこ」などでも結構です。家で飼っているペットの名前を答えた場合は種類があっていれば「はい」に○をつけて下さい。鳴き声だけで答えた場合は「いいえ」にして下さい。
はい　いいえ　2.3-2.0　L

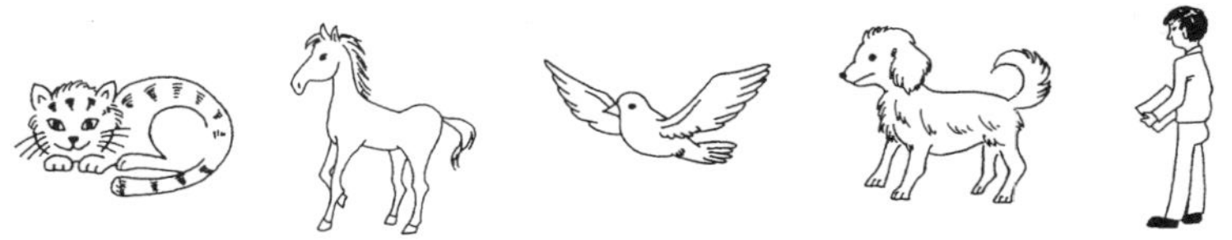

（原画　国立療養所広島病院小児科部長　下田浩子）

56. 「公園・行く」「ジュース・ほしい」「パパ・バイバイ」などの２語文を話しますか。（「いない・いない・ばあ」や「バイ・バイ」は２語文ではありません）
はい　いいえ　2.4-2.1　L

57. 手助けしなくても，自分一人で手を洗ってタオルでふいたり，乾かしたりできますか。あなたがお子さんの手の届かない蛇口をひねってあげるのは構いません。
はい　いいえ　2.4-2.1　PS

58. 体の部分を６つ正しく指さすことができますか。
判定の方法：眼，耳，鼻，口，手，足，お腹，髪の毛の８つの名前をひとつずつ順番に「○○はどこ？」と聞いて，６つ以上正しく指させたら「はい」に○をつけて下さい。お子さんが自分の体を指さしても，あなたの体を指さしても，どちらでも結構です。
はい　いいえ　2.5-2.2　L

59. 両足ジャンプができますか。
判定の方法：この判定票を床において，お子さんに立ったままの位置で判定票を飛び越すように言って下さい。両足同時にジャンプできれば「はい」に○をつけて下さい。判定票を飛び越すことができなくても両足とも床から離れれば結構です。助走したり，片足で飛び越す場合は「いいえ」に○をつけて下さい。
はい　いいえ　2.6-2.3　GM

60. 問 55 で見せた絵をもう一度見せて，今度はあなたが「馬はどれ？」「イヌはどれ？」などとひとつずつ聞いて，お子さんが４つ以上正しく指させれば，「はい」に○をつけて下さい。聞く順番はどれから始めても結構です。
はい　いいえ　2.6-2.3　L

61. あまり親しくない人にも，あなたのお子さんが話す内容がほぼ明りょうに（半分以上）理解されていますか。あなたやお子さんの親しい人でないと理解できない場合は「いいえ」に○をつけて下さい。
はい　いいえ　2.7-2.4　L

62. 積み木やブロックを８つ以上積み重ねて塔をつくることができますか。いままでやったことがない場合は「いいえ」に○をつけて下さい。
はい　いいえ　2.8-2.5　FMA

63. 手助けしなくても，自分一人でパンツや T シャツ，靴を身につけることができますか。
はい　いいえ　3.0-2.6　PS

64. 問 55 で見せた動物の絵を使います。お子さんに絵を見せて，「飛ぶのはどれ？」「走るのはどれ？」「ニャーとなくのはどれ？」などとひとつひとつたずねて下さい。お子さんが２つ以上正しく指させれば「はい」に○をつけて下さい。
はい　いいえ　3.0-2.7　L

65. 問 55 で見せた絵の動物の名前を４つ以上正しく言えますか。
はい　いいえ　3.1-2.7　L

66. 友だちの名前を一人以上言えますか。
家族（一緒に住んでいる人）やペットの名前の場合は「いいえ」に○をつけて下さい。一緒に住んでいなければ親戚の名前でも結構です。実在しない友だちの名前や友だちがいない場合は「いいえ」に○をつけて下さい。
はい　いいえ　3.1-2.8　PS

67. 縦にまっすぐな線を描けますか。
判定の方法：下の図の横にあなたが「こうかくのよ」と言って描いてみせて下さい。その時，お子さんと同じ向きで上から下に描いて下さい。あなたの描いた線の横にお子さんにかかせて下さい。あなたの描いた線をお子さんがなぞるのではいけません。判定の例は下に描いてある通りです。
はい　いいえ　3.2-2.9　FMA

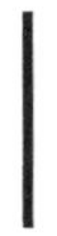

図：この場合は「はい」に○をつけて下さい。

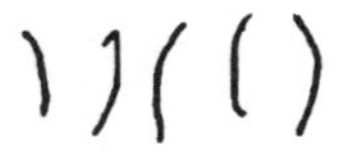

図：この場合は「いいえ」に○をつけて下さい。

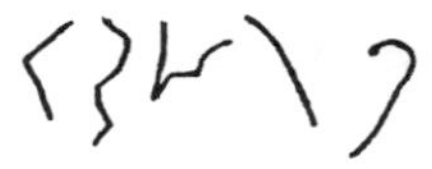

68. この判定票を床において，お子さんに立ったままの位置で用紙を飛び越すように言って下さい。助走してはいけません。あなたが見本をみせてもかまいません。用紙の短い側（21cm）を飛び越えることができれば「はい」に○をつけて下さい。用紙の上に着地した場合は「いいえ」に○をつけて下さい。
はい　いいえ　3.2-2.9　GM

69. 色の名前を１つ以上言えますか。
検査の方法：下の図（黄，緑，赤，青）を見せて，ひとつずつ指さして「これは何色？」と聞いて下さい。お子さんが違った答を言ってもあなたの顔色に出さないようにして４つとも聞いて下さい。１つ以上正しく答えられれば「はい」に○をつけて下さい。
はい　いいえ　3.3-2.9　L

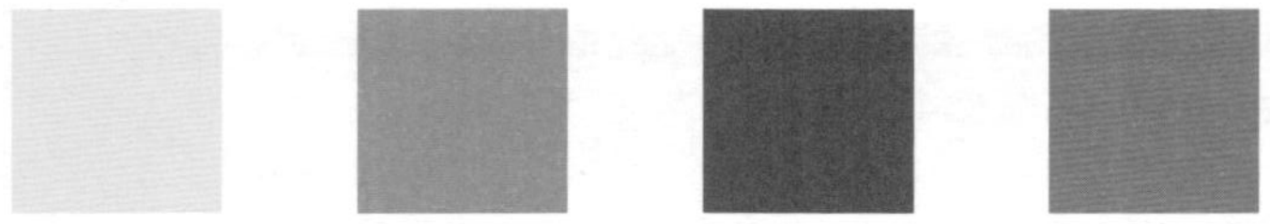

70. 下の図のように，他の指を動かさずに親指だけを立てて動かすことができますか。あなたが見本を見せて同じようにするように言って下さい。
はい　いいえ　3.4-3.1　FMA

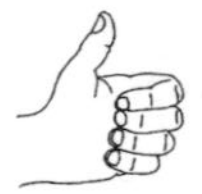

71. 片足立ちが２秒間以上できますか。
方法：物につかまらずに，一人で片足立ちさせて，何秒間バランスを保つことができるか測定します。あなたが見本をみせて下さい。お子さんにできるだけ長く片足立ちするよう言って下さい。
右足で何秒間，片足立ちができましたか（　　）秒間
左足で何秒間，片足立ちができましたか（　　）秒間
右足でも左足でも両方とも２秒間以上片足立ちができた場合だけ「はい」に○をつけて下さい。
はい　いいえ　3.7-3.3　GM

72. 以下の質問をお子さんにして下さい。質問をくりかえして言うのは構いませんが答える手助けをしないで下さい。それぞれの質問に対するお子さんの答えを下に書きこんで下さい。
「寒い時はどうしますか？」　（　　　　　　）
答の例（震える，服を着る，家に入る，など）
「疲れた時はどうしますか？」　（　　　　　　）
答の例（あくびをする，眠る，横になる，昼寝する）
「お腹がすいた時はどうしますか？」　（　　　　　　）
答の例（食べる，食べるものを頼む，お昼を食べる）
答が理屈に合っていればこれ以外の答でも結構です。２つ以上答えられた場合「はい」に○をつけて下さい。言葉でなく，身振り（ジェスチャー）で示した場合は「いいえ」に○をつけて下さい。
はい　いいえ　3.9-3.5　L

73. 下の図を見せて「これと同じものをかいて」と言って下さい。「丸（円）をかいて」と言ってはいけません。３回かかせて下さい。１回でもできれば結構です。判定の例は下に描いてある通りです。
はい　いいえ　3.8-3.4　FMA

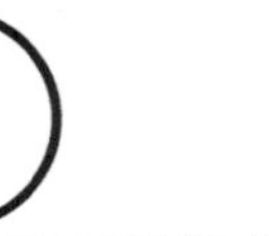

図：この場合は「はい」に○をつけて下さい。

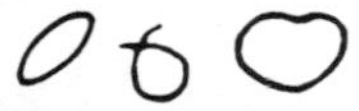

図：この場合は「いいえ」に○をつけて下さい。

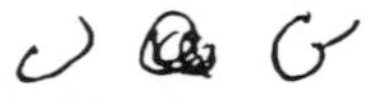

74. 手助けなしに，一人で自分の服をちゃんと身につけることができますか。
はい　いいえ　3.8-3.4　PS

2〜4歳用

DENVER Ⅱ 予備判定票

氏　名 ＿＿＿＿＿＿

記録者　氏　名 ＿＿＿＿＿＿
　　　　続　柄 ＿＿＿＿＿＿

記　録　日 ＿＿年＿＿月＿＿日
生 年 月 日 ＿＿年＿＿月＿＿日
年 月 日 齢 ＿＿年＿＿月＿＿日

以下の質問に順番にお答え下さい。「はい」「いいえ」のどちらかに○をつけて下さい。「いいえ」が３つ以上になったら，それ以降の質問にお答えになる必要はありません。

55. 下の絵の名前が１つ以上言えますか。
方法：下の絵をひとつずつ指さして「これは何？」と聞いて，それぞれ「ねこ」「うま」「とり」「いぬ」「ひと」と答えれば「はい」に○をつけて下さい。「こねこ」「ことり」「パパ」「おとこのこ」などでも結構です。家で飼っているペットの名前を答えた場合は種類があっていれば「はい」に○をつけて下さい。鳴き声だけで答えた場合は「いいえ」にして下さい。
はい　いいえ　2.3-2.0　L

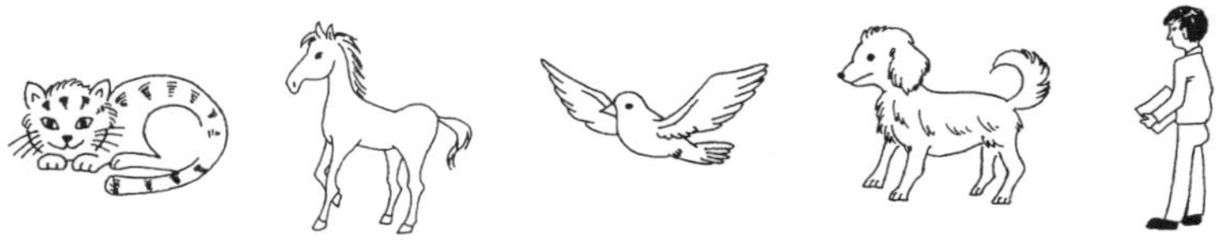

（原画　国立療養所広島病院小児科部長　下田浩子）

56. 「公園・行く」「ジュース・ほしい」「パパ・バイバイ」などの２語文を話しますか。（「いない・いない・ばあ」や「バイ・バイ」は２語文ではありません）
はい　いいえ　2.4-2.1　L

57. 手助けしなくても，自分一人で手を洗ってタオルでふいたり，乾かしたりできますか。あなたがお子さんの手の届かない蛇口をひねってあげるのは構いません。
はい　いいえ　2.4-2.1　PS

58. 体の部分を６つ正しく指さすことができますか。
判定の方法：眼，耳，鼻，口，手，足，お腹，髪の毛の８つの名前をひとつずつ順番に「○○はどこ？」と聞いて，６つ以上正しく指させたら「はい」に○をつけて下さい。お子さんが自分の体を指さしても，あなたの体を指さしても，どちらでも結構です。
はい　いいえ　2.5-2.2　L

59. 両足ジャンプができますか。
判定の方法：この判定票を床において，お子さんに立ったままの位置で判定票を飛び越すように言って下さい。両足同時にジャンプできれば「はい」に○をつけて下さい。判定票を飛び越すことができなくても両足とも床から離れれば結構です。助走したり，片足で飛び越す場合は「いいえ」に○をつけて下さい。
はい　いいえ　2.6-2.3　GM

60. 問 55 で見せた絵をもう一度見せて，今度はあなたが「馬はどれ？」「イヌはどれ？」などとひとつずつ聞いて，お子さんが４つ以上正しく指させれば，「はい」に○をつけて下さい。聞く順番はどれから始めても結構です。
はい　いいえ　2.6-2.3　L

61. あまり親しくない人にも，あなたのお子さんが話す内容がほぼ明りょうに（半分以上）理解されていますか。あなたやお子さんの親しい人でないと理解できない場合は「いいえ」に○をつけて下さい。
はい　いいえ　2.7-2.4　L

62. 積み木やブロックを８つ以上積み重ねて塔をつくることができますか。いままでやったことがない場合は「いいえ」に○をつけて下さい。
はい　いいえ　2.8-2.5　FMA

63. 手助けしなくても，自分一人でパンツやＴシャツ，靴を身につけることができますか。
はい　いいえ　3.0-2.6　PS

64. 問 55 で見せた動物の絵を使います。お子さんに絵を見せて，「飛ぶのはどれ？」「走るのはどれ？」「ニャーとなくのはどれ？」などとひとつひとつたずねて下さい。お子さんが２つ以上正しく指させれば「はい」に○をつけて下さい。
はい　いいえ　3.0-2.7　L

65. 問 55 で見せた絵の動物の名前を４つ以上正しく言えますか。
はい　いいえ　3.1-2.7　L

66. 友だちの名前を一人以上言えますか。
家族（一緒に住んでいる人）やペットの名前の場合は「いいえ」に○をつけて下さい。一緒に住んでいなければ親戚の名前でも結構です。実在しない友だちの名前や友だちがいない場合は「いいえ」に○をつけて下さい。
はい　いいえ　3.1-2.8　PS

67. 縦にまっすぐな線を描けますか。
判定の方法：下の図の横にあなたが「こうかくのよ」と言って描いてみせて下さい。その時，お子さんと同じ向きで上から下に描いて下さい。あなたの描いた線の横にお子さんにかかせて下さい。あなたの描いた線をお子さんがなぞるのではいけません。判定の例は下に描いてある通りです。
はい　いいえ　3.2-2.9　FMA

図：この場合は「はい」に○をつけて下さい。

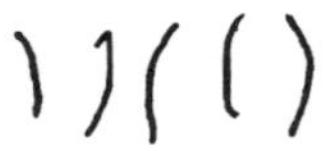

図：この場合は「いいえ」に○をつけて下さい。

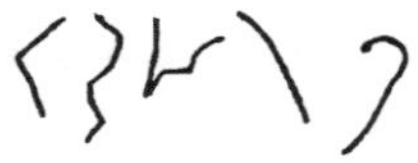

68. この判定票を床において，お子さんに立ったままの位置で用紙を飛び越すように言って下さい。助走してはいけません。あなたが見本をみせてもかまいません。用紙の短い側（21cm）を飛び越えることができれば「はい」に○をつけて下さい。用紙の上に着地した場合は「いいえ」に○をつけて下さい。
はい　いいえ　3.2-2.9　GM

69. 色の名前を１つ以上言えますか。
検査の方法：下の図（黄，緑，赤，青）を見せて，ひとつずつ指さして「これは何色？」と聞いて下さい。お子さんが違った答を言ってもあなたの顔色に出さないようにして４つとも聞いて下さい。１つ以上正しく答えられれば「はい」に○をつけて下さい。
はい　いいえ　3.3-2.9　L

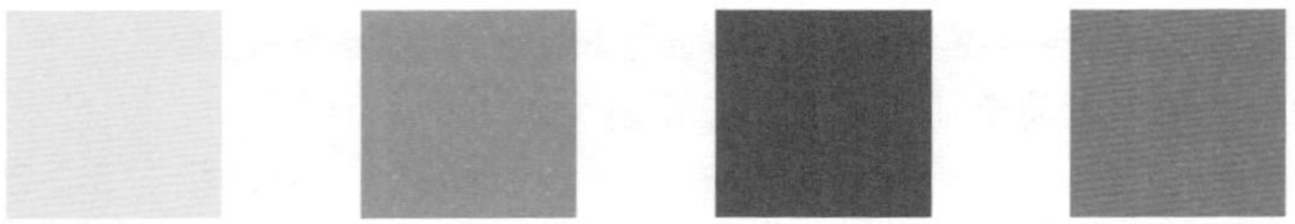

70. 下の図のように，他の指を動かさずに親指だけを立てて動かすことができますか。あなたが見本を見せて同じようにするように言って下さい。
はい　いいえ　3.4-3.1　FMA

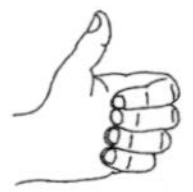

71. 片足立ちが２秒間以上できますか。
方法：物につかまらずに，一人で片足立ちさせて，何秒間バランスを保つことができるか測定します。あなたが見本をみせて下さい。お子さんにできるだけ長く片足立ちするよう言って下さい。
右足で何秒間，片足立ちができましたか（　　）秒間
左足で何秒間，片足立ちができましたか（　　）秒間
右足でも左足でも両方とも２秒間以上片足立ちができた場合だけ「はい」に○をつけて下さい。
はい　いいえ　3.7-3.3　GM

72. 以下の質問をお子さんにして下さい。質問をくりかえして言うのは構いませんが答える手助けをしないで下さい。それぞれの質問に対するお子さんの答えを下に書きこんで下さい。
「寒い時はどうしますか？」　（　　　　　）
答の例（震える，服を着る，家に入る，など）
「疲れた時はどうしますか？」　（　　　　　）
答の例（あくびをする，眠る，横になる，昼寝する）
「お腹がすいた時はどうしますか？」　（　　　　　）
答の例（食べる，食べるものを頼む，お昼を食べる）
答が理屈に合っていればこれ以外の答でも結構です。２つ以上答えられた場合「はい」に○をつけて下さい。言葉でなく，身振り（ジェスチャー）で示した場合は「いいえ」に○をつけて下さい。
はい　いいえ　3.9-3.5　L

73. 下の図を見せて「これと同じものをかいて」と言って下さい。「丸（円）をかいて」と言ってはいけません。３回かかせて下さい。１回でもできれば結構です。判定の例は下に描いてある通りです。
はい　いいえ　3.8-3.4　FMA

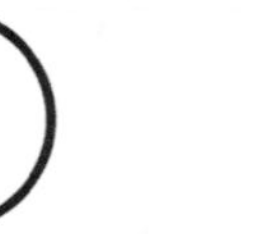

図：この場合は「はい」に○をつけて下さい。

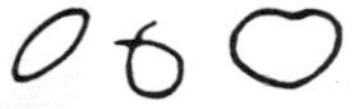

図：この場合は「いいえ」に○をつけて下さい。

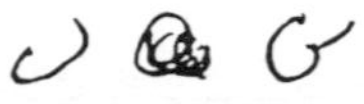

74. 手助けなしに，一人で自分の服をちゃんと身につけることができますか。
はい　いいえ　3.8-3.4　PS

2〜4歳用

DENVER II 予備判定票

氏　名 ＿＿＿＿＿＿

記録者　氏　名 ＿＿＿＿＿＿
　　　　続　柄 ＿＿＿＿＿＿

記　録　日　＿＿年＿＿月＿＿日
生 年 月 日　＿＿年＿＿月＿＿日
年 月 日 齢　＿＿年＿＿月＿＿日

以下の質問に順番にお答え下さい。「はい」「いいえ」のどちらかに○をつけて下さい。「いいえ」が３つ以上になったら，それ以降の質問にお答えになる必要はありません。

55. 下の絵の名前が１つ以上言えますか。
方法：下の絵をひとつずつ指さして「これは何？」と聞いて，それぞれ「ねこ」「うま」「とり」「いぬ」「ひと」と答えれば「はい」に○をつけて下さい。「こねこ」「ことり」「パパ」「おとこのこ」などでも結構です。家で飼っているペットの名前を答えた場合は種類があっていれば「はい」に○をつけて下さい。鳴き声だけで答えた場合は「いいえ」にして下さい。
はい　いいえ　2.3-2.0　L

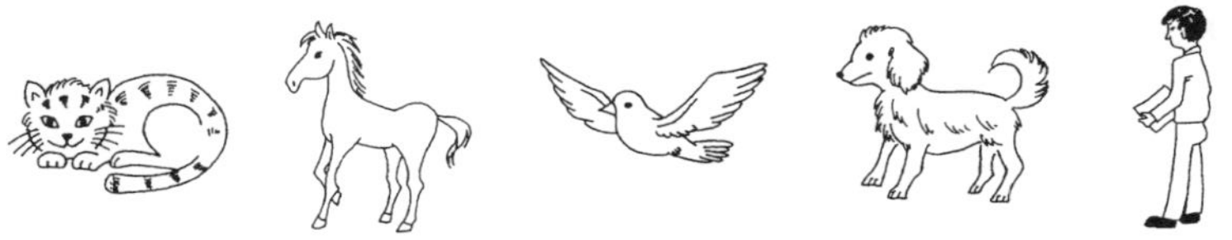

（原画　国立療養所広島病院小児科部長　下田浩子）

56. 「公園・行く」「ジュース・ほしい」「パパ・バイバイ」などの２語文を話しますか。（「いない・いない・ばあ」や「バイ・バイ」は２語文ではありません）
はい　いいえ　2.4-2.1　L

57. 手助けしなくても，自分一人で手を洗ってタオルでふいたり，乾かしたりできますか。あなたがお子さんの手の届かない蛇口をひねってあげるのは構いません。
はい　いいえ　2.4-2.1　PS

58. 体の部分を６つ正しく指さすことができますか。
判定の方法：眼，耳，鼻，口，手，足，お腹，髪の毛の８つの名前をひとつずつ順番に「○○はどこ？」と聞いて，６つ以上正しく指させたら「はい」に○をつけて下さい。お子さんが自分の体を指さしても，あなたの体を指さしても，どちらでも結構です。
はい　いいえ　2.5-2.2　L

59. 両足ジャンプができますか。
判定の方法：この判定票を床において，お子さんに立ったままの位置で判定票を飛び越すように言って下さい。両足同時にジャンプできれば「はい」に○をつけて下さい。判定票を飛び越すことができなくても両足とも床から離れれば結構です。助走したり，片足で飛び越す場合は「いいえ」に○をつけて下さい。
はい　いいえ　2.6-2.3　GM

60. 問55で見せた絵をもう一度見せて，今度はあなたが「馬はどれ？」「イヌはどれ？」などとひとつずつ聞いて，お子さんが４つ以上正しく指させれば，「はい」に○をつけて下さい。聞く順番はどれから始めても結構です。
はい　いいえ　2.6-2.3　L

61. あまり親しくない人にも，あなたのお子さんが話す内容がほぼ明りょうに（半分以上）理解されていますか。あなたやお子さんの親しい人でないと理解できない場合は「いいえ」に○をつけて下さい。
はい　いいえ　2.7-2.4　L

62. 積み木やブロックを８つ以上積み重ねて塔をつくることができますか。いままでやったことがない場合は「いいえ」に○をつけて下さい。
はい　いいえ　2.8-2.5　FMA

63. 手助けしなくても，自分一人でパンツやＴシャツ，靴を身につけることができますか。
はい　いいえ　3.0-2.6　PS

64. 問55で見せた動物の絵を使います。お子さんに絵を見せて，「飛ぶのはどれ？」「走るのはどれ？」「ニャーとなくのはどれ？」などとひとつひとつたずねて下さい。お子さんが２つ以上正しく指させれば「はい」に○をつけて下さい。
はい　いいえ　3.0-2.7　L

65. 問55で見せた絵の動物の名前を４つ以上正しく言えますか。
はい　いいえ　3.1-2.7　L

66. 友だちの名前を一人以上言えますか。
家族（一緒に住んでいる人）やペットの名前の場合は「いいえ」に○をつけて下さい。一緒に住んでいなければ親戚の名前でも結構です。実在しない友だちの名前や友だちがいない場合は「いいえ」に○をつけて下さい。
はい　いいえ　3.1-2.8　PS

67. 縦にまっすぐな線を描けますか。
判定の方法：下の図の横にあなたが「こうかくのよ」と言って描いてみせて下さい。その時，お子さんと同じ向きで上から下に描いて下さい。あなたの描いた線の横にお子さんにかかせて下さい。あなたの描いた線をお子さんがなぞるのではいけません。判定の例は下に描いてある通りです。
はい　いいえ　3.2-2.9　FMA

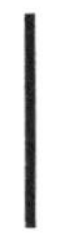

図：この場合は「はい」に○をつけて下さい。

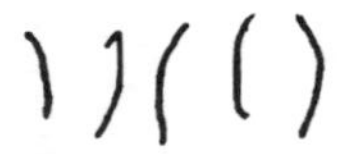

図：この場合は「いいえ」に○をつけて下さい。

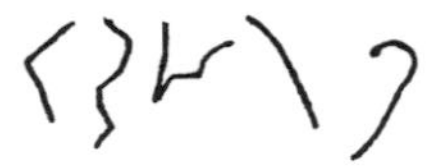

68. この判定票を床において，お子さんに立ったままの位置で用紙を飛び越すように言って下さい。助走してはいけません。あなたが見本をみせてもかまいません。用紙の短い側（21cm）を飛び越えることができれば「はい」に○をつけて下さい。用紙の上に着地した場合は「いいえ」に○をつけて下さい。
はい　いいえ　3.2-2.9　GM

69. 色の名前を１つ以上言えますか。
検査の方法：下の図（黄，緑，赤，青）を見せて，ひとつずつ指さして「これは何色？」と聞いて下さい。お子さんが違った答を言ってもあなたの顔色に出さないようにして４つとも聞いて下さい。１つ以上正しく答えられれば「はい」に○をつけて下さい。
はい　いいえ　3.3-2.9　L

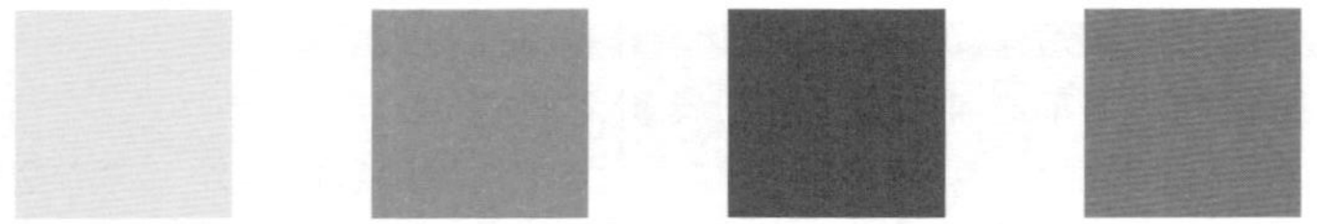

70. 下の図のように，他の指を動かさずに親指だけを立てて動かすことができますか。あなたが見本を見せて同じようにするように言って下さい。
はい　いいえ　3.4-3.1　FMA

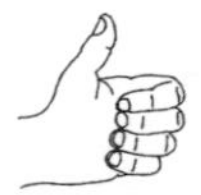

71. 片足立ちが２秒間以上できますか。
方法：物につかまらずに，一人で片足立ちさせて，何秒間バランスを保つことができるか測定します。あなたが見本をみせて下さい。お子さんにできるだけ長く片足立ちするよう言って下さい。
右足で何秒間，片足立ちができましたか（　　）秒間
左足で何秒間，片足立ちができましたか（　　）秒間
右足でも左足でも両方とも２秒間以上片足立ちができた場合だけ「はい」に○をつけて下さい。
はい　いいえ　3.7-3.3　GM

72. 以下の質問をお子さんにして下さい。質問をくりかえして言うのは構いませんが答える手助けをしないで下さい。それぞれの質問に対するお子さんの答えを下に書きこんで下さい。
「寒い時はどうしますか？」　（　　　　　　）
答の例（震える，服を着る，家に入る，など）
「疲れた時はどうしますか？」　（　　　　　　）
答の例（あくびをする，眠る，横になる，昼寝する）
「お腹がすいた時はどうしますか？」　（　　　　　　）
答の例（食べる，食べるものを頼む，お昼を食べる）
答が理屈に合っていればこれ以外の答でも結構です。２つ以上答えられた場合「はい」に○をつけて下さい。言葉でなく，身振り（ジェスチャー）で示した場合は「いいえ」に○をつけて下さい。
はい　いいえ　3.9-3.5　L

73. 下の図を見せて「これと同じものをかいて」と言って下さい。「丸（円）をかいて」と言ってはいけません。３回かかせて下さい。１回でもできれば結構です。判定の例は下に描いてある通りです。
はい　いいえ　3.8-3.4　FMA

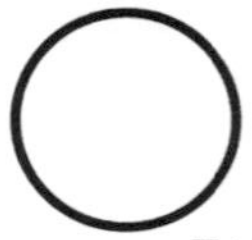

図：この場合は「はい」に○をつけて下さい。

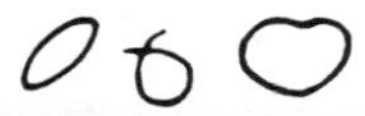

図：この場合は「いいえ」に○をつけて下さい。

74. 手助けなしに，一人で自分の服をちゃんと身につけることができますか。
はい　いいえ　3.8-3.4　PS

2〜4歳用

DENVER Ⅱ 予備判定票

氏　名 ＿＿＿＿

記録者　氏　名 ＿＿＿＿
　　　　続　柄 ＿＿＿＿

記録日　　年　月　日
生年月日　　年　月　日
年月日齢　　年　月　日

以下の質問に順番にお答え下さい。「はい」「いいえ」のどちらかに○をつけて下さい。「いいえ」が３つ以上になったら，それ以降の質問にお答えになる必要はありません。

55. 下の絵の名前が１つ以上言えますか。
方法：下の絵をひとつずつ指さして「これは何？」と聞いて，それぞれ「ねこ」「うま」「とり」「いぬ」「ひと」と答えれば「はい」に○をつけて下さい。「こねこ」「ことり」「パパ」「おとこのこ」などでも結構です。家で飼っているペットの名前を答えた場合は種類があっていれば「はい」に○をつけて下さい。鳴き声だけで答えた場合は「いいえ」にして下さい。
はい　いいえ　2.3-2.0　L

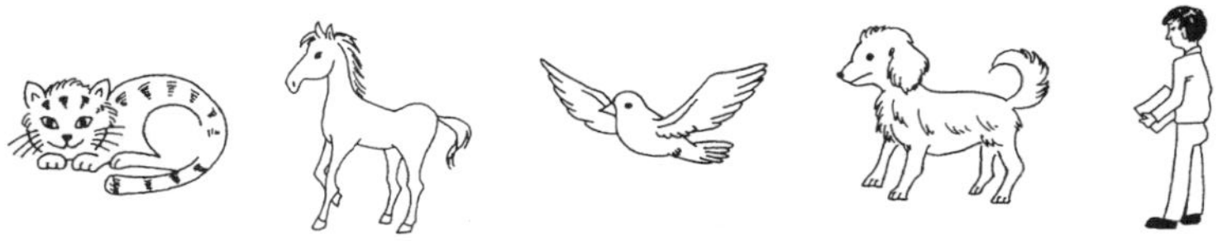

（原画　国立療養所広島病院小児科部長　下田浩子）

56. 「公園・行く」「ジュース・ほしい」「パパ・バイバイ」などの２語文を話しますか。（「いない・いない・ばあ」や「バイ・バイ」は２語文ではありません）
はい　いいえ　2.4-2.1　L

57. 手助けしなくても，自分一人で手を洗ってタオルでふいたり，乾かしたりできますか。あなたがお子さんの手の届かない蛇口をひねってあげるのは構いません。
はい　いいえ　2.4-2.1　PS

58. 体の部分を６つ正しく指さすことができますか。
判定の方法：眼，耳，鼻，口，手，足，お腹，髪の毛の８つの名前をひとつずつ順番に「○○はどこ？」と聞いて，６つ以上正しく指させたら「はい」に○をつけて下さい。お子さんが自分の体を指さしても，あなたの体を指さしても，どちらでも結構です。
はい　いいえ　2.5-2.2　L

59. 両足ジャンプができますか。
判定の方法：この判定票を床において，お子さんに立ったままの位置で判定票を飛び越すように言って下さい。両足同時にジャンプできれば「はい」に○をつけて下さい。判定票を飛び越すことができなくても両足とも床から離れれば結構です。助走したり，片足で飛び越す場合は「いいえ」に○をつけて下さい。
はい　いいえ　2.6-2.3　GM

60. 問 55 で見せた絵をもう一度見せて，今度はあなたが「馬はどれ？」「イヌはどれ？」などとひとつずつ聞いて，お子さんが４つ以上正しく指させれば，「はい」に○をつけて下さい。聞く順番はどれから始めても結構です。
はい　いいえ　2.6-2.3　L

61. あまり親しくない人にも，あなたのお子さんが話す内容がほぼ明りょうに（半分以上）理解されていますか。あなたやお子さんの親しい人でないと理解できない場合は「いいえ」に○をつけて下さい。
はい　いいえ　2.7-2.4　L

62. 積み木やブロックを８つ以上積み重ねて塔をつくることができますか。いままでやったことがない場合は「いいえ」に○をつけて下さい。
はい　いいえ　2.8-2.5　FMA

63. 手助けしなくても，自分一人でパンツやＴシャツ，靴を身につけることができますか。
はい　いいえ　3.0-2.6　PS

64. 問 55 で見せた動物の絵を使います。お子さんに絵を見せて，「飛ぶのはどれ？」「走るのはどれ？」「ニャーとなくのはどれ？」などとひとつひとつたずねて下さい。お子さんが２つ以上正しく指させれば「はい」に○をつけて下さい。
はい　いいえ　3.0-2.7　L

65. 問 55 で見せた絵の動物の名前を４つ以上正しく言えますか。
はい　いいえ　3.1-2.7　L

66. 友だちの名前を一人以上言えますか。
家族（一緒に住んでいる人）やペットの名前の場合は「いいえ」に○をつけて下さい。一緒に住んでいなければ親戚の名前でも結構です。実在しない友だちの名前や友だちがいない場合は「いいえ」に○をつけて下さい。
はい　いいえ　3.1-2.8　PS

67. 縦にまっすぐな線を描けますか。
判定の方法：下の図の横にあなたが「こうかくのよ」と言って描いてみせて下さい。その時，お子さんと同じ向きで上から下に描いて下さい。あなたの描いた線の横にお子さんにかかせて下さい。あなたの描いた線をお子さんがなぞるのではいけません。判定の例は下に描いてある通りです。
はい　いいえ　3.2-2.9　FMA

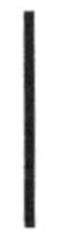

図：この場合は「はい」に○をつけて下さい。　図：この場合は「いいえ」に○をつけて下さい。

68. この判定票を床において，お子さんに立ったままの位置で用紙を飛び越すように言って下さい。助走してはいけません。あなたが見本をみせてもかまいません。用紙の短い側（21cm）を飛び越えることができれば「はい」に○をつけて下さい。用紙の上に着地した場合は「いいえ」に○をつけて下さい。
はい　いいえ　3.2-2.9　GM

69. 色の名前を１つ以上言えますか。
検査の方法：下の図（黄，緑，赤，青）を見せて，ひとつずつ指さして「これは何色？」と聞いて下さい。お子さんが違った答を言ってもあなたの顔色に出さないようにして４つとも聞いて下さい。１つ以上正しく答えられれば「はい」に○をつけて下さい。
はい　いいえ　3.3-2.9　L

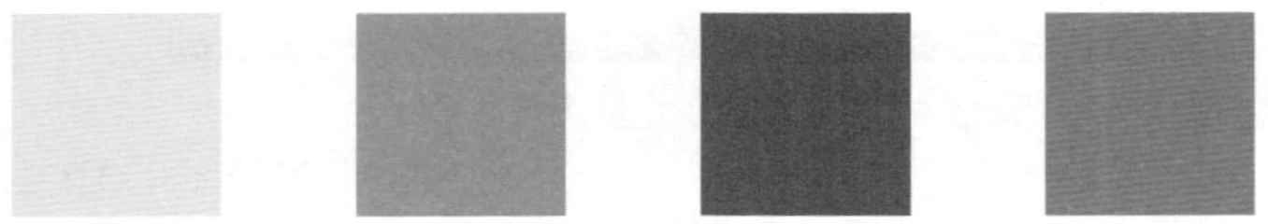

70. 下の図のように，他の指を動かさずに親指だけを立てて動かすことができますか。あなたが見本を見せて同じようにするように言って下さい。
はい　いいえ　3.4-3.1　FMA

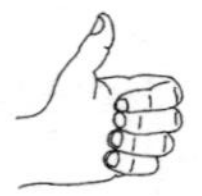

71. 片足立ちが２秒間以上できますか。
方法：物につかまらずに，一人で片足立ちさせて，何秒間バランスを保つことができるか測定します。あなたが見本をみせて下さい。お子さんにできるだけ長く片足立ちするよう言って下さい。
右足で何秒間，片足立ちができましたか（　　）秒間
左足で何秒間，片足立ちができましたか（　　）秒間
右足でも左足でも両方とも２秒間以上片足立ちができた場合だけ「はい」に○をつけて下さい。
はい　いいえ　3.7-3.3　GM

72. 以下の質問をお子さんにして下さい。質問をくりかえして言うのは構いませんが答える手助けをしないで下さい。それぞれの質問に対するお子さんの答えを下に書きこんで下さい。
「寒い時はどうしますか？」（　　　　　）
答の例（震える，服を着る，家に入る，など）
「疲れた時はどうしますか？」（　　　　　）
答の例（あくびをする，眠る，横になる，昼寝する）
「お腹がすいた時はどうしますか？」（　　　　　）
答の例（食べる，食べるものを頼む，お昼を食べる）
答が理屈に合っていればこれ以外の答でも結構です。２つ以上答えられた場合「はい」に○をつけて下さい。言葉でなく，身振り（ジェスチャー）で示した場合は「いいえ」に○をつけて下さい。
はい　いいえ　3.9-3.5　L

73. 下の図を見せて「これと同じものをかいて」と言って下さい。「丸（円）をかいて」と言ってはいけません。３回かかせて下さい。１回でもできれば結構です。判定の例は下に描いてある通りです。
はい　いいえ　3.8-3.4　FMA

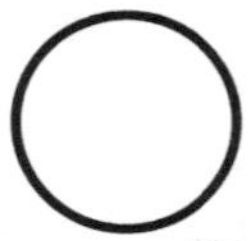

図：この場合は「はい」に○をつけて下さい。　図：この場合は「いいえ」に○をつけて下さい。

74. 手助けなしに，一人で自分の服をちゃんと身につけることができますか。
はい　いいえ　3.8-3.4　PS

2〜4歳用

DENVER II 予備判定票

氏　　名 ＿＿＿＿

記録者　氏　　名 ＿＿＿＿
　　　　続　　柄 ＿＿＿＿

記　録　日 ＿＿年＿＿月＿＿日
生 年 月 日 ＿＿年＿＿月＿＿日
年 月 日 齢 ＿＿年＿＿月＿＿日

以下の質問に順番にお答え下さい。「はい」「いいえ」のどちらかに○をつけて下さい。「いいえ」が３つ以上になったら，それ以降の質問にお答えになる必要はありません。

55. 下の絵の名前が１つ以上言えますか。
方法：下の絵をひとつずつ指さして「これは何？」と聞いて，それぞれ「ねこ」「うま」「とり」「いぬ」「ひと」と答えれば「はい」に○をつけて下さい。「こねこ」「ことり」「パパ」「おとこのこ」などでも結構です。家で飼っているペットの名前を答えた場合は種類があっていれば「はい」に○をつけて下さい。鳴き声だけで答えた場合は「いいえ」にして下さい。
はい　いいえ　2.3-2.0　L

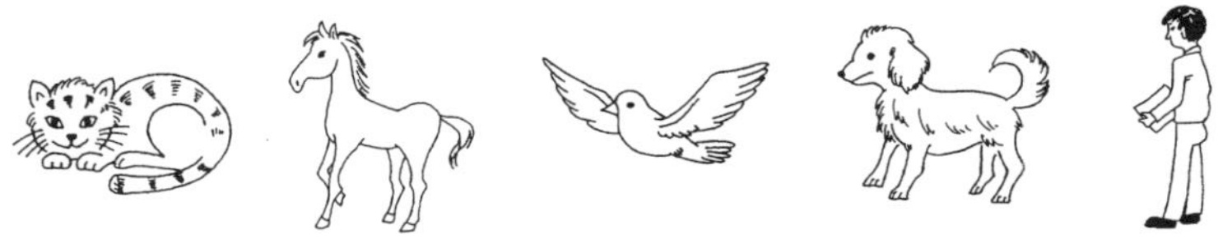

（原画　国立療養所広島病院小児科部長　下田浩子）

56. 「公園・行く」「ジュース・ほしい」「パパ・バイバイ」などの２語文を話しますか。（「いない・いない・ばあ」や「バイ・バイ」は２語文ではありません）
はい　いいえ　2.4-2.1　L

57. 手助けしなくても，自分一人で手を洗ってタオルでふいたり，乾かしたりできますか。あなたがお子さんの手の届かない蛇口をひねってあげるのは構いません。
はい　いいえ　2.4-2.1　PS

58. 体の部分を６つ正しく指さすことができますか。
判定の方法：眼，耳，鼻，口，手，足，お腹，髪の毛の８つの名前をひとつずつ順番に「○○はどこ？」と聞いて，６つ以上正しく指させたら「はい」に○をつけて下さい。お子さんが自分の体を指さしても，あなたの体を指さしても，どちらでも結構です。
はい　いいえ　2.5-2.2　L

59. 両足ジャンプができますか。
判定の方法：この判定票を床において，お子さんに立ったままの位置で判定票を飛び越すように言って下さい。両足同時にジャンプできれば「はい」に○をつけて下さい。判定票を飛び越すことができなくても両足とも床から離れれば結構です。助走したり，片足で飛び越す場合は「いいえ」に○をつけて下さい。
はい　いいえ　2.6-2.3　GM

60. 問55で見せた絵をもう一度見せて，今度はあなたが「馬はどれ？」「イヌはどれ？」などとひとつずつ聞いて，お子さんが４つ以上正しく指させれば，「はい」に○をつけて下さい。聞く順番はどれから始めても結構です。
はい　いいえ　2.6-2.3　L

61. あまり親しくない人にも，あなたのお子さんが話す内容がほぼ明りょうに（半分以上）理解されていますか。あなたやお子さんの親しい人でないと理解できない場合は「いいえ」に○をつけて下さい。
はい　いいえ　2.7-2.4　L

62. 積み木やブロックを８つ以上積み重ねて塔をつくることができますか。いままでやったことがない場合は「いいえ」に○をつけて下さい。
はい　いいえ　2.8-2.5　FMA

63. 手助けしなくても，自分一人でパンツやＴシャツ，靴を身につけることができますか。
はい　いいえ　3.0-2.6　PS

64. 問55で見せた動物の絵を使います。お子さんに絵を見せて，「飛ぶのはどれ？」「走るのはどれ？」「ニャーとなくのはどれ？」などとひとつひとつたずねて下さい。お子さんが２つ以上正しく指させれば「はい」に○をつけて下さい。
はい　いいえ　3.0-2.7　L

65. 問55で見せた絵の動物の名前を４つ以上正しく言えますか。
はい　いいえ　3.1-2.7　L

66. 友だちの名前を一人以上言えますか。
家族（一緒に住んでいる人）やペットの名前の場合は「いいえ」に○をつけて下さい。一緒に住んでいなければ親戚の名前でも結構です。実在しない友だちの名前や友だちがいない場合は「いいえ」に○をつけて下さい。
はい　いいえ　3.1-2.8　PS

67. 縦にまっすぐな線を描けますか。
判定の方法：下の図の横にあなたが「こうかくのよ」と言って描いてみせて下さい。その時，お子さんと同じ向きで上から下に描いて下さい。あなたの描いた線の横にお子さんにかかせて下さい。あなたの描いた線をお子さんがなぞるのではいけません。判定の例は下に描いてある通りです。
はい　いいえ　3.2-2.9　FMA

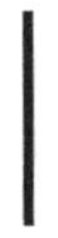

図：この場合は「はい」に○をつけて下さい。

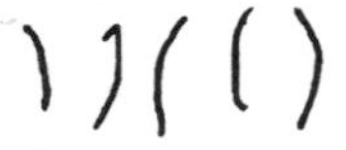

図：この場合は「いいえ」に○をつけて下さい。

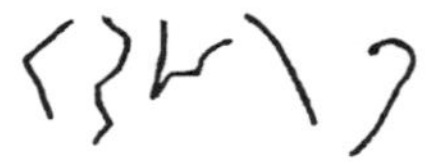

68. この判定票を床において，お子さんに立ったままの位置で用紙を飛び越すように言って下さい。助走してはいけません。あなたが見本をみせてもかまいません。用紙の短い側（21cm）を飛び越えることができれば「はい」に○をつけて下さい。用紙の上に着地した場合は「いいえ」に○をつけて下さい。
はい　いいえ　3.2-2.9　GM

69. 色の名前を１つ以上言えますか。
検査の方法：下の図（黄，緑，赤，青）を見せて，ひとつずつ指さして「これは何色？」と聞いて下さい。お子さんが違った答を言ってもあなたの顔色に出さないようにして４つとも聞いて下さい。１つ以上正しく答えられれば「はい」に○をつけて下さい。
はい　いいえ　3.3-2.9　L

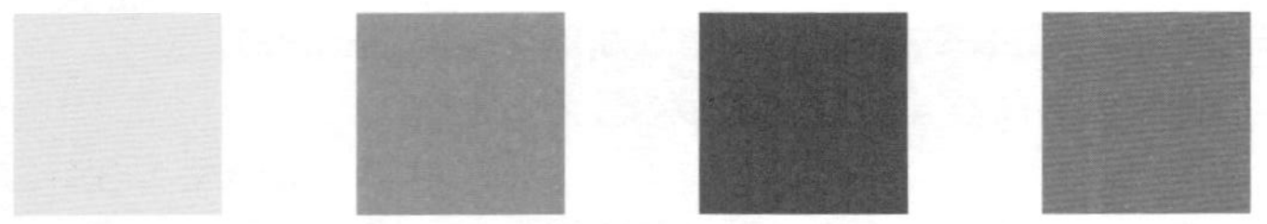

70. 下の図のように，他の指を動かさずに親指だけを立てて動かすことができますか。あなたが見本を見せて同じようにするように言って下さい。
はい　いいえ　3.4-3.1　FMA

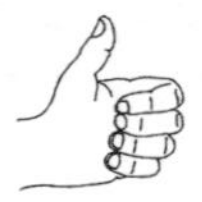

71. 片足立ちが２秒間以上できますか。
方法：物につかまらずに，一人で片足立ちさせて，何秒間バランスを保つことができるか測定します。あなたが見本をみせて下さい。お子さんにできるだけ長く片足立ちするよう言って下さい。
右足で何秒間，片足立ちができましたか（　　）秒間
左足で何秒間，片足立ちができましたか（　　）秒間
右足でも左足でも両方とも２秒間以上片足立ちができた場合だけ「はい」に○をつけて下さい。
はい　いいえ　3.7-3.3　GM

72. 以下の質問をお子さんにして下さい。質問をくりかえして言うのは構いませんが答える手助けをしないで下さい。それぞれの質問に対するお子さんの答えを下に書きこんで下さい。
「寒い時はどうしますか？」　（　　　　　）
答の例（震える，服を着る，家に入る，など）
「疲れた時はどうしますか？」　（　　　　　）
答の例（あくびをする，眠る，横になる，昼寝する）
「お腹がすいた時はどうしますか？」　（　　　　　）
答の例（食べる，食べるものを頼む，お昼を食べる）
答が理屈に合っていればこれ以外の答でも結構です。２つ以上答えられた場合「はい」に○をつけて下さい。言葉でなく，身振り（ジェスチャー）で示した場合は「いいえ」に○をつけて下さい。
はい　いいえ　3.9-3.5　L

73. 下の図を見せて「これと同じものをかいて」と言って下さい。「丸（円）をかいて」と言ってはいけません。３回かかせて下さい。１回でもできれば結構です。判定の例は下に描いてある通りです。
はい　いいえ　3.8-3.4　FMA

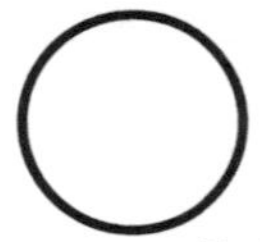

図：この場合は「はい」に○をつけて下さい。

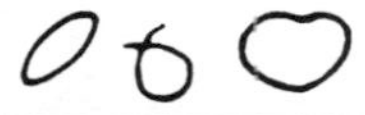

図：この場合は「いいえ」に○をつけて下さい。

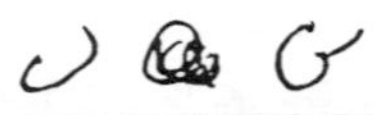

74. 手助けなしに，一人で自分の服をちゃんと身につけることができますか。
はい　いいえ　3.8-3.4　PS

2〜4歳用

DENVERⅡ予備判定票

氏　　名

記録者　氏　　名

続　　柄

記　録　日　　年　　月　　日

生　年　月　日　　年　　月　　日

年　月　日　齢　　年　　月　　日

以下の質問に順番にお答え下さい。「はい」「いいえ」のどちらかに○をつけて下さい。「いいえ」が３つ以上になったら，それ以降の質問にお答えになる必要はありません。

55. 下の絵の名前が１つ以上言えますか。
方法：下の絵をひとつずつ指さして「これは何？」と聞いて，それぞれ「ねこ」「うま」「とり」「いぬ」「ひと」と答えれば「はい」に○をつけて下さい。「こねこ」「ことり」「パパ」「おとこのこ」などでも結構です。家で飼っているペットの名前を答えた場合は種類があっていれば「はい」に○をつけて下さい。鳴き声だけで答えた場合は「いいえ」にして下さい。
はい　いいえ　2.3-2.0　L

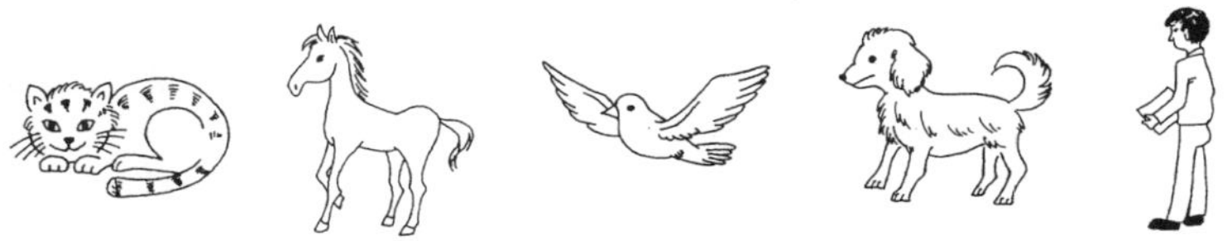

（原画　国立療養所広島病院小児科部長　下田浩子）

56. 「公園・行く」「ジュース・ほしい」「パパ・バイバイ」などの２語文を話しますか。（「いない・いない・ばあ」や「バイ・バイ」は２語文ではありません）
はい　いいえ　2.4-2.1　L

57. 手助けしなくても，自分一人で手を洗ってタオルでふいたり，乾かしたりできますか。あなたがお子さんの手の届かない蛇口をひねってあげるのは構いません。
はい　いいえ　2.4-2.1　PS

58. 体の部分を６つ正しく指さすことができますか。
判定の方法：眼，耳，鼻，口，手，足，お腹，髪の毛の８つの名前をひとつずつ順番に「○○はどこ？」と聞いて，６つ以上正しく指させたら「はい」に○をつけて下さい。お子さんが自分の体を指さしても，あなたの体を指さしても，どちらでも結構です。
はい　いいえ　2.5-2.2　L

59. 両足ジャンプができますか。
判定の方法：この判定票を床において，お子さんに立ったままの位置で判定票を飛び越すように言って下さい。両足同時にジャンプできれば「はい」に○をつけて下さい。判定票を飛び越すことができなくても両足とも床から離れれば結構です。助走したり，片足で飛び越す場合は「いいえ」に○をつけて下さい。
はい　いいえ　2.6-2.3　GM

60. 問 55 で見せた絵をもう一度見せて，今度はあなたが「馬はどれ？」「イヌはどれ？」などとひとつずつ聞いて，お子さんが４つ以上正しく指させれば，「はい」に○をつけて下さい。聞く順番はどれから始めても結構です。
はい　いいえ　2.6-2.3　L

61. あまり親しくない人にも，あなたのお子さんが話す内容がほぼ明りょうに（半分以上）理解されていますか。あなたやお子さんの親しい人でないと理解できない場合は「いいえ」に○をつけて下さい。
はい　いいえ　2.7-2.4　L

62. 積み木やブロックを８つ以上積み重ねて塔をつくることができますか。いままでやったことがない場合は「いいえ」に○をつけて下さい。
はい　いいえ　2.8-2.5　FMA

63. 手助けしなくても，自分一人でパンツやＴシャツ，靴を身につけることができますか。
はい　いいえ　3.0-2.6　PS

64. 問 55 で見せた動物の絵を使います。お子さんに絵を見せて，「飛ぶのはどれ？」「走るのはどれ？」「ニャーとなくのはどれ？」などとひとつひとつたずねて下さい。お子さんが２つ以上正しく指させれば「はい」に○をつけて下さい。
はい　いいえ　3.0-2.7　L

65. 問 55 で見せた絵の動物の名前を４つ以上正しく言えますか。
はい　いいえ　3.1-2.7　L

66. 友だちの名前を一人以上言えますか。
家族（一緒に住んでいる人）やペットの名前の場合は「いいえ」に○をつけて下さい。一緒に住んでいなければ親戚の名前でも結構です。実在しない友だちの名前や友だちがいない場合は「いいえ」に○をつけて下さい。
はい　いいえ　3.1-2.8　PS

67. 縦にまっすぐな線を描けますか。
判定の方法：下の図の横にあなたが「こうかくのよ」と言って描いてみせて下さい。その時，お子さんと同じ向きで上から下に描いて下さい。あなたの描いた線の横にお子さんにかかせて下さい。あなたの描いた線をお子さんがなぞるのではいけません。判定の例は下に描いてある通りです。
はい　いいえ　3.2-2.9　FMA

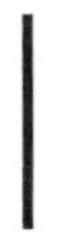

図：この場合は「はい」に○をつけて下さい。

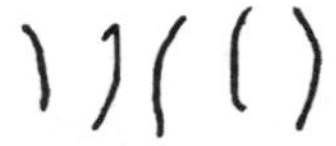

図：この場合は「いいえ」に○をつけて下さい。

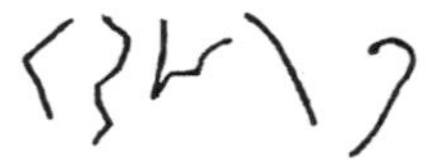

68. この判定票を床において，お子さんに立ったままの位置で用紙を飛び越すように言って下さい。助走してはいけません。あなたが見本をみせてもかまいません。用紙の短い側（21cm）を飛び越えることができれば「はい」に○をつけて下さい。用紙の上に着地した場合は「いいえ」に○をつけて下さい。
はい　いいえ　3.2-2.9　GM

69. 色の名前を１つ以上言えますか。
検査の方法：下の図（黄，緑，赤，青）を見せて，ひとつずつ指さして「これは何色？」と聞いて下さい。お子さんが違った答を言ってもあなたの顔色に出さないようにして４つとも聞いて下さい。１つ以上正しく答えられれば「はい」に○をつけて下さい。
はい　いいえ　3.3-2.9　L

70. 下の図のように，他の指を動かさずに親指だけを立てて動かすことができますか。あなたが見本を見せて同じようにするように言って下さい。
はい　いいえ　3.4-3.1　FMA

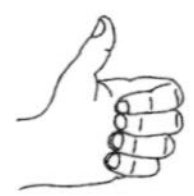

71. 片足立ちが２秒間以上できますか。
方法：物につかまらずに，一人で片足立ちさせて，何秒間バランスを保つことができるか測定します。あなたが見本をみせて下さい。お子さんにできるだけ長く片足立ちするよう言って下さい。
右足で何秒間，片足立ちができましたか（　　）秒間
左足で何秒間，片足立ちができましたか（　　）秒間
右足でも左足でも両方とも２秒間以上片足立ちができた場合だけ「はい」に○をつけて下さい。
はい　いいえ　3.7-3.3　GM

72. 以下の質問をお子さんにして下さい。質問をくりかえして言うのは構いませんが答える手助けをしないで下さい。それぞれの質問に対するお子さんの答えを下に書きこんで下さい。
「寒い時はどうしますか？」　（　　　　　）
答の例（震える，服を着る，家に入る，など）
「疲れた時はどうしますか？」　（　　　　　）
答の例（あくびをする，眠る，横になる，昼寝する）
「お腹がすいた時はどうしますか？」　（　　　　　）
答の例（食べる，食べるものを頼む，お昼を食べる）
答が理屈に合っていればこれ以外の答でも結構です。２つ以上答えられた場合「はい」に○をつけて下さい。言葉でなく，身振り（ジェスチャー）で示した場合は「いいえ」に○をつけて下さい。
はい　いいえ　3.9-3.5　L

73. 下の図を見せて「これと同じものをかいて」と言って下さい。「丸（円）をかいて」と言ってはいけません。３回かかせて下さい。１回でもできれば結構です。判定の例は下に描いてある通りです。
はい　いいえ　3.8-3.4　FMA

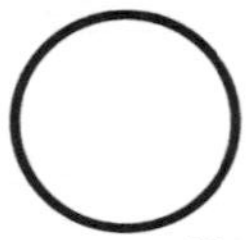

図：この場合は「はい」に○をつけて下さい。

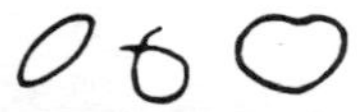

図：この場合は「いいえ」に○をつけて下さい。

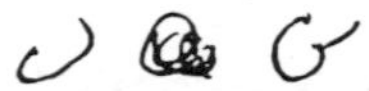

74. 手助けなしに，一人で自分の服をちゃんと身につけることができますか。
はい　いいえ　3.8-3.4　PS

2〜4歳用

DENVER Ⅱ 予備判定票

氏　名 ＿＿＿＿＿＿

記録者　氏　名 ＿＿＿＿＿＿

記録者　続　柄 ＿＿＿＿＿＿

記　録　日　　年　　月　　日

生 年 月 日　　年　　月　　日

年 月 日 齢　　年　　月　　日

以下の質問に順番にお答え下さい。「はい」「いいえ」のどちらかに○をつけて下さい。「いいえ」が３つ以上になったら，それ以降の質問にお答えになる必要はありません。

55. 下の絵の名前が１つ以上言えますか。
方法：下の絵をひとつずつ指さして「これは何？」と聞いて，それぞれ「ねこ」「うま」「とり」「いぬ」「ひと」と答えれば「はい」に○をつけて下さい。「こねこ」「ことり」「パパ」「おとこのこ」などでも結構です。家で飼っているペットの名前を答えた場合は種類があっていれば「はい」に○をつけて下さい。鳴き声だけで答えた場合は「いいえ」にして下さい。
はい　いいえ　2.3-2.0　L

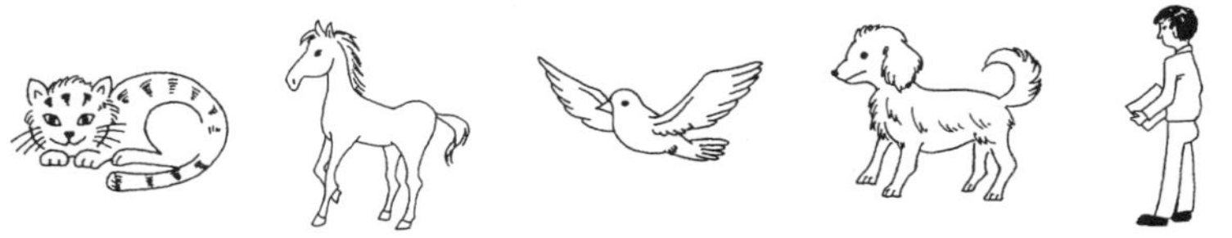

（原画　国立療養所広島病院小児科部長　下田浩子）

56. 「公園・行く」「ジュース・ほしい」「パパ・バイバイ」などの２語文を話しますか。（「いない・いない・ばあ」や「バイ・バイ」は２語文ではありません）
はい　いいえ　2.4-2.1　L

57. 手助けしなくても，自分一人で手を洗ってタオルでふいたり，乾かしたりできますか。あなたがお子さんの手の届かない蛇口をひねってあげるのは構いません。
はい　いいえ　2.4-2.1　PS

58. 体の部分を６つ正しく指さすことができますか。
判定の方法：眼，耳，鼻，口，手，足，お腹，髪の毛の８つの名前をひとつずつ順番に「○○はどこ？」と聞いて，６つ以上正しく指させたら「はい」に○をつけて下さい。お子さんが自分の体を指さしても，あなたの体を指さしても，どちらでも結構です。
はい　いいえ　2.5-2.2　L

59. 両足ジャンプができますか。
判定の方法：この判定票を床において，お子さんに立ったままの位置で判定票を飛び越すように言って下さい。両足同時にジャンプできれば「はい」に○をつけて下さい。判定票を飛び越すことができなくても両足とも床から離れれば結構です。助走したり，片足で飛び越す場合は「いいえ」に○をつけて下さい。
はい　いいえ　2.6-2.3　GM

60. 問 55 で見せた絵をもう一度見せて，今度はあなたが「馬はどれ？」「イヌはどれ？」などとひとつずつ聞いて，お子さんが４つ以上正しく指させれば，「はい」に○をつけて下さい。聞く順番はどれから始めても結構です。
はい　いいえ　2.6-2.3　L

61. あまり親しくない人にも，あなたのお子さんが話す内容がほぼ明りょうに（半分以上）理解されていますか。あなたやお子さんの親しい人でないと理解できない場合は「いいえ」に○をつけて下さい。
はい　いいえ　2.7-2.4　L

62. 積み木やブロックを８つ以上積み重ねて塔をつくることができますか。いままでやったことがない場合は「いいえ」に○をつけて下さい。
はい　いいえ　2.8-2.5　FMA

63. 手助けしなくても，自分一人でパンツやＴシャツ，靴を身につけることができますか。
はい　いいえ　3.0-2.6　PS

64. 問 55 で見せた動物の絵を使います。お子さんに絵を見せて，「飛ぶのはどれ？」「走るのはどれ？」「ニャーとなくのはどれ？」などとひとつひとつたずねて下さい。お子さんが２つ以上正しく指させれば「はい」に○をつけて下さい。
はい　いいえ　3.0-2.7　L

65. 問 55 で見せた絵の動物の名前を４つ以上正しく言えますか。
はい　いいえ　3.1-2.7　L

66. 友だちの名前を一人以上言えますか。
家族（一緒に住んでいる人）やペットの名前の場合は「いいえ」に○をつけて下さい。一緒に住んでいなければ親戚の名前でも結構です。実在しない友だちの名前や友だちがいない場合は「いいえ」に○をつけて下さい。
はい　いいえ　3.1-2.8　PS

67. 縦にまっすぐな線を描けますか。
判定の方法：下の図の横にあなたが「こうかくのよ」と言って描いてみせて下さい。その時，お子さんと同じ向きで上から下に描いて下さい。あなたの描いた線の横にお子さんにかかせて下さい。あなたの描いた線をお子さんがなぞるのではいけません。判定の例は下に描いてある通りです。
はい　いいえ　3.2-2.9　FMA

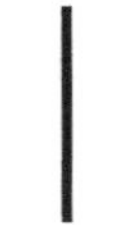

図：この場合は「はい」に○をつけて下さい。

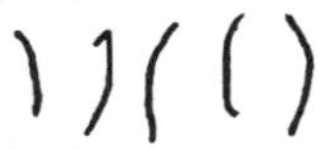

図：この場合は「いいえ」に○をつけて下さい。

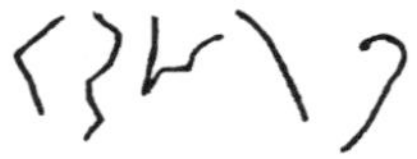

68. この判定票を床において，お子さんに立ったままの位置で用紙を飛び越すように言って下さい。助走してはいけません。あなたが見本をみせてもかまいません。用紙の短い側（21cm）を飛び越えることができれば「はい」に○をつけて下さい。用紙の上に着地した場合は「いいえ」に○をつけて下さい。
はい　いいえ　3.2-2.9　GM

69. 色の名前を1つ以上言えますか。
検査の方法：下の図（黄，緑，赤，青）を見せて，ひとつずつ指さして「これは何色？」と聞いて下さい。お子さんが違った答を言ってもあなたの顔色に出さないようにして4つとも聞いて下さい。1つ以上正しく答えられれば「はい」に○をつけて下さい。
はい　いいえ　3.3-2.9　L

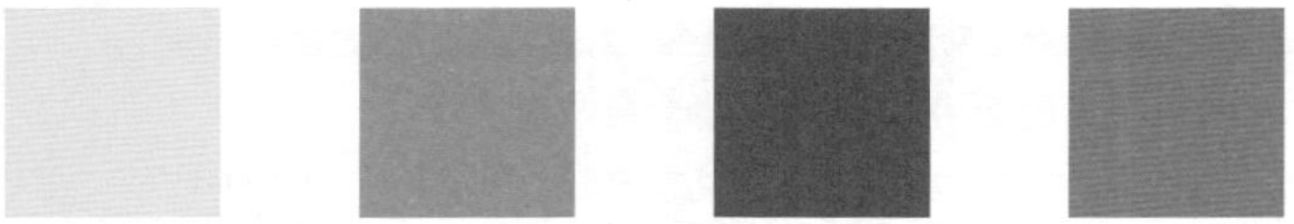

70. 下の図のように，他の指を動かさずに親指だけを立てて動かすことができますか。あなたが見本を見せて同じようにするように言って下さい。
はい　いいえ　3.4-3.1　FMA

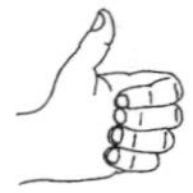

71. 片足立ちが2秒間以上できますか。
方法：物につかまらずに，一人で片足立ちさせて，何秒間バランスを保つことができるか測定します。あなたが見本をみせて下さい。お子さんにできるだけ長く片足立ちするよう言って下さい。
右足で何秒間，片足立ちができましたか（　　）秒間
左足で何秒間，片足立ちができましたか（　　）秒間
右足でも左足でも両方とも2秒間以上片足立ちができた場合だけ「はい」に○をつけて下さい。
はい　いいえ　3.7-3.3　GM

72. 以下の質問をお子さんにして下さい。質問をくりかえして言うのは構いませんが答える手助けをしないで下さい。それぞれの質問に対するお子さんの答えを下に書きこんで下さい。
「寒い時はどうしますか？」（　　　　　）
答の例（震える，服を着る，家に入る，など）
「疲れた時はどうしますか？」（　　　　　）
答の例（あくびをする，眠る，横になる，昼寝する）
「お腹がすいた時はどうしますか？」（　　　　　）
答の例（食べる，食べるものを頼む，お昼を食べる）
答が理屈に合っていればこれ以外の答でも結構です。2つ以上答えられた場合「はい」に○をつけて下さい。言葉でなく，身振り（ジェスチャー）で示した場合は「いいえ」に○をつけて下さい。
はい　いいえ　3.9-3.5　L

73. 下の図を見せて「これと同じものをかいて」と言って下さい。「丸（円）をかいて」と言ってはいけません。3回かかせて下さい。1回でもできれば結構です。判定の例は下に描いてある通りです。
はい　いいえ　3.8-3.4　FMA

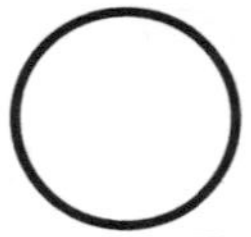

図：この場合は「はい」に○をつけて下さい。

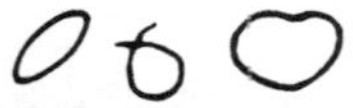

図：この場合は「いいえ」に○をつけて下さい。

74. 手助けなしに，一人で自分の服をちゃんと身につけることができますか。
はい　いいえ　3.8-3.4　PS

2〜4歳用

DENVER II 予備判定票

氏　名 ＿＿＿＿＿＿

記録者　氏　名 ＿＿＿＿＿＿
　　　　続　柄 ＿＿＿＿＿＿

記録日　　年　月　日
生年月日　　年　月　日
年月日齢　　年　月　日

以下の質問に順番にお答え下さい。「はい」「いいえ」のどちらかに○をつけて下さい。「いいえ」が３つ以上になったら，それ以降の質問にお答えになる必要はありません。

55. 下の絵の名前が１つ以上言えますか。
方法：下の絵をひとつずつ指さして「これは何？」と聞いて，それぞれ「ねこ」「うま」「とり」「いぬ」「ひと」と答えれば「はい」に○をつけて下さい。「こねこ」「ことり」「パパ」「おとこのこ」などでも結構です。家で飼っているペットの名前を答えた場合は種類があっていれば「はい」に○をつけて下さい。鳴き声だけで答えた場合は「いいえ」にして下さい。
はい　いいえ　2.3-2.0　L

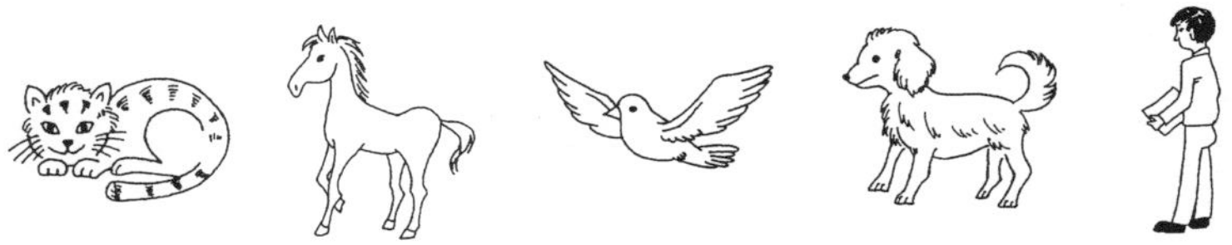

（原画　国立療養所広島病院小児科部長　下田浩子）

56. 「公園・行く」「ジュース・ほしい」「パパ・バイバイ」などの２語文を話しますか。（「いない・いない・ばあ」や「バイ・バイ」は２語文ではありません）
はい　いいえ　2.4-2.1　L

57. 手助けしなくても，自分一人で手を洗ってタオルでふいたり，乾かしたりできますか。あなたがお子さんの手の届かない蛇口をひねってあげるのは構いません。
はい　いいえ　2.4-2.1　PS

58. 体の部分を６つ正しく指さすことができますか。
判定の方法：眼，耳，鼻，口，手，足，お腹，髪の毛の８つの名前をひとつずつ順番に「○○はどこ？」と聞いて，６つ以上正しく指させたら「はい」に○をつけて下さい。お子さんが自分の体を指さしても，あなたの体を指さしても，どちらでも結構です。
はい　いいえ　2.5-2.2　L

59. 両足ジャンプができますか。
判定の方法：この判定票を床において，お子さんに立ったままの位置で判定票を飛び越すように言って下さい。両足同時にジャンプできれば「はい」に○をつけて下さい。判定票を飛び越すことができなくても両足とも床から離れれば結構です。助走したり，片足で飛び越す場合は「いいえ」に○をつけて下さい。
はい　いいえ　2.6-2.3　GM

60. 問 55 で見せた絵をもう一度見せて，今度はあなたが「馬はどれ？」「イヌはどれ？」などとひとつずつ聞いて，お子さんが４つ以上正しく指させれば，「はい」に○をつけて下さい。聞く順番はどれから始めても結構です。
はい　いいえ　2.6-2.3　L

61. あまり親しくない人にも，あなたのお子さんが話す内容がほぼ明りょうに（半分以上）理解されていますか。あなたやお子さんの親しい人でないと理解できない場合は「いいえ」に○をつけて下さい。
はい　いいえ　2.7-2.4　L

62. 積み木やブロックを８つ以上積み重ねて塔をつくることができますか。いままでやったことがない場合は「いいえ」に○をつけて下さい。
はい　いいえ　2.8-2.5　FMA

63. 手助けしなくても，自分一人でパンツやＴシャツ，靴を身につけることができますか。
はい　いいえ　3.0-2.6　PS

64. 問 55 で見せた動物の絵を使います。お子さんに絵を見せて，「飛ぶのはどれ？」「走るのはどれ？」「ニャーとなくのはどれ？」などとひとつひとつたずねて下さい。お子さんが２つ以上正しく指させれば「はい」に○をつけて下さい。
はい　いいえ　3.0-2.7　L

65. 問 55 で見せた絵の動物の名前を４つ以上正しく言えますか。
はい　いいえ　3.1-2.7　L

66. 友だちの名前を一人以上言えますか。
家族（一緒に住んでいる人）やペットの名前の場合は「いいえ」に○をつけて下さい。一緒に住んでいなければ親戚の名前でも結構です。実在しない友だちの名前や友だちがいない場合は「いいえ」に○をつけて下さい。
はい　いいえ　3.1-2.8　PS

67. 縦にまっすぐな線を描けますか。
判定の方法：下の図の横にあなたが「こうかくのよ」と言って描いてみせて下さい。その時，お子さんと同じ向きで上から下に描いて下さい。あなたの描いた線の横にお子さんにかかせて下さい。あなたの描いた線をお子さんがなぞるのではいけません。判定の例は下に描いてある通りです。
はい　いいえ　3.2-2.9　FMA

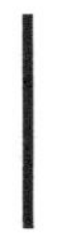

図：この場合は「はい」に○をつけて下さい。

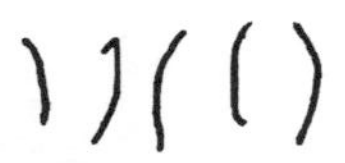

図：この場合は「いいえ」に○をつけて下さい。

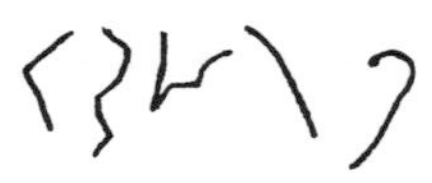

68. この判定票を床において，お子さんに立ったままの位置で用紙を飛び越すように言って下さい。助走してはいけません。あなたが見本をみせてもかまいません。用紙の短い側（21cm）を飛び越えることができれば「はい」に○をつけて下さい。用紙の上に着地した場合は「いいえ」に○をつけて下さい。
はい　いいえ　3.2-2.9　GM

69. 色の名前を１つ以上言えますか。
検査の方法：下の図（黄，緑，赤，青）を見せて，ひとつずつ指さして「これは何色？」と聞いて下さい。お子さんが違った答を言ってもあなたの顔色に出さないようにして４つとも聞いて下さい。１つ以上正しく答えられれば「はい」に○をつけて下さい。
はい　いいえ　3.3-2.9　L

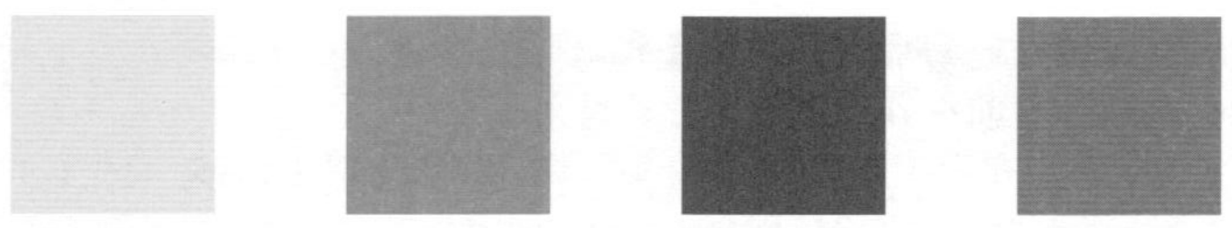

70. 下の図のように，他の指を動かさずに親指だけを立てて動かすことができますか。あなたが見本を見せて同じようにするように言って下さい。
はい　いいえ　3.4-3.1　FMA

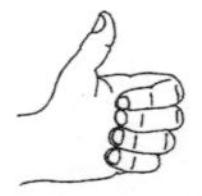

71. 片足立ちが２秒間以上できますか。
方法：物につかまらずに，一人で片足立ちさせて，何秒間バランスを保つことができるか測定します。あなたが見本をみせて下さい。お子さんにできるだけ長く片足立ちするよう言って下さい。
　右足で何秒間，片足立ちができましたか（　　）秒間
　左足で何秒間，片足立ちができましたか（　　）秒間
右足でも左足でも両方とも２秒間以上片足立ちができた場合だけ「はい」に○をつけて下さい。
はい　いいえ　3.7-3.3　GM

72. 以下の質問をお子さんにして下さい。質問をくりかえして言うのは構いませんが答える手助けをしないで下さい。それぞれの質問に対するお子さんの答えを下に書きこんで下さい。
「寒い時はどうしますか？」　（　　　　　　）
　答の例（震える，服を着る，家に入る，など）
「疲れた時はどうしますか？」　（　　　　　　）
　答の例（あくびをする，眠る，横になる，昼寝する）
「お腹がすいた時はどうしますか？」　（　　　　　　）
　答の例（食べる，食べるものを頼む，お昼を食べる）
答が理屈に合っていればこれ以外の答でも結構です。２つ以上答えられた場合「はい」に○をつけて下さい。言葉でなく，身振り（ジェスチャー）で示した場合は「いいえ」に○をつけて下さい。
はい　いいえ　3.9-3.5　L

73. 下の図を見せて「これと同じものをかいて」と言って下さい。「丸（円）をかいて」と言ってはいけません。３回かかせて下さい。１回でもできれば結構です。判定の例は下に描いてある通りです。
はい　いいえ　3.8-3.4　FMA

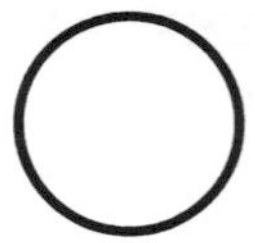

図：この場合は「はい」に○をつけて下さい。

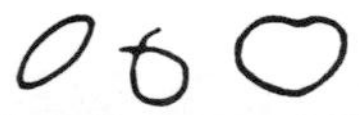

図：この場合は「いいえ」に○をつけて下さい。

74. 手助けなしに，一人で自分の服をちゃんと身につけることができますか。
はい　いいえ　3.8-3.4　PS

2〜4歳用

DENVERⅡ予備判定票

氏　名 ＿＿＿＿＿＿

記録者　氏　名 ＿＿＿＿＿＿
　　　　続　柄 ＿＿＿＿＿＿

記録日　　年　　月　　日
生年月日　　年　　月　　日
年月日齢　　年　　月　　日

以下の質問に順番にお答え下さい。「はい」「いいえ」のどちらかに○をつけて下さい。「いいえ」が3つ以上になったら，それ以降の質問にお答えになる必要はありません。

55. 下の絵の名前が1つ以上言えますか。
方法：下の絵をひとつずつ指さして「これは何？」と聞いて，それぞれ「ねこ」「うま」「とり」「いぬ」「ひと」と答えれば「はい」に○をつけて下さい。「こねこ」「ことり」「パパ」「おとこのこ」などでも結構です。家で飼っているペットの名前を答えた場合は種類があっていれば「はい」に○をつけて下さい。鳴き声だけで答えた場合は「いいえ」にして下さい。
はい　いいえ　2.3-2.0　L

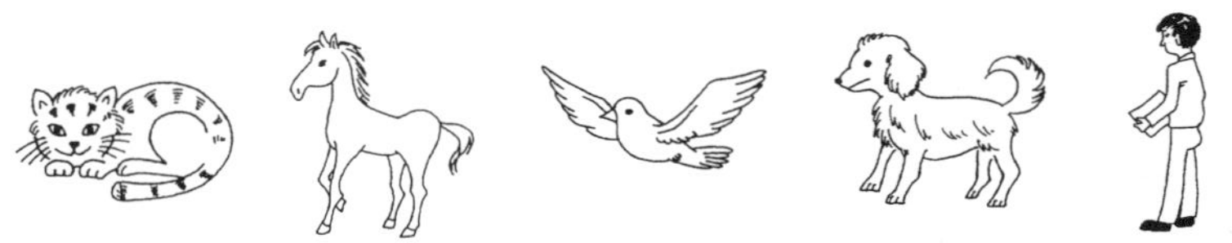

（原画　国立療養所広島病院小児科部長　下田浩子）

56. 「公園・行く」「ジュース・ほしい」「パパ・バイバイ」などの2語文を話しますか。（「いない・いない・ばあ」や「バイ・バイ」は2語文ではありません）
はい　いいえ　2.4-2.1　L

57. 手助けしなくても，自分一人で手を洗ってタオルでふいたり，乾かしたりできますか。あなたがお子さんの手の届かない蛇口をひねってあげるのは構いません。
はい　いいえ　2.4-2.1　PS

58. 体の部分を6つ正しく指さすことができますか。
判定の方法：眼，耳，鼻，口，手，足，お腹，髪の毛の8つの名前をひとつずつ順番に「○○はどこ？」と聞いて，6つ以上正しく指させたら「はい」に○をつけて下さい。お子さんが自分の体を指さしても，あなたの体を指さしても，どちらでも結構です。
はい　いいえ　2.5-2.2　L

59. 両足ジャンプができますか。
判定の方法：この判定票を床において，お子さんに立ったままの位置で判定票を飛び越すように言って下さい。両足同時にジャンプできれば「はい」に○をつけて下さい。判定票を飛び越すことができなくても両足とも床から離れれば結構です。助走したり，片足で飛び越す場合は「いいえ」に○をつけて下さい。
はい　いいえ　2.6-2.3　GM

60. 問55で見せた絵をもう一度見せて，今度はあなたが「馬はどれ？」「イヌはどれ？」などとひとつずつ聞いて，お子さんが4つ以上正しく指させれば，「はい」に○をつけて下さい。聞く順番はどれから始めても結構です。
はい　いいえ　2.6-2.3　L

61. あまり親しくない人にも，あなたのお子さんが話す内容がほぼ明りょうに（半分以上）理解されていますか。あなたやお子さんの親しい人でないと理解できない場合は「いいえ」に○をつけて下さい。
はい　いいえ　2.7-2.4　L

62. 積み木やブロックを8つ以上積み重ねて塔をつくることができますか。いままでやったことがない場合は「いいえ」に○をつけて下さい。
はい　いいえ　2.8-2.5　FMA

63. 手助けしなくても，自分一人でパンツやTシャツ，靴を身につけることができますか。
はい　いいえ　3.0-2.6　PS

64. 問55で見せた動物の絵を使います。お子さんに絵を見せて，「飛ぶのはどれ？」「走るのはどれ？」「ニャーとなくのはどれ？」などとひとつひとつたずねて下さい。お子さんが2つ以上正しく指させれば「はい」に○をつけて下さい。
はい　いいえ　3.0-2.7　L

65. 問55で見せた絵の動物の名前を4つ以上正しく言えますか。
はい　いいえ　3.1-2.7　L

66. 友だちの名前を一人以上言えますか。
家族（一緒に住んでいる人）やペットの名前の場合は「いいえ」に○をつけて下さい。一緒に住んでいなければ親戚の名前でも結構です。実在しない友だちの名前や友だちがいない場合は「いいえ」に○をつけて下さい。
はい　いいえ　3.1-2.8　PS

67. 縦にまっすぐな線を描けますか。
判定の方法：下の図の横にあなたが「こうかくのよ」と言って描いてみせて下さい。その時，お子さんと同じ向きで上から下に描いて下さい。あなたの描いた線の横にお子さんにかかせて下さい。あなたの描いた線をお子さんがなぞるのではいけません。判定の例は下に描いてある通りです。
はい　いいえ　3.2-2.9　FMA

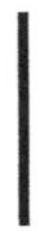

図：この場合は「はい」に○をつけて下さい。

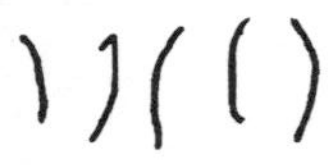

図：この場合は「いいえ」に○をつけて下さい。

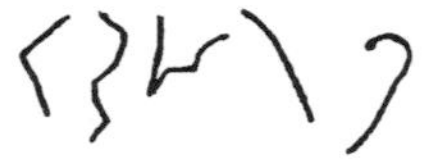

68. この判定票を床において，お子さんに立ったままの位置で用紙を飛び越すように言って下さい。助走してはいけません。あなたが見本をみせてもかまいません。用紙の短い側（21cm）を飛び越えることができれば「はい」に○をつけて下さい。用紙の上に着地した場合は「いいえ」に○をつけて下さい。
はい　いいえ　3.2-2.9　GM

69. 色の名前を1つ以上言えますか。
検査の方法：下の図（黄，緑，赤，青）を見せて，ひとつずつ指さして「これは何色？」と聞いて下さい。お子さんが違った答を言ってもあなたの顔色に出さないようにして4つとも聞いて下さい。1つ以上正しく答えられれば「はい」に○をつけて下さい。
はい　いいえ　3.3-2.9　L

70. 下の図のように，他の指を動かさずに親指だけを立てて動かすことができますか。あなたが見本を見せて同じようにするように言って下さい。
はい　いいえ　3.4-3.1　FMA

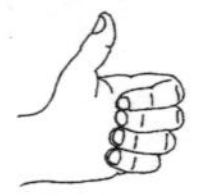

71. 片足立ちが2秒間以上できますか。
方法：物につかまらずに，一人で片足立ちさせて，何秒間バランスを保つことができるか測定します。あなたが見本をみせて下さい。お子さんにできるだけ長く片足立ちするよう言って下さい。
右足で何秒間，片足立ちができましたか（　　）秒間
左足で何秒間，片足立ちができましたか（　　）秒間
右足でも左足でも両方とも2秒間以上片足立ちができた場合だけ「はい」に○をつけて下さい。
はい　いいえ　3.7-3.3　GM

72. 以下の質問をお子さんにして下さい。質問をくりかえして言うのは構いませんが答える手助けをしないで下さい。それぞれの質問に対するお子さんの答えを下に書きこんで下さい。
「寒い時はどうしますか？」　（　　　　　　）
答の例（震える，服を着る，家に入る，など）
「疲れた時はどうしますか？」　（　　　　　　）
答の例（あくびをする，眠る，横になる，昼寝する）
「お腹がすいた時はどうしますか？」　（　　　　　　）
答の例（食べる，食べるものを頼む，お昼を食べる）
答が理屈に合っていればこれ以外の答でも結構です。2つ以上答えられた場合「はい」に○をつけて下さい。言葉でなく，身振り（ジェスチャー）で示した場合は「いいえ」に○をつけて下さい。
はい　いいえ　3.9-3.5　L

73. 下の図を見せて「これと同じものをかいて」と言って下さい。「丸（円）をかいて」と言ってはいけません。3回かかせて下さい。1回でもできれば結構です。判定の例は下に描いてある通りです。
はい　いいえ　3.8-3.4　FMA

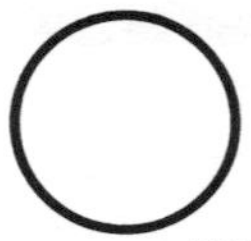

図：この場合は「はい」に○をつけて下さい。

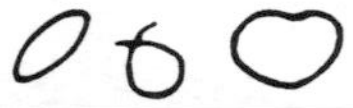

図：この場合は「いいえ」に○をつけて下さい。

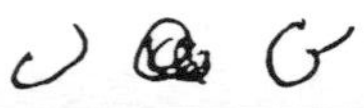

74. 手助けなしに，一人で自分の服をちゃんと身につけることができますか。
はい　いいえ　3.8-3.4　PS

2〜4歳用

DENVER II 予備判定票

氏　名 ＿＿＿＿＿＿

記録者　氏　名 ＿＿＿＿＿＿
　　　　続　柄 ＿＿＿＿＿＿

記　録　日 　　年　　月　　日
生 年 月 日 　　年　　月　　日
年 月 日 齢 　　年　　月　　日

以下の質問に順番にお答え下さい。「はい」「いいえ」のどちらかに○をつけて下さい。「いいえ」が３つ以上になったら，それ以降の質問にお答えになる必要はありません。

55. 下の絵の名前が１つ以上言えますか。
方法：下の絵をひとつずつ指さして「これは何？」と聞いて，それぞれ「ねこ」「うま」「とり」「いぬ」「ひと」と答えれば「はい」に○をつけて下さい。「こねこ」「ことり」「パパ」「おとこのこ」などでも結構です。家で飼っているペットの名前を答えた場合は種類があっていれば「はい」に○をつけて下さい。鳴き声だけで答えた場合は「いいえ」にして下さい。
はい　いいえ　2.3-2.0　L

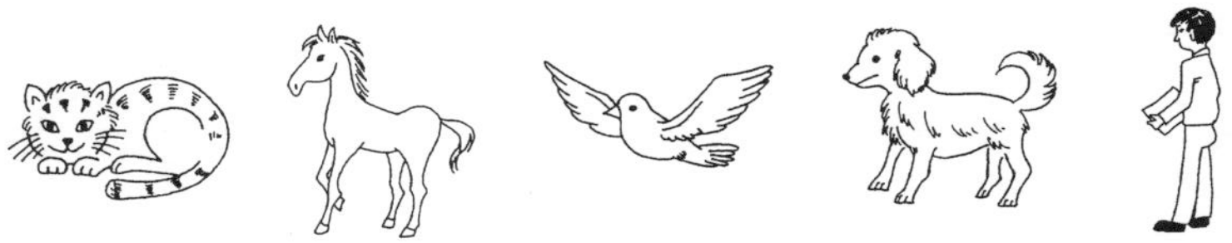

（原画　国立療養所広島病院小児科部長　下田浩子）

56. 「公園・行く」「ジュース・ほしい」「パパ・バイバイ」などの２語文を話しますか。（「いない・いない・ばあ」や「バイ・バイ」は２語文ではありません）
はい　いいえ　2.4-2.1　L

57. 手助けしなくても，自分一人で手を洗ってタオルでふいたり，乾かしたりできますか。あなたがお子さんの手の届かない蛇口をひねってあげるのは構いません。
はい　いいえ　2.4-2.1　PS

58. 体の部分を６つ正しく指さすことができますか。
判定の方法：眼，耳，鼻，口，手，足，お腹，髪の毛の８つの名前をひとつずつ順番に「○○はどこ？」と聞いて，６つ以上正しく指させたら「はい」に○をつけて下さい。お子さんが自分の体を指さしても，あなたの体を指さしても，どちらでも結構です。
はい　いいえ　2.5-2.2　L

59. 両足ジャンプができますか。
判定の方法：この判定票を床において，お子さんに立ったままの位置で判定票を飛び越すように言って下さい。両足同時にジャンプできれば「はい」に○をつけて下さい。判定票を飛び越すことができなくても両足とも床から離れれば結構です。助走したり，片足で飛び越す場合は「いいえ」に○をつけて下さい。
はい　いいえ　2.6-2.3　GM

60. 問 55 で見せた絵をもう一度見せて，今度はあなたが「馬はどれ？」「イヌはどれ？」などとひとつずつ聞いて，お子さんが４つ以上正しく指させれば，「はい」に○をつけて下さい。聞く順番はどれから始めても結構です。
はい　いいえ　2.6-2.3　L

61. あまり親しくない人にも，あなたのお子さんが話す内容がほぼ明りょうに（半分以上）理解されていますか。あなたやお子さんの親しい人でないと理解できない場合は「いいえ」に○をつけて下さい。
はい　いいえ　2.7-2.4　L

62. 積み木やブロックを８つ以上積み重ねて塔をつくることができますか。いままでやったことがない場合は「いいえ」に○をつけて下さい。
はい　いいえ　2.8-2.5　FMA

63. 手助けしなくても，自分一人でパンツやＴシャツ，靴を身につけることができますか。
はい　いいえ　3.0-2.6　PS

64. 問 55 で見せた動物の絵を使います。お子さんに絵を見せて，「飛ぶのはどれ？」「走るのはどれ？」「ニャーとなくのはどれ？」などとひとつひとつたずねて下さい。お子さんが２つ以上正しく指させれば「はい」に○をつけて下さい。
はい　いいえ　3.0-2.7　L

65. 問 55 で見せた絵の動物の名前を４つ以上正しく言えますか。
はい　いいえ　3.1-2.7　L

66. 友だちの名前を一人以上言えますか。
家族（一緒に住んでいる人）やペットの名前の場合は「いいえ」に○をつけて下さい。一緒に住んでいなければ親戚の名前でも結構です。実在しない友だちの名前や友だちがいない場合は「いいえ」に○をつけて下さい。
はい　いいえ　3.1-2.8　PS

67. 縦にまっすぐな線を描けますか。
判定の方法：下の図の横にあなたが「こうかくのよ」と言って描いてみせて下さい。その時，お子さんと同じ向きで上から下に描いて下さい。あなたの描いた線の横にお子さんにかかせて下さい。あなたの描いた線をお子さんがなぞるのではいけません。判定の例は下に描いてある通りです。
はい　いいえ　3.2-2.9　FMA

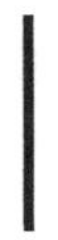

図：この場合は「はい」に○をつけて下さい。

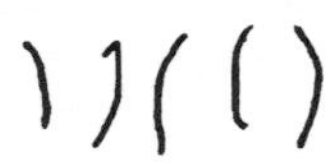

図：この場合は「いいえ」に○をつけて下さい。

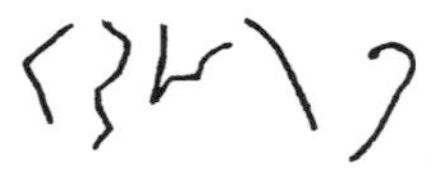

68. この判定票を床において，お子さんに立ったままの位置で用紙を飛び越すように言って下さい。助走してはいけません。あなたが見本をみせてもかまいません。用紙の短い側（21cm）を飛び越えることができれば「はい」に○をつけて下さい。用紙の上に着地した場合は「いいえ」に○をつけて下さい。
はい　いいえ　3.2-2.9　GM

69. 色の名前を１つ以上言えますか。
検査の方法：下の図（黄，緑，赤，青）を見せて，ひとつずつ指さして「これは何色？」と聞いて下さい。お子さんが違った答を言ってもあなたの顔色に出さないようにして４つとも聞いて下さい。１つ以上正しく答えられれば「はい」に○をつけて下さい。
はい　いいえ　3.3-2.9　L

70. 下の図のように，他の指を動かさずに親指だけを立てて動かすことができますか。あなたが見本を見せて同じようにするように言って下さい。
はい　いいえ　3.4-3.1　FMA

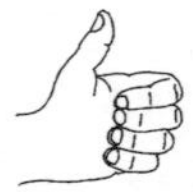

71. 片足立ちが２秒間以上できますか。
方法：物につかまらずに，一人で片足立ちさせて，何秒間バランスを保つことができるか測定します。あなたが見本をみせて下さい。お子さんにできるだけ長く片足立ちするよう言って下さい。
右足で何秒間，片足立ちができましたか（　　）秒間
左足で何秒間，片足立ちができましたか（　　）秒間
右足でも左足でも両方とも２秒間以上片足立ちができた場合だけ「はい」に○をつけて下さい。
はい　いいえ　3.7-3.3　GM

72. 以下の質問をお子さんにして下さい。質問をくりかえして言うのは構いませんが答える手助けをしないで下さい。それぞれの質問に対するお子さんの答えを下に書きこんで下さい。
「寒い時はどうしますか？」（　　　　　　）
答の例（震える，服を着る，家に入る，など）
「疲れた時はどうしますか？」（　　　　　　）
答の例（あくびをする，眠る，横になる，昼寝する）
「お腹がすいた時はどうしますか？」（　　　　　　）
答の例（食べる，食べるものを頼む，お昼を食べる）
答が理屈に合っていればこれ以外の答でも結構です。２つ以上答えられた場合「はい」に○をつけて下さい。言葉でなく，身振り（ジェスチャー）で示した場合は「いいえ」に○をつけて下さい。
はい　いいえ　3.9-3.5　L

73. 下の図を見せて「これと同じものをかいて」と言って下さい。「丸（円）をかいて」と言ってはいけません。３回かかせて下さい。１回でもできれば結構です。判定の例は下に描いてある通りです。
はい　いいえ　3.8-3.4　FMA

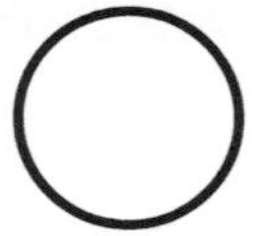

図：この場合は「はい」に○をつけて下さい。

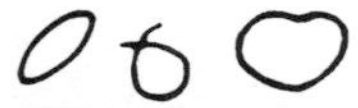

図：この場合は「いいえ」に○をつけて下さい。

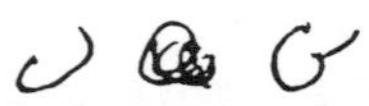

74. 手助けなしに，一人で自分の服をちゃんと身につけることができますか。
はい　いいえ　3.8-3.4　PS

2〜4歳用

DENVER Ⅱ 予備判定票

氏　　名 ＿＿＿＿＿＿　　記　録　日　　年　　月　　日

記録者　氏　　名 ＿＿＿＿＿＿　　生 年 月 日　　年　　月　　日

続　　柄 ＿＿＿＿＿＿　　年 月 日 齢　　年　　月　　日

以下の質問に順番にお答え下さい。「はい」「いいえ」のどちらかに○をつけて下さい。「いいえ」が３つ以上になったら，それ以降の質問にお答えになる必要はありません。

55. 下の絵の名前が１つ以上言えますか。
方法：下の絵をひとつずつ指さして「これは何？」と聞いて，それぞれ「ねこ」「うま」「とり」「いぬ」「ひと」と答えれば「はい」に○をつけて下さい。「こねこ」「ことり」「パパ」「おとこのこ」などでも結構です。家で飼っているペットの名前を答えた場合は種類があっていれば「はい」に○をつけて下さい。鳴き声だけで答えた場合は「いいえ」にして下さい。
はい　いいえ　2.3-2.0　L

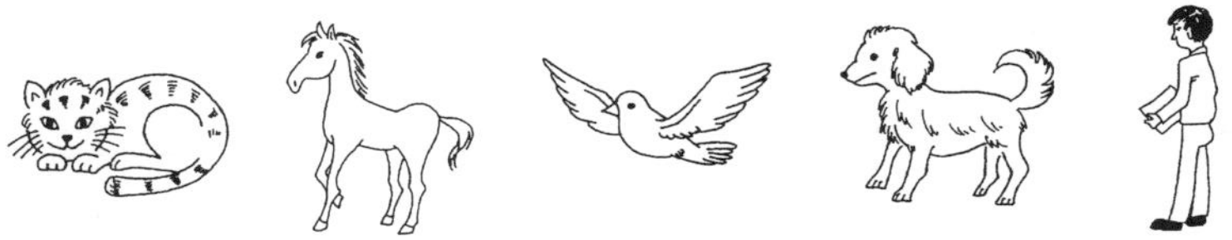

（原画　国立療養所広島病院小児科部長　下田浩子）

56. 「公園・行く」「ジュース・ほしい」「パパ・バイバイ」などの２語文を話しますか。（「いない・いない・ばあ」や「バイ・バイ」は２語文ではありません）
はい　いいえ　2.4-2.1　L

57. 手助けしなくても，自分一人で手を洗ってタオルでふいたり，乾かしたりできますか。あなたがお子さんの手の届かない蛇口をひねってあげるのは構いません。
はい　いいえ　2.4-2.1　PS

58. 体の部分を６つ正しく指さすことができますか。
判定の方法：眼，耳，鼻，口，手，足，お腹，髪の毛の８つの名前をひとつずつ順番に「○○はどこ？」と聞いて，６つ以上正しく指させたら「はい」に○をつけて下さい。お子さんが自分の体を指さしても，あなたの体を指さしても，どちらでも結構です。
はい　いいえ　2.5-2.2　L

59. 両足ジャンプができますか。
判定の方法：この判定票を床において，お子さんに立ったままの位置で判定票を飛び越すように言って下さい。両足同時にジャンプできれば「はい」に○をつけて下さい。判定票を飛び越すことができなくても両足とも床から離れれば結構です。助走したり，片足で飛び越す場合は「いいえ」に○をつけて下さい。
はい　いいえ　2.6-2.3　GM

60. 問 55 で見せた絵をもう一度見せて，今度はあなたが「馬はどれ？」「イヌはどれ？」などとひとつずつ聞いて，お子さんが４つ以上正しく指させれば，「はい」に○をつけて下さい。聞く順番はどれから始めても結構です。
はい　いいえ　2.6-2.3　L

61. あまり親しくない人にも，あなたのお子さんが話す内容がほぼ明りょうに（半分以上）理解されていますか。あなたやお子さんの親しい人でないと理解できない場合は「いいえ」に○をつけて下さい。
はい　いいえ　2.7-2.4　L

62. 積み木やブロックを８つ以上積み重ねて塔をつくることができますか。いままでやったことがない場合は「いいえ」に○をつけて下さい。
はい　いいえ　2.8-2.5　FMA

63. 手助けしなくても，自分一人でパンツやＴシャツ，靴を身につけることができますか。
はい　いいえ　3.0-2.6　PS

64. 問 55 で見せた動物の絵を使います。お子さんに絵を見せて，「飛ぶのはどれ？」「走るのはどれ？」「ニャーとなくのはどれ？」などとひとつひとつたずねて下さい。お子さんが２つ以上正しく指させれば「はい」に○をつけて下さい。
はい　いいえ　3.0-2.7　L

65. 問 55 で見せた絵の動物の名前を４つ以上正しく言えますか。
はい　いいえ　3.1-2.7　L

66. 友だちの名前を一人以上言えますか。
家族（一緒に住んでいる人）やペットの名前の場合は「いいえ」に○をつけて下さい。一緒に住んでいなければ親戚の名前でも結構です。実在しない友だちの名前や友だちがいない場合は「いいえ」に○をつけて下さい。
はい　いいえ　3.1-2.8　PS

67. 縦にまっすぐな線を描けますか。
判定の方法：下の図の横にあなたが「こうかくのよ」と言って描いてみせて下さい。その時，お子さんと同じ向きで上から下に描いて下さい。あなたの描いた線の横にお子さんにかかせて下さい。あなたの描いた線をお子さんがなぞるのではいけません。判定の例は下に描いてある通りです。
はい　いいえ　3.2-2.9　FMA

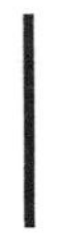

図：この場合は「はい」に○をつけて下さい。

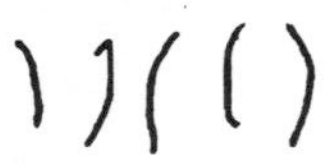

図：この場合は「いいえ」に○をつけて下さい。

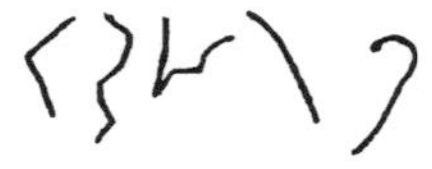

68. この判定票を床において，お子さんに立ったままの位置で用紙を飛び越すように言って下さい。助走してはいけません。あなたが見本をみせてもかまいません。用紙の短い側（21cm）を飛び越えることができれば「はい」に○をつけて下さい。用紙の上に着地した場合は「いいえ」に○をつけて下さい。
はい　いいえ　3.2-2.9　GM

69. 色の名前を１つ以上言えますか。
検査の方法：下の図（黄，緑，赤，青）を見せて，ひとつずつ指さして「これは何色？」と聞いて下さい。お子さんが違った答を言ってもあなたの顔色に出さないようにして４つとも聞いて下さい。１つ以上正しく答えられれば「はい」に○をつけて下さい。
はい　いいえ　3.3-2.9　L

70. 下の図のように，他の指を動かさずに親指だけを立てて動かすことができますか。あなたが見本を見せて同じようにするように言って下さい。
はい　いいえ　3.4-3.1　FMA

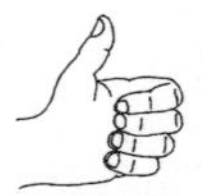

71. 片足立ちが２秒間以上できますか。
方法：物につかまらずに，一人で片足立ちさせて，何秒間バランスを保つことができるか測定します。あなたが見本をみせて下さい。お子さんにできるだけ長く片足立ちするよう言って下さい。
右足で何秒間，片足立ちができましたか（　　）秒間
左足で何秒間，片足立ちができましたか（　　）秒間
右足でも左足でも両方とも２秒間以上片足立ちができた場合だけ「はい」に○をつけて下さい。
はい　いいえ　3.7-3.3　GM

72. 以下の質問をお子さんにして下さい。質問をくりかえして言うのは構いませんが答える手助けをしないで下さい。それぞれの質問に対するお子さんの答えを下に書きこんで下さい。
「寒い時はどうしますか？」　（　　　　　）
答の例（震える，服を着る，家に入る，など）
「疲れた時はどうしますか？」　（　　　　　）
答の例（あくびをする，眠る，横になる，昼寝する）
「お腹がすいた時はどうしますか？」　（　　　　　）
答の例（食べる，食べるものを頼む，お昼を食べる）
答が理屈に合っていればこれ以外の答でも結構です。２つ以上答えられた場合「はい」に○をつけて下さい。言葉でなく，身振り（ジェスチャー）で示した場合は「いいえ」に○をつけて下さい。
はい　いいえ　3.9-3.5　L

73. 下の図を見せて「これと同じものをかいて」と言って下さい。「丸（円）をかいて」と言ってはいけません。３回かかせて下さい。１回でもできれば結構です。判定の例は下に描いてある通りです。
はい　いいえ　3.8-3.4　FMA

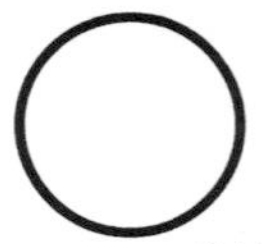

図：この場合は「はい」に○をつけて下さい。

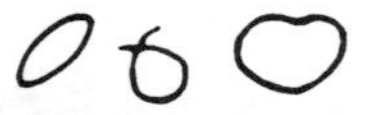

図：この場合は「いいえ」に○をつけて下さい。

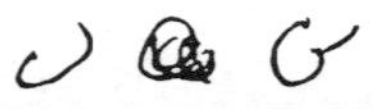

74. 手助けなしに，一人で自分の服をちゃんと身につけることができますか。
はい　いいえ　3.8-3.4　PS

2～4歳用

DENVER Ⅱ 予備判定票

氏名	
記録者 氏名	
記録者 続柄	

記録日	年	月	日
生年月日	年	月	日
年月日齢	年	月	日

以下の質問に順番にお答え下さい。「はい」「いいえ」のどちらかに○をつけて下さい。「いいえ」が3つ以上になったら，それ以降の質問にお答えになる必要はありません。

55. 下の絵の名前が1つ以上言えますか。
方法：下の絵をひとつずつ指さして「これは何？」と聞いて，それぞれ「ねこ」「うま」「とり」「いぬ」「ひと」と答えれば「はい」に○をつけて下さい。「こねこ」「ことり」「パパ」「おとこのこ」などでも結構です。家で飼っているペットの名前を答えた場合は種類があっていれば「はい」に○をつけて下さい。鳴き声だけで答えた場合は「いいえ」にして下さい。
はい　いいえ　2.3-2.0　L

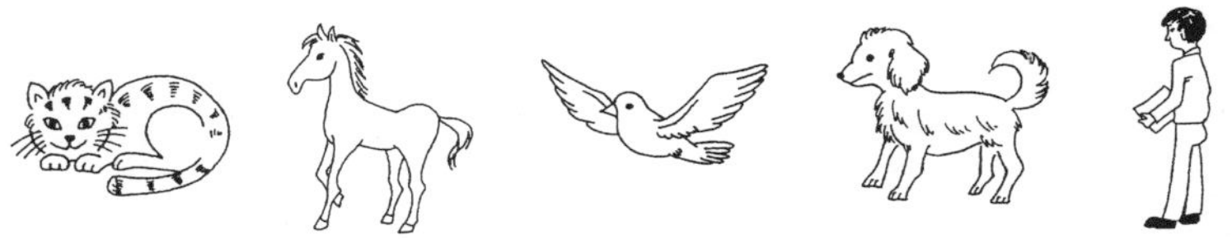

（原画　国立療養所広島病院小児科部長　下田浩子）

56. 「公園・行く」「ジュース・ほしい」「パパ・バイバイ」などの2語文を話しますか。（「いない・いない・ばあ」や「バイ・バイ」は2語文ではありません）
はい　いいえ　2.4-2.1　L

57. 手助けしなくても，自分一人で手を洗ってタオルでふいたり，乾かしたりできますか。あなたがお子さんの手の届かない蛇口をひねってあげるのは構いません。
はい　いいえ　2.4-2.1　PS

58. 体の部分を6つ正しく指さすことができますか。
判定の方法：眼，耳，鼻，口，手，足，お腹，髪の毛の8つの名前をひとつずつ順番に「○○はどこ？」と聞いて，6つ以上正しく指させたら「はい」に○をつけて下さい。お子さんが自分の体を指さしても，あなたの体を指さしても，どちらでも結構です。
はい　いいえ　2.5-2.2　L

59. 両足ジャンプができますか。
判定の方法：この判定票を床において，お子さんに立ったままの位置で判定票を飛び越すように言って下さい。両足同時にジャンプできれば「はい」に○をつけて下さい。判定票を飛び越すことができなくても両足とも床から離れれば結構です。助走したり，片足で飛び越す場合は「いいえ」に○をつけて下さい。
はい　いいえ　2.6-2.3　GM

60. 問55で見せた絵をもう一度見せて，今度はあなたが「馬はどれ？」「イヌはどれ？」などとひとつずつ聞いて，お子さんが4つ以上正しく指させれば，「はい」に○をつけて下さい。聞く順番はどれから始めても結構です。
はい　いいえ　2.6-2.3　L

61. あまり親しくない人にも，あなたのお子さんが話す内容がほぼ明りょうに（半分以上）理解されていますか。あなたやお子さんの親しい人でないと理解できない場合は「いいえ」に○をつけて下さい。
はい　いいえ　2.7-2.4　L

62. 積み木やブロックを8つ以上積み重ねて塔をつくることができますか。いままでやったことがない場合は「いいえ」に○をつけて下さい。
はい　いいえ　2.8-2.5　FMA

63. 手助けしなくても，自分一人でパンツやTシャツ，靴を身につけることができますか。
はい　いいえ　3.0-2.6　PS

64. 問55で見せた動物の絵を使います。お子さんに絵を見せて，「飛ぶのはどれ？」「走るのはどれ？」「ニャーとなくのはどれ？」などとひとつひとつたずねて下さい。お子さんが2つ以上正しく指させれば「はい」に○をつけて下さい。
はい　いいえ　3.0-2.7　L

65. 問55で見せた絵の動物の名前を4つ以上正しく言えますか。
はい　いいえ　3.1-2.7　L

66. 友だちの名前を一人以上言えますか。
家族（一緒に住んでいる人）やペットの名前の場合は「いいえ」に○をつけて下さい。一緒に住んでいなければ親戚の名前でも結構です。実在しない友だちの名前や友だちがいない場合は「いいえ」に○をつけて下さい。
はい　いいえ　3.1-2.8　PS

67. 縦にまっすぐな線を描けますか。
判定の方法：下の図の横にあなたが「こうかくのよ」と言って描いてみせて下さい。その時，お子さんと同じ向きで上から下に描いて下さい。あなたの描いた線の横にお子さんにかかせて下さい。あなたの描いた線をお子さんがなぞるのではいけません。判定の例は下に描いてある通りです。
はい　いいえ　3.2-2.9　FMA

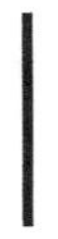

図：この場合は「はい」に○をつけて下さい。　図：この場合は「いいえ」に○をつけて下さい。

68. この判定票を床において，お子さんに立ったままの位置で用紙を飛び越すように言って下さい。助走してはいけません。あなたが見本をみせてもかまいません。用紙の短い側（21cm）を飛び越えることができれば「はい」に○をつけて下さい。用紙の上に着地した場合は「いいえ」に○をつけて下さい。
はい　いいえ　3.2-2.9　GM

69. 色の名前を１つ以上言えますか。
検査の方法：下の図（黄，緑，赤，青）を見せて，ひとつずつ指さして「これは何色？」と聞いて下さい。お子さんが違った答を言ってもあなたの顔色に出さないようにして４つとも聞いて下さい。１つ以上正しく答えられれば「はい」に○をつけて下さい。
はい　いいえ　3.3-2.9　L

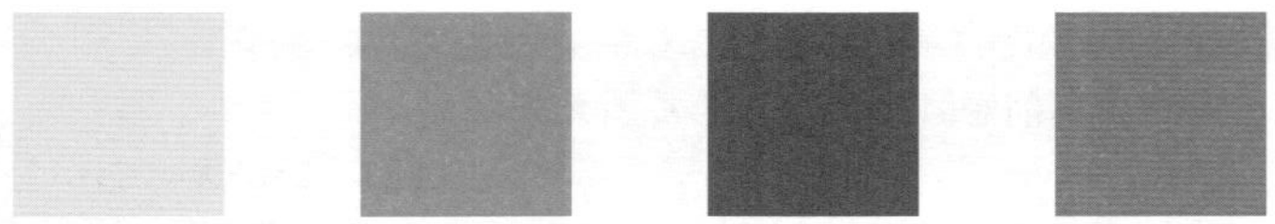

70. 下の図のように，他の指を動かさずに親指だけを立てて動かすことができますか。あなたが見本を見せて同じようにするように言って下さい。
はい　いいえ　3.4-3.1　FMA

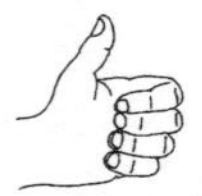

71. 片足立ちが２秒間以上できますか。
方法：物につかまらずに，一人で片足立ちさせて，何秒間バランスを保つことができるか測定します。あなたが見本をみせて下さい。お子さんにできるだけ長く片足立ちするよう言って下さい。
右足で何秒間，片足立ちができましたか（　　）秒間
左足で何秒間，片足立ちができましたか（　　）秒間
右足でも左足でも両方とも２秒間以上片足立ちができた場合だけ「はい」に○をつけて下さい。
はい　いいえ　3.7-3.3　GM

72. 以下の質問をお子さんにして下さい。質問をくりかえして言うのは構いませんが答える手助けをしないで下さい。それぞれの質問に対するお子さんの答えを下に書きこんで下さい。
「寒い時はどうしますか？」　（　　　　　）
答の例（震える，服を着る，家に入る，など）
「疲れた時にどうしますか？」　（　　　　　）
答の例（あくびをする，眠る，横になる，昼寝する）
「お腹がすいた時はどうしますか？」　（　　　　　）
答の例（食べる，食べるものを頼む，お昼を食べる）
答が理屈に合っていればこれ以外の答でも結構です。２つ以上答えられた場合「はい」に○をつけて下さい。言葉でなく，身振り（ジェスチャー）で示した場合は「いいえ」に○をつけて下さい。
はい　いいえ　3.9-3.5　L

73. 下の図を見せて「これと同じものをかいて」と言って下さい。「丸（円）をかいて」と言ってはいけません。３回かかせて下さい。１回でもできれば結構です。判定の例は下に描いてある通りです。
はい　いいえ　3.8-3.4　FMA

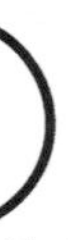

図：この場合は「はい」に○をつけて下さい。　図：この場合は「いいえ」に○をつけて下さい。

74. 手助けなしに，一人で自分の服をちゃんと身につけることができますか。
はい　いいえ　3.8-3.4　PS

2～4歳用

DENVER II 予備判定票

氏　名		記録日	年　月　日
記録者　氏　名		生年月日	年　月　日
続　柄		年月日齢	年　月　日

以下の質問に順番にお答え下さい。「はい」「いいえ」のどちらかに○をつけて下さい。「いいえ」が３つ以上になったら，それ以降の質問にお答えになる必要はありません。

55. 下の絵の名前が１つ以上言えますか。
方法：下の絵をひとつずつ指さして「これは何？」と聞いて，それぞれ「ねこ」「うま」「とり」「いぬ」「ひと」と答えれば「はい」に○をつけて下さい。「こねこ」「ことり」「パパ」「おとこのこ」などでも結構です。家で飼っているペットの名前を答えた場合は種類があっていれば「はい」に○をつけて下さい。鳴き声だけで答えた場合は「いいえ」にして下さい。
はい　いいえ　2.3-2.0　L

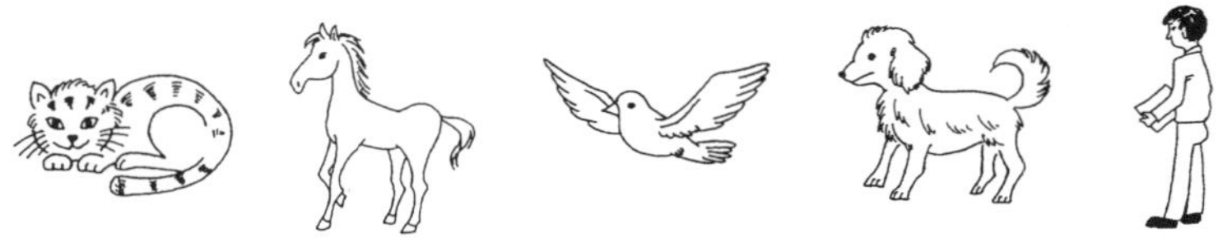

（原画　国立療養所広島病院小児科部長　下田浩子）

56. 「公園・行く」「ジュース・ほしい」「パパ・バイバイ」などの２語文を話しますか。（「いない・いない・ばあ」や「バイ・バイ」は２語文ではありません）
はい　いいえ　2.4-2.1　L

57. 手助けしなくても，自分一人で手を洗ってタオルでふいたり，乾かしたりできますか。あなたがお子さんの手の届かない蛇口をひねってあげるのは構いません。
はい　いいえ　2.4-2.1　PS

58. 体の部分を６つ正しく指さすことができますか。
判定の方法：眼，耳，鼻，口，手，足，お腹，髪の毛の８つの名前をひとつずつ順番に「○○はどこ？」と聞いて，６つ以上正しく指させたら「はい」に○をつけて下さい。お子さんが自分の体を指さしても，あなたの体を指さしても，どちらでも結構です。
はい　いいえ　2.5-2.2　L

59. 両足ジャンプができますか。
判定の方法：この判定票を床において，お子さんに立ったままの位置で判定票を飛び越すように言って下さい。両足同時にジャンプできれば「はい」に○をつけて下さい。判定票を飛び越すことができなくても両足とも床から離れれば結構です。助走したり，片足で飛び越す場合は「いいえ」に○をつけて下さい。
はい　いいえ　2.6-2.3　GM

60. 問 55 で見せた絵をもう一度見せて，今度はあなたが「馬はどれ？」「イヌはどれ？」などとひとつずつ聞いて，お子さんが４つ以上正しく指させれば，「はい」に○をつけて下さい。聞く順番はどれから始めても結構です。
はい　いいえ　2.6-2.3　L

61. あまり親しくない人にも，あなたのお子さんが話す内容がほぼ明りょうに（半分以上）理解されていますか。あなたやお子さんの親しい人でないと理解できない場合は「いいえ」に○をつけて下さい。
はい　いいえ　2.7-2.4　L

62. 積み木やブロックを８つ以上積み重ねて塔をつくることができますか。いままでやったことがない場合は「いいえ」に○をつけて下さい。
はい　いいえ　2.8-2.5　FMA

63. 手助けしなくても，自分一人でパンツや T シャツ，靴を身につけることができますか。
はい　いいえ　3.0-2.6　PS

64. 問 55 で見せた動物の絵を使います。お子さんに絵を見せて，「飛ぶのはどれ？」「走るのはどれ？」「ニャーとなくのはどれ？」などとひとつひとつたずねて下さい。お子さんが２つ以上正しく指させれば「はい」に○をつけて下さい。
はい　いいえ　3.0-2.7　L

65. 問 55 で見せた絵の動物の名前を４つ以上正しく言えますか。
はい　いいえ　3.1-2.7　L

66. 友だちの名前を一人以上言えますか。
家族（一緒に住んでいる人）やペットの名前の場合は「いいえ」に○をつけて下さい。一緒に住んでいなければ親戚の名前でも結構です。実在しない友だちの名前や友だちがいない場合は「いいえ」に○をつけて下さい。
はい　いいえ　3.1-2.8　PS

67. 縦にまっすぐな線を描けますか。
判定の方法：下の図の横にあなたが「こうかくのよ」と言って描いてみせて下さい。その時，お子さんと同じ向きで上から下に描いて下さい。あなたの描いた線の横にお子さんにかかせて下さい。あなたの描いた線をお子さんがなぞるのではいけません。判定の例は下に描いてある通りです。
はい　いいえ　3.2-2.9　FMA

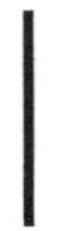

図：この場合は「はい」に○をつけて下さい。

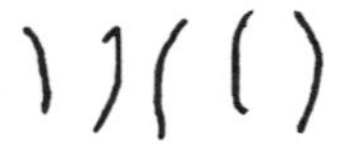

図：この場合は「いいえ」に○をつけて下さい。

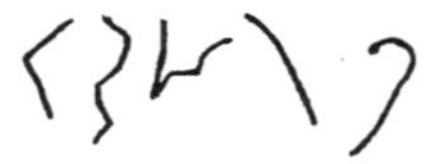

68. この判定票を床において，お子さんに立ったままの位置で用紙を飛び越すように言って下さい。助走してはいけません。あなたが見本をみせてもかまいません。用紙の短い側（21cm）を飛び越えることができれば「はい」に○をつけて下さい。用紙の上に着地した場合は「いいえ」に○をつけて下さい。
はい　いいえ　3.2-2.9　GM

69. 色の名前を１つ以上言えますか。
検査の方法：下の図（黄，緑，赤，青）を見せて，ひとつずつ指さして「これは何色？」と聞いて下さい。お子さんが違った答を言ってもあなたの顔色に出さないようにして４つとも聞いて下さい。１つ以上正しく答えられれば「はい」に○をつけて下さい。
はい　いいえ　3.3-2.9　L

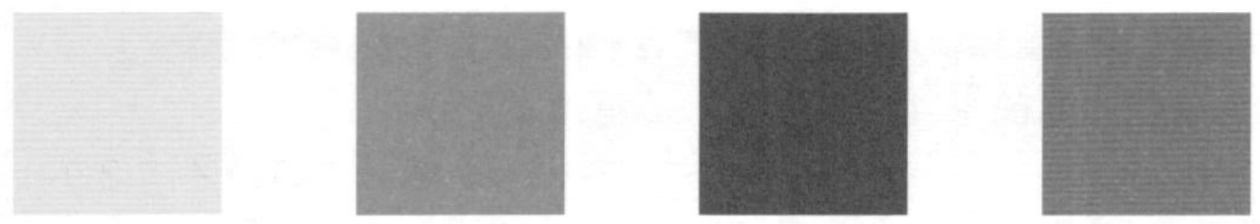

70. 下の図のように，他の指を動かさずに親指だけを立てて動かすことができますか。あなたが見本を見せて同じようにするように言って下さい。
はい　いいえ　3.4-3.1　FMA

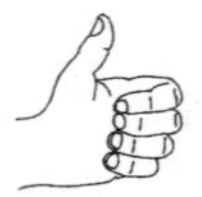

71. 片足立ちが２秒間以上できますか。
方法：物につかまらずに，一人で片足立ちさせて，何秒間バランスを保つことができるか測定します。あなたが見本をみせて下さい。お子さんにできるだけ長く片足立ちするよう言って下さい。
右足で何秒間，片足立ちができましたか（　　）秒間
左足で何秒間，片足立ちができましたか（　　）秒間
右足でも左足でも両方とも２秒間以上片足立ちができた場合だけ「はい」に○をつけて下さい。
はい　いいえ　3.7-3.3　GM

72. 以下の質問をお子さんにして下さい。質問をくりかえして言うのは構いませんが答える手助けをしないで下さい。それぞれの質問に対するお子さんの答えを下に書きこんで下さい。
「寒い時はどうしますか？」　（　　　　　）
答の例（震える，服を着る，家に入る，など）
「疲れた時はどうしますか？」　（　　　　　）
答の例（あくびをする，眠る，横になる，昼寝する）
「お腹がすいた時はどうしますか？」　（　　　　　）
答の例（食べる，食べるものを頼む，お昼を食べる）
答が理屈に合っていればこれ以外の答でも結構です。２つ以上答えられた場合「はい」に○をつけて下さい。言葉でなく，身振り（ジェスチャー）で示した場合は「いいえ」に○をつけて下さい。
はい　いいえ　3.9-3.5　L

73. 下の図を見せて「これと同じものをかいて」と言って下さい。「丸（円）をかいて」と言ってはいけません。３回かかせて下さい。１回でもできれば結構です。判定の例は下に描いてある通りです。
はい　いいえ　3.8-3.4　FMA

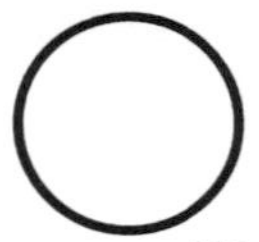

図：この場合は「はい」に○をつけて下さい。

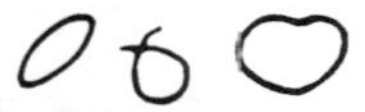

図：この場合は「いいえ」に○をつけて下さい。

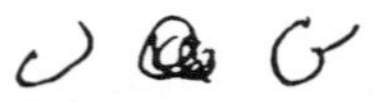

74. 手助けなしに，一人で自分の服をちゃんと身につけることができますか。
はい　いいえ　3.8-3.4　PS

2〜4歳用

DENVER II 予備判定票

氏　名 ＿＿＿＿＿＿

記録者　氏　名 ＿＿＿＿＿＿
　　　　続　柄 ＿＿＿＿＿＿

記録日　　年　　月　　日
生年月日　　年　　月　　日
年月日齢　　年　　月　　日

以下の質問に順番にお答え下さい。「はい」「いいえ」のどちらかに○をつけて下さい。「いいえ」が３つ以上になったら，それ以降の質問にお答えになる必要はありません。

55. 下の絵の名前が１つ以上言えますか。
方法：下の絵をひとつずつ指さして「これは何？」と聞いて，それぞれ「ねこ」「うま」「とり」「いぬ」「ひと」と答えれば「はい」に○をつけて下さい。「こねこ」「ことり」「パパ」「おとこのこ」などでも結構です。家で飼っているペットの名前を答えた場合は種類があっていれば「はい」に○をつけて下さい。鳴き声だけで答えた場合は「いいえ」にして下さい。
はい　いいえ　2.3-2.0　L

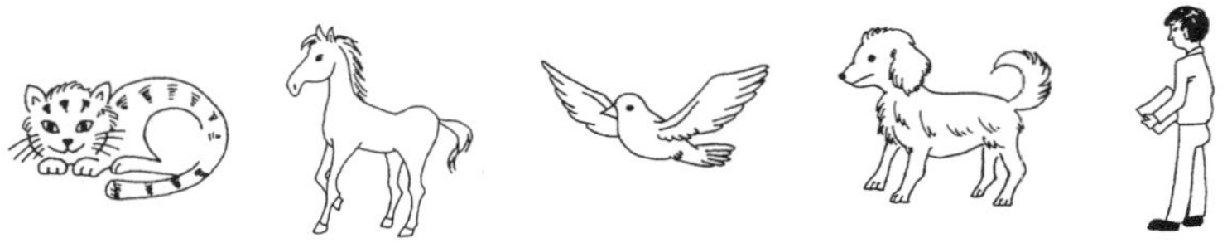

（原画　国立療養所広島病院小児科部長　下田浩子）

56. 「公園・行く」「ジュース・ほしい」「パパ・バイバイ」などの２語文を話しますか。（「いない・いない・ばあ」や「バイ・バイ」は２語文ではありません）
はい　いいえ　2.4-2.1　L

57. 手助けしなくても，自分一人で手を洗ってタオルでふいたり，乾かしたりできますか。あなたがお子さんの手の届かない蛇口をひねってあげるのは構いません。
はい　いいえ　2.4-2.1　PS

58. 体の部分を６つ正しく指さすことができますか。
判定の方法：眼，耳，鼻，口，手，足，お腹，髪の毛の８つの名前をひとつずつ順番に「○○はどこ？」と聞いて，６つ以上正しく指させたら「はい」に○をつけて下さい。お子さんが自分の体を指さしても，あなたの体を指さしても，どちらでも結構です。
はい　いいえ　2.5-2.2　L

59. 両足ジャンプができますか。
判定の方法：この判定票を床において，お子さんに立ったままの位置で判定票を飛び越すように言って下さい。両足同時にジャンプできれば「はい」に○をつけて下さい。判定票を飛び越すことができなくても両足とも床から離れれば結構です。助走したり，片足で飛び越す場合は「いいえ」に○をつけて下さい。
はい　いいえ　2.6-2.3　GM

60. 問 55 で見せた絵をもう一度見せて，今度はあなたが「馬はどれ？」「イヌはどれ？」などとひとつずつ聞いて，お子さんが４つ以上正しく指させれば，「はい」に○をつけて下さい。聞く順番はどれから始めても結構です。
はい　いいえ　2.6-2.3　L

61. あまり親しくない人にも，あなたのお子さんが話す内容がほぼ明りょうに（半分以上）理解されていますか。あなたやお子さんの親しい人でないと理解できない場合は「いいえ」に○をつけて下さい。
はい　いいえ　2.7-2.4　L

62. 積み木やブロックを８つ以上積み重ねて塔をつくることができますか。いままでやったことがない場合は「いいえ」に○をつけて下さい。
はい　いいえ　2.8-2.5　FMA

63. 手助けしなくても，自分一人でパンツやＴシャツ，靴を身につけることができますか。
はい　いいえ　3.0-2.6　PS

64. 問 55 で見せた動物の絵を使います。お子さんに絵を見せて，「飛ぶのはどれ？」「走るのはどれ？」「ニャーとなくのはどれ？」などとひとつひとつたずねて下さい。お子さんが２つ以上正しく指させれば「はい」に○をつけて下さい。
はい　いいえ　3.0-2.7　L

65. 問 55 で見せた絵の動物の名前を４つ以上正しく言えますか。
はい　いいえ　3.1-2.7　L

66. 友だちの名前を一人以上言えますか。
家族（一緒に住んでいる人）やペットの名前の場合は「いいえ」に○をつけて下さい。一緒に住んでいなければ親戚の名前でも結構です。実在しない友だちの名前や友だちがいない場合は「いいえ」に○をつけて下さい。
はい　いいえ　3.1-2.8　PS

67. 縦にまっすぐな線を描けますか。
判定の方法：下の図の横にあなたが「こうかくのよ」と言って描いてみせて下さい。その時，お子さんと同じ向きで上から下に描いて下さい。あなたの描いた線の横にお子さんにかかせて下さい。あなたの描いた線をお子さんがなぞるのではいけません。判定の例は下に描いてある通りです。
はい　いいえ　3.2-2.9　FMA

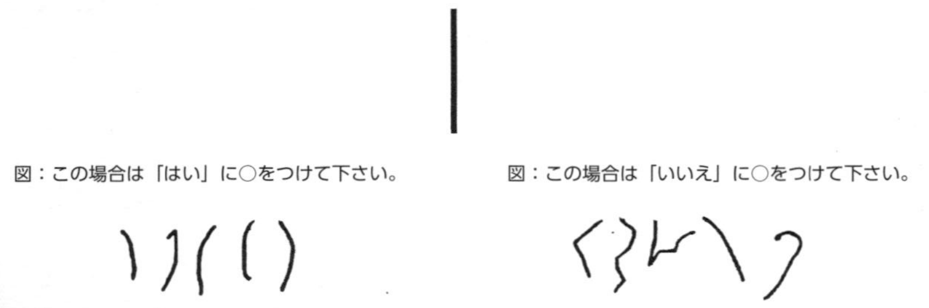

68. この判定票を床において，お子さんに立ったままの位置で用紙を飛び越すように言って下さい。助走してはいけません。あなたが見本をみせてもかまいません。用紙の短い側（21cm）を飛び越えることができれば「はい」に○をつけて下さい。用紙の上に着地した場合は「いいえ」に○をつけて下さい。
はい　いいえ　3.2-2.9　GM

69. 色の名前を１つ以上言えますか。
検査の方法：下の図（黄，緑，赤，青）を見せて，ひとつずつ指さして「これは何色？」と聞いて下さい。お子さんが違った答を言ってもあなたの顔色に出さないようにして４つとも聞いて下さい。１つ以上正しく答えられれば「はい」に○をつけて下さい。
はい　いいえ　3.3-2.9　L

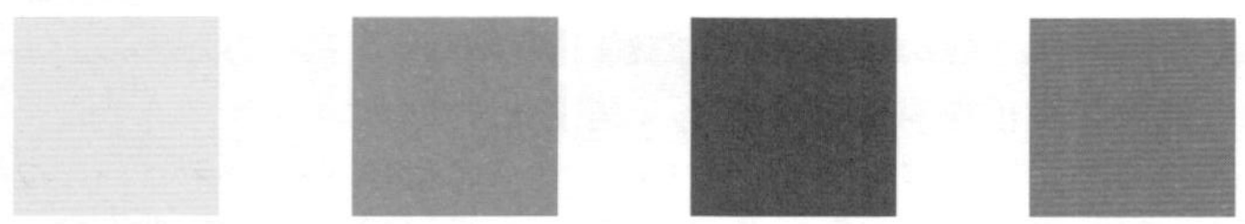

70. 下の図のように，他の指を動かさずに親指だけを立てて動かすことができますか。あなたが見本を見せて同じようにするように言って下さい。
はい　いいえ　3.4-3.1　FMA

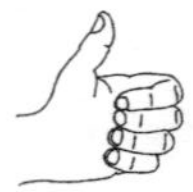

71. 片足立ちが２秒間以上できますか。
方法：物につかまらずに，一人で片足立ちさせて，何秒間バランスを保つことができるか測定します。あなたが見本をみせて下さい。お子さんにできるだけ長く片足立ちするよう言って下さい。
右足で何秒間，片足立ちができましたか（　　）秒間
左足で何秒間，片足立ちができましたか（　　）秒間
右足でも左足でも両方とも２秒間以上片足立ちができた場合だけ「はい」に○をつけて下さい。
はい　いいえ　3.7-3.3　GM

72. 以下の質問をお子さんにして下さい。質問をくりかえして言うのは構いませんが答える手助けをしないで下さい。それぞれの質問に対するお子さんの答えを下に書きこんで下さい。
「寒い時はどうしますか？」（　　　　　　）
答の例（震える，服を着る，家に入る，など）
「疲れた時はどうしますか？」（　　　　　　）
答の例（あくびをする，眠る，横になる，昼寝する）
「お腹がすいた時はどうしますか？」（　　　　　　）
答の例（食べる，食べるものを頼む，お昼を食べる）
答が理屈に合っていればこれ以外の答でも結構です。２つ以上答えられた場合「はい」に○をつけて下さい。言葉でなく，身振り（ジェスチャー）で示した場合は「いいえ」に○をつけて下さい。
はい　いいえ　3.9-3.5　L

73. 下の図を見せて「これと同じものをかいて」と言って下さい。「丸（円）をかいて」と言ってはいけません。３回かかせて下さい。１回でもできれば結構です。判定の例は下に描いてある通りです。
はい　いいえ　3.8-3.4　FMA

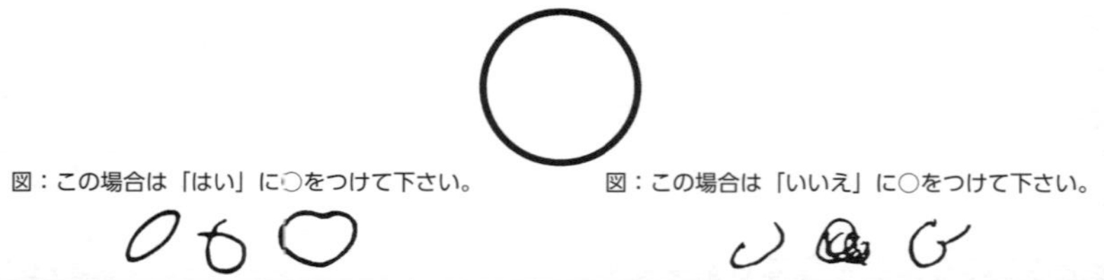

74. 手助けなしに，一人で自分の服をちゃんと身につけることができますか。
はい　いいえ　3.8-3.4　PS

2〜4歳用

DENVERⅡ予備判定票

氏　名 ＿＿＿＿

記録者　氏　名 ＿＿＿＿
　　　　続　柄 ＿＿＿＿

記録日　　年　　月　　日
生年月日　　年　　月　　日
年月日齢　　年　　月　　日

以下の質問に順番にお答え下さい。「はい」「いいえ」のどちらかに○をつけて下さい。「いいえ」が3つ以上になったら，それ以降の質問にお答えになる必要はありません。

55. 下の絵の名前が1つ以上言えますか。
方法：下の絵をひとつずつ指さして「これは何？」と聞いて，それぞれ「ねこ」「うま」「とり」「いぬ」「ひと」と答えれば「はい」に○をつけて下さい。「こねこ」「ことり」「パパ」「おとこのこ」などでも結構です。家で飼っているペットの名前を答えた場合は種類があっていれば「はい」に○をつけて下さい。鳴き声だけで答えた場合は「いいえ」にして下さい。
はい　いいえ　2.3-2.0　L

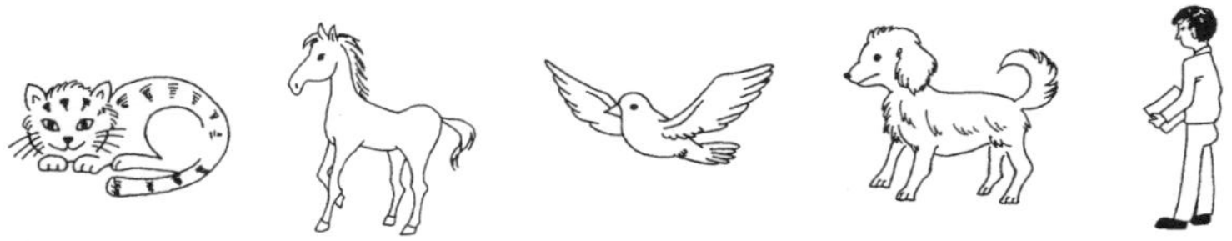

（原画　国立療養所広島病院小児科部長　下田浩子）

56. 「公園・行く」「ジュース・ほしい」「パパ・バイバイ」などの2語文を話しますか。（「いない・いない・ばあ」や「バイ・バイ」は2語文ではありません）
はい　いいえ　2.4-2.1　L

57. 手助けしなくても，自分一人で手を洗ってタオルでふいたり，乾かしたりできますか。あなたがお子さんの手の届かない蛇口をひねってあげるのは構いません。
はい　いいえ　2.4-2.1　PS

58. 体の部分を6つ正しく指さすことができますか。
判定の方法：眼，耳，鼻，口，手，足，お腹，髪の毛の8つの名前をひとつずつ順番に「○○はどこ？」と聞いて，6つ以上正しく指させたら「はい」に○をつけて下さい。お子さんが自分の体を指さしても，あなたの体を指さしても，どちらでも結構です。
はい　いいえ　2.5-2.2　L

59. 両足ジャンプができますか。
判定の方法：この判定票を床において，お子さんに立ったままの位置で判定票を飛び越すように言って下さい。両足同時にジャンプできれば「はい」に○をつけて下さい。判定票を飛び越すことができなくても両足とも床から離れれば結構です。助走したり，片足で飛び越す場合は「いいえ」に○をつけて下さい。
はい　いいえ　2.6-2.3　GM

60. 問55で見せた絵をもう一度見せて，今度はあなたが「馬はどれ？」「イヌはどれ？」などとひとつずつ聞いて，お子さんが4つ以上正しく指させれば，「はい」に○をつけて下さい。聞く順番はどれから始めても結構です。
はい　いいえ　2.6-2.3　L

61. あまり親しくない人にも，あなたのお子さんが話す内容がほぼ明りょうに（半分以上）理解されていますか。あなたやお子さんの親しい人でないと理解できない場合は「いいえ」に○をつけて下さい。
はい　いいえ　2.7-2.4　L

62. 積み木やブロックを8つ以上積み重ねて塔をつくることができますか。いままでやったことがない場合は「いいえ」に○をつけて下さい。
はい　いいえ　2.8-2.5　FMA

63. 手助けしなくても，自分一人でパンツやTシャツ，靴を身につけることができますか。
はい　いいえ　3.0-2.6　PS

64. 問55で見せた動物の絵を使います。お子さんに絵を見せて，「飛ぶのはどれ？」「走るのはどれ？」「ニャーとなくのはどれ？」などとひとつひとつたずねて下さい。お子さんが2つ以上正しく指させれば「はい」に○をつけて下さい。
はい　いいえ　3.0-2.7　L

65. 問55で見せた絵の動物の名前を4つ以上正しく言えますか。
はい　いいえ　3.1-2.7　L

66. 友だちの名前を一人以上言えますか。
家族（一緒に住んでいる人）やペットの名前の場合は「いいえ」に○をつけて下さい。一緒に住んでいなければ親戚の名前でも結構です。実在しない友だちの名前や友だちがいない場合は「いいえ」に○をつけて下さい。
はい　いいえ　3.1-2.8　PS

67. 縦にまっすぐな線を描けますか。
判定の方法：下の図の横にあなたが「こうかくのよ」と言って描いてみせて下さい。その時，お子さんと同じ向きで上から下に描いて下さい。あなたの描いた線の横にお子さんにかかせて下さい。あなたの描いた線をお子さんがなぞるのではいけません。判定の例は下に描いてある通りです。
はい　いいえ　3.2-2.9　FMA

図：この場合は「はい」に○をつけて下さい。

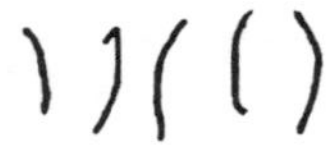

図：この場合は「いいえ」に○をつけて下さい。

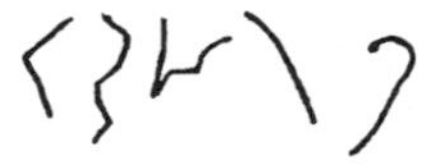

68. この判定票を床において，お子さんに立ったままの位置で用紙を飛び越すように言って下さい。助走してはいけません。あなたが見本をみせてもかまいません。用紙の短い側（21cm）を飛び越えることができれば「はい」に○をつけて下さい。用紙の上に着地した場合は「いいえ」に○をつけて下さい。
はい　いいえ　3.2-2.9　GM

69. 色の名前を１つ以上言えますか。
検査の方法：下の図（黄，緑，赤，青）を見せて，ひとつずつ指さして「これは何色？」と聞いて下さい。お子さんが違った答を言ってもあなたの顔色に出さないようにして４つとも聞いて下さい。１つ以上正しく答えられれば「はい」に○をつけて下さい。
はい　いいえ　3.3-2.9　L

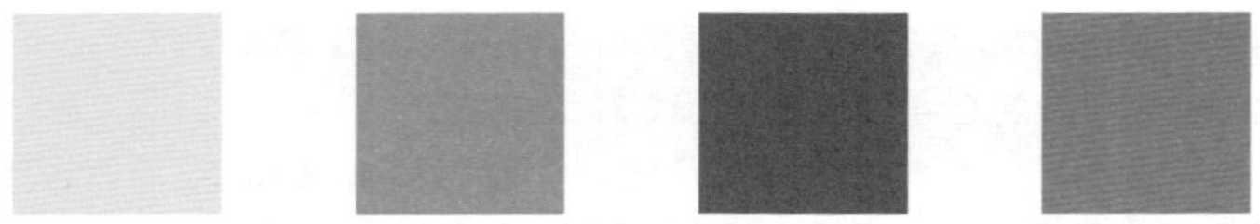

70. 下の図のように，他の指を動かさずに親指だけを立てて動かすことができますか。あなたが見本を見せて同じようにするように言って下さい。
はい　いいえ　3.4-3.1　FMA

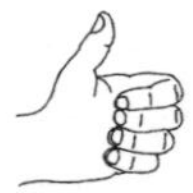

71. 片足立ちが２秒間以上できますか。
方法：物につかまらずに，一人で片足立ちさせて，何秒間バランスを保つことができるか測定します。あなたが見本をみせて下さい。お子さんにできるだけ長く片足立ちするよう言って下さい。
右足で何秒間，片足立ちができましたか（　　）秒間
左足で何秒間，片足立ちができましたか（　　）秒間
右足でも左足でも両方とも２秒間以上片足立ちができた場合だけ「はい」に○をつけて下さい。
はい　いいえ　3.7-3.3　GM

72. 以下の質問をお子さんにして下さい。質問をくりかえして言うのは構いませんが答える手助けをしないで下さい。それぞれの質問に対するお子さんの答えを下に書きこんで下さい。
「寒い時はどうしますか？」　（　　　　　）
答の例（震える，服を着る，家に入る，など）
「疲れた時はどうしますか？」　（　　　　　）
答の例（あくびをする，眠る，横になる，昼寝する）
「お腹がすいた時はどうしますか？」　（　　　　　）
答の例（食べる，食べるものを頼む，お昼を食べる）
答が理屈に合っていればこれ以外の答でも結構です。２つ以上答えられた場合「はい」に○をつけて下さい。言葉でなく，身振り（ジェスチャー）で示した場合は「いいえ」に○をつけて下さい。
はい　いいえ　3.9-3.5　L

73. 下の図を見せて「これと同じものをかいて」と言って下さい。「丸（円）をかいて」と言ってはいけません。３回かかせて下さい。１回でもできれば結構です。判定の例は下に描いてある通りです。
はい　いいえ　3.8-3.4　FMA

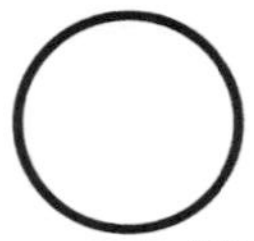

図：この場合は「はい」に○をつけて下さい。

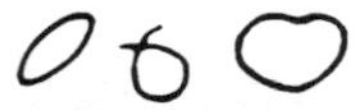

図：この場合は「いいえ」に○をつけて下さい。

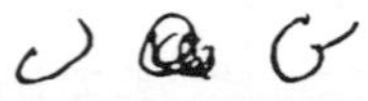

74. 手助けなしに，一人で自分の服をちゃんと身につけることができますか。
はい　いいえ　3.8-3.4　PS

DENVERⅡ予備判定票

2〜4歳用

氏　名		記録日	年　月　日
記録者 氏名		生年月日	年　月　日
記録者 続柄		年月日齢	年　月　日

以下の質問に順番にお答え下さい。「はい」「いいえ」のどちらかに○をつけて下さい。「いいえ」が３つ以上になったら，それ以降の質問にお答えになる必要はありません。

55. 下の絵の名前が１つ以上言えますか。
方法：下の絵をひとつずつ指さして「これは何？」と聞いて，それぞれ「ねこ」「うま」「とり」「いぬ」「ひと」と答えれば「はい」に○をつけて下さい。「こねこ」「ことり」「パパ」「おとこのこ」などでも結構です。家で飼っているペットの名前を答えた場合は種類があっていれば「はい」に○をつけて下さい。鳴き声だけで答えた場合は「いいえ」にして下さい。
はい　いいえ　2.3-2.0　L

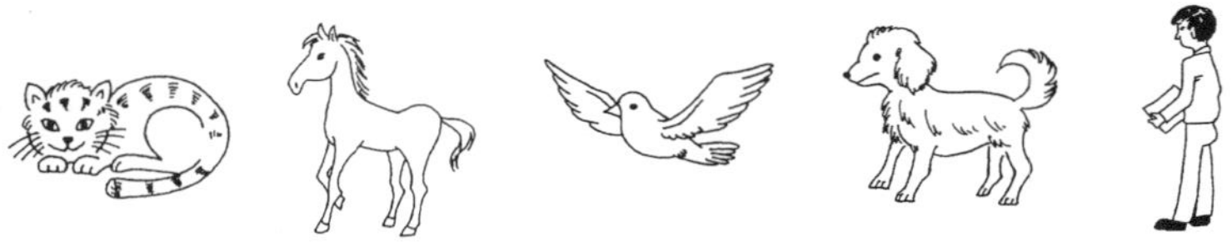

（原画　国立療養所広島病院小児科部長　下田浩子）

56. 「公園・行く」「ジュース・ほしい」「パパ・バイバイ」などの２語文を話しますか。（「いない・いない・ばあ」や「バイ・バイ」は２語文ではありません）
はい　いいえ　2.4-2.1　L

57. 手助けしなくても，自分一人で手を洗ってタオルでふいたり，乾かしたりできますか。あなたがお子さんの手の届かない蛇口をひねってあげるのは構いません。
はい　いいえ　2.4-2.1　PS

58. 体の部分を６つ正しく指さすことができますか。
判定の方法：眼，耳，鼻，口，手，足，お腹，髪の毛の８つの名前をひとつずつ順番に「○○はどこ？」と聞いて，６つ以上正しく指させたら「はい」に○をつけて下さい。お子さんが自分の体を指さしても，あなたの体を指さしても，どちらでも結構です。
はい　いいえ　2.5-2.2　L

59. 両足ジャンプができますか。
判定の方法：この判定票を床において，お子さんに立ったままの位置で判定票を飛び越すように言って下さい。両足同時にジャンプできれば「はい」に○をつけて下さい。判定票を飛び越すことができなくても両足とも床から離れれば結構です。助走したり，片足で飛び越す場合は「いいえ」に○をつけて下さい。
はい　いいえ　2.6-2.3　GM

60. 問 55 で見せた絵をもう一度見せて，今度はあなたが「馬はどれ？」「イヌはどれ？」などとひとつずつ聞いて，お子さんが４つ以上正しく指させれば，「はい」に○をつけて下さい。聞く順番はどれから始めても結構です。
はい　いいえ　2.6-2.3　L

61. あまり親しくない人にも，あなたのお子さんが話す内容がほぼ明りょうに（半分以上）理解されていますか。あなたやお子さんの親しい人でないと理解できない場合は「いいえ」に○をつけて下さい。
はい　いいえ　2.7-2.4　L

62. 積み木やブロックを８つ以上積み重ねて塔をつくることができますか。いままでやったことがない場合は「いいえ」に○をつけて下さい。
はい　いいえ　2.8-2.5　FMA

63. 手助けしなくても，自分一人でパンツやＴシャツ，靴を身につけることができますか。
はい　いいえ　3.0-2.6　PS

64. 問 55 で見せた動物の絵を使います。お子さんに絵を見せて，「飛ぶのはどれ？」「走るのはどれ？」「ニャーとなくのはどれ？」などとひとつひとつたずねて下さい。お子さんが２つ以上正しく指させれば「はい」に○をつけて下さい。
はい　いいえ　3.0-2.7　L

65. 問 55 で見せた絵の動物の名前を４つ以上正しく言えますか。
はい　いいえ　3.1-2.7　L

66. 友だちの名前を一人以上言えますか。
家族（一緒に住んでいる人）やペットの名前の場合は「いいえ」に○をつけて下さい。一緒に住んでいなければ親戚の名前でも結構です。実在しない友だちの名前や友だちがいない場合は「いいえ」に○をつけて下さい。
はい　いいえ　3.1-2.8　PS

67. 縦にまっすぐな線を描けますか。
判定の方法：下の図の横にあなたが「こうかくのよ」と言って描いてみせて下さい。その時，お子さんと同じ向きで上から下に描いて下さい。あなたの描いた線の横にお子さんにかかせて下さい。あなたの描いた線をお子さんがなぞるのではいけません。判定の例は下に描いてある通りです。
はい　いいえ　3.2-2.9　FMA

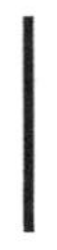

図：この場合は「はい」に○をつけて下さい。

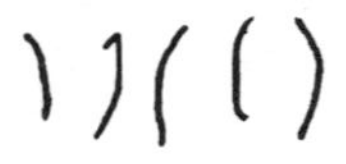

図：この場合は「いいえ」に○をつけて下さい。

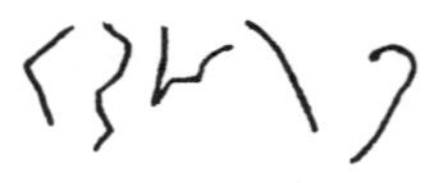

68. この判定票を床において，お子さんに立ったままの位置で用紙を飛び越すように言って下さい。助走してはいけません。あなたが見本をみせてもかまいません。用紙の短い側（21cm）を飛び越えることができれば「はい」に○をつけて下さい。用紙の上に着地した場合は「いいえ」に○をつけて下さい。
はい　いいえ　3.2-2.9　GM

69. 色の名前を1つ以上言えますか。
検査の方法：下の図（黄，緑，赤，青）を見せて，ひとつずつ指さして「これは何色？」と聞いて下さい。お子さんが違った答を言ってもあなたの顔色に出さないようにして4つとも聞いて下さい。1つ以上正しく答えられれば「はい」に○をつけて下さい。
はい　いいえ　3.3-2.9　L

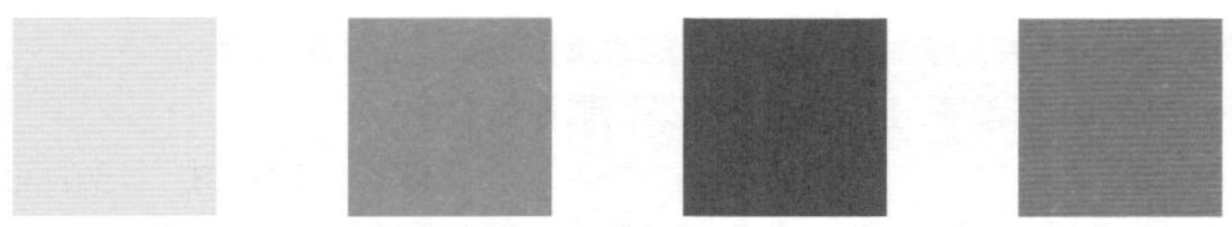

70. 下の図のように，他の指を動かさずに親指だけを立てて動かすことができますか。あなたが見本を見せて同じようにするように言って下さい。
はい　いいえ　3.4-3.1　FMA

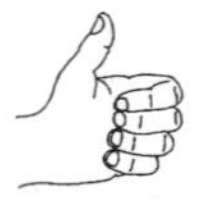

71. 片足立ちが2秒間以上できますか。
方法：物につかまらずに，一人で片足立ちさせて，何秒間バランスを保つことができるか測定します。あなたが見本をみせて下さい。お子さんにできるだけ長く片足立ちするよう言って下さい。
右足で何秒間，片足立ちができましたか（　　）秒間
左足で何秒間，片足立ちができましたか（　　）秒間
右足でも左足でも両方とも2秒間以上片足立ちができた場合だけ「はい」に○をつけて下さい。
はい　いいえ　3.7-3.3　GM

72. 以下の質問をお子さんにして下さい。質問をくりかえして言うのは構いませんが答える手助けをしないで下さい。それぞれの質問に対するお子さんの答えを下に書きこんで下さい。
「寒い時はどうしますか？」　（　　　　　　）
答の例（震える，服を着る，家に入る，など）
「疲れた時はどうしますか？」　（　　　　　　）
答の例（あくびをする，眠る，横になる，昼寝する）
「お腹がすいた時はどうしますか？」　（　　　　　　）
答の例（食べる，食べるものを頼む，お昼を食べる）
答が理屈に合っていればこれ以外の答でも結構です。2つ以上答えられた場合「はい」に○をつけて下さい。言葉でなく，身振り（ジェスチャー）で示した場合は「いいえ」に○をつけて下さい。
はい　いいえ　3.9-3.5　L

73. 下の図を見せて「これと同じものをかいて」と言って下さい。「丸（円）をかいて」と言ってはいけません。3回かかせて下さい。1回でもできれば結構です。判定の例は下に描いてある通りです。
はい　いいえ　3.8-3.4　FMA

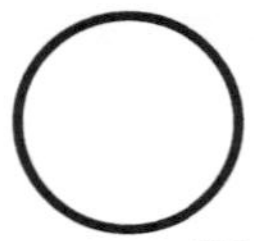

図：この場合は「はい」に○をつけて下さい。

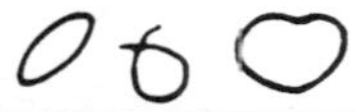

図：この場合は「いいえ」に○をつけて下さい。

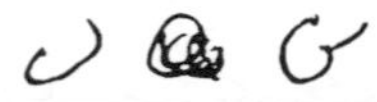

74. 手助けなしに，一人で自分の服をちゃんと身につけることができますか。
はい　いいえ　3.8-3.4　PS

2～4歳用

DENVER II 予備判定票

氏名		記録日	年　月　日
記録者　氏名		生年月日	年　月　日
記録者　続柄		年月日齢	年　月　日

以下の質問に順番にお答え下さい。「はい」「いいえ」のどちらかに○をつけて下さい。「いいえ」が３つ以上になったら，それ以降の質問にお答えになる必要はありません。

55. 下の絵の名前が１つ以上言えますか。
方法：下の絵をひとつずつ指さして「これは何？」と聞いて，それぞれ「ねこ」「うま」「とり」「いぬ」「ひと」と答えれば「はい」に○をつけて下さい。「こねこ」「ことり」「パパ」「おとこのこ」などでも結構です。家で飼っているペットの名前を答えた場合は種類があっていれば「はい」に○をつけて下さい。鳴き声だけで答えた場合は「いいえ」にして下さい。
はい　いいえ　2.3-2.0　L

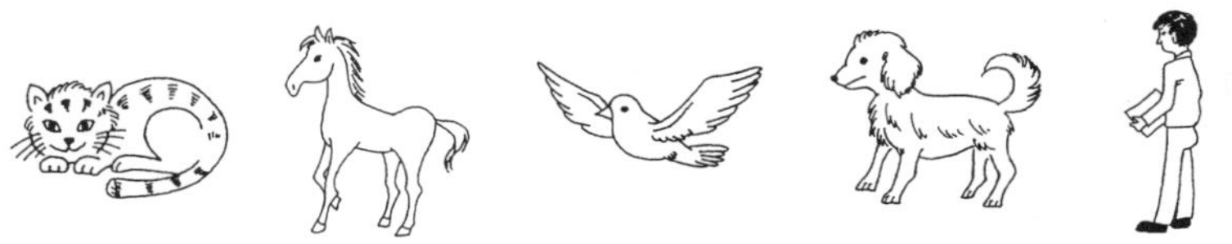

（原画　国立療養所広島病院小児科部長　下田浩子）

56. 「公園・行く」「ジュース・ほしい」「パパ・バイバイ」などの２語文を話しますか。（「いない・いない・ばあ」や「バイ・バイ」は２語文ではありません）
はい　いいえ　2.4-2.1　L

57. 手助けしなくても，自分一人で手を洗ってタオルでふいたり，乾かしたりできますか。あなたがお子さんの手の届かない蛇口をひねってあげるのは構いません。
はい　いいえ　2.4-2.1　PS

58. 体の部分を６つ正しく指さすことができますか。
判定の方法：眼，耳，鼻，口，手，足，お腹，髪の毛の８つの名前をひとつずつ順番に「○○はどこ？」と聞いて，６つ以上正しく指させたら「はい」に○をつけて下さい。お子さんが自分の体を指さしても，あなたの体を指さしても，どちらでも結構です。
はい　いいえ　2.5-2.2　L

59. 両足ジャンプができますか。
判定の方法：この判定票を床において，お子さんに立ったままの位置で判定票を飛び越すように言って下さい。両足同時にジャンプできれば「はい」に○をつけて下さい。判定票を飛び越すことができなくても両足とも床から離れれば結構です。助走したり，片足で飛び越す場合は「いいえ」に○をつけて下さい。
はい　いいえ　2.6-2.3　GM

60. 問 55 で見せた絵をもう一度見せて，今度はあなたが「馬はどれ？」「イヌはどれ？」などとひとつずつ聞いて，お子さんが４つ以上正しく指させれば，「はい」に○をつけて下さい。聞く順番はどれから始めても結構です。
はい　いいえ　2.6-2.3　L

61. あまり親しくない人にも，あなたのお子さんが話す内容がほぼ明りょうに（半分以上）理解されていますか。あなたやお子さんの親しい人でないと理解できない場合は「いいえ」に○をつけて下さい。
はい　いいえ　2.7-2.4　L

62. 積み木やブロックを８つ以上積み重ねて塔をつくることができますか。いままでやったことがない場合は「いいえ」に○をつけて下さい。
はい　いいえ　2.8-2.5　FMA

63. 手助けしなくても，自分一人でパンツや T シャツ，靴を身につけることができますか。
はい　いいえ　3.0-2.6　PS

64. 問 55 で見せた動物の絵を使います。お子さんに絵を見せて，「飛ぶのはどれ？」「走るのはどれ？」「ニャーとなくのはどれ？」などとひとつひとつたずねて下さい。お子さんが２つ以上正しく指させれば「はい」に○をつけて下さい。
はい　いいえ　3.0-2.7　L

65. 問 55 で見せた絵の動物の名前を４つ以上正しく言えますか。
はい　いいえ　3.1-2.7　L

66. 友だちの名前を一人以上言えますか。
家族（一緒に住んでいる人）やペットの名前の場合は「いいえ」に○をつけて下さい。一緒に住んでいなければ親戚の名前でも結構です。実在しない友だちの名前や友だちがいない場合は「いいえ」に○をつけて下さい。
はい　いいえ　3.1-2.8　PS

67. 縦にまっすぐな線を描けますか。
判定の方法：下の図の横にあなたが「こうかくのよ」と言って描いてみせて下さい。その時，お子さんと同じ向きで上から下に描いて下さい。あなたの描いた線の横にお子さんにかかせて下さい。あなたの描いた線をお子さんがなぞるのではいけません。判定の例は下に描いてある通りです。
はい　いいえ　3.2-2.9　FMA

図：この場合は「はい」に○をつけて下さい。

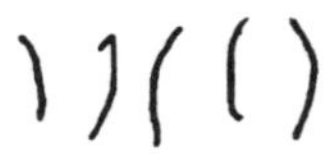

図：この場合は「いいえ」に○をつけて下さい。

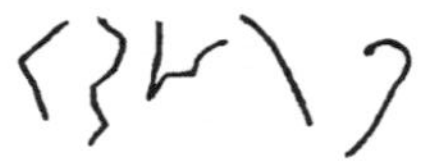

68. この判定票を床において，お子さんに立ったままの位置で用紙を飛び越すように言って下さい。助走してはいけません。あなたが見本をみせてもかまいません。用紙の短い側（21cm）を飛び越えることができれば「はい」に○をつけて下さい。用紙の上に着地した場合は「いいえ」に○をつけて下さい。
はい　いいえ　3.2-2.9　GM

69. 色の名前を１つ以上言えますか。
検査の方法：下の図（黄，緑，赤，青）を見せて，ひとつずつ指さして「これは何色？」と聞いて下さい。お子さんが違った答を言ってもあなたの顔色に出さないようにして４つとも聞いて下さい。１つ以上正しく答えられれば「はい」に○をつけて下さい。
はい　いいえ　3.3-2.9　L

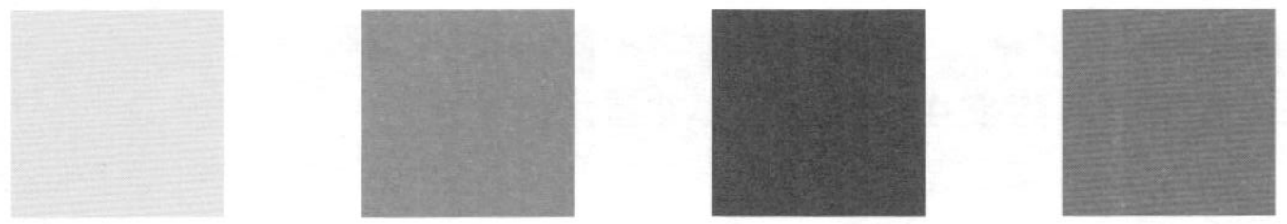

70. 下の図のように，他の指を動かさずに親指だけを立てて動かすことができますか。あなたが見本を見せて同じようにするように言って下さい。
はい　いいえ　3.4-3.1　FMA

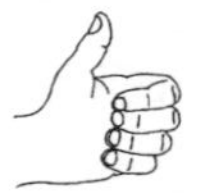

71. 片足立ちが２秒間以上できますか。
方法：物につかまらずに，一人で片足立ちさせて，何秒間バランスを保つことができるか測定します。あなたが見本をみせて下さい。お子さんにできるだけ長く片足立ちするよう言って下さい。
右足で何秒間，片足立ちができましたか（　　）秒間
左足で何秒間，片足立ちができましたか（　　）秒間
右足でも左足でも両方とも２秒間以上片足立ちができた場合だけ「はい」に○をつけて下さい。
はい　いいえ　3.7-3.3　GM

72. 以下の質問をお子さんにして下さい。質問をくりかえして言うのは構いませんが答える手助けをしないで下さい。それぞれの質問に対するお子さんの答えを下に書きこんで下さい。
「寒い時はどうしますか？」　（　　　　　　）
答の例（震える，服を着る，家に入る，など）
「疲れた時はどうしますか？」　（　　　　　　）
答の例（あくびをする，眠る，横になる，昼寝する）
「お腹がすいた時はどうしますか？」　（　　　　　　）
答の例（食べる，食べるものを頼む，お昼を食べる）
答が理屈に合っていればこれ以外の答でも結構です。２つ以上答えられた場合「はい」に○をつけて下さい。言葉でなく，身振り（ジェスチャー）で示した場合は「いいえ」に○をつけて下さい。
はい　いいえ　3.9-3.5　L

73. 下の図を見せて「これと同じものをかいて」と言って下さい。「丸（円）をかいて」と言ってはいけません。３回かかせて下さい。１回でもできれば結構です。判定の例は下に描いてある通りです。
はい　いいえ　3.8-3.4　FMA

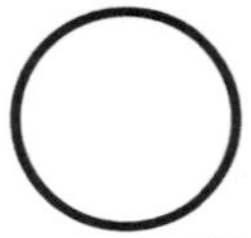

図：この場合は「はい」に○をつけて下さい。

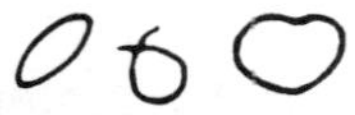

図：この場合は「いいえ」に○をつけて下さい。

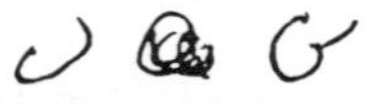

74. 手助けなしに，一人で自分の服をちゃんと身につけることができますか。
はい　いいえ　3.8-3.4　PS

2〜4歳用

DENVERⅡ予備判定票

氏　名 ＿＿＿＿＿＿

記録者　氏　名 ＿＿＿＿＿＿

続　柄 ＿＿＿＿＿＿

記録日　　年　　月　　日

生年月日　　年　　月　　日

年月日齢　　年　　月　　日

以下の質問に順番にお答え下さい。「はい」「いいえ」のどちらかに○をつけて下さい。「いいえ」が３つ以上になったら，それ以降の質問にお答えになる必要はありません。

55. 下の絵の名前が１つ以上言えますか。
方法：下の絵をひとつずつ指さして「これは何？」と聞いて，それぞれ「ねこ」「うま」「とり」「いぬ」「ひと」と答えれば「はい」に○をつけて下さい。「こねこ」「ことり」「パパ」「おとこのこ」などでも結構です。家で飼っているペットの名前を答えた場合は種類があっていれば「はい」に○をつけて下さい。鳴き声だけで答えた場合は「いいえ」にして下さい。
はい　いいえ　2.3-2.0　L

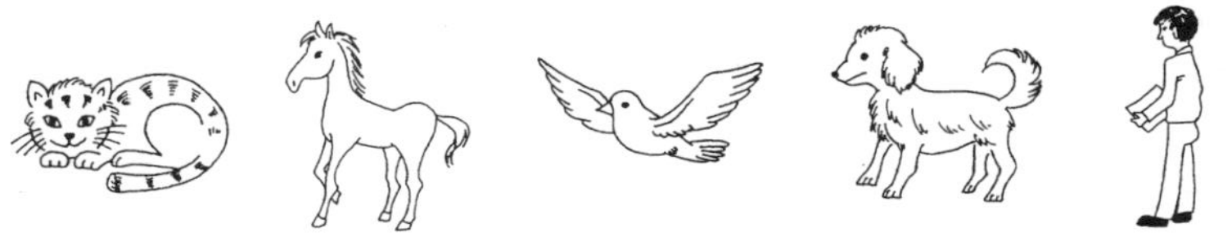

（原画　国立療養所広島病院小児科部長　下田浩子）

56. 「公園・行く」「ジュース・ほしい」「パパ・バイバイ」などの２語文を話しますか。（「いない・いない・ばあ」や「バイ・バイ」は２語文ではありません）
はい　いいえ　2.4-2.1　L

57. 手助けしなくても，自分一人で手を洗ってタオルでふいたり，乾かしたりできますか。あなたがお子さんの手の届かない蛇口をひねってあげるのは構いません。
はい　いいえ　2.4-2.1　PS

58. 体の部分を６つ正しく指さすことができますか。
判定の方法：眼，耳，鼻，口，手，足，お腹，髪の毛の８つの名前をひとつずつ順番に「○○はどこ？」と聞いて，６つ以上正しく指させたら「はい」に○をつけて下さい。お子さんが自分の体を指さしても，あなたの体を指さしても，どちらでも結構です。
はい　いいえ　2.5-2.2　L

59. 両足ジャンプができますか。
判定の方法：この判定票を床において，お子さんに立ったままの位置で判定票を飛び越すように言って下さい。両足同時にジャンプできれば「はい」に○をつけて下さい。判定票を飛び越すことができなくても両足とも床から離れれば結構です。助走したり，片足で飛び越す場合は「いいえ」に○をつけて下さい。
はい　いいえ　2.6-2.3　GM

60. 問 55 で見せた絵をもう一度見せて，今度はあなたが「馬はどれ？」「イヌはどれ？」などとひとつずつ聞いて，お子さんが４つ以上正しく指させれば，「はい」に○をつけて下さい。聞く順番はどれから始めても結構です。
はい　いいえ　2.6-2.3　L

61. あまり親しくない人にも，あなたのお子さんが話す内容がほぼ明りょうに（半分以上）理解されていますか。あなたやお子さんの親しい人でないと理解できない場合は「いいえ」に○をつけて下さい。
はい　いいえ　2.7-2.4　L

62. 積み木やブロックを８つ以上積み重ねて塔をつくることができますか。いままでやったことがない場合は「いいえ」に○をつけて下さい。
はい　いいえ　2.8-2.5　FMA

63. 手助けしなくても，自分一人でパンツやＴシャツ，靴を身につけることができますか。
はい　いいえ　3.0-2.6　PS

64. 問 55 で見せた動物の絵を使います。お子さんに絵を見せて，「飛ぶのはどれ？」「走るのはどれ？」「ニャーとなくのはどれ？」などとひとつひとつたずねて下さい。お子さんが２つ以上正しく指させれば「はい」に○をつけて下さい。
はい　いいえ　3.0-2.7　L

65. 問 55 で見せた絵の動物の名前を４つ以上正しく言えますか。
はい　いいえ　3.1-2.7　L

66. 友だちの名前を一人以上言えますか。
家族（一緒に住んでいる人）やペットの名前の場合は「いいえ」に○をつけて下さい。一緒に住んでいなければ親戚の名前でも結構です。実在しない友だちの名前や友だちがいない場合は「いいえ」に○をつけて下さい。
はい　いいえ　3.1-2.8　PS

67. 縦にまっすぐな線を描けますか。
判定の方法：下の図の横にあなたが「こうかくのよ」と言って描いてみせて下さい。その時，お子さんと同じ向きで上から下に描いて下さい。あなたの描いた線の横にお子さんにかかせて下さい。あなたの描いた線をお子さんがなぞるのではいけません。判定の例は下に描いてある通りです。
はい　いいえ　3.2-2.9　FMA

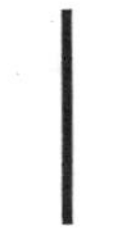

図：この場合は「はい」に○をつけて下さい。

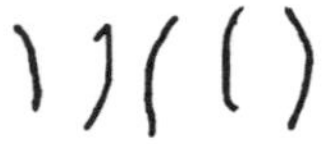

図：この場合は「いいえ」に○をつけて下さい。

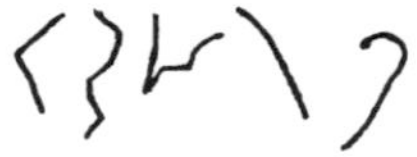

68. この判定票を床において，お子さんに立ったままの位置で用紙を飛び越すように言って下さい。助走してはいけません。あなたが見本をみせてもかまいません。用紙の短い側（21cm）を飛び越えることができれば「はい」に○をつけて下さい。用紙の上に着地した場合は「いいえ」に○をつけて下さい。
はい　いいえ　3.2-2.9　GM

69. 色の名前を1つ以上言えますか。
検査の方法：下の図（黄，緑，赤，青）を見せて，ひとつずつ指さして「これは何色？」と聞いて下さい。お子さんが違った答を言ってもあなたの顔色に出さないようにして4つとも聞いて下さい。1つ以上正しく答えられれば「はい」に○をつけて下さい。
はい　いいえ　3.3-2.9　L

70. 下の図のように，他の指を動かさずに親指だけを立てて動かすことができますか。あなたが見本を見せて同じようにするように言って下さい。
はい　いいえ　3.4-3.1　FMA

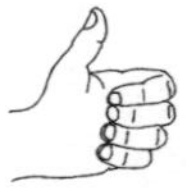

71. 片足立ちが2秒間以上できますか。
方法：物につかまらずに，一人で片足立ちさせて，何秒間バランスを保つことができるか測定します。あなたが見本をみせて下さい。お子さんにできるだけ長く片足立ちするよう言って下さい。
右足で何秒間，片足立ちができましたか（　　）秒間
左足で何秒間，片足立ちができましたか（　　）秒間
右足でも左足でも両方とも2秒間以上片足立ちができた場合だけ「はい」に○をつけて下さい。
はい　いいえ　3.7-3.3　GM

72. 以下の質問をお子さんにして下さい。質問をくりかえして言うのは構いませんが答える手助けをしないで下さい。それぞれの質問に対するお子さんの答えを下に書きこんで下さい。
「寒い時はどうしますか？」　（　　　　　　）
答の例（震える，服を着る，家に入る，など）
「疲れた時はどうしますか？」　（　　　　　　）
答の例（あくびをする，眠る，横になる，昼寝する）
「お腹がすいた時はどうしますか？」　（　　　　　　）
答の例（食べる，食べるものを頼む，お昼を食べる）
答が理屈に合っていればこれ以外の答でも結構です。2つ以上答えられた場合「はい」に○をつけて下さい。言葉でなく，身振り（ジェスチャー）で示した場合は「いいえ」に○をつけて下さい。
はい　いいえ　3.9-3.5　L

73. 下の図を見せて「これと同じものをかいて」と言って下さい。「丸（円）をかいて」と言ってはいけません。3回かかせて下さい。1回でもできれば結構です。判定の例は下に描いてある通りです。
はい　いいえ　3.8-3.4　FMA

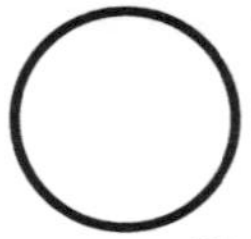

図：この場合は「はい」に○をつけて下さい。

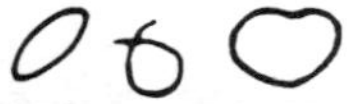

図：この場合は「いいえ」に○をつけて下さい。

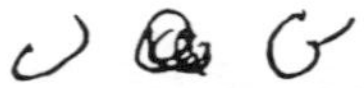

74. 手助けなしに，一人で自分の服をちゃんと身につけることができますか。
はい　いいえ　3.8-3.4　PS

2〜4歳用

DENVERⅡ予備判定票

氏名		記録日	年　月　日
記録者 氏名		生年月日	年　月　日
記録者 続柄		年月日齢	年　月　日

以下の質問に順番にお答え下さい。「はい」「いいえ」のどちらかに○をつけて下さい。「いいえ」が３つ以上になったら，それ以降の質問にお答えになる必要はありません。

55. 下の絵の名前が１つ以上言えますか。
方法：下の絵をひとつずつ指さして「これは何？」と聞いて，それぞれ「ねこ」「うま」「とり」「いぬ」「ひと」と答えれば「はい」に○をつけて下さい。「こねこ」「ことり」「パパ」「おとこのこ」などでも結構です。家で飼っているペットの名前を答えた場合は種類があっていれば「はい」に○をつけて下さい。鳴き声だけで答えた場合は「いいえ」にして下さい。
はい　いいえ　2.3-2.0　L

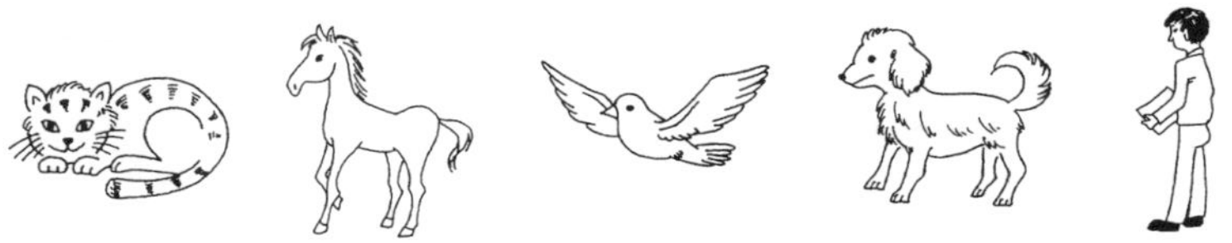

（原画　国立療養所広島病院小児科部長　下田浩子）

56. 「公園・行く」「ジュース・ほしい」「パパ・バイバイ」などの２語文を話しますか。（「いない・いない・ばあ」や「バイ・バイ」は２語文ではありません）
はい　いいえ　2.4-2.1　L

57. 手助けしなくても，自分一人で手を洗ってタオルでふいたり，乾かしたりできますか。あなたがお子さんの手の届かない蛇口をひねってあげるのは構いません。
はい　いいえ　2.4-2.1　PS

58. 体の部分を６つ正しく指さすことができますか。
判定の方法：眼，耳，鼻，口，手，足，お腹，髪の毛の８つの名前をひとつずつ順番に「○○はどこ？」と聞いて，６つ以上正しく指させたら「はい」に○をつけて下さい。お子さんが自分の体を指さしても，あなたの体を指さしても，どちらでも結構です。
はい　いいえ　2.5-2.2　L

59. 両足ジャンプができますか。
判定の方法：この判定票を床において，お子さんに立ったままの位置で判定票を飛び越すように言って下さい。両足同時にジャンプできれば「はい」に○をつけて下さい。判定票を飛び越すことができなくても両足とも床から離れれば結構です。助走したり，片足で飛び越す場合は「いいえ」に○をつけて下さい。
はい　いいえ　2.6-2.3　GM

60. 問 55 で見せた絵をもう一度見せて，今度はあなたが「馬はどれ？」「イヌはどれ？」などとひとつずつ聞いて，お子さんが４つ以上正しく指させれば，「はい」に○をつけて下さい。聞く順番はどれから始めても結構です。
はい　いいえ　2.6-2.3　L

61. あまり親しくない人にも，あなたのお子さんが話す内容がほぼ明りょうに（半分以上）理解されていますか。あなたやお子さんの親しい人でないと理解できない場合は「いいえ」に○をつけて下さい。
はい　いいえ　2.7-2.4　L

62. 積み木やブロックを８つ以上積み重ねて塔をつくることができますか。いままでやったことがない場合は「いいえ」に○をつけて下さい。
はい　いいえ　2.8-2.5　FMA

63. 手助けしなくても，自分一人でパンツやＴシャツ，靴を身につけることができますか。
はい　いいえ　3.0-2.6　PS

64. 問 55 で見せた動物の絵を使います。お子さんに絵を見せて，「飛ぶのはどれ？」「走るのはどれ？」「ニャーとなくのはどれ？」などとひとつひとつたずねて下さい。お子さんが２つ以上正しく指させれば「はい」に○をつけて下さい。
はい　いいえ　3.0-2.7　L

65. 問 55 で見せた絵の動物の名前を４つ以上正しく言えますか。
はい　いいえ　3.1-2.7　L

66. 友だちの名前を一人以上言えますか。
家族（一緒に住んでいる人）やペットの名前の場合は「いいえ」に○をつけて下さい。一緒に住んでいなければ親戚の名前でも結構です。実在しない友だちの名前や友だちがいない場合は「いいえ」に○をつけて下さい。
はい　いいえ　3.1-2.8　PS

67. 縦にまっすぐな線を描けますか。
判定の方法：下の図の横にあなたが「こうかくのよ」と言って描いてみせて下さい。その時，お子さんと同じ向きで上から下に描いて下さい。あなたの描いた線の横にお子さんにかかせて下さい。あなたの描いた線をお子さんがなぞるのではいけません。判定の例は下に描いてある通りです。
はい　いいえ　3.2-2.9　FMA

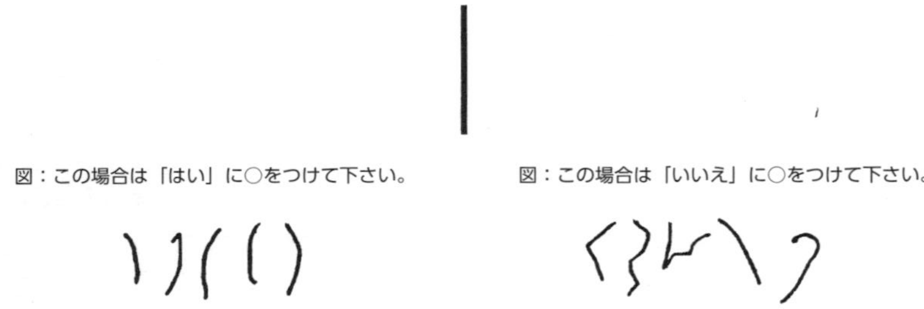

図：この場合は「はい」に○をつけて下さい。　図：この場合は「いいえ」に○をつけて下さい。

68. この判定票を床において，お子さんに立ったままの位置で用紙を飛び越すように言って下さい。助走してはいけません。あなたが見本をみせてもかまいません。用紙の短い側（21cm）を飛び越えることができれば「はい」に○をつけて下さい。用紙の上に着地した場合は「いいえ」に○をつけて下さい。
はい　いいえ　3.2-2.9　GM

69. 色の名前を１つ以上言えますか。
検査の方法：下の図（黄，緑，赤，青）を見せて，ひとつずつ指さして「これは何色？」と聞いて下さい。お子さんが違った答を言ってもあなたの顔色に出さないようにして４つとも聞いて下さい。１つ以上正しく答えられれば「はい」に○をつけて下さい。
はい　いいえ　3.3-2.9　L

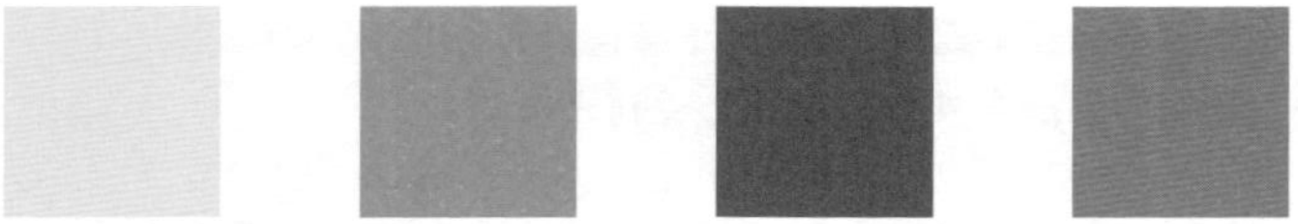

70. 下の図のように，他の指を動かさずに親指だけを立てて動かすことができますか。あなたが見本を見せて同じようにするように言って下さい。
はい　いいえ　3.4-3.1　FMA

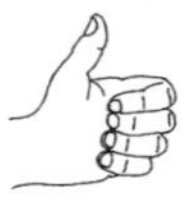

71. 片足立ちが２秒間以上できますか。
方法：物につかまらずに，一人で片足立ちさせて，何秒間バランスを保つことができるか測定します。あなたが見本をみせて下さい。お子さんにできるだけ長く片足立ちするよう言って下さい。
右足で何秒間，片足立ちができましたか（　　）秒間
左足で何秒間，片足立ちができましたか（　　）秒間
右足でも左足でも両方とも２秒間以上片足立ちができた場合だけ「はい」に○をつけて下さい。
はい　いいえ　3.7-3.3　GM

72. 以下の質問をお子さんにして下さい。質問をくりかえして言うのは構いませんが答える手助けをしないで下さい。それぞれの質問に対するお子さんの答えを下に書きこんで下さい。
「寒い時はどうしますか？」　（　　　　　）
答の例（震える，服を着る，家に入る，など）
「疲れた時はどうしますか？」　（　　　　　）
答の例（あくびをする，眠る，横になる，昼寝する）
「お腹がすいた時はどうしますか？」　（　　　　　）
答の例（食べる，食べるものを頼む，お昼を食べる）
答が理屈に合っていればこれ以外の答でも結構です。２つ以上答えられた場合「はい」に○をつけて下さい。言葉でなく，身振り（ジェスチャー）で示した場合は「いいえ」に○をつけて下さい。
はい　いいえ　3.9-3.5　L

73. 下の図を見せて「これと同じものをかいて」と言って下さい。「丸（円）をかいて」と言ってはいけません。３回かかせて下さい。１回でもできれば結構です。判定の例は下に描いてある通りです。
はい　いいえ　3.8-3.4　FMA

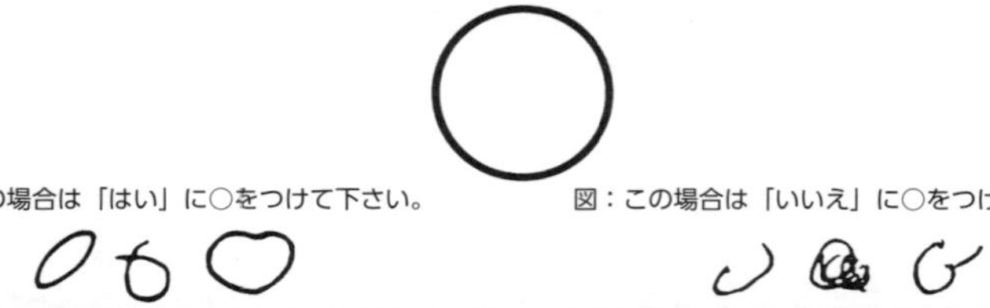

図：この場合は「はい」に○をつけて下さい。　図：この場合は「いいえ」に○をつけて下さい。

74. 手助けなしに，一人で自分の服をちゃんと身につけることができますか。
はい　いいえ　3.8-3.4　PS

2〜4歳用

DENVER II 予備判定票

氏　名＿＿＿＿＿＿

記録者　氏　名＿＿＿＿＿＿

記録者　続　柄＿＿＿＿＿＿

記　録　日＿＿年＿＿月＿＿日

生 年 月 日＿＿年＿＿月＿＿日

年 月 日 齢＿＿年＿＿月＿＿日

以下の質問に順番にお答え下さい。「はい」「いいえ」のどちらかに○をつけて下さい。「いいえ」が３つ以上になったら，それ以降の質問にお答えになる必要はありません。

55. 下の絵の名前が１つ以上言えますか。
方法：下の絵をひとつずつ指さして「これは何？」と聞いて，それぞれ「ねこ」「うま」「とり」「いぬ」「ひと」と答えれば「はい」に○をつけて下さい。「こねこ」「ことり」「パパ」「おとこのこ」などでも結構です。家で飼っているペットの名前を答えた場合は種類があっていれば「はい」に○をつけて下さい。鳴き声だけで答えた場合は「いいえ」にして下さい。
はい　いいえ　2.3-2.0　L

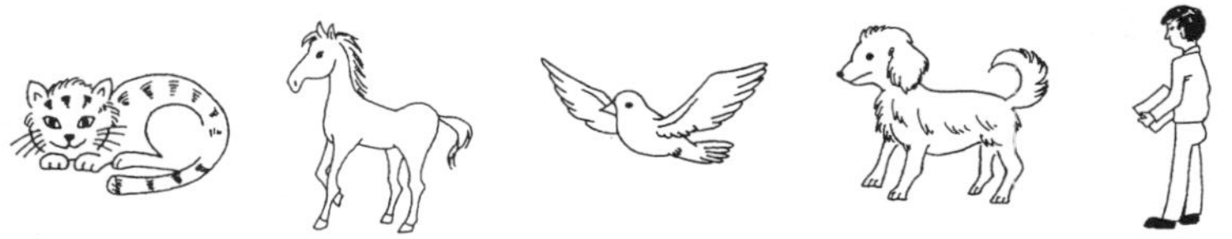

（原画　国立療養所広島病院小児科部長　下田浩子）

56. 「公園・行く」「ジュース・ほしい」「パパ・バイバイ」などの２語文を話しますか。（「いない・いない・ばあ」や「バイ・バイ」は２語文ではありません）
はい　いいえ　2.4-2.1　L

57. 手助けしなくても，自分一人で手を洗ってタオルでふいたり，乾かしたりできますか。あなたがお子さんの手の届かない蛇口をひねってあげるのは構いません。
はい　いいえ　2.4-2.1　PS

58. 体の部分を６つ正しく指さすことができますか。
判定の方法：眼，耳，鼻，口，手，足，お腹，髪の毛の８つの名前をひとつずつ順番に「○○はどこ？」と聞いて，６つ以上正しく指させたら「はい」に○をつけて下さい。お子さんが自分の体を指さしても，あなたの体を指さしても，どちらでも結構です。
はい　いいえ　2.5-2.2　L

59. 両足ジャンプができますか。
判定の方法：この判定票を床において，お子さんに立ったままの位置で判定票を飛び越すように言って下さい。両足同時にジャンプできれば「はい」に○をつけて下さい。判定票を飛び越すことができなくても両足とも床から離れれば結構です。助走したり，片足で飛び越す場合は「いいえ」に○をつけて下さい。
はい　いいえ　2.6-2.3　GM

60. 問 55 で見せた絵をもう一度見せて，今度はあなたが「馬はどれ？」「イヌはどれ？」などとひとつずつ聞いて，お子さんが４つ以上正しく指させれば，「はい」に○をつけて下さい。聞く順番はどれから始めても結構です。
はい　いいえ　2.6-2.3　L

61. あまり親しくない人にも，あなたのお子さんが話す内容がほぼ明りょうに（半分以上）理解されていますか。あなたやお子さんの親しい人でないと理解できない場合は「いいえ」に○をつけて下さい。
はい　いいえ　2.7-2.4　L

62. 積み木やブロックを８つ以上積み重ねて塔をつくることができますか。いままでやったことがない場合は「いいえ」に○をつけて下さい。
はい　いいえ　2.8-2.5　FMA

63. 手助けしなくても，自分一人でパンツやＴシャツ，靴を身につけることができますか。
はい　いいえ　3.0-2.6　PS

64. 問 55 で見せた動物の絵を使います。お子さんに絵を見せて，「飛ぶのはどれ？」「走るのはどれ？」「ニャーとなくのはどれ？」などとひとつひとつたずねて下さい。お子さんが２つ以上正しく指させれば「はい」に○をつけて下さい。
はい　いいえ　3.0-2.7　L

65. 問 55 で見せた絵の動物の名前を４つ以上正しく言えますか。
はい　いいえ　3.1-2.7　L

66. 友だちの名前を一人以上言えますか。
家族（一緒に住んでいる人）やペットの名前の場合は「いいえ」に○をつけて下さい。一緒に住んでいなければ親戚の名前でも結構です。実在しない友だちの名前や友だちがいない場合は「いいえ」に○をつけて下さい。
はい　いいえ　3.1-2.8　PS

67. 縦にまっすぐな線を描けますか。
判定の方法：下の図の横にあなたが「こうかくのよ」と言って描いてみせて下さい。その時，お子さんと同じ向きで上から下に描いて下さい。あなたの描いた線の横にお子さんにかかせて下さい。あなたの描いた線をお子さんがなぞるのではいけません。判定の例は下に描いてある通りです。
はい　いいえ　3.2-2.9　FMA

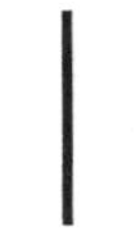

図：この場合は「はい」に○をつけて下さい。

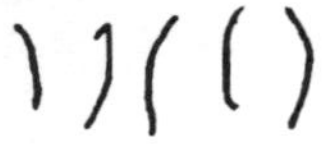

図：この場合は「いいえ」に○をつけて下さい。

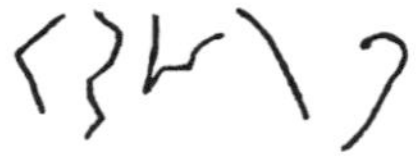

68. この判定票を床において，お子さんに立ったままの位置で用紙を飛び越すように言って下さい。助走してはいけません。あなたが見本をみせてもかまいません。用紙の短い側（21cm）を飛び越えることができれば「はい」に○をつけて下さい。用紙の上に着地した場合は「いいえ」に○をつけて下さい。
はい　いいえ　3.2-2.9　GM

69. 色の名前を１つ以上言えますか。
検査の方法：下の図（黄，緑，赤，青）を見せて，ひとつずつ指さして「これは何色？」と聞いて下さい。お子さんが違った答を言ってもあなたの顔色に出さないようにして４つとも聞いて下さい。１つ以上正しく答えられれば「はい」に○をつけて下さい。
はい　いいえ　3.3-2.9　L

70. 下の図のように，他の指を動かさずに親指だけを立てて動かすことができますか。あなたが見本を見せて同じようにするように言って下さい。
はい　いいえ　3.4-3.1　FMA

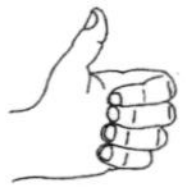

71. 片足立ちが２秒間以上できますか。
方法：物につかまらずに，一人で片足立ちさせて，何秒間バランスを保つことができるか測定します。あなたが見本をみせて下さい。お子さんにできるだけ長く片足立ちするよう言って下さい。
右足で何秒間，片足立ちができましたか（　　）秒間
左足で何秒間，片足立ちができましたか（　　）秒間
右足でも左足でも両方とも２秒間以上片足立ちができた場合だけ「はい」に○をつけて下さい。
はい　いいえ　3.7-3.3　GM

72. 以下の質問をお子さんにして下さい。質問をくりかえして言うのは構いませんが答える手助けをしないで下さい。それぞれの質問に対するお子さんの答えを下に書きこんで下さい。
「寒い時はどうしますか？」　（　　　　　　）
答の例（震える，服を着る，家に入る，など）
「疲れた時はどうしますか？」　（　　　　　　）
答の例（あくびをする，眠る，横になる，昼寝する）
「お腹がすいた時はどうしますか？」　（　　　　　　）
答の例（食べる，食べるものを頼む，お昼を食べる）
答が理屈に合っていればこれ以外の答でも結構です。２つ以上答えられた場合「はい」に○をつけて下さい。言葉でなく，身振り（ジェスチャー）で示した場合は「いいえ」に○をつけて下さい。
はい　いいえ　3.9-3.5　L

73. 下の図を見せて「これと同じものをかいて」と言って下さい。「丸（円）をかいて」と言ってはいけません。３回かかせて下さい。１回でもできれば結構です。判定の例は下に描いてある通りです。
はい　いいえ　3.8-3.4　FMA

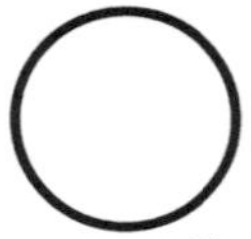

図：この場合は「はい」に○をつけて下さい。

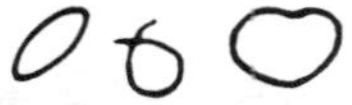

図：この場合は「いいえ」に○をつけて下さい。

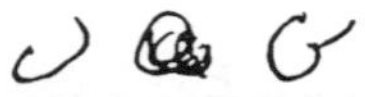

74. 手助けなしに，一人で自分の服をちゃんと身につけることができますか。
はい　いいえ　3.8-3.4　PS

2〜4歳用

DENVER II 予備判定票

氏　　名

記録者　氏　　名

　　　　続　　柄

記　録　日　　　年　　月　　日

生年月日　　　年　　月　　日

年月日齢　　　年　　月　　日

以下の質問に順番にお答え下さい。「はい」「いいえ」のどちらかに○をつけて下さい。「いいえ」が３つ以上になったら，それ以降の質問にお答えになる必要はありません。

55. 下の絵の名前が１つ以上言えますか。
方法：下の絵をひとつずつ指さして「これは何？」と聞いて，それぞれ「ねこ」「うま」「とり」「いぬ」「ひと」と答えれば「はい」に○をつけて下さい。「こねこ」「ことり」「パパ」「おとこのこ」などでも結構です。家で飼っているペットの名前を答えた場合は種類があっていれば「はい」に○をつけて下さい。鳴き声だけで答えた場合は「いいえ」にして下さい。
はい　いいえ　2.3-2.0　L

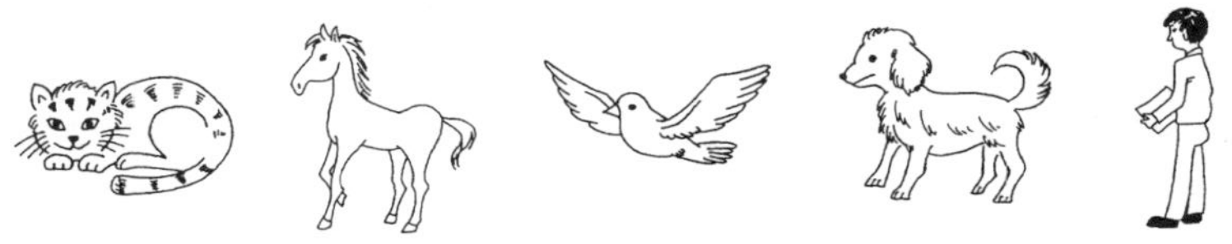

（原画　国立療養所広島病院小児科部長　下田浩子）

56. 「公園・行く」「ジュース・ほしい」「パパ・バイバイ」などの２語文を話しますか。（「いない・いない・ばあ」や「バイ・バイ」は２語文ではありません）
はい　いいえ　2.4-2.1　L

57. 手助けしなくても，自分一人で手を洗ってタオルでふいたり，乾かしたりできますか。あなたがお子さんの手の届かない蛇口をひねってあげるのは構いません。
はい　いいえ　2.4-2.1　PS

58. 体の部分を６つ正しく指さすことができますか。
判定の方法：眼，耳，鼻，口，手，足，お腹，髪の毛の８つの名前をひとつずつ順番に「○○はどこ？」と聞いて，６つ以上正しく指させたら「はい」に○をつけて下さい。お子さんが自分の体を指さしても，あなたの体を指さしても，どちらでも結構です。
はい　いいえ　2.5-2.2　L

59. 両足ジャンプができますか。
判定の方法：この判定票を床において，お子さんに立ったままの位置で判定票を飛び越すように言って下さい。両足同時にジャンプできれば「はい」に○をつけて下さい。判定票を飛び越すことができなくても両足とも床から離れれば結構です。助走したり，片足で飛び越す場合は「いいえ」に○をつけて下さい。
はい　いいえ　2.6-2.3　GM

60. 問 55 で見せた絵をもう一度見せて，今度はあなたが「馬はどれ？」「イヌはどれ？」などとひとつずつ聞いて，お子さんが４つ以上正しく指させれば，「はい」に○をつけて下さい。聞く順番はどれから始めても結構です。
はい　いいえ　2.6-2.3　L

61. あまり親しくない人にも，あなたのお子さんが話す内容がほぼ明りょうに（半分以上）理解されていますか。あなたやお子さんの親しい人でないと理解できない場合は「いいえ」に○をつけて下さい。
はい　いいえ　2.7-2.4　L

62. 積み木やブロックを８つ以上積み重ねて塔をつくることができますか。いままでやったことがない場合は「いいえ」に○をつけて下さい。
はい　いいえ　2.8-2.5　FMA

63. 手助けしなくても，自分一人でパンツやＴシャツ，靴を身につけることができますか。
はい　いいえ　3.0-2.6　PS

64. 問 55 で見せた動物の絵を使います。お子さんに絵を見せて，「飛ぶのはどれ？」「走るのはどれ？」「ニャーとなくのはどれ？」などとひとつひとつたずねて下さい。お子さんが２つ以上正しく指させれば「はい」に○をつけて下さい。
はい　いいえ　3.0-2.7　L

65. 問 55 で見せた絵の動物の名前を４つ以上正しく言えますか。
はい　いいえ　3.1-2.7　L

66. 友だちの名前を一人以上言えますか。
家族（一緒に住んでいる人）やペットの名前の場合は「いいえ」に○をつけて下さい。一緒に住んでいなければ親戚の名前でも結構です。実在しない友だちの名前や友だちがいない場合は「いいえ」に○をつけて下さい。
はい　いいえ　3.1-2.8　PS

67. 縦にまっすぐな線を描けますか。
判定の方法：下の図の横にあなたが「こうかくのよ」と言って描いてみせて下さい。その時，お子さんと同じ向きで上から下に描いて下さい。あなたの描いた線の横にお子さんにかかせて下さい。あなたの描いた線をお子さんがなぞるのではいけません。判定の例は下に描いてある通りです。
はい　いいえ　3.2-2.9　FMA

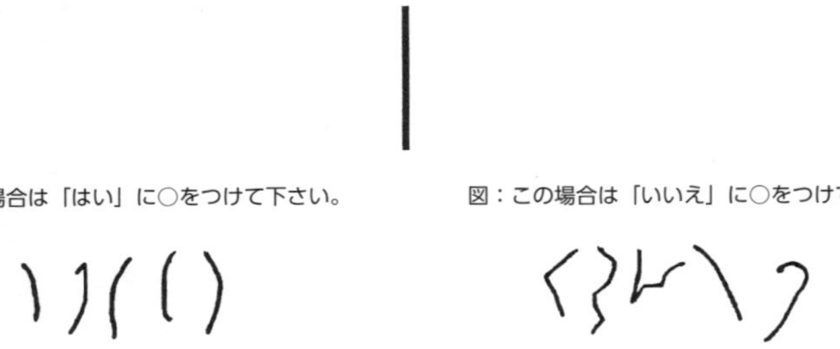
図：この場合は「はい」に○をつけて下さい。　図：この場合は「いいえ」に○をつけて下さい。

68. この判定票を床において，お子さんに立ったままの位置で用紙を飛び越すように言って下さい。助走してはいけません。あなたが見本をみせてもかまいません。用紙の短い側（21cm）を飛び越えることができれば「はい」に○をつけて下さい。用紙の上に着地した場合は「いいえ」に○をつけて下さい。
はい　いいえ　3.2-2.9　GM

69. 色の名前を1つ以上言えますか。
検査の方法：下の図（黄，緑，赤，青）を見せて，ひとつずつ指さして「これは何色？」と聞いて下さい。お子さんが違った答を言ってもあなたの顔色に出さないようにして4つとも聞いて下さい。1つ以上正しく答えられれば「はい」に○をつけて下さい。
はい　いいえ　3.3-2.9　L

70. 下の図のように，他の指を動かさずに親指だけを立てて動かすことができますか。あなたが見本を見せて同じようにするように言って下さい。
はい　いいえ　3.4-3.1　FMA

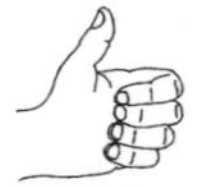

71. 片足立ちが2秒間以上できますか。
方法：物につかまらずに，一人で片足立ちさせて，何秒間バランスを保つことができるか測定します。あなたが見本をみせて下さい。お子さんにできるだけ長く片足立ちするよう言って下さい。
右足で何秒間，片足立ちができましたか（　　）秒間
左足で何秒間，片足立ちができましたか（　　）秒間
右足でも左足でも両方とも2秒間以上片足立ちができた場合だけ「はい」に○をつけて下さい。
はい　いいえ　3.7-3.3　GM

72. 以下の質問をお子さんにして下さい。質問をくりかえして言うのは構いませんが答える手助けをしないで下さい。それぞれの質問に対するお子さんの答えを下に書きこんで下さい。
「寒い時はどうしますか？」　（　　　　　）
答の例（震える，服を着る，家に入る，など）
「疲れた時はどうしますか？」　（　　　　　）
答の例（あくびをする，眠る，横になる，昼寝する）
「お腹がすいた時はどうしますか？」　（　　　　　）
答の例（食べる，食べるものを頼む，お昼を食べる）
答が理屈に合っていればこれ以外の答でも結構です。2つ以上答えられた場合「はい」に○をつけて下さい。言葉でなく，身振り（ジェスチャー）で示した場合は「いいえ」に○をつけて下さい。
はい　いいえ　3.9-3.5　L

73. 下の図を見せて「これと同じものをかいて」と言って下さい。「丸（円）をかいて」と言ってはいけません。3回かかせて下さい。1回でもできれば結構です。判定の例は下に描いてある通りです。
はい　いいえ　3.8-3.4　FMA

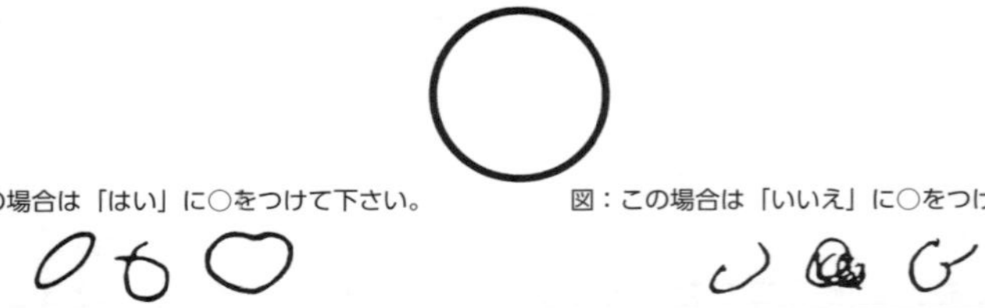
図：この場合は「はい」に○をつけて下さい。　図：この場合は「いいえ」に○をつけて下さい。

74. 手助けなしに，一人で自分の服をちゃんと身につけることができますか。
はい　いいえ　3.8-3.4　PS

DENVER II 予備判定票

2～4歳用

氏名		記録日	年　月　日
記録者 氏名		生年月日	年　月　日
記録者 続柄		年月日齢	年　月　日

以下の質問に順番にお答え下さい。「はい」「いいえ」のどちらかに○をつけて下さい。「いいえ」が３つ以上になったら，それ以降の質問にお答えになる必要はありません。

55. 下の絵の名前が１つ以上言えますか。
方法：下の絵をひとつずつ指さして「これは何？」と聞いて，それぞれ「ねこ」「うま」「とり」「いぬ」「ひと」と答えれば「はい」に○をつけて下さい。「こねこ」「ことり」「パパ」「おとこのこ」などでも結構です。家で飼っているペットの名前を答えた場合は種類があっていれば「はい」に○をつけて下さい。鳴き声だけで答えた場合は「いいえ」にして下さい。
はい　いいえ　2.3-2.0　L

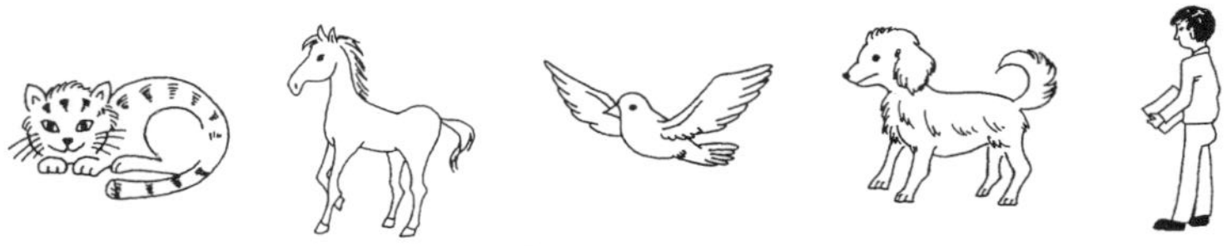

（原画　国立療養所広島病院小児科部長　下田浩子）

56. 「公園・行く」「ジュース・ほしい」「パパ・バイバイ」などの２語文を話しますか。（「いない・いない・ばあ」や「バイ・バイ」は２語文ではありません）
はい　いいえ　2.4-2.1　L

57. 手助けしなくても，自分一人で手を洗ってタオルでふいたり，乾かしたりできますか。あなたがお子さんの手の届かない蛇口をひねってあげるのは構いません。
はい　いいえ　2.4-2.1　PS

58. 体の部分を６つ正しく指さすことができますか。
判定の方法：眼，耳，鼻，口，手，足，お腹，髪の毛の８つの名前をひとつずつ順番に「○○はどこ？」と聞いて，６つ以上正しく指させたら「はい」に○をつけて下さい。お子さんが自分の体を指さしても，あなたの体を指さしても，どちらでも結構です。
はい　いいえ　2.5-2.2　L

59. 両足ジャンプができますか。
判定の方法：この判定票を床において，お子さんに立ったままの位置で判定票を飛び越すように言って下さい。両足同時にジャンプできれば「はい」に○をつけて下さい。判定票を飛び越すことができなくても両足とも床から離れれば結構です。助走したり，片足で飛び越す場合は「いいえ」に○をつけて下さい。
はい　いいえ　2.6-2.3　GM

60. 問 55 で見せた絵をもう一度見せて，今度はあなたが「馬はどれ？」「イヌはどれ？」などとひとつずつ聞いて，お子さんが４つ以上正しく指させれば，「はい」に○をつけて下さい。聞く順番はどれから始めても結構です。
はい　いいえ　2.6-2.3　L

61. あまり親しくない人にも，あなたのお子さんが話す内容がほぼ明りょうに（半分以上）理解されていますか。あなたやお子さんの親しい人でないと理解できない場合は「いいえ」に○をつけて下さい。
はい　いいえ　2.7-2.4　L

62. 積み木やブロックを８つ以上積み重ねて塔をつくることができますか。いままでやったことがない場合は「いいえ」に○をつけて下さい。
はい　いいえ　2.8-2.5　FMA

63. 手助けしなくても，自分一人でパンツやＴシャツ，靴を身につけることができますか。
はい　いいえ　3.0-2.6　PS

64. 問 55 で見せた動物の絵を使います。お子さんに絵を見せて，「飛ぶのはどれ？」「走るのはどれ？」「ニャーとなくのはどれ？」などとひとつひとつたずねて下さい。お子さんが２つ以上正しく指させれば「はい」に○をつけて下さい。
はい　いいえ　3.0-2.7　L

65. 問 55 で見せた絵の動物の名前を４つ以上正しく言えますか。
はい　いいえ　3.1-2.7　L

66. 友だちの名前を一人以上言えますか。
家族（一緒に住んでいる人）やペットの名前の場合は「いいえ」に○をつけて下さい。一緒に住んでいなければ親戚の名前でも結構です。実在しない友だちの名前や友だちがいない場合は「いいえ」に○をつけて下さい。
はい　いいえ　3.1-2.8　PS

67. 縦にまっすぐな線を描けますか。
判定の方法：下の図の横にあなたが「こうかくのよ」と言って描いてみせて下さい。その時，お子さんと同じ向きで上から下に描いて下さい。あなたの描いた線の横にお子さんにかかせて下さい。あなたの描いた線をお子さんがなぞるのではいけません。判定の例は下に描いてある通りです。
はい　いいえ　3.2-2.9　FMA

図：この場合は「はい」に○をつけて下さい。

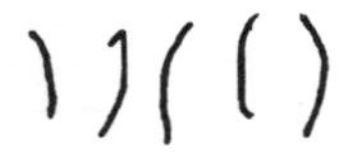

図：この場合は「いいえ」に○をつけて下さい。

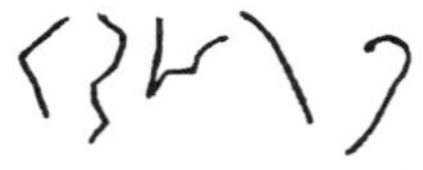

68. この判定票を床において，お子さんに立ったままの位置で用紙を飛び越すように言って下さい。助走してはいけません。あなたが見本をみせてもかまいません。用紙の短い側（21cm）を飛び越えることができれば「はい」に○をつけて下さい。用紙の上に着地した場合は「いいえ」に○をつけて下さい。
はい　いいえ　3.2-2.9　GM

69. 色の名前を１つ以上言えますか。
検査の方法：下の図（黄，緑，赤，青）を見せて，ひとつずつ指さして「これは何色？」と聞いて下さい。お子さんが違った答を言ってもあなたの顔色に出さないようにして４つとも聞いて下さい。１つ以上正しく答えられれば「はい」に○をつけて下さい。
はい　いいえ　3.3-2.9　L

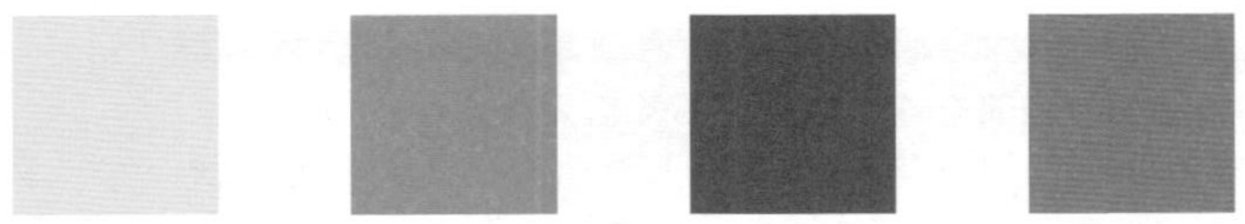

70. 下の図のように，他の指を動かさずに親指だけを立てて動かすことができますか。あなたが見本を見せて同じようにするように言って下さい。
はい　いいえ　3.4-3.1　FMA

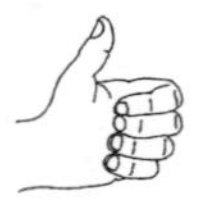

71. 片足立ちが２秒間以上できますか。
方法：物につかまらずに，一人で片足立ちさせて，何秒間バランスを保つことができるか測定します。あなたが見本をみせて下さい。お子さんにできるだけ長く片足立ちするよう言って下さい。
右足で何秒間，片足立ちができましたか（　　）秒間
左足で何秒間，片足立ちができましたか（　　）秒間
右足でも左足でも両方とも２秒間以上片足立ちができた場合だけ「はい」に○をつけて下さい。
はい　いいえ　3.7-3.3　GM

72. 以下の質問をお子さんにして下さい。質問をくりかえして言うのは構いませんが答える手助けをしないで下さい。それぞれの質問に対するお子さんの答えを下に書きこんで下さい。
「寒い時はどうしますか？」　（　　　　　）
答の例（震える，服を着る，家に入る，など）
「疲れた時はどうしますか？」　（　　　　　）
答の例（あくびをする，眠る，横になる，昼寝する）
「お腹がすいた時はどうしますか？」　（　　　　　）
答の例（食べる，食べるものを頼む，お昼を食べる）
答が理屈に合っていればこれ以外の答でも結構です。２つ以上答えられた場合「はい」に○をつけて下さい。言葉でなく，身振り（ジェスチャー）で示した場合は「いいえ」に○をつけて下さい。
はい　いいえ　3.9-3.5　L

73. 下の図を見せて「これと同じものをかいて」と言って下さい。「丸（円）をかいて」と言ってはいけません。３回かかせて下さい。１回でもできれば結構です。判定の例は下に描いてある通りです。
はい　いいえ　3.8-3.4　FMA

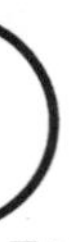

図：この場合は「はい」に○をつけて下さい。

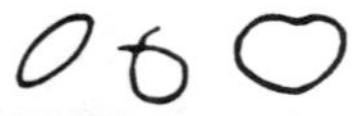

図：この場合は「いいえ」に○をつけて下さい。

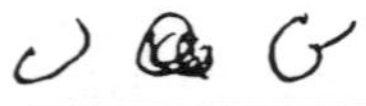

74. 手助けなしに，一人で自分の服をちゃんと身につけることができますか。
はい　いいえ　3.8-3.4　PS

2〜4歳用

DENVER Ⅱ 予備判定票

氏　名 ＿＿＿＿

記録者　氏　名 ＿＿＿＿
　　　　続　柄 ＿＿＿＿

記 録 日　　年　　月　　日
生年月日　　年　　月　　日
年月日齢　　年　　月　　日

以下の質問に順番にお答え下さい。「はい」「いいえ」のどちらかに○をつけて下さい。「いいえ」が３つ以上になったら，それ以降の質問にお答えになる必要はありません。

55. 下の絵の名前が１つ以上言えますか。
方法：下の絵をひとつずつ指さして「これは何？」と聞いて，それぞれ「ねこ」「うま」「とり」「いぬ」「ひと」と答えれば「はい」に○をつけて下さい。「こねこ」「ことり」「パパ」「おとこのこ」などでも結構です。家で飼っているペットの名前を答えた場合は種類があっていれば「はい」に○をつけて下さい。鳴き声だけで答えた場合は「いいえ」にして下さい。
はい　いいえ　2.3-2.0　L

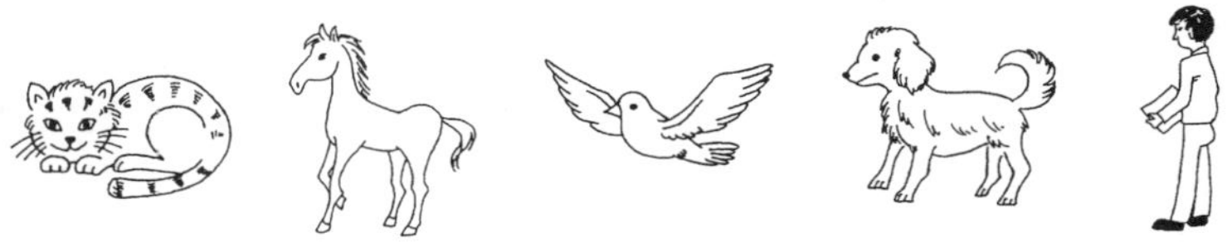

（原画　国立療養所広島病院小児科部長　下田浩子）

56. 「公園・行く」「ジュース・ほしい」「パパ・バイバイ」などの２語文を話しますか。（「いない・いない・ばあ」や「バイ・バイ」は２語文ではありません）
はい　いいえ　2.4-2.1　L

57. 手助けしなくても，自分一人で手を洗ってタオルでふいたり，乾かしたりできますか。あなたがお子さんの手の届かない蛇口をひねってあげるのは構いません。
はい　いいえ　2.4-2.1　PS

58. 体の部分を６つ正しく指さすことができますか。
判定の方法：眼，耳，鼻，口，手，足，お腹，髪の毛の８つの名前をひとつずつ順番に「○○はどこ？」と聞いて，６つ以上正しく指させたら「はい」に○をつけて下さい。お子さんが自分の体を指さしても，あなたの体を指さしても，どちらでも結構です。
はい　いいえ　2.5-2.2　L

59. 両足ジャンプができますか。
判定の方法：この判定票を床において，お子さんに立ったままの位置で判定票を飛び越すように言って下さい。両足同時にジャンプできれば「はい」に○をつけて下さい。判定票を飛び越すことができなくても両足とも床から離れれば結構です。助走したり，片足で飛び越す場合は「いいえ」に○をつけて下さい。
はい　いいえ　2.6-2.3　GM

60. 問 55 で見せた絵をもう一度見せて，今度はあなたが「馬はどれ？」「イヌはどれ？」などとひとつずつ聞いて，お子さんが４つ以上正しく指させれば，「はい」に○をつけて下さい。聞く順番はどれから始めても結構です。
はい　いいえ　2.6-2.3　L

61. あまり親しくない人にも，あなたのお子さんが話す内容がほぼ明りょうに（半分以上）理解されていますか。あなたやお子さんの親しい人でないと理解できない場合は「いいえ」に○をつけて下さい。
はい　いいえ　2.7-2.4　L

62. 積み木やブロックを８つ以上積み重ねて塔をつくることができますか。いままでやったことがない場合は「いいえ」に○をつけて下さい。
はい　いいえ　2.8-2.5　FMA

63. 手助けしなくても，自分一人でパンツやＴシャツ，靴を身につけることができますか。
はい　いいえ　3.0-2.6　PS

64. 問 55 で見せた動物の絵を使います。お子さんに絵を見せて，「飛ぶのはどれ？」「走るのはどれ？」「ニャーとなくのはどれ？」などとひとつひとつたずねて下さい。お子さんが２つ以上正しく指させれば「はい」に○をつけて下さい。
はい　いいえ　3.0-2.7　L

65. 問 55 で見せた絵の動物の名前を４つ以上正しく言えますか。
はい　いいえ　3.1-2.7　L

66. 友だちの名前を一人以上言えますか。
家族（一緒に住んでいる人）やペットの名前の場合は「いいえ」に○をつけて下さい。一緒に住んでいなければ親戚の名前でも結構です。実在しない友だちの名前や友だちがいない場合は「いいえ」に○をつけて下さい。
はい　いいえ　3.1-2.8　PS

67. 縦にまっすぐな線を描けますか。
判定の方法：下の図の横にあなたが「こうかくのよ」と言って描いてみせて下さい。その時，お子さんと同じ向きで上から下に描いて下さい。あなたの描いた線の横にお子さんにかかせて下さい。あなたの描いた線をお子さんがなぞるのではいけません。判定の例は下に描いてある通りです。
はい　いいえ　3.2-2.9　FMA

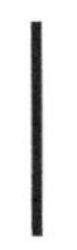

図：この場合は「はい」に○をつけて下さい。

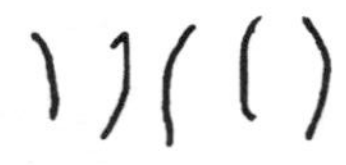

図：この場合は「いいえ」に○をつけて下さい。

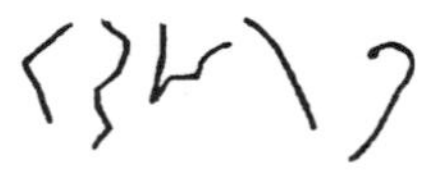

68. この判定票を床において，お子さんに立ったままの位置で用紙を飛び越すように言って下さい。助走してはいけません。あなたが見本をみせてもかまいません。用紙の短い側（21cm）を飛び越えることができれば「はい」に○をつけて下さい。用紙の上に着地した場合は「いいえ」に○をつけて下さい。
はい　いいえ　3.2-2.9　GM

69. 色の名前を１つ以上言えますか。
検査の方法：下の図（黄，緑，赤，青）を見せて，ひとつずつ指さして「これは何色？」と聞いて下さい。お子さんが違った答を言ってもあなたの顔色に出さないようにして４つとも聞いて下さい。１つ以上正しく答えられれば「はい」に○をつけて下さい。
はい　いいえ　3.3-2.9　L

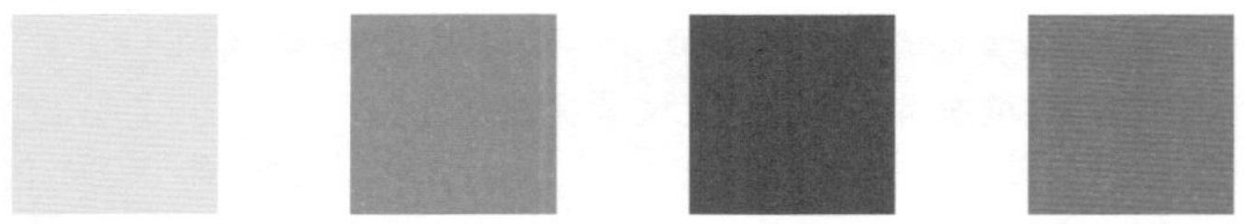

70. 下の図のように，他の指を動かさずに親指だけを立てて動かすことができますか。あなたが見本を見せて同じようにするように言って下さい。
はい　いいえ　3.4-3.1　FMA

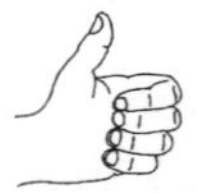

71. 片足立ちが２秒間以上できますか。
方法：物につかまらずに，一人で片足立ちさせて，何秒間バランスを保つことができるか測定します。あなたが見本をみせて下さい。お子さんにできるだけ長く片足立ちするよう言って下さい。
右足で何秒間，片足立ちができましたか（　　）秒間
左足で何秒間，片足立ちができましたか（　　）秒間
右足でも左足でも両方とも２秒間以上片足立ちができた場合だけ「はい」に○をつけて下さい。
はい　いいえ　3.7-3.3　GM

72. 以下の質問をお子さんにして下さい。質問をくりかえして言うのは構いませんが答える手助けをしないで下さい。それぞれの質問に対するお子さんの答えを下に書きこんで下さい。
「寒い時はどうしますか？」　（　　　　　　）
答の例（震える，服を着る，家に入る，など）
「疲れた時はどうしますか？」　（　　　　　　）
答の例（あくびをする，眠る，横になる，昼寝する）
「お腹がすいた時はどうしますか？」　（　　　　　　）
答の例（食べる，食べるものを頼む，お昼を食べる）
答が理屈に合っていればこれ以外の答でも結構です。２つ以上答えられた場合「はい」に○をつけて下さい。言葉でなく，身振り（ジェスチャー）で示した場合は「いいえ」に○をつけて下さい。
はい　いいえ　3.9-3.5　L

73. 下の図を見せて「これと同じものをかいて」と言って下さい。「丸（円）をかいて」と言ってはいけません。３回かかせて下さい。１回でもできれば結構です。判定の例は下に描いてある通りです。
はい　いいえ　3.8-3.4　FMA

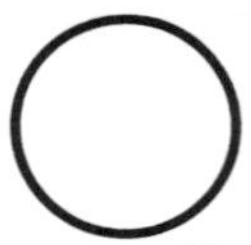

図：この場合は「はい」に○をつけて下さい。

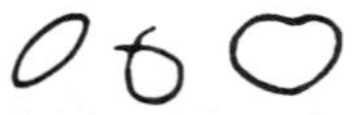

図：この場合は「いいえ」に○をつけて下さい。

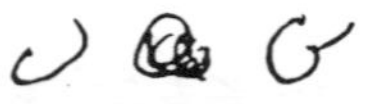

74. 手助けなしに，一人で自分の服をちゃんと身につけることができますか。
はい　いいえ　3.8-3.4　PS

2〜4歳用

DENVER II 予備判定票

氏名＿＿＿＿　記録日　年　月　日
生年月日　年　月　日
記録者　氏名＿＿＿＿　続柄＿＿＿＿　年月日齢　年　月　日

以下の質問に順番にお答え下さい。「はい」「いいえ」のどちらかに○をつけて下さい。「いいえ」が3つ以上になったら，それ以降の質問にお答えになる必要はありません。

55. 下の絵の名前が1つ以上言えますか。
方法：下の絵をひとつずつ指さして「これは何？」と聞いて，それぞれ「ねこ」「うま」「とり」「いぬ」「ひと」と答えれば「はい」に○をつけて下さい。「こねこ」「ことり」「パパ」「おとこのこ」などでも結構です。家で飼っているペットの名前を答えた場合は種類があっていれば「はい」に○をつけて下さい。鳴き声だけで答えた場合は「いいえ」にして下さい。
はい　いいえ　2.3-2.0　L

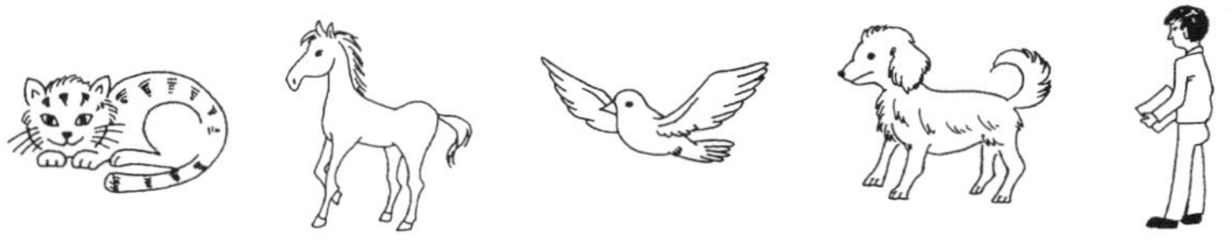

（原画　国立療養所広島病院小児科部長　下田浩子）

56. 「公園・行く」「ジュース・ほしい」「パパ・バイバイ」などの2語文を話しますか。（「いない・いない・ばあ」や「バイ・バイ」は2語文ではありません）
はい　いいえ　2.4-2.1　L

57. 手助けしなくても，自分一人で手を洗ってタオルでふいたり，乾かしたりできますか。あなたがお子さんの手の届かない蛇口をひねってあげるのは構いません。
はい　いいえ　2.4-2.1　PS

58. 体の部分を6つ正しく指さすことができますか。
判定の方法：眼，耳，鼻，口，手，足，お腹，髪の毛の8つの名前をひとつずつ順番に「○○はどこ？」と聞いて，6つ以上正しく指させたら「はい」に○をつけて下さい。お子さんが自分の体を指さしても，あなたの体を指さしても，どちらでも結構です。
はい　いいえ　2.5-2.2　L

59. 両足ジャンプができますか。
判定の方法：この判定票を床において，お子さんに立ったままの位置で判定票を飛び越すように言って下さい。両足同時にジャンプできれば「はい」に○をつけて下さい。判定票を飛び越すことができなくても両足とも床から離れれば結構です。助走したり，片足で飛び越す場合は「いいえ」に○をつけて下さい。
はい　いいえ　2.6-2.3　GM

60. 問55で見せた絵をもう一度見せて，今度はあなたが「馬はどれ？」「イヌはどれ？」などとひとつずつ聞いて，お子さんが4つ以上正しく指させれば，「はい」に○をつけて下さい。聞く順番はどれから始めても結構です。
はい　いいえ　2.6-2.3　L

61. あまり親しくない人にも，あなたのお子さんが話す内容がほぼ明りょうに（半分以上）理解されていますか。あなたやお子さんの親しい人でないと理解できない場合は「いいえ」に○をつけて下さい。
はい　いいえ　2.7-2.4　L

62. 積み木やブロックを8つ以上積み重ねて塔をつくることができますか。いままでやったことがない場合は「いいえ」に○をつけて下さい。
はい　いいえ　2.8-2.5　FMA

63. 手助けしなくても，自分一人でパンツやTシャツ，靴を身につけることができますか。
はい　いいえ　3.0-2.6　PS

64. 問55で見せた動物の絵を使います。お子さんに絵を見せて，「飛ぶのはどれ？」「走るのはどれ？」「ニャーとなくのはどれ？」などとひとつひとつたずねて下さい。お子さんが2つ以上正しく指させれば「はい」に○をつけて下さい。
はい　いいえ　3.0-2.7　L

65. 問55で見せた絵の動物の名前を4つ以上正しく言えますか。
はい　いいえ　3.1-2.7　L

66. 友だちの名前を一人以上言えますか。
家族（一緒に住んでいる人）やペットの名前の場合は「いいえ」に○をつけて下さい。一緒に住んでいなければ親戚の名前でも結構です。実在しない友だちの名前や友だちがいない場合は「いいえ」に○をつけて下さい。
はい　いいえ　3.1-2.8　PS

67. 縦にまっすぐな線を描けますか。
判定の方法：下の図の横にあなたが「こうかくのよ」と言って描いてみせて下さい。その時，お子さんと同じ向きで上から下に描いて下さい。あなたの描いた線の横にお子さんにかかせて下さい。あなたの描いた線をお子さんがなぞるのではいけません。判定の例は下に描いてある通りです。
はい　いいえ　3.2-2.9　FMA

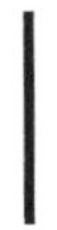

図：この場合は「はい」に○をつけて下さい。

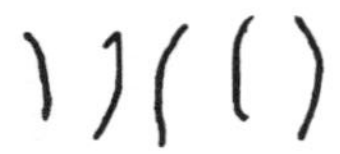

図：この場合は「いいえ」に○をつけて下さい。

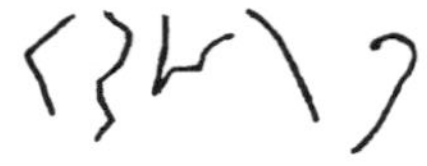

68. この判定票を床において，お子さんに立ったままの位置で用紙を飛び越すように言って下さい。助走してはいけません。あなたが見本をみせてもかまいません。用紙の短い側（21cm）を飛び越えることができれば「はい」に○をつけて下さい。用紙の上に着地した場合は「いいえ」に○をつけて下さい。
はい　いいえ　3.2-2.9　GM

69. 色の名前を１つ以上言えますか。
検査の方法：下の図（黄，緑，赤，青）を見せて，ひとつずつ指さして「これは何色？」と聞いて下さい。お子さんが違った答を言ってもあなたの顔色に出さないようにして４つとも聞いて下さい。１つ以上正しく答えられれば「はい」に○をつけて下さい。
はい　いいえ　3.3-2.9　L

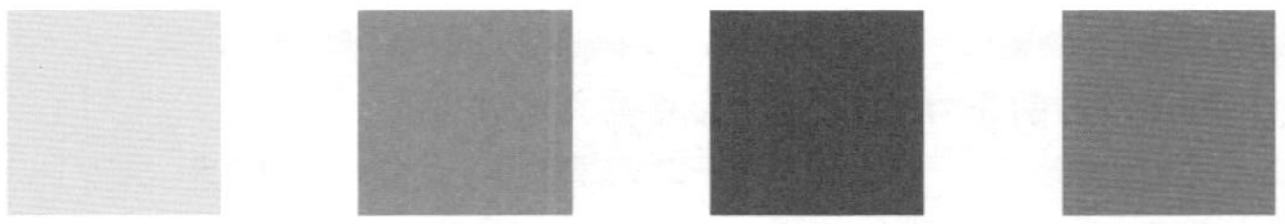

70. 下の図のように，他の指を動かさずに親指だけを立てて動かすことができますか。あなたが見本を見せて同じようにするように言って下さい。
はい　いいえ　3.4-3.1　FMA

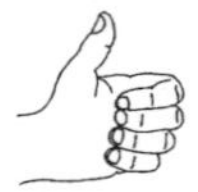

71. 片足立ちが２秒間以上できますか。
方法：物につかまらずに，一人で片足立ちさせて，何秒間バランスを保つことができるか測定します。あなたが見本をみせて下さい。お子さんにできるだけ長く片足立ちするよう言って下さい。
右足で何秒間，片足立ちができましたか（　　）秒間
左足で何秒間，片足立ちができましたか（　　）秒間
右足でも左足でも両方とも２秒間以上片足立ちができた場合だけ「はい」に○をつけて下さい。
はい　いいえ　3.7-3.3　GM

72. 以下の質問をお子さんにして下さい。質問をくりかえして言うのは構いませんが答える手助けをしないで下さい。それぞれの質問に対するお子さんの答えを下に書きこんで下さい。
「寒い時はどうしますか？」（　　　　　）
答の例（震える，服を着る，家に入る，など）
「疲れた時はどうしますか？」（　　　　　）
答の例（あくびをする，眠る，横になる，昼寝する）
「お腹がすいた時はどうしますか？」（　　　　　）
答の例（食べる，食べるものを頼む，お昼を食べる）
答が理屈に合っていればこれ以外の答でも結構です。２つ以上答えられた場合「はい」に○をつけて下さい。言葉でなく，身振り（ジェスチャー）で示した場合は「いいえ」に○をつけて下さい。
はい　いいえ　3.9-3.5　L

73. 下の図を見せて「これと同じものをかいて」と言って下さい。「丸（円）をかいて」と言ってはいけません。３回かかせて下さい。１回でもできれば結構です。判定の例は下に描いてある通りです。
はい　いいえ　3.8-3.4　FMA

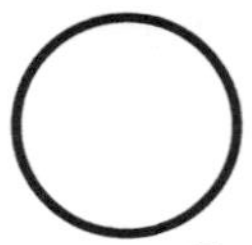

図：この場合は「はい」に○をつけて下さい。

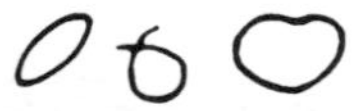

図：この場合は「いいえ」に○をつけて下さい。

74. 手助けなしに，一人で自分の服をちゃんと身につけることができますか。
はい　いいえ　3.8-3.4　PS

2〜4歳用

DENVER II 予備判定票

氏　名 ＿＿＿＿

記録者　氏　名 ＿＿＿＿　続　柄 ＿＿＿＿

記　録　日 　年　月　日
生 年 月 日 　年　月　日
年 月 日 齢 　年　月　日

以下の質問に順番にお答え下さい。「はい」「いいえ」のどちらかに○をつけて下さい。「いいえ」が３つ以上になったら，それ以降の質問にお答えになる必要はありません。

55. 下の絵の名前が１つ以上言えますか。
方法：下の絵をひとつずつ指さして「これは何？」と聞いて，それぞれ「ねこ」「うま」「とり」「いぬ」「ひと」と答えれば「はい」に○をつけて下さい。「こねこ」「ことり」「パパ」「おとこのこ」などでも結構です。家で飼っているペットの名前を答えた場合は種類があっていれば「はい」に○をつけて下さい。鳴き声だけで答えた場合は「いいえ」にして下さい。
はい　いいえ　2.3-2.0　L

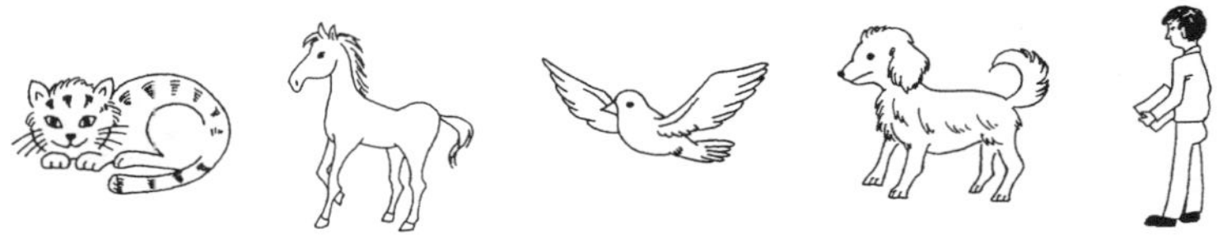

（原画　国立療養所広島病院小児科部長　下田浩子）

56. 「公園・行く」「ジュース・ほしい」「パパ・バイバイ」などの２語文を話しますか。（「いない・いない・ばあ」や「バイ・バイ」は２語文ではありません）
はい　いいえ　2.4-2.1　L

57. 手助けしなくても，自分一人で手を洗ってタオルでふいたり，乾かしたりできますか。あなたがお子さんの手の届かない蛇口をひねってあげるのは構いません。
はい　いいえ　2.4-2.1　PS

58. 体の部分を６つ正しく指さすことができますか。
判定の方法：眼，耳，鼻，口，手，足，お腹，髪の毛の８つの名前をひとつずつ順番に「○○はどこ？」と聞いて，６つ以上正しく指させたら「はい」に○をつけて下さい。お子さんが自分の体を指さしても，あなたの体を指さしても，どちらでも結構です。
はい　いいえ　2.5-2.2　L

59. 両足ジャンプができますか。
判定の方法：この判定票を床において，お子さんに立ったままの位置で判定票を飛び越すように言って下さい。両足同時にジャンプできれば「はい」に○をつけて下さい。判定票を飛び越すことができなくても両足とも床から離れれば結構です。助走したり，片足で飛び越す場合は「いいえ」に○をつけて下さい。
はい　いいえ　2.6-2.3　GM

60. 問 55 で見せた絵をもう一度見せて，今度はあなたが「馬はどれ？」「イヌはどれ？」などとひとつずつ聞いて，お子さんが４つ以上正しく指させれば，「はい」に○をつけて下さい。聞く順番はどれから始めても結構です。
はい　いいえ　2.6-2.3　L

61. あまり親しくない人にも，あなたのお子さんが話す内容がほぼ明りょうに（半分以上）理解されていますか。あなたやお子さんの親しい人でないと理解できない場合は「いいえ」に○をつけて下さい。
はい　いいえ　2.7-2.4　L

62. 積み木やブロックを８つ以上積み重ねて塔をつくることができますか。いままでやったことがない場合は「いいえ」に○をつけて下さい。
はい　いいえ　2.8-2.5　FMA

63. 手助けしなくても，自分一人でパンツやＴシャツ，靴を身につけることができますか。
はい　いいえ　3.0-2.6　PS

64. 問 55 で見せた動物の絵を使います。お子さんに絵を見せて，「飛ぶのはどれ？」「走るのはどれ？」「ニャーとなくのはどれ？」などとひとつずつひとつたずねて下さい。お子さんが２つ以上正しく指させれば「はい」に○をつけて下さい。
はい　いいえ　3.0-2.7　L

65. 問 55 で見せた絵の動物の名前を４つ以上正しく言えますか。
はい　いいえ　3.1-2.7　L

66. 友だちの名前を一人以上言えますか。
家族（一緒に住んでいる人）やペットの名前の場合は「いいえ」に○をつけて下さい。一緒に住んでいなければ親戚の名前でも結構です。実在しない友だちの名前や友だちがいない場合は「いいえ」に○をつけて下さい。
はい　いいえ　3.1-2.8　PS

67. 縦にまっすぐな線を描けますか。
判定の方法：下の図の横にあなたが「こうかくのよ」と言って描いてみせて下さい。その時，お子さんと同じ向きで上から下に描いて下さい。あなたの描いた線の横にお子さんにかかせて下さい。あなたの描いた線をお子さんがなぞるのではいけません。判定の例は下に描いてある通りです。
はい　いいえ　3.2-2.9　FMA

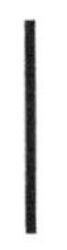

図：この場合は「はい」に○をつけて下さい。

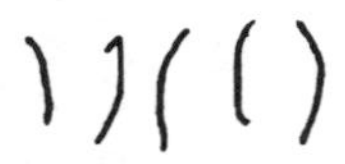

図：この場合は「いいえ」に○をつけて下さい。

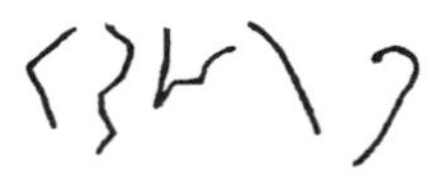

68. この判定票を床において，お子さんに立ったままの位置で用紙を飛び越すように言って下さい。助走してはいけません。あなたが見本をみせてもかまいません。用紙の短い側（21cm）を飛び越えることができれば「はい」に○をつけて下さい。用紙の上に着地した場合は「いいえ」に○をつけて下さい。
はい　いいえ　3.2-2.9　GM

69. 色の名前を１つ以上言えますか。
検査の方法：下の図（黄，緑，赤，青）を見せて，ひとつずつ指さして「これは何色？」と聞いて下さい。お子さんが違った答を言ってもあなたの顔色に出さないようにして４つとも聞いて下さい。１つ以上正しく答えられれば「はい」に○をつけて下さい。
はい　いいえ　3.3-2.9　L

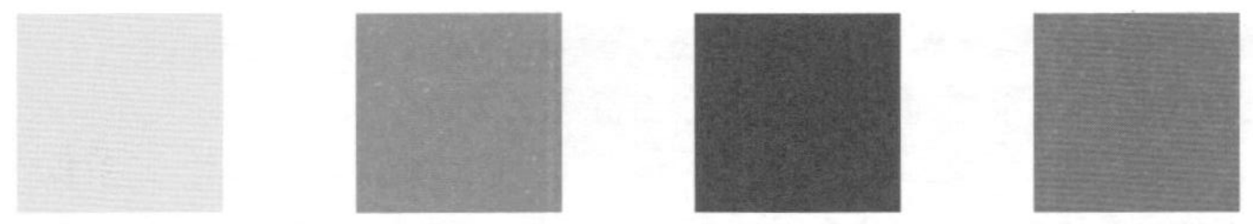

70. 下の図のように，他の指を動かさずに親指だけを立てて動かすことができますか。あなたが見本を見せて同じようにするように言って下さい。
はい　いいえ　3.4-3.1　FMA

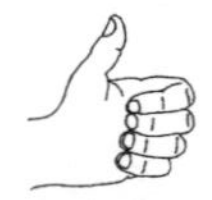

71. 片足立ちが２秒間以上できますか。
方法：物につかまらずに，一人で片足立ちさせて，何秒間バランスを保つことができるか測定します。あなたが見本をみせて下さい。お子さんにできるだけ長く片足立ちするよう言って下さい。
右足で何秒間，片足立ちができましたか（　　）秒間
左足で何秒間，片足立ちができましたか（　　）秒間
右足でも左足でも両方とも２秒間以上片足立ちができた場合だけ「はい」に○をつけて下さい。
はい　いいえ　3.7-3.3　GM

72. 以下の質問をお子さんにして下さい。質問をくりかえして言うのは構いませんが答える手助けをしないで下さい。それぞれの質問に対するお子さんの答えを下に書きこんで下さい。
「寒い時はどうしますか？」（　　　　　）
答の例（震える，服を着る，家に入る，など）
「疲れた時にどうしますか？」（　　　　　）
答の例（あくびをする，眠る，横になる，昼寝する）
「お腹がすいた時はどうしますか？」（　　　　　）
答の例（食べる，食べるものを頼む，お昼を食べる）
答が理屈に合っていればこれ以外の答でも結構です。２つ以上答えられた場合「はい」に○をつけて下さい。言葉でなく，身振り（ジェスチャー）で示した場合は「いいえ」に○をつけて下さい。
はい　いいえ　3.9-3.5　L

73. 下の図を見せて「これと同じものをかいて」と言って下さい。「丸（円）をかいて」と言ってはいけません。３回かかせて下さい。１回でもできれば結構です。判定の例は下に描いてある通りです。
はい　いいえ　3.8-3.4　FMA

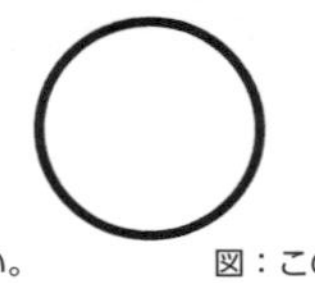

図：この場合は「はい」に○をつけて下さい。

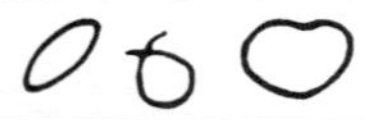

図：この場合は「いいえ」に○をつけて下さい。

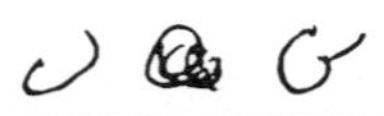

74. 手助けなしに，一人で自分の服をちゃんと身につけることができますか。
はい　いいえ　3.8-3.4　PS

2〜4歳用

DENVER II 予備判定票

氏　名 ＿＿＿＿

記録者　氏　名 ＿＿＿＿
　　　　続　柄 ＿＿＿＿

記録日　　年　　月　　日
生年月日　　年　　月　　日
年月日齢　　年　　月　　日

以下の質問に順番にお答え下さい。「はい」「いいえ」のどちらかに○をつけて下さい。「いいえ」が３つ以上になったら，それ以降の質問にお答えになる必要はありません。

55. 下の絵の名前が１つ以上言えますか。
方法：下の絵をひとつずつ指さして「これは何？」と聞いて，それぞれ「ねこ」「うま」「とり」「いぬ」「ひと」と答えれば「はい」に○をつけて下さい。「こねこ」「ことり」「パパ」「おとこのこ」などでも結構です。家で飼っているペットの名前を答えた場合は種類があっていれば「はい」に○をつけて下さい。鳴き声だけで答えた場合は「いいえ」にして下さい。
はい　いいえ　2.3-2.0　L

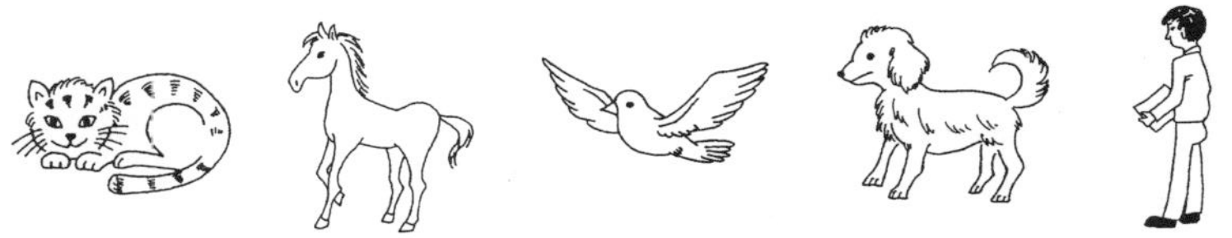

（原画　国立療養所広島病院小児科部長　下田浩子）

56. 「公園・行く」「ジュース・ほしい」「パパ・バイバイ」などの２語文を話しますか。（「いない・いない・ばあ」や「バイ・バイ」は２語文ではありません）
はい　いいえ　2.4-2.1　L

57. 手助けしなくても，自分一人で手を洗ってタオルでふいたり，乾かしたりできますか。あなたがお子さんの手の届かない蛇口をひねってあげるのは構いません。
はい　いいえ　2.4-2.1　PS

58. 体の部分を６つ正しく指さすことができますか。
判定の方法：眼，耳，鼻，口，手，足，お腹，髪の毛の８つの名前をひとつずつ順番に「○○はどこ？」と聞いて，６つ以上正しく指させたら「はい」に○をつけて下さい。お子さんが自分の体を指さしても，あなたの体を指さしても，どちらでも結構です。
はい　いいえ　2.5-2.2　L

59. 両足ジャンプができますか。
判定の方法：この判定票を床において，お子さんに立ったままの位置で判定票を飛び越すように言って下さい。両足同時にジャンプできれば「はい」に○をつけて下さい。判定票を飛び越すことができなくても両足とも床から離れれば結構です。助走したり，片足で飛び越す場合は「いいえ」に○をつけて下さい。
はい　いいえ　2.6-2.3　GM

60. 問 55 で見せた絵をもう一度見せて，今度はあなたが「馬はどれ？」「イヌはどれ？」などとひとつずつ聞いて，お子さんが４つ以上正しく指させれば，「はい」に○をつけて下さい。聞く順番はどれから始めても結構です。
はい　いいえ　2.6-2.3　L

61. あまり親しくない人にも，あなたのお子さんが話す内容がほぼ明りょうに（半分以上）理解されていますか。あなたやお子さんの親しい人でないと理解できない場合は「いいえ」に○をつけて下さい。
はい　いいえ　2.7-2.4　L

62. 積み木やブロックを８つ以上積み重ねて塔をつくることができますか。いままでやったことがない場合は「いいえ」に○をつけて下さい。
はい　いいえ　2.8-2.5　FMA

63. 手助けしなくても，自分一人でパンツやＴシャツ，靴を身につけることができますか。
はい　いいえ　3.0-2.6　PS

64. 問 55 で見せた動物の絵を使います。お子さんに絵を見せて，「飛ぶのはどれ？」「走るのはどれ？」「ニャーとなくのはどれ？」などとひとつひとつたずねて下さい。お子さんが２つ以上正しく指させれば「はい」に○をつけて下さい。
はい　いいえ　3.0-2.7　L

65. 問 55 で見せた絵の動物の名前を４つ以上正しく言えますか。
はい　いいえ　3.1-2.7　L

66. 友だちの名前を一人以上言えますか。
家族（一緒に住んでいる人）やペットの名前の場合は「いいえ」に○をつけて下さい。一緒に住んでいなければ親戚の名前でも結構です。実在しない友だちの名前や友だちがいない場合は「いいえ」に○をつけて下さい。
はい　いいえ　3.1-2.8　PS

67. 縦にまっすぐな線を描けますか。
判定の方法：下の図の横にあなたが「こうかくのよ」と言って描いてみせて下さい。その時，お子さんと同じ向きで上から下に描いて下さい。あなたの描いた線の横にお子さんにかかせて下さい。あなたの描いた線をお子さんがなぞるのではいけません。判定の例は下に描いてある通りです。
はい　いいえ　3.2-2.9　FMA

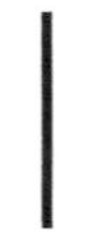

図：この場合は「はい」に○をつけて下さい。

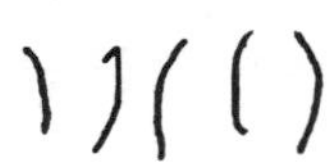

図：この場合は「いいえ」に○をつけて下さい。

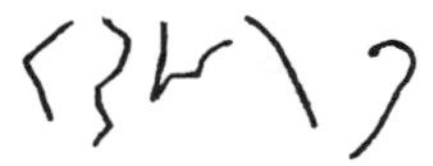

68. この判定票を床において，お子さんに立ったままの位置で用紙を飛び越すように言って下さい。助走してはいけません。あなたが見本をみせてもかまいません。用紙の短い側（21cm）を飛び越えることができれば「はい」に○をつけて下さい。用紙の上に着地した場合は「いいえ」に○をつけて下さい。
はい　いいえ　3.2-2.9　GM

69. 色の名前を１つ以上言えますか。
検査の方法：下の図（黄，緑，赤，青）を見せて，ひとつずつ指さして「これは何色？」と聞いて下さい。お子さんが違った答を言ってもあなたの顔色に出さないようにして４つとも聞いて下さい。１つ以上正しく答えられれば「はい」に○をつけて下さい。
はい　いいえ　3.3-2.9　L

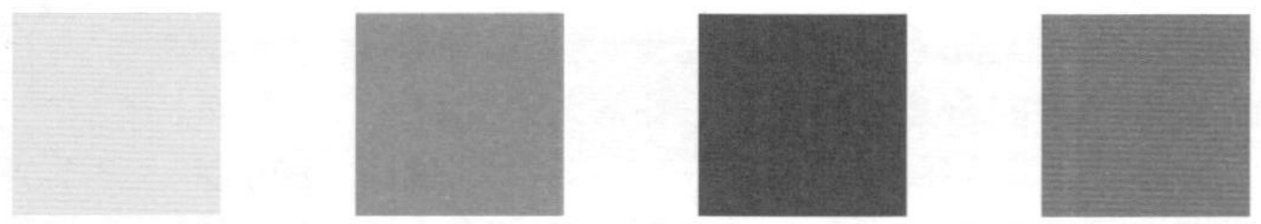

70. 下の図のように，他の指を動かさずに親指だけを立てて動かすことができますか。あなたが見本を見せて同じようにするように言って下さい。
はい　いいえ　3.4-3.1　FMA

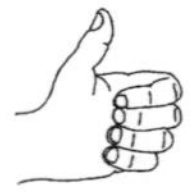

71. 片足立ちが２秒間以上できますか。
方法：物につかまらずに，一人で片足立ちさせて，何秒間バランスを保つことができるか測定します。あなたが見本をみせて下さい。お子さんにできるだけ長く片足立ちするよう言って下さい。
右足で何秒間，片足立ちができましたか（　　）秒間
左足で何秒間，片足立ちができましたか（　　）秒間
右足でも左足でも両方とも２秒間以上片足立ちができた場合だけ「はい」に○をつけて下さい。
はい　いいえ　3.7-3.3　GM

72. 以下の質問をお子さんにして下さい。質問をくりかえして言うのは構いませんが答える手助けをしないで下さい。それぞれの質問に対するお子さんの答えを下に書きこんで下さい。
「寒い時はどうしますか？」　（　　　　　）
答の例（震える，服を着る，家に入る，など）
「疲れた時はどうしますか？」　（　　　　　）
答の例（あくびをする，眠る，横になる，昼寝する）
「お腹がすいた時はどうしますか？」　（　　　　　）
答の例（食べる，食べるものを頼む，お昼を食べる）
答が理屈に合っていればこれ以外の答でも結構です。２つ以上答えられた場合「はい」に○をつけて下さい。言葉でなく，身振り（ジェスチャー）で示した場合は「いいえ」に○をつけて下さい。
はい　いいえ　3.9-3.5　L

73. 下の図を見せて「これと同じものをかいて」と言って下さい。「丸（円）をかいて」と言ってはいけません。３回かかせて下さい。１回でもできれば結構です。判定の例は下に描いてある通りです。
はい　いいえ　3.8-3.4　FMA

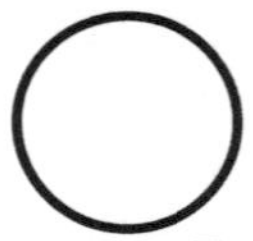

図：この場合は「はい」に○をつけて下さい。

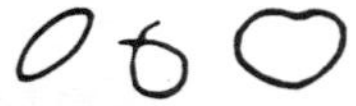

図：この場合は「いいえ」に○をつけて下さい。

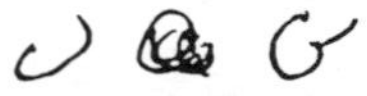

74. 手助けなしに，一人で自分の服をちゃんと身につけることができますか。
はい　いいえ　3.8-3.4　PS

2～4歳用

DENVERⅡ予備判定票

氏　名 ＿＿＿＿
記録者　氏　名 ＿＿＿＿
続　柄 ＿＿＿＿

記　録　日　　年　　月　　日
生年月日　　年　　月　　日
年月日齢　　年　　月　　日

以下の質問に順番にお答え下さい。「はい」「いいえ」のどちらかに○をつけて下さい。「いいえ」が３つ以上になったら，それ以降の質問にお答えになる必要はありません。

55. 下の絵の名前が１つ以上言えますか。
方法：下の絵をひとつずつ指さして「これは何？」と聞いて，それぞれ「ねこ」「うま」「とり」「いぬ」「ひと」と答えれば「はい」に○をつけて下さい。「こねこ」「ことり」「パパ」「おとこのこ」などでも結構です。家で飼っているペットの名前を答えた場合は種類があっていれば「はい」に○をつけて下さい。鳴き声だけで答えた場合は「いいえ」にして下さい。
はい　いいえ　2.3-2.0　L

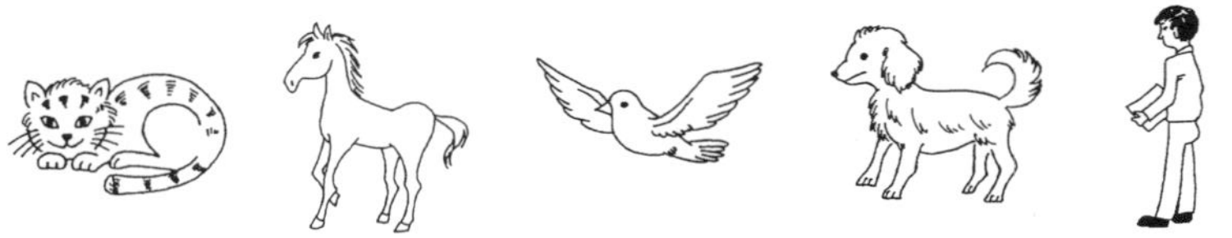

（原画　国立療養所広島病院小児科部長　下田浩子）

56. 「公園・行く」「ジュース・ほしい」「パパ・バイバイ」などの２語文を話しますか。（「いない・いない・ばあ」や「バイ・バイ」は２語文ではありません）
はい　いいえ　2.4-2.1　L

57. 手助けしなくても，自分一人で手を洗ってタオルでふいたり，乾かしたりできますか。あなたがお子さんの手の届かない蛇口をひねってあげるのは構いません。
はい　いいえ　2.4-2.1　PS

58. 体の部分を６つ正しく指さすことができますか。
判定の方法：眼，耳，鼻，口，手，足，お腹，髪の毛の８つの名前をひとつずつ順番に「○○はどこ？」と聞いて，６つ以上正しく指させたら「はい」に○をつけて下さい。お子さんが自分の体を指さしても，あなたの体を指さしても，どちらでも結構です。
はい　いいえ　2.5-2.2　L

59. 両足ジャンプができますか。
判定の方法：この判定票を床において，お子さんに立ったままの位置で判定票を飛び越すように言って下さい。両足同時にジャンプできれば「はい」に○をつけて下さい。判定票を飛び越すことができなくても両足とも床から離れれば結構です。助走したり，片足で飛び越す場合は「いいえ」に○をつけて下さい。
はい　いいえ　2.6-2.3　GM

60. 問 55 で見せた絵をもう一度見せて，今度はあなたが「馬はどれ？」「イヌはどれ？」などとひとつずつ聞いて，お子さんが４つ以上正しく指させれば，「はい」に○をつけて下さい。聞く順番はどれから始めても結構です。
はい　いいえ　2.6-2.3　L

61. あまり親しくない人にも，あなたのお子さんが話す内容がほぼ明りょうに（半分以上）理解されていますか。あなたやお子さんの親しい人でないと理解できない場合は「いいえ」に○をつけて下さい。
はい　いいえ　2.7-2.4　L

62. 積み木やブロックを８つ以上積み重ねて塔をつくることができますか。いままでやったことがない場合は「いいえ」に○をつけて下さい。
はい　いいえ　2.8-2.5　FMA

63. 手助けしなくても，自分一人でパンツやＴシャツ，靴を身につけることができますか。
はい　いいえ　3.0-2.6　PS

64. 問 55 で見せた動物の絵を使います。お子さんに絵を見せて，「飛ぶのはどれ？」「走るのはどれ？」「ニャーとなくのはどれ？」などとひとつひとつたずねて下さい。お子さんが２つ以上正しく指させれば「はい」に○をつけて下さい。
はい　いいえ　3.0-2.7　L

65. 問 55 で見せた絵の動物の名前を４つ以上正しく言えますか。
はい　いいえ　3.1-2.7　L

66. 友だちの名前を一人以上言えますか。
家族（一緒に住んでいる人）やペットの名前の場合は「いいえ」に○をつけて下さい。一緒に住んでいなければ親戚の名前でも結構です。実在しない友だちの名前や友だちがいない場合は「いいえ」に○をつけて下さい。
はい　いいえ　3.1-2.8　PS

67. 縦にまっすぐな線を描けますか。
判定の方法：下の図の横にあなたが「こうかくのよ」と言って描いてみせて下さい。その時，お子さんと同じ向きで上から下に描いて下さい。あなたの描いた線の横にお子さんにかかせて下さい。あなたの描いた線をお子さんがなぞるのではいけません。判定の例は下に描いてある通りです。
はい　いいえ　3.2-2.9　FMA

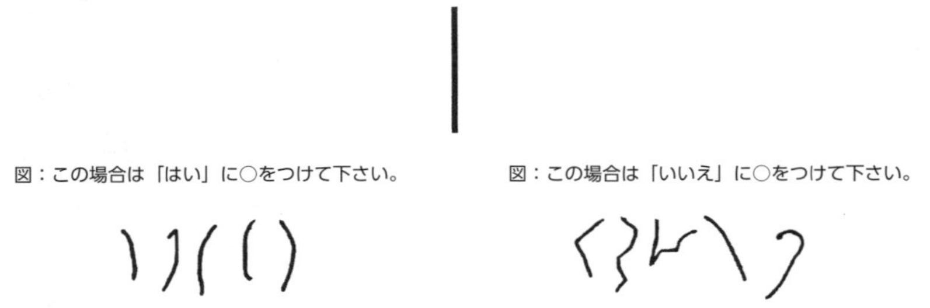

図：この場合は「はい」に○をつけて下さい。　図：この場合は「いいえ」に○をつけて下さい。

68. この判定票を床において，お子さんに立ったままの位置で用紙を飛び越すように言って下さい。助走してはいけません。あなたが見本をみせてもかまいません。用紙の短い側（21cm）を飛び越えることができれば「はい」に○をつけて下さい。用紙の上に着地した場合は「いいえ」に○をつけて下さい。
はい　いいえ　3.2-2.9　GM

69. 色の名前を１つ以上言えますか。
検査の方法：下の図（黄，緑，赤，青）を見せて，ひとつずつ指さして「これは何色？」と聞いて下さい。お子さんが違った答を言ってもあなたの顔色に出さないようにして４つとも聞いて下さい。１つ以上正しく答えられれば「はい」に○をつけて下さい。
はい　いいえ　3.3-2.9　L

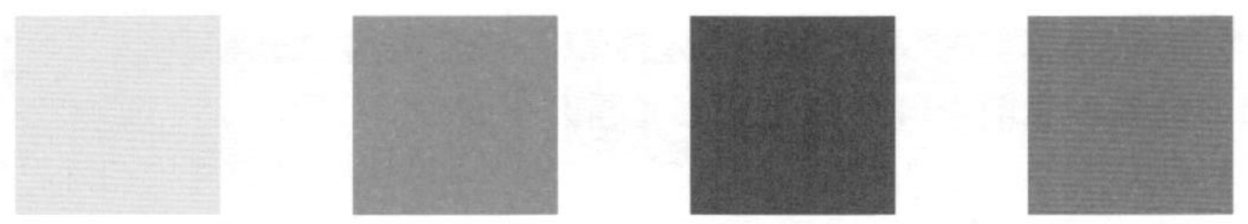

70. 下の図のように，他の指を動かさずに親指だけを立てて動かすことができますか。あなたが見本を見せて同じようにするように言って下さい。
はい　いいえ　3.4-3.1　FMA

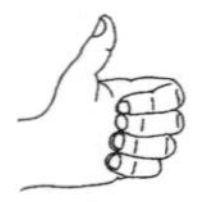

71. 片足立ちが２秒間以上できますか。
方法：物につかまらずに，一人で片足立ちさせて，何秒間バランスを保つことができるか測定します。あなたが見本をみせて下さい。お子さんにできるだけ長く片足立ちするよう言って下さい。
右足で何秒間，片足立ちができましたか（　　）秒間
左足で何秒間，片足立ちができましたか（　　）秒間
右足でも左足でも両方とも２秒間以上片足立ちができた場合だけ「はい」に○をつけて下さい。
はい　いいえ　3.7-3.3　GM

72. 以下の質問をお子さんにして下さい。質問をくりかえして言うのは構いませんが答える手助けをしないで下さい。それぞれの質問に対するお子さんの答えを下に書きこんで下さい。
「寒い時はどうしますか？」（　　　　　　）
答の例（震える，服を着る，家に入る，など）
「疲れた時はどうしますか？」（　　　　　　）
答の例（あくびをする，眠る，横になる，昼寝する）
「お腹がすいた時はどうしますか？」（　　　　　　）
答の例（食べる，食べるものを頼む，お昼を食べる）
答が理屈に合っていればこれ以外の答でも結構です。２つ以上答えられた場合「はい」に○をつけて下さい。言葉でなく，身振り（ジェスチャー）で示した場合は「いいえ」に○をつけて下さい。
はい　いいえ　3.9-3.5　L

73. 下の図を見せて「これと同じものをかいて」と言って下さい。「丸（円）をかいて」と言ってはいけません。３回かかせて下さい。１回でもできれば結構です。判定の例は下に描いてある通りです。
はい　いいえ　3.8-3.4　FMA

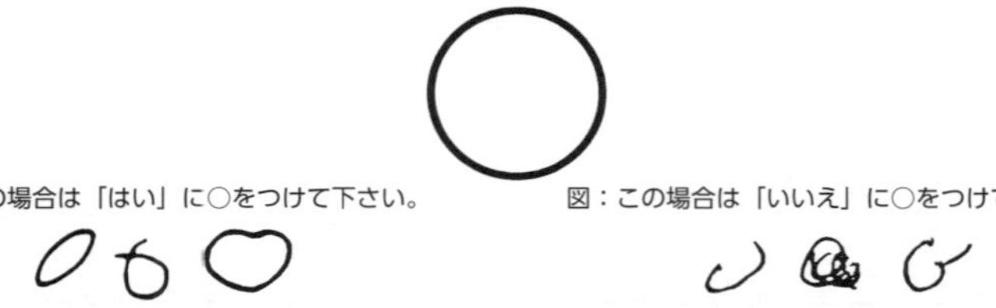

図：この場合は「はい」に○をつけて下さい。　図：この場合は「いいえ」に○をつけて下さい。

74. 手助けなしに，一人で自分の服をちゃんと身につけることができますか。
はい　いいえ　3.8-3.4　PS

2〜4歳用

DENVER II 予備判定票

氏　　名 ＿＿＿＿＿＿

記録者　氏　　名 ＿＿＿＿＿＿
　　　　続　　柄 ＿＿＿＿＿＿

記　録　日 ＿＿年＿＿月＿＿日
生 年 月 日 ＿＿年＿＿月＿＿日
年 月 日 齢 ＿＿年＿＿月＿＿日

以下の質問に順番にお答え下さい。「はい」「いいえ」のどちらかに○をつけて下さい。「いいえ」が３つ以上になったら，それ以降の質問にお答えになる必要はありません。

55. 下の絵の名前が１つ以上言えますか。
方法：下の絵をひとつずつ指さして「これは何？」と聞いて，それぞれ「ねこ」「うま」「とり」「いぬ」「ひと」と答えれば「はい」に○をつけて下さい。「こねこ」「ことり」「パパ」「おとこのこ」などでも結構です。家で飼っているペットの名前を答えた場合は種類があっていれば「はい」に○をつけて下さい。鳴き声だけで答えた場合は「いいえ」にして下さい。
はい　いいえ　2.3-2.0　L

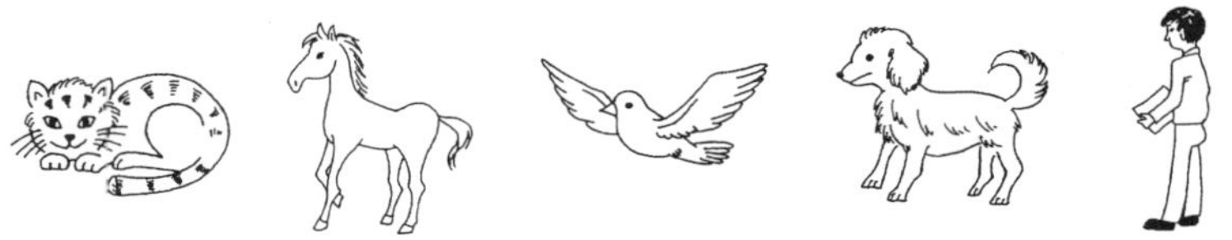

（原画　国立療養所広島病院小児科部長　下田浩子）

56. 「公園・行く」「ジュース・ほしい」「パパ・バイバイ」などの２語文を話しますか。（「いない・いない・ばあ」や「バイ・バイ」は２語文ではありません）
はい　いいえ　2.4-2.1　L

57. 手助けしなくても，自分一人で手を洗ってタオルでふいたり，乾かしたりできますか。あなたがお子さんの手の届かない蛇口をひねってあげるのは構いません。
はい　いいえ　2.4-2.1　PS

58. 体の部分を６つ正しく指さすことができますか。
判定の方法：眼，耳，鼻，口，手，足，お腹，髪の毛の８つの名前をひとつずつ順番に「○○はどこ？」と聞いて，６つ以上正しく指させたら「はい」に○をつけて下さい。お子さんが自分の体を指さしても，あなたの体を指さしても，どちらでも結構です。
はい　いいえ　2.5-2.2　L

59. 両足ジャンプができますか。
判定の方法：この判定票を床において，お子さんに立ったままの位置で判定票を飛び越すように言って下さい。両足同時にジャンプできれば「はい」に○をつけて下さい。判定票を飛び越すことができなくても両足とも床から離れれば結構です。助走したり，片足で飛び越す場合は「いいえ」に○をつけて下さい。
はい　いいえ　2.6-2.3　GM

60. 問 55 で見せた絵をもう一度見せて，今度はあなたが「馬はどれ？」「イヌはどれ？」などとひとつずつ聞いて，お子さんが４つ以上正しく指させれば，「はい」に○をつけて下さい。聞く順番はどれから始めても結構です。
はい　いいえ　2.6-2.3　L

61. あまり親しくない人にも，あなたのお子さんが話す内容がほぼ明りょうに（半分以上）理解されていますか。あなたやお子さんの親しい人でないと理解できない場合は「いいえ」に○をつけて下さい。
はい　いいえ　2.7-2.4　L

62. 積み木やブロックを８つ以上積み重ねて塔をつくることができますか。いままでやったことがない場合は「いいえ」に○をつけて下さい。
はい　いいえ　2.8-2.5　FMA

63. 手助けしなくても，自分一人でパンツや T シャツ，靴を身につけることができますか。
はい　いいえ　3.0-2.6　PS

64. 問 55 で見せた動物の絵を使います。お子さんに絵を見せて，「飛ぶのはどれ？」「走るのはどれ？」「ニャーとなくのはどれ？」などとひとつひとつたずねて下さい。お子さんが２つ以上正しく指させれば「はい」に○をつけて下さい。
はい　いいえ　3.0-2.7　L

65. 問 55 で見せた絵の動物の名前を４つ以上正しく言えますか。
はい　いいえ　3.1-2.7　L

66. 友だちの名前を一人以上言えますか。
家族（一緒に住んでいる人）やペットの名前の場合は「いいえ」に○をつけて下さい。一緒に住んでいなければ親戚の名前でも結構です。実在しない友だちの名前や友だちがいない場合は「いいえ」に○をつけて下さい。
はい　いいえ　3.1-2.8　PS

67. 縦にまっすぐな線を描けますか。
判定の方法：下の図の横にあなたが「こうかくのよ」と言って描いてみせて下さい。その時，お子さんと同じ向きで上から下に描いて下さい。あなたの描いた線の横にお子さんにかかせて下さい。あなたの描いた線をお子さんがなぞるのではいけません。判定の例は下に描いてある通りです。
はい　いいえ　3.2-2.9　FMA

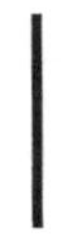

図：この場合は「はい」に○をつけて下さい。

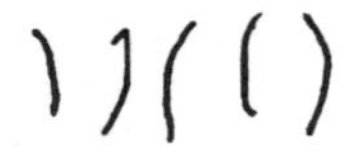

図：この場合は「いいえ」に○をつけて下さい。

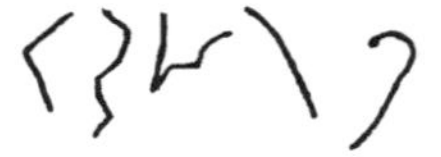

68. この判定票を床において，お子さんに立ったままの位置で用紙を飛び越すように言って下さい。助走してはいけません。あなたが見本をみせてもかまいません。用紙の短い側（21cm）を飛び越えることができれば「はい」に○をつけて下さい。用紙の上に着地した場合は「いいえ」に○をつけて下さい。
はい　いいえ　3.2-2.9　GM

69. 色の名前を１つ以上言えますか。
検査の方法：下の図（黄，緑，赤，青）を見せて，ひとつずつ指さして「これは何色？」と聞いて下さい。お子さんが違った答を言ってもあなたの顔色に出さないようにして４つとも聞いて下さい。１つ以上正しく答えられれば「はい」に○をつけて下さい。
はい　いいえ　3.3-2.9　L

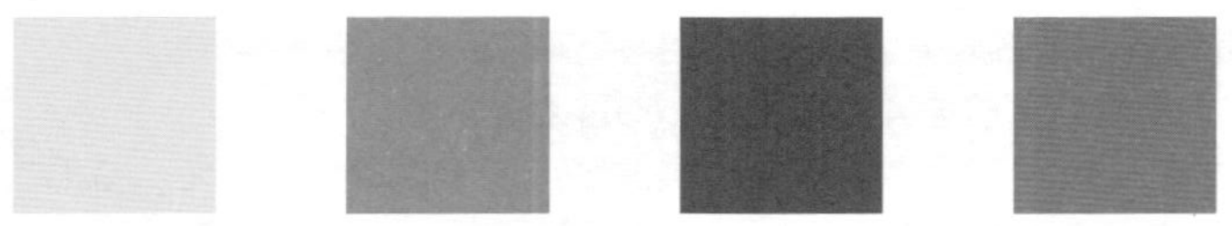

70. 下の図のように，他の指を動かさずに親指だけを立てて動かすことができますか。あなたが見本を見せて同じようにするように言って下さい。
はい　いいえ　3.4-3.1　FMA

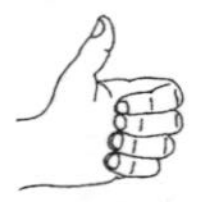

71. 片足立ちが２秒間以上できますか。
方法：物につかまらずに，一人で片足立ちさせて，何秒間バランスを保つことができるか測定します。あなたが見本をみせて下さい。お子さんにできるだけ長く片足立ちするよう言って下さい。
右足で何秒間，片足立ちができましたか（　　）秒間
左足で何秒間，片足立ちができましたか（　　）秒間
右足でも左足でも両方とも２秒間以上片足立ちができた場合だけ「はい」に○をつけて下さい。
はい　いいえ　3.7-3.3　GM

72. 以下の質問をお子さんにして下さい。質問をくりかえして言うのは構いませんが答える手助けをしないで下さい。それぞれの質問に対するお子さんの答えを下に書きこんで下さい。
「寒い時はどうしますか？」　（　　　　　　）
答の例（震える，服を着る，家に入る，など）
「疲れた時にどうしますか？」　（　　　　　　）
答の例（あくびをする，眠る，横になる，昼寝する）
「お腹がすいた時はどうしますか？」　（　　　　　　）
答の例（食べる，食べるものを頼む，お昼を食べる）
答が理屈に合っていればこれ以外の答でも結構です。２つ以上答えられた場合「はい」に○をつけて下さい。言葉でなく，身振り（ジェスチャー）で示した場合は「いいえ」に○をつけて下さい。
はい　いいえ　3.9-3.5　L

73. 下の図を見せて「これと同じものをかいて」と言って下さい。「丸（円）をかいて」と言ってはいけません。３回かかせて下さい。１回でもできれば結構です。判定の例は下に描いてある通りです。
はい　いいえ　3.8-3.4　FMA

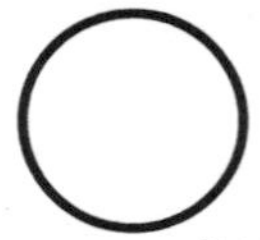

図：この場合は「はい」に○をつけて下さい。

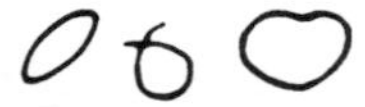

図：この場合は「いいえ」に○をつけて下さい。

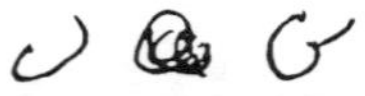

74. 手助けなしに，一人で自分の服をちゃんと身につけることができますか。
はい　いいえ　3.8-3.4　PS

DENVERⅡ予備判定票

2〜4歳用

氏　名 ＿＿＿＿
記録者　氏　名 ＿＿＿＿
　　　　続　柄 ＿＿＿＿

記　録　日　　年　　月　　日
生 年 月 日　　年　　月　　日
年 月 日 齢　　年　　月　　日

以下の質問に順番にお答え下さい。「はい」「いいえ」のどちらかに○をつけて下さい。「いいえ」が３つ以上になったら，それ以降の質問にお答えになる必要はありません。

55. 下の絵の名前が１つ以上言えますか。
方法：下の絵をひとつずつ指さして「これは何？」と聞いて，それぞれ「ねこ」「うま」「とり」「いぬ」「ひと」と答えれば「はい」に○をつけて下さい。「こねこ」「ことり」「パパ」「おとこのこ」などでも結構です。家で飼っているペットの名前を答えた場合は種類があっていれば「はい」に○をつけて下さい。鳴き声だけで答えた場合は「いいえ」にして下さい。
はい　いいえ　2.3-2.0　L

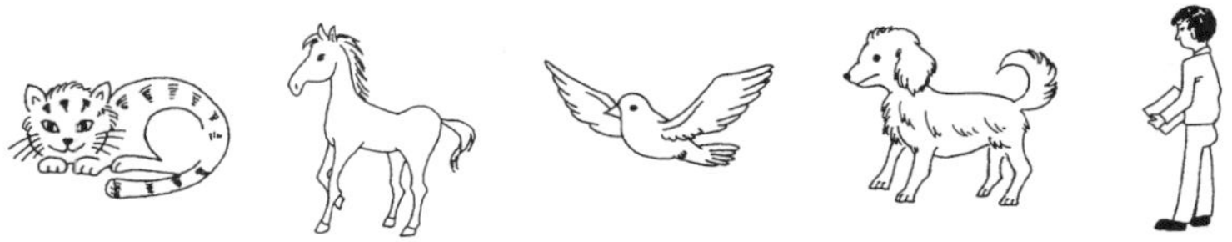

（原画　国立療養所広島病院小児科部長　下田浩子）

56. 「公園・行く」「ジュース・ほしい」「パパ・バイバイ」などの２語文を話しますか。（「いない・いない・ばあ」や「バイ・バイ」は２語文ではありません）
はい　いいえ　2.4-2.1　L

57. 手助けしなくても，自分一人で手を洗ってタオルでふいたり，乾かしたりできますか。あなたがお子さんの手の届かない蛇口をひねってあげるのは構いません。
はい　いいえ　2.4-2.1　PS

58. 体の部分を６つ正しく指さすことができますか。
判定の方法：眼，耳，鼻，口，手，足，お腹，髪の毛の８つの名前をひとつずつ順番に「○○はどこ？」と聞いて，６つ以上正しく指させたら「はい」に○をつけて下さい。お子さんが自分の体を指さしても，あなたの体を指さしても，どちらでも結構です。
はい　いいえ　2.5-2.2　L

59. 両足ジャンプができますか。
判定の方法：この判定票を床において，お子さんに立ったままの位置で判定票を飛び越すように言って下さい。両足同時にジャンプできれば「はい」に○をつけて下さい。判定票を飛び越すことができなくても両足とも床から離れれば結構です。助走したり，片足で飛び越す場合は「いいえ」に○をつけて下さい。
はい　いいえ　2.6-2.3　GM

60. 問 55 で見せた絵をもう一度見せて，今度はあなたが「馬はどれ？」「イヌはどれ？」などとひとつずつ聞いて，お子さんが４つ以上正しく指させれば，「はい」に○をつけて下さい。聞く順番はどれから始めても結構です。
はい　いいえ　2.6-2.3　L

61. あまり親しくない人にも，あなたのお子さんが話す内容がほぼ明りょうに（半分以上）理解されていますか。あなたやお子さんの親しい人でないと理解できない場合は「いいえ」に○をつけて下さい。
はい　いいえ　2.7-2.4　L

62. 積み木やブロックを８つ以上積み重ねて塔をつくることができますか。いままでやったことがない場合は「いいえ」に○をつけて下さい。
はい　いいえ　2.8-2.5　FMA

63. 手助けしなくても，自分一人でパンツやＴシャツ，靴を身につけることができますか。
はい　いいえ　3.0-2.6　PS

64. 問 55 で見せた動物の絵を使います。お子さんに絵を見せて，「飛ぶのはどれ？」「走るのはどれ？」「ニャーとなくのはどれ？」などとひとつひとつたずねて下さい。お子さんが２つ以上正しく指させれば「はい」に○をつけて下さい。
はい　いいえ　3.0-2.7　L

65. 問 55 で見せた絵の動物の名前を４つ以上正しく言えますか。
はい　いいえ　3.1-2.7　L

66. 友だちの名前を一人以上言えますか。
家族（一緒に住んでいる人）やペットの名前の場合は「いいえ」に○をつけて下さい。一緒に住んでいなければ親戚の名前でも結構です。実在しない友だちの名前や友だちがいない場合は「いいえ」に○をつけて下さい。
はい　いいえ　3.1-2.8　PS

67. 縦にまっすぐな線を描けますか。
判定の方法：下の図の横にあなたが「こうかくのよ」と言って描いてみせて下さい。その時，お子さんと同じ向きで上から下に描いて下さい。あなたの描いた線の横にお子さんにかかせて下さい。あなたの描いた線をお子さんがなぞるのではいけません。判定の例は下に描いてある通りです。
はい　いいえ　3.2-2.9　FMA

図：この場合は「はい」に○をつけて下さい。

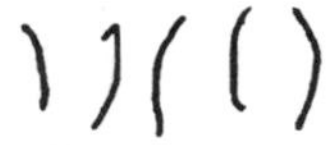

図：この場合は「いいえ」に○をつけて下さい。

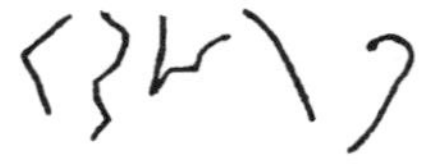

68. この判定票を床において，お子さんに立ったままの位置で用紙を飛び越すように言って下さい。助走してはいけません。あなたが見本をみせてもかまいません。用紙の短い側（21cm）を飛び越えることができれば「はい」に○をつけて下さい。用紙の上に着地した場合は「いいえ」に○をつけて下さい。
はい　いいえ　3.2-2.9　GM

69. 色の名前を１つ以上言えますか。
検査の方法：下の図（黄，緑，赤，青）を見せて，ひとつずつ指さして「これは何色？」と聞いて下さい。お子さんが違った答を言ってもあなたの顔色に出さないようにして４つとも聞いて下さい。１つ以上正しく答えられれば「はい」に○をつけて下さい。
はい　いいえ　3.3-2.9　L

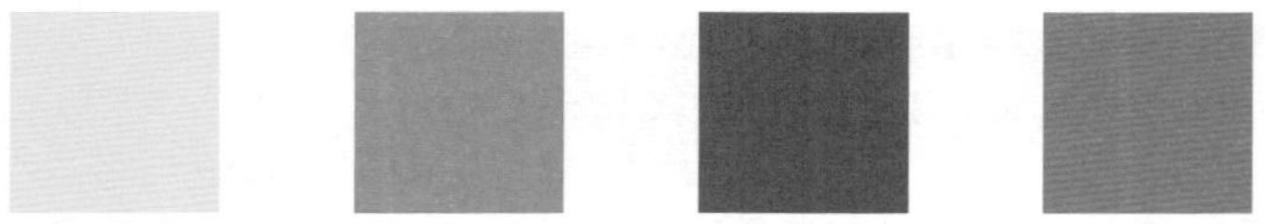

70. 下の図のように，他の指を動かさずに親指だけを立てて動かすことができますか。あなたが見本を見せて同じようにするように言って下さい。
はい　いいえ　3.4-3.1　FMA

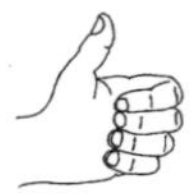

71. 片足立ちが２秒間以上できますか。
方法：物につかまらずに，一人で片足立ちさせて，何秒間バランスを保つことができるか測定します。あなたが見本をみせて下さい。お子さんにできるだけ長く片足立ちするよう言って下さい。
右足で何秒間，片足立ちができましたか（　　）秒間
左足で何秒間，片足立ちができましたか（　　）秒間
右足でも左足でも両方とも２秒間以上片足立ちができた場合だけ「はい」に○をつけて下さい。
はい　いいえ　3.7-3.3　GM

72. 以下の質問をお子さんにして下さい。質問をくりかえして言うのは構いませんが答える手助けをしないで下さい。それぞれの質問に対するお子さんの答えを下に書きこんで下さい。
「寒い時はどうしますか？」　（　　　　　　）
答の例（震える，服を着る，家に入る，など）
「疲れた時はどうしますか？」　（　　　　　　）
答の例（あくびをする，眠る，横になる，昼寝する）
「お腹がすいた時はどうしますか？」　（　　　　　　）
答の例（食べる，食べるものを頼む，お昼を食べる）
答が理屈に合っていればこれ以外の答でも結構です。２つ以上答えられた場合「はい」に○をつけて下さい。言葉でなく，身振り（ジェスチャー）で示した場合は「いいえ」に○をつけて下さい。
はい　いいえ　3.9-3.5　L

73. 下の図を見せて「これと同じものをかいて」と言って下さい。「丸（円）をかいて」と言ってはいけません。３回かかせて下さい。１回でもできれば結構です。判定の例は下に描いてある通りです。
はい　いいえ　3.8-3.4　FMA

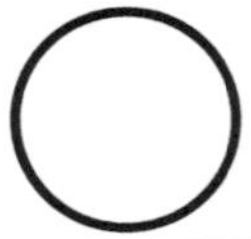

図：この場合は「はい」に○をつけて下さい。

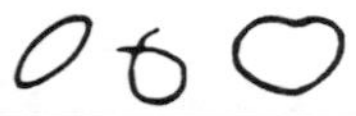

図：この場合は「いいえ」に○をつけて下さい。

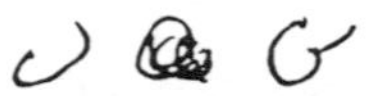

74. 手助けなしに，一人で自分の服をちゃんと身につけることができますか。
はい　いいえ　3.8-3.4　PS

2〜4歳用

DENVER II 予備判定票

氏　　名

記録者　氏　　名

続　　柄

記　録　日　　年　　月　　日

生 年 月 日　　年　　月　　日

年 月 日 齢　　年　　月　　日

以下の質問に順番にお答え下さい。「はい」「いいえ」のどちらかに○をつけて下さい。「いいえ」が３つ以上になったら，それ以降の質問にお答えになる必要はありません。

55. 下の絵の名前が１つ以上言えますか。
方法：下の絵をひとつずつ指さして「これは何？」と聞いて，それぞれ「ねこ」「うま」「とり」「いぬ」「ひと」と答えれば「はい」に○をつけて下さい。「こねこ」「ことり」「パパ」「おとこのこ」などでも結構です。家で飼っているペットの名前を答えた場合は種類があっていれば「はい」に○をつけて下さい。鳴き声だけで答えた場合は「いいえ」にして下さい。
はい　いいえ　2.3-2.0　L

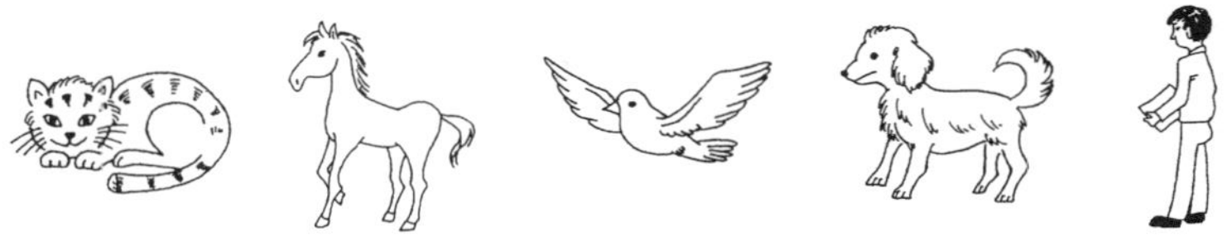

（原画　国立療養所広島病院小児科部長　下田浩子）

56. 「公園・行く」「ジュース・ほしい」「パパ・バイバイ」などの２語文を話しますか。（「いない・いない・ばあ」や「バイ・バイ」は２語文ではありません）
はい　いいえ　2.4-2.1　L

57. 手助けしなくても，自分一人で手を洗ってタオルでふいたり，乾かしたりできますか。あなたがお子さんの手の届かない蛇口をひねってあげるのは構いません。
はい　いいえ　2.4-2.1　PS

58. 体の部分を６つ正しく指さすことができますか。
判定の方法：眼，耳，鼻，口，手，足，お腹，髪の毛の８つの名前をひとつずつ順番に「○○はどこ？」と聞いて，６つ以上正しく指させたら「はい」に○をつけて下さい。お子さんが自分の体を指さしても，あなたの体を指さしても，どちらでも結構です。
はい　いいえ　2.5-2.2　L

59. 両足ジャンプができますか。
判定の方法：この判定票を床において，お子さんに立ったままの位置で判定票を飛び越すように言って下さい。両足同時にジャンプできれば「はい」に○をつけて下さい。判定票を飛び越すことができなくても両足とも床から離れれば結構です。助走したり，片足で飛び越す場合は「いいえ」に○をつけて下さい。
はい　いいえ　2.6-2.3　GM

60. 問55で見せた絵をもう一度見せて，今度はあなたが「馬はどれ？」「イヌはどれ？」などとひとつずつ聞いて，お子さんが４つ以上正しく指させれば，「はい」に○をつけて下さい。聞く順番はどれから始めても結構です。
はい　いいえ　2.6-2.3　L

61. あまり親しくない人にも，あなたのお子さんが話す内容がほぼ明りょうに（半分以上）理解されていますか。あなたやお子さんの親しい人でないと理解できない場合は「いいえ」に○をつけて下さい。
はい　いいえ　2.7-2.4　L

62. 積み木やブロックを８つ以上積み重ねて塔をつくることができますか。いままでやったことがない場合は「いいえ」に○をつけて下さい。
はい　いいえ　2.8-2.5　FMA

63. 手助けしなくても，自分一人でパンツやＴシャツ，靴を身につけることができますか。
はい　いいえ　3.0-2.6　PS

64. 問55で見せた動物の絵を使います。お子さんに絵を見せて，「飛ぶのはどれ？」「走るのはどれ？」「ニャーとなくのはどれ？」などとひとつひとつたずねて下さい。お子さんが２つ以上正しく指させれば「はい」に○をつけて下さい。
はい　いいえ　3.0-2.7　L

65. 問55で見せた絵の動物の名前を４つ以上正しく言えますか。
はい　いいえ　3.1-2.7　L

66. 友だちの名前を一人以上言えますか。
家族（一緒に住んでいる人）やペットの名前の場合は「いいえ」に○をつけて下さい。一緒に住んでいなければ親戚の名前でも結構です。実在しない友だちの名前や友だちがいない場合は「いいえ」に○をつけて下さい。
はい　いいえ　3.1-2.8　PS

67. 縦にまっすぐな線を描けますか。
判定の方法：下の図の横にあなたが「こうかくのよ」と言って描いてみせて下さい。その時，お子さんと同じ向きで上から下に描いて下さい。あなたの描いた線の横にお子さんにかかせて下さい。あなたの描いた線をお子さんがなぞるのではいけません。判定の例は下に描いてある通りです。
はい　いいえ　3.2-2.9　FMA

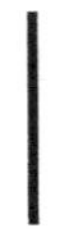

図：この場合は「はい」に○をつけて下さい。

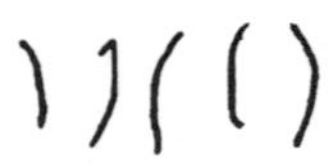

図：この場合は「いいえ」に○をつけて下さい。

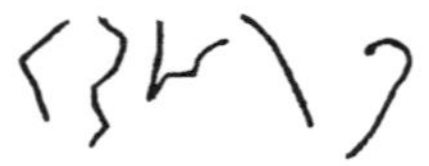

68. この判定票を床において，お子さんに立ったままの位置で用紙を飛び越すように言って下さい。助走してはいけません。あなたが見本をみせてもかまいません。用紙の短い側（21cm）を飛び越えることができれば「はい」に○をつけて下さい。用紙の上に着地した場合は「いいえ」に○をつけて下さい。
はい　いいえ　3.2-2.9　GM

69. 色の名前を１つ以上言えますか。
検査の方法：下の図（黄，緑，赤，青）を見せて，ひとつずつ指さして「これは何色？」と聞いて下さい。お子さんが違った答を言ってもあなたの顔色に出さないようにして４つとも聞いて下さい。１つ以上正しく答えられれば「はい」に○をつけて下さい。
はい　いいえ　3.3-2.9　L

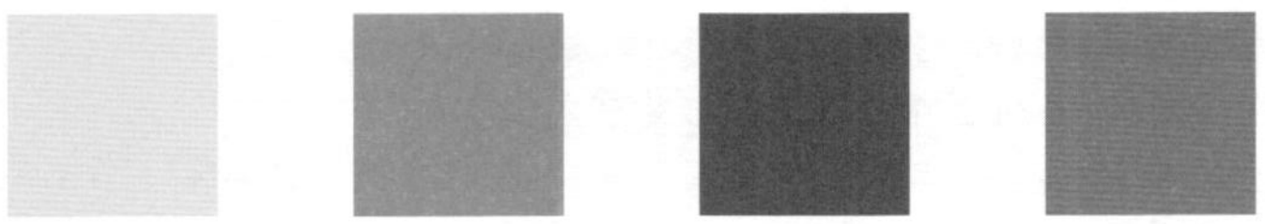

70. 下の図のように，他の指を動かさずに親指だけを立てて動かすことができますか。あなたが見本を見せて同じようにするように言って下さい。
はい　いいえ　3.4-3.1　FMA

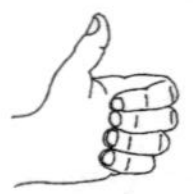

71. 片足立ちが２秒間以上できますか。
方法：物につかまらずに，一人で片足立ちさせて，何秒間バランスを保つことができるか測定します。あなたが見本をみせて下さい。お子さんにできるだけ長く片足立ちするよう言って下さい。
右足で何秒間，片足立ちができましたか（　　）秒間
左足で何秒間，片足立ちができましたか（　　）秒間
右足でも左足でも両方とも２秒間以上片足立ちができた場合だけ「はい」に○をつけて下さい。
はい　いいえ　3.7-3.3　GM

72. 以下の質問をお子さんにして下さい。質問をくりかえして言うのは構いませんが答える手助けをしないで下さい。それぞれの質問に対するお子さんの答えを下に書きこんで下さい。
「寒い時はどうしますか？」　（　　　　　　）
答の例（震える，服を着る，家に入る，など）
「疲れた時はどうしますか？」　（　　　　　　）
答の例（あくびをする，眠る，横になる，昼寝する）
「お腹がすいた時はどうしますか？」　（　　　　　　）
答の例（食べる，食べるものを頼む，お昼を食べる）
答が理屈に合っていればこれ以外の答でも結構です。２つ以上答えられた場合「はい」に○をつけて下さい。言葉でなく，身振り（ジェスチャー）で示した場合は「いいえ」に○をつけて下さい。
はい　いいえ　3.9-3.5　L

73. 下の図を見せて「これと同じものをかいて」と言って下さい。「丸（円）をかいて」と言ってはいけません。３回かかせて下さい。１回でもできれば結構です。判定の例は下に描いてある通りです。
はい　いいえ　3.8-3.4　FMA

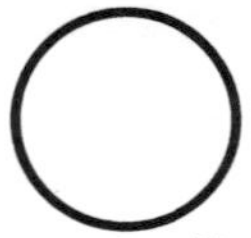

図：この場合は「はい」に○をつけて下さい。

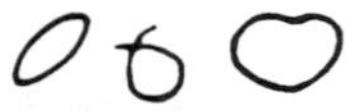

図：この場合は「いいえ」に○をつけて下さい。

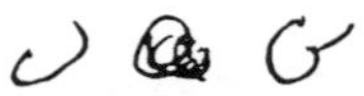

74. 手助けなしに，一人で自分の服をちゃんと身につけることができますか。
はい　いいえ　3.8-3.4　PS

2～4歳用

DENVER II 予備判定票

氏名		記録日	年　月　日
記録者 氏名		生年月日	年　月　日
記録者 続柄		年月日齢	年　月　日

以下の質問に順番にお答え下さい。「はい」「いいえ」のどちらかに○をつけて下さい。「いいえ」が３つ以上になったら，それ以降の質問にお答えになる必要はありません。

55. 下の絵の名前が１つ以上言えますか。
方法：下の絵をひとつずつ指さして「これは何？」と聞いて，それぞれ「ねこ」「うま」「とり」「いぬ」「ひと」と答えれば「はい」に○をつけて下さい。「こねこ」「ことり」「パパ」「おとこのこ」などでも結構です。家で飼っているペットの名前を答えた場合は種類があっていれば「はい」に○をつけて下さい。鳴き声だけで答えた場合は「いいえ」にして下さい。
はい　いいえ　2.3-2.0　L

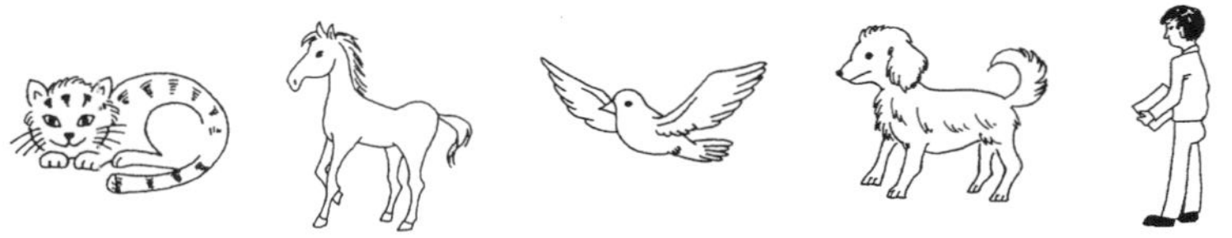

（原画　国立療養所広島病院小児科部長　下田浩子）

56. 「公園・行く」「ジュース・ほしい」「パパ・バイバイ」などの２語文を話しますか。（「いない・いない・ばあ」や「バイ・バイ」は２語文ではありません）
はい　いいえ　2.4-2.1　L

57. 手助けしなくても，自分一人で手を洗ってタオルでふいたり，乾かしたりできますか。あなたがお子さんの手の届かない蛇口をひねってあげるのは構いません。
はい　いいえ　2.4-2.1　PS

58. 体の部分を６つ正しく指さすことができますか。
判定の方法：眼，耳，鼻，口，手，足，お腹，髪の毛の８つの名前をひとつずつ順番に「○○はどこ？」と聞いて，６つ以上正しく指させたら「はい」に○をつけて下さい。お子さんが自分の体を指さしても，あなたの体を指さしても，どちらでも結構です。
はい　いいえ　2.5-2.2　L

59. 両足ジャンプができますか。
判定の方法：この判定票を床において，お子さんに立ったままの位置で判定票を飛び越すように言って下さい。両足同時にジャンプできれば「はい」に○をつけて下さい。判定票を飛び越すことができなくても両足とも床から離れれば結構です。助走したり，片足で飛び越す場合は「いいえ」に○をつけて下さい。
はい　いいえ　2.6-2.3　GM

60. 問55で見せた絵をもう一度見せて，今度はあなたが「馬はどれ？」「イヌはどれ？」などとひとつずつ聞いて，お子さんが４つ以上正しく指させれば，「はい」に○をつけて下さい。聞く順番はどれから始めても結構です。
はい　いいえ　2.6-2.3　L

61. あまり親しくない人にも，あなたのお子さんが話す内容がほぼ明りょうに（半分以上）理解されていますか。あなたやお子さんの親しい人でないと理解できない場合は「いいえ」に○をつけて下さい。
はい　いいえ　2.7-2.4　L

62. 積み木やブロックを８つ以上積み重ねて塔をつくることができますか。いままでやったことがない場合は「いいえ」に○をつけて下さい。
はい　いいえ　2.8-2.5　FMA

63. 手助けしなくても，自分一人でパンツやＴシャツ，靴を身につけることができますか。
はい　いいえ　3.0-2.6　PS

64. 問55で見せた動物の絵を使います。お子さんに絵を見せて，「飛ぶのはどれ？」「走るのはどれ？」「ニャーとなくのはどれ？」などとひとつひとつたずねて下さい。お子さんが２つ以上正しく指させれば「はい」に○をつけて下さい。
はい　いいえ　3.0-2.7　L

65. 問55で見せた絵の動物の名前を４つ以上正しく言えますか。
はい　いいえ　3.1-2.7　L

66. 友だちの名前を一人以上言えますか。
家族（一緒に住んでいる人）やペットの名前の場合は「いいえ」に○をつけて下さい。一緒に住んでいなければ親戚の名前でも結構です。実在しない友だちの名前や友だちがいない場合は「いいえ」に○をつけて下さい。
はい　いいえ　3.1-2.8　PS

67. 縦にまっすぐな線を描けますか。
判定の方法：下の図の横にあなたが「こうかくのよ」と言って描いてみせて下さい。その時，お子さんと同じ向きで上から下に描いて下さい。あなたの描いた線の横にお子さんにかかせて下さい。あなたの描いた線をお子さんがなぞるのではいけません。判定の例は下に描いてある通りです。
はい　いいえ　3.2-2.9　FMA

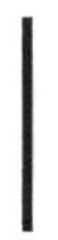

図：この場合は「はい」に○をつけて下さい。

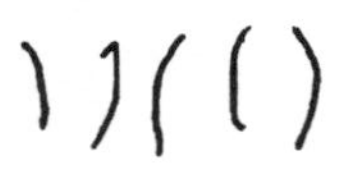

図：この場合は「いいえ」に○をつけて下さい。

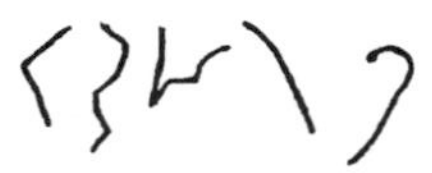

68. この判定票を床において，お子さんに立ったままの位置で用紙を飛び越すように言って下さい。助走してはいけません。あなたが見本をみせてもかまいません。用紙の短い側（21cm）を飛び越えることができれば「はい」に○をつけて下さい。用紙の上に着地した場合は「いいえ」に○をつけて下さい。
はい　いいえ　3.2-2.9　GM

69. 色の名前を１つ以上言えますか。
検査の方法：下の図（黄，緑，赤，青）を見せて，ひとつずつ指さして「これは何色？」と聞いて下さい。お子さんが違った答を言ってもあなたの顔色に出さないようにして４つとも聞いて下さい。１つ以上正しく答えられれば「はい」に○をつけて下さい。
はい　いいえ　3.3-2.9　L

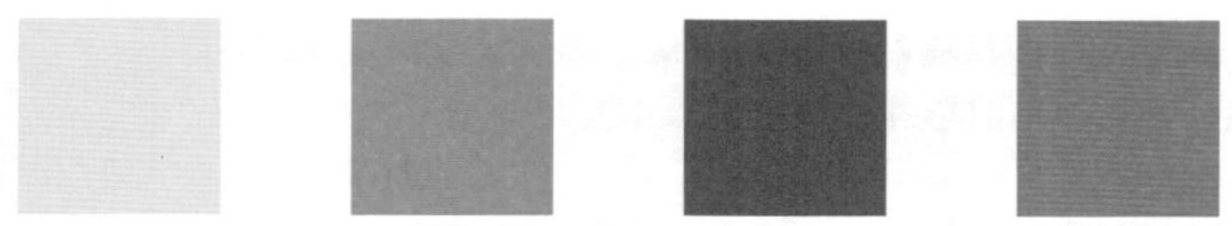

70. 下の図のように，他の指を動かさずに親指だけを立てて動かすことができますか。あなたが見本を見せて同じようにするように言って下さい。
はい　いいえ　3.4-3.1　FMA

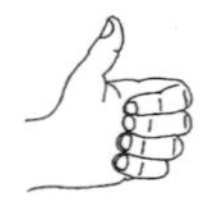

71. 片足立ちが２秒間以上できますか。
方法：物につかまらずに，一人で片足立ちさせて，何秒間バランスを保つことができるか測定します。あなたが見本をみせて下さい。お子さんにできるだけ長く片足立ちするよう言って下さい。
右足で何秒間，片足立ちができましたか（　　）秒間
左足で何秒間，片足立ちができましたか（　　）秒間
右足でも左足でも両方とも２秒間以上片足立ちができた場合だけ「はい」に○をつけて下さい。
はい　いいえ　3.7-3.3　GM

72. 以下の質問をお子さんにして下さい。質問をくりかえして言うのは構いませんが答える手助けをしないで下さい。それぞれの質問に対するお子さんの答えを下に書きこんで下さい。
「寒い時はどうしますか？」　（　　　　　）
答の例（震える，服を着る，家に入る，など）
「疲れた時はどうしますか？」　（　　　　　）
答の例（あくびをする，眠る，横になる，昼寝する）
「お腹がすいた時はどうしますか？」　（　　　　　）
答の例（食べる，食べるものを頼む，お昼を食べる）
答が理屈に合っていればこれ以外の答でも結構です。２つ以上答えられた場合「はい」に○をつけて下さい。言葉でなく，身振り（ジェスチャー）で示した場合は「いいえ」に○をつけて下さい。
はい　いいえ　3.9-3.5　L

73. 下の図を見せて「これと同じものをかいて」と言って下さい。「丸（円）をかいて」と言ってはいけません。３回かかせて下さい。１回でもできれば結構です。判定の例は下に描いてある通りです。
はい　いいえ　3.8-3.4　FMA

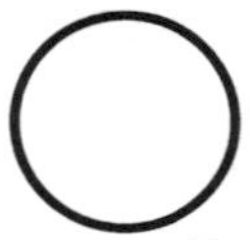

図：この場合は「はい」に○をつけて下さい。

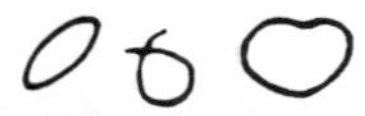

図：この場合は「いいえ」に○をつけて下さい。

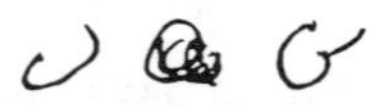

74. 手助けなしに，一人で自分の服をちゃんと身につけることができますか。
はい　いいえ　3.8-3.4　PS

DENVER Ⅱ 予備判定票

2〜4歳用

氏　名 ＿＿＿＿

記録者　氏　名 ＿＿＿＿
　　　　続　柄 ＿＿＿＿

記録日　　年　　月　　日
生年月日　　年　　月　　日
年月日齢　　年　　月　　日

以下の質問に順番にお答え下さい。「はい」「いいえ」のどちらかに○をつけて下さい。「いいえ」が3つ以上になったら，それ以降の質問にお答えになる必要はありません。

55. 下の絵の名前が1つ以上言えますか。
方法：下の絵をひとつずつ指さして「これは何？」と聞いて，それぞれ「ねこ」「うま」「とり」「いぬ」「ひと」と答えれば「はい」に○をつけて下さい。「こねこ」「ことり」「パパ」「おとこのこ」などでも結構です。家で飼っているペットの名前を答えた場合は種類があっていれば「はい」に○をつけて下さい。鳴き声だけで答えた場合は「いいえ」にして下さい。
はい　いいえ　2.3-2.0　L

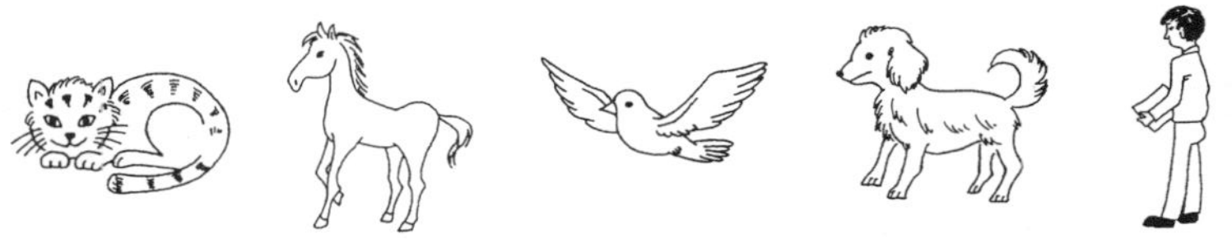

（原画　国立療養所広島病院小児科部長　下田浩子）

56. 「公園・行く」「ジュース・ほしい」「パパ・バイバイ」などの2語文を話しますか。（「いない・いない・ばあ」や「バイ・バイ」は2語文ではありません）
はい　いいえ　2.4-2.1　L

57. 手助けしなくても，自分一人で手を洗ってタオルでふいたり，乾かしたりできますか。あなたがお子さんの手の届かない蛇口をひねってあげるのは構いません。
はい　いいえ　2.4-2.1　PS

58. 体の部分を6つ正しく指さすことができますか。
判定の方法：眼，耳，鼻，口，手，足，お腹，髪の毛の8つの名前をひとつずつ順番に「○○はどこ？」と聞いて，6つ以上正しく指させたら「はい」に○をつけて下さい。お子さんが自分の体を指さしても，あなたの体を指さしても，どちらでも結構です。
はい　いいえ　2.5-2.2　L

59. 両足ジャンプができますか。
判定の方法：この判定票を床において，お子さんに立ったままの位置で判定票を飛び越すように言って下さい。両足同時にジャンプできれば「はい」に○をつけて下さい。判定票を飛び越すことができなくても両足とも床から離れれば結構です。助走したり，片足で飛び越す場合は「いいえ」に○をつけて下さい。
はい　いいえ　2.6-2.3　GM

60. 問55で見せた絵をもう一度見せて，今度はあなたが「馬はどれ？」「イヌはどれ？」などとひとつずつ聞いて，お子さんが4つ以上正しく指させれば，「はい」に○をつけて下さい。聞く順番はどれから始めても結構です。
はい　いいえ　2.6-2.3　L

61. あまり親しくない人にも，あなたのお子さんが話す内容がほぼ明りょうに（半分以上）理解されていますか。あなたやお子さんの親しい人でないと理解できない場合は「いいえ」に○をつけて下さい。
はい　いいえ　2.7-2.4　L

62. 積み木やブロックを8つ以上積み重ねて塔をつくることができますか。いままでやったことがない場合は「いいえ」に○をつけて下さい。
はい　いいえ　2.8-2.5　FMA

63. 手助けしなくても，自分一人でパンツやTシャツ，靴を身につけることができますか。
はい　いいえ　3.0-2.6　PS

64. 問55で見せた動物の絵を使います。お子さんに絵を見せて，「飛ぶのはどれ？」「走るのはどれ？」「ニャーとなくのはどれ？」などとひとつひとつたずねて下さい。お子さんが2つ以上正しく指させれば「はい」に○をつけて下さい。
はい　いいえ　3.0-2.7　L

65. 問55で見せた絵の動物の名前を4つ以上正しく言えますか。
はい　いいえ　3.1-2.7　L

66. 友だちの名前を一人以上言えますか。
家族（一緒に住んでいる人）やペットの名前の場合は「いいえ」に○をつけて下さい。一緒に住んでいなければ親戚の名前でも結構です。実在しない友だちの名前や友だちがいない場合は「いいえ」に○をつけて下さい。
はい　いいえ　3.1-2.8　PS

67. 縦にまっすぐな線を描けますか。
判定の方法：下の図の横にあなたが「こうかくのよ」と言って描いてみせて下さい。その時，お子さんと同じ向きで上から下に描いて下さい。あなたの描いた線の横にお子さんにかかせて下さい。あなたの描いた線をお子さんがなぞるのではいけません。判定の例は下に描いてある通りです。
はい　いいえ　3.2-2.9　FMA

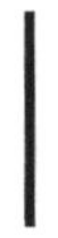

図：この場合は「はい」に○をつけて下さい。

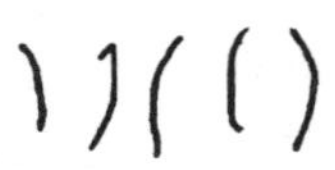

図：この場合は「いいえ」に○をつけて下さい。

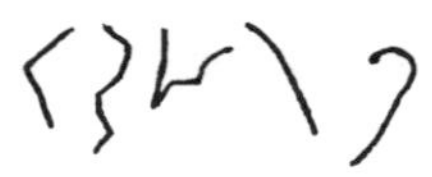

68. この判定票を床において，お子さんに立ったままの位置で用紙を飛び越すように言って下さい。助走してはいけません。あなたが見本をみせてもかまいません。用紙の短い側（21cm）を飛び越えることができれば「はい」に○をつけて下さい。用紙の上に着地した場合は「いいえ」に○をつけて下さい。
はい　いいえ　3.2-2.9　GM

69. 色の名前を１つ以上言えますか。
検査の方法：下の図（黄，緑，赤，青）を見せて，ひとつずつ指さして「これは何色？」と聞いて下さい。お子さんが違った答を言ってもあなたの顔色に出さないようにして４つとも聞いて下さい。１つ以上正しく答えられれば「はい」に○をつけて下さい。
はい　いいえ　3.3-2.9　L

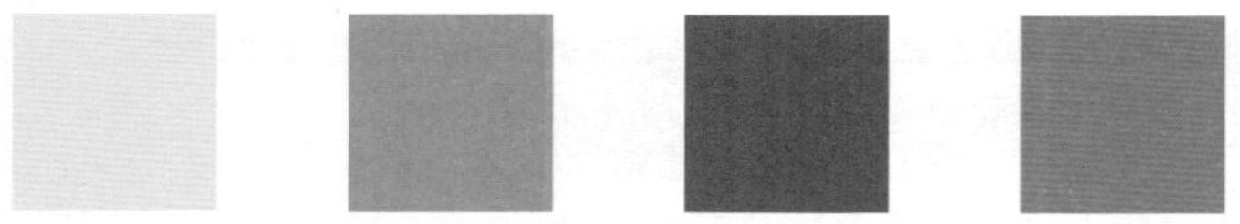

70. 下の図のように，他の指を動かさずに親指だけを立てて動かすことができますか。あなたが見本を見せて同じようにするように言って下さい。
はい　いいえ　3.4-3.1　FMA

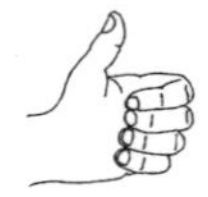

71. 片足立ちが２秒間以上できますか。
方法：物につかまらずに，一人で片足立ちさせて，何秒間バランスを保つことができるか測定します。あなたが見本をみせて下さい。お子さんにできるだけ長く片足立ちするよう言って下さい。
右足で何秒間，片足立ちができましたか（　　）秒間
左足で何秒間，片足立ちができましたか（　　）秒間
右足でも左足でも両方とも２秒間以上片足立ちができた場合だけ「はい」に○をつけて下さい。
はい　いいえ　3.7-3.3　GM

72. 以下の質問をお子さんにして下さい。質問をくりかえして言うのは構いませんが答える手助けをしないで下さい。それぞれの質問に対するお子さんの答えを下に書きこんで下さい。
「寒い時はどうしますか？」　（　　　　　）
答の例（震える，服を着る，家に入る，など）
「疲れた時はどうしますか？」　（　　　　　）
答の例（あくびをする，眠る，横になる，昼寝する）
「お腹がすいた時はどうしますか？」　（　　　　　）
答の例（食べる，食べるものを頼む，お昼を食べる）
答が理屈に合っていればこれ以外の答でも結構です。２つ以上答えられた場合「はい」に○をつけて下さい。言葉でなく，身振り（ジェスチャー）で示した場合は「いいえ」に○をつけて下さい。
はい　いいえ　3.9-3.5　L

73. 下の図を見せて「これと同じものをかいて」と言って下さい。「丸（円）をかいて」と言ってはいけません。３回かかせて下さい。１回でもできれば結構です。判定の例は下に描いてある通りです。
はい　いいえ　3.8-3.4　FMA

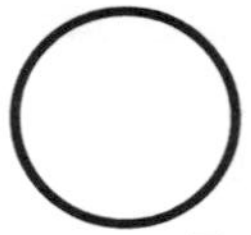

図：この場合は「はい」に○をつけて下さい。

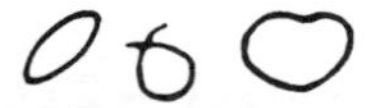

図：この場合は「いいえ」に○をつけて下さい。

74. 手助けなしに，一人で自分の服をちゃんと身につけることができますか。
はい　いいえ　3.8-3.4　PS

2〜4歳用

DENVER II 予備判定票

氏　　　名

記録者　氏　　名

　　　　続　　柄

記　録　日　　　　年　　　月　　　日

生 年 月 日　　　　年　　　月　　　日

年 月 日 齢　　　　年　　　月　　　日

以下の質問に順番にお答え下さい。「はい」「いいえ」のどちらかに○をつけて下さい。「いいえ」が３つ以上になったら，それ以降の質問にお答えになる必要はありません。

55. 下の絵の名前が１つ以上言えますか。
方法：下の絵をひとつずつ指さして「これは何？」と聞いて，それぞれ「ねこ」「うま」「とり」「いぬ」「ひと」と答えれば「はい」に○をつけて下さい。「こねこ」「ことり」「パパ」「おとこのこ」などでも結構です。家で飼っているペットの名前を答えた場合は種類があっていれば「はい」に○をつけて下さい。鳴き声だけで答えた場合は「いいえ」にして下さい。
はい　いいえ　2.3-2.0　L

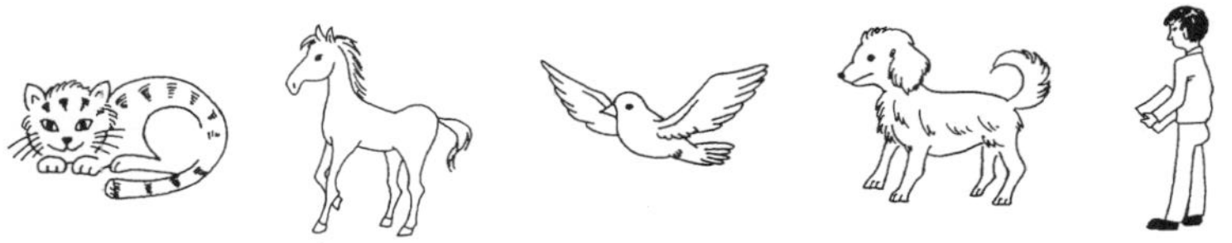

（原画　国立療養所広島病院小児科部長　下田浩子）

56. 「公園・行く」「ジュース・ほしい」「パパ・バイバイ」などの２語文を話しますか。（「いない・いない・ばあ」や「バイ・バイ」は２語文ではありません）
はい　いいえ　2.4-2.1　L

57. 手助けしなくても，自分一人で手を洗ってタオルでふいたり，乾かしたりできますか。あなたがお子さんの手の届かない蛇口をひねってあげるのは構いません。
はい　いいえ　2.4-2.1　PS

58. 体の部分を６つ正しく指さすことができますか。
判定の方法：眼，耳，鼻，口，手，足，お腹，髪の毛の８つの名前をひとつずつ順番に「○○はどこ？」と聞いて，６つ以上正しく指させたら「はい」に○をつけて下さい。お子さんが自分の体を指さしても，あなたの体を指さしても，どちらでも結構です。
はい　いいえ　2.5-2.2　L

59. 両足ジャンプができますか。
判定の方法：この判定票を床において，お子さんに立ったままの位置で判定票を飛び越すように言って下さい。両足同時にジャンプできれば「はい」に○をつけて下さい。判定票を飛び越すことができなくても両足とも床から離れれば結構です。助走したり，片足で飛び越す場合は「いいえ」に○をつけて下さい。
はい　いいえ　2.6-2.3　GM

60. 問 55 で見せた絵をもう一度見せて，今度はあなたが「馬はどれ？」「イヌはどれ？」などとひとつずつ聞いて，お子さんが４つ以上正しく指させれば，「はい」に○をつけて下さい。聞く順番はどれから始めても結構です。
はい　いいえ　2.6-2.3　L

61. あまり親しくない人にも，あなたのお子さんが話す内容がほぼ明りょうに（半分以上）理解されていますか。あなたやお子さんの親しい人でないと理解できない場合は「いいえ」に○をつけて下さい。
はい　いいえ　2.7-2.4　L

62. 積み木やブロックを８つ以上積み重ねて塔をつくることができますか。いままでやったことがない場合は「いいえ」に○をつけて下さい。
はい　いいえ　2.8-2.5　FMA

63. 手助けしなくても，自分一人でパンツやＴシャツ，靴を身につけることができますか。
はい　いいえ　3.0-2.6　PS

64. 問 55 で見せた動物の絵を使います。お子さんに絵を見せて，「飛ぶのはどれ？」「走るのはどれ？」「ニャーとなくのはどれ？」などとひとつひとつたずねて下さい。お子さんが２つ以上正しく指させれば「はい」に○をつけて下さい。
はい　いいえ　3.0-2.7　L

65. 問 55 で見せた絵の動物の名前を４つ以上正しく言えますか。
はい　いいえ　3.1-2.7　L

66. 友だちの名前を一人以上言えますか。
家族（一緒に住んでいる人）やペットの名前の場合は「いいえ」に○をつけて下さい。一緒に住んでいなければ親戚の名前でも結構です。実在しない友だちの名前や友だちがいない場合は「いいえ」に○をつけて下さい。
はい　いいえ　3.1-2.8　PS

67. 縦にまっすぐな線を描けますか。
判定の方法：下の図の横にあなたが「こうかくのよ」と言って描いてみせて下さい。その時，お子さんと同じ向きで上から下に描いて下さい。あなたの描いた線の横にお子さんにかかせて下さい。あなたの描いた線をお子さんがなぞるのではいけません。判定の例は下に描いてある通りです。
はい　いいえ　3.2-2.9　FMA

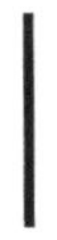

図：この場合は「はい」に○をつけて下さい。

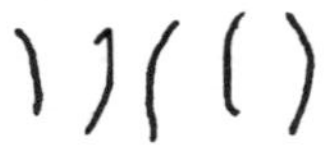

図：この場合は「いいえ」に○をつけて下さい。

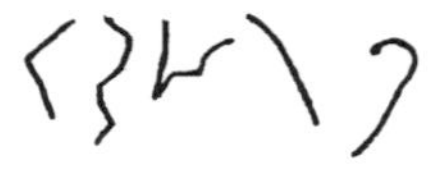

68. この判定票を床において，お子さんに立ったままの位置で用紙を飛び越すように言って下さい。助走してはいけません。あなたが見本をみせてもかまいません。用紙の短い側（21cm）を飛び越えることができれば「はい」に○をつけて下さい。用紙の上に着地した場合は「いいえ」に○をつけて下さい。
はい　いいえ　3.2-2.9　GM

69. 色の名前を1つ以上言えますか。
検査の方法：下の図（黄，緑，赤，青）を見せて，ひとつずつ指さして「これは何色？」と聞いて下さい。お子さんが違った答を言ってもあなたの顔色に出さないようにして4つとも聞いて下さい。1つ以上正しく答えられれば「はい」に○をつけて下さい。
はい　いいえ　3.3-2.9　L

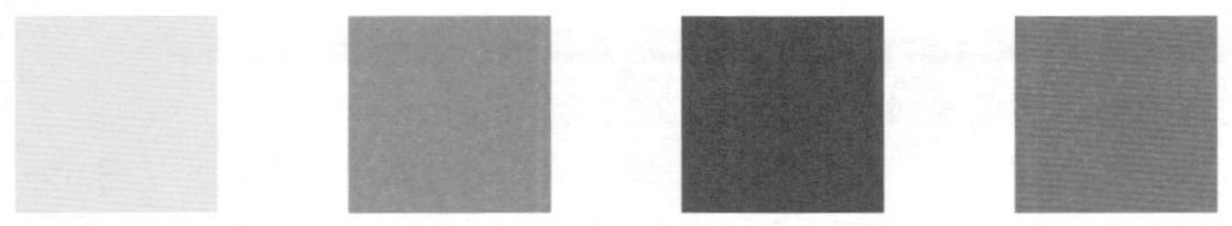

70. 下の図のように，他の指を動かさずに親指だけを立てて動かすことができますか。あなたが見本を見せて同じようにするように言って下さい。
はい　いいえ　3.4-3.1　FMA

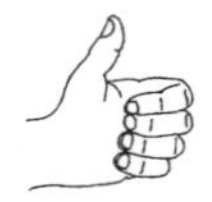

71. 片足立ちが2秒間以上できますか。
方法：物につかまらずに，一人で片足立ちさせて，何秒間バランスを保つことができるか測定します。あなたが見本をみせて下さい。お子さんにできるだけ長く片足立ちするよう言って下さい。
右足で何秒間，片足立ちができましたか（　　）秒間
左足で何秒間，片足立ちができましたか（　　）秒間
右足でも左足でも両方とも2秒間以上片足立ちができた場合だけ「はい」に○をつけて下さい。
はい　いいえ　3.7-3.3　GM

72. 以下の質問をお子さんにして下さい。質問をくりかえして言うのは構いませんが答える手助けをしないで下さい。それぞれの質問に対するお子さんの答えを下に書きこんで下さい。
「寒い時はどうしますか？」　（　　　　　）
答の例（震える，服を着る，家に入る，など）
「疲れた時はどうしますか？」　（　　　　　）
答の例（あくびをする，眠る，横になる，昼寝する）
「お腹がすいた時はどうしますか？」　（　　　　　）
答の例（食べる，食べるものを頼む，お昼を食べる）
答が理屈に合っていればこれ以外の答でも結構です。2つ以上答えられた場合「はい」に○をつけて下さい。言葉でなく，身振り（ジェスチャー）で示した場合は「いいえ」に○をつけて下さい。
はい　いいえ　3.9-3.5　L

73. 下の図を見せて「これと同じものをかいて」と言って下さい。「丸（円）をかいて」と言ってはいけません。3回かかせて下さい。1回でもできれば結構です。判定の例は下に描いてある通りです。
はい　いいえ　3.8-3.4　FMA

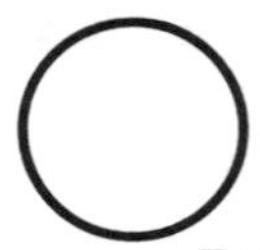

図：この場合は「はい」に○をつけて下さい。

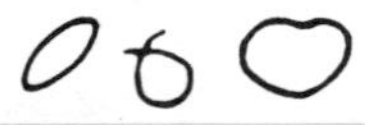

図：この場合は「いいえ」に○をつけて下さい。

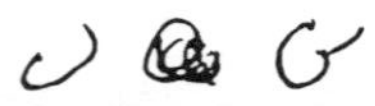

74. 手助けなしに，一人で自分の服をちゃんと身につけることができますか。
はい　いいえ　3.8-3.4　PS

2〜4歳用

DENVERⅡ予備判定票

氏　名 ＿＿＿＿＿＿

記録者　氏　名 ＿＿＿＿＿＿
続　柄 ＿＿＿＿＿＿

記録日　　年　　月　　日
生年月日　　年　　月　　日
年月日齢　　年　　月　　日

以下の質問に順番にお答え下さい。「はい」「いいえ」のどちらかに○をつけて下さい。「いいえ」が３つ以上になったら，それ以降の質問にお答えになる必要はありません。

55. 下の絵の名前が１つ以上言えますか。
方法：下の絵をひとつずつ指さして「これは何？」と聞いて，それぞれ「ねこ」「うま」「とり」「いぬ」「ひと」と答えれば「はい」に○をつけて下さい。「こねこ」「ことり」「パパ」「おとこのこ」などでも結構です。家で飼っているペットの名前を答えた場合は種類があっていれば「はい」に○をつけて下さい。鳴き声だけで答えた場合は「いいえ」にして下さい。
はい　いいえ　2.3-2.0　L

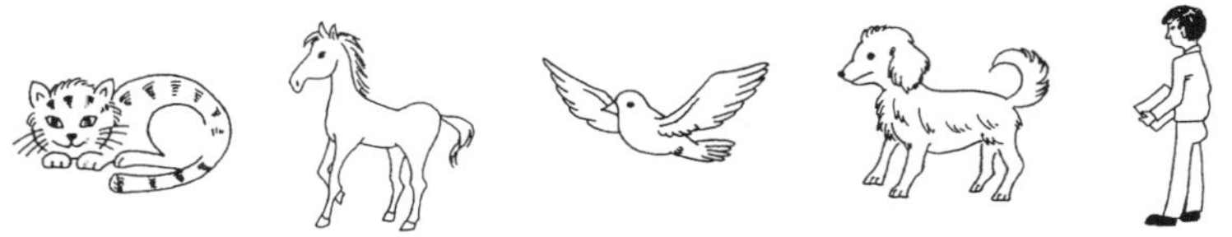

（原画　国立療養所広島病院小児科部長　下田浩子）

56. 「公園・行く」「ジュース・ほしい」「パパ・バイバイ」などの２語文を話しますか。（「いない・いない・ばあ」や「バイ・バイ」は２語文ではありません）
はい　いいえ　2.4-2.1　L

57. 手助けしなくても，自分一人で手を洗ってタオルでふいたり，乾かしたりできますか。あなたがお子さんの手の届かない蛇口をひねってあげるのは構いません。
はい　いいえ　2.4-2.1　PS

58. 体の部分を６つ正しく指さすことができますか。
判定の方法：眼，耳，鼻，口，手，足，お腹，髪の毛の８つの名前をひとつずつ順番に「○○はどこ？」と聞いて，６つ以上正しく指させたら「はい」に○をつけて下さい。お子さんが自分の体を指さしても，あなたの体を指さしても，どちらでも結構です。
はい　いいえ　2.5-2.2　L

59. 両足ジャンプができますか。
判定の方法：この判定票を床において，お子さんに立ったままの位置で判定票を飛び越すように言って下さい。両足同時にジャンプできれば「はい」に○をつけて下さい。判定票を飛び越すことができなくても両足とも床から離れれば結構です。助走したり，片足で飛び越す場合は「いいえ」に○をつけて下さい。
はい　いいえ　2.6-2.3　GM

60. 問55で見せた絵をもう一度見せて，今度はあなたが「馬はどれ？」「イヌはどれ？」などとひとつずつ聞いて，お子さんが４つ以上正しく指させれば，「はい」に○をつけて下さい。聞く順番はどれから始めても結構です。
はい　いいえ　2.6-2.3　L

61. あまり親しくない人にも，あなたのお子さんが話す内容がほぼ明りょうに（半分以上）理解されていますか。あなたやお子さんの親しい人でないと理解できない場合は「いいえ」に○をつけて下さい。
はい　いいえ　2.7-2.4　L

62. 積み木やブロックを８つ以上積み重ねて塔をつくることができますか。いままでやったことがない場合は「いいえ」に○をつけて下さい。
はい　いいえ　2.8-2.5　FMA

63. 手助けしなくても，自分一人でパンツやＴシャツ，靴を身につけることができますか。
はい　いいえ　3.0-2.6　PS

64. 問55で見せた動物の絵を使います。お子さんに絵を見せて，「飛ぶのはどれ？」「走るのはどれ？」「ニャーとなくのはどれ？」などとひとつひとつたずねて下さい。お子さんが２つ以上正しく指させれば「はい」に○をつけて下さい。
はい　いいえ　3.0-2.7　L

65. 問55で見せた絵の動物の名前を４つ以上正しく言えますか。
はい　いいえ　3.1-2.7　L

66. 友だちの名前を一人以上言えますか。
家族（一緒に住んでいる人）やペットの名前の場合は「いいえ」に○をつけて下さい。一緒に住んでいなければ親戚の名前でも結構です。実在しない友だちの名前や友だちがいない場合は「いいえ」に○をつけて下さい。
はい　いいえ　3.1-2.8　PS

67. 縦にまっすぐな線を描けますか。
判定の方法：下の図の横にあなたが「こうかくのよ」と言って描いてみせて下さい。その時，お子さんと同じ向きで上から下に描いて下さい。あなたの描いた線の横にお子さんにかかせて下さい。あなたの描いた線をお子さんがなぞるのではいけません。判定の例は下に描いてある通りです。
はい　いいえ　3.2-2.9　FMA

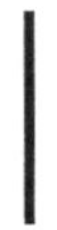

図：この場合は「はい」に○をつけて下さい。

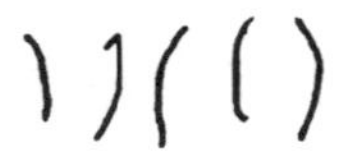

図：この場合は「いいえ」に○をつけて下さい。

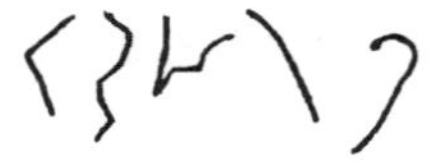

68. この判定票を床において，お子さんに立ったままの位置で用紙を飛び越すように言って下さい。助走してはいけません。あなたが見本をみせてもかまいません。用紙の短い側（21cm）を飛び越えることができれば「はい」に○をつけて下さい。用紙の上に着地した場合は「いいえ」に○をつけて下さい。
はい　いいえ　3.2-2.9　GM

69. 色の名前を１つ以上言えますか。
検査の方法：下の図（黄，緑，赤，青）を見せて，ひとつずつ指さして「これは何色？」と聞いて下さい。お子さんが違った答を言ってもあなたの顔色に出さないようにして４つとも聞いて下さい。１つ以上正しく答えられれば「はい」に○をつけて下さい。
はい　いいえ　3.3-2.9　L

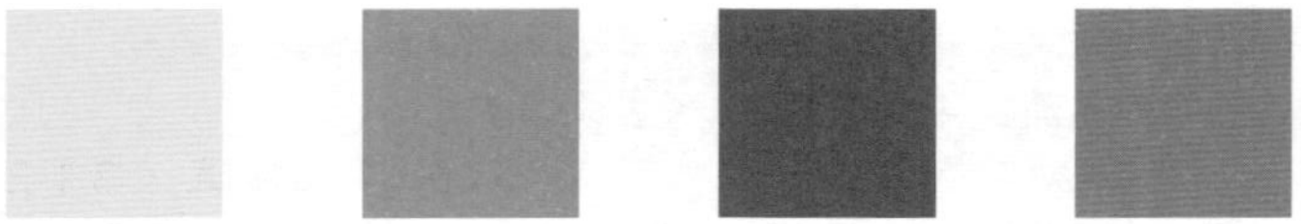

70. 下の図のように，他の指を動かさずに親指だけを立てて動かすことができますか。あなたが見本を見せて同じようにするように言って下さい。
はい　いいえ　3.4-3.1　FMA

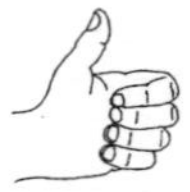

71. 片足立ちが２秒間以上できますか。
方法：物につかまらずに，一人で片足立ちさせて，何秒間バランスを保つことができるか測定します。あなたが見本をみせて下さい。お子さんにできるだけ長く片足立ちするよう言って下さい。
右足で何秒間，片足立ちができましたか（　　）秒間
左足で何秒間，片足立ちができましたか（　　）秒間
右足でも左足でも両方とも２秒間以上片足立ちができた場合だけ「はい」に○をつけて下さい。
はい　いいえ　3.7-3.3　GM

72. 以下の質問をお子さんにして下さい。質問をくりかえして言うのは構いませんが答える手助けをしないで下さい。それぞれの質問に対するお子さんの答えを下に書きこんで下さい。
「寒い時はどうしますか？」　（　　　　　）
答の例（震える，服を着る，家に入る，など）
「疲れた時はどうしますか？」　（　　　　　）
答の例（あくびをする，眠る，横になる，昼寝する）
「お腹がすいた時はどうしますか？」　（　　　　　）
答の例（食べる，食べるものを頼む，お昼を食べる）
答が理屈に合っていればこれ以外の答でも結構です。２つ以上答えられた場合「はい」に○をつけて下さい。言葉でなく，身振り（ジェスチャー）で示した場合は「いいえ」に○をつけて下さい。
はい　いいえ　3.9-3.5　L

73. 下の図を見せて「これと同じものをかいて」と言って下さい。「丸（円）をかいて」と言ってはいけません。３回かかせて下さい。１回でもできれば結構です。判定の例は下に描いてある通りです。
はい　いいえ　3.8-3.4　FMA

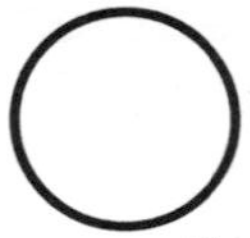

図：この場合は「はい」に○をつけて下さい。

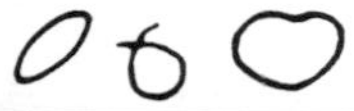

図：この場合は「いいえ」に○をつけて下さい。

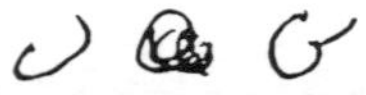

74. 手助けなしに，一人で自分の服をちゃんと身につけることができますか。
はい　いいえ　3.8-3.4　PS

2〜4歳用

DENVER II 予備判定票

氏　　　名 ＿＿＿＿＿＿＿＿

記録者　氏　　名 ＿＿＿＿＿＿＿＿
　　　　続　　柄 ＿＿＿＿＿＿＿＿

記　録　日　　年　　月　　日
生 年 月 日　　年　　月　　日
年 月 日 齢　　年　　月　　日

以下の質問に順番にお答え下さい。「はい」「いいえ」のどちらかに○をつけて下さい。「いいえ」が３つ以上になったら，それ以降の質問にお答えになる必要はありません。

55. 下の絵の名前が１つ以上言えますか。
方法：下の絵をひとつずつ指さして「これは何？」と聞いて，それぞれ「ねこ」「うま」「とり」「いぬ」「ひと」と答えれば「はい」に○をつけて下さい。「こねこ」「ことり」「パパ」「おとこのこ」などでも結構です。家で飼っているペットの名前を答えた場合は種類があっていれば「はい」に○をつけて下さい。鳴き声だけで答えた場合は「いいえ」にして下さい。
はい　いいえ　2.3-2.0　L

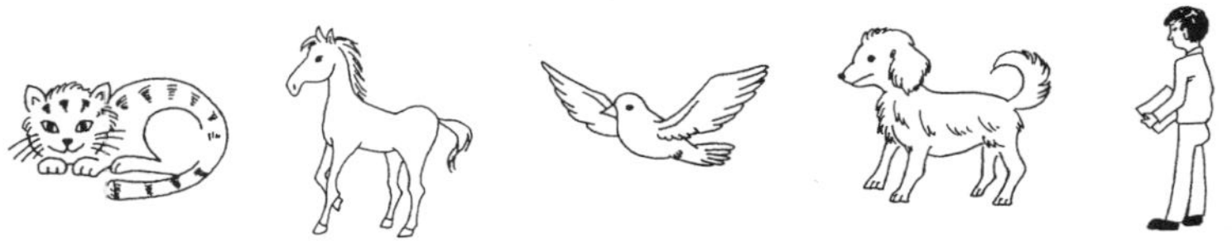

（原画　国立療養所広島病院小児科部長　下田浩子）

56. 「公園・行く」「ジュース・ほしい」「パパ・バイバイ」などの２語文を話しますか。（「いない・いない・ばあ」や「バイ・バイ」は２語文ではありません）
はい　いいえ　2.4-2.1　L

57. 手助けしなくても，自分一人で手を洗ってタオルでふいたり，乾かしたりできますか。あなたがお子さんの手の届かない蛇口をひねってあげるのは構いません。
はい　いいえ　2.4-2.1　PS

58. 体の部分を６つ正しく指さすことができますか。
判定の方法：眼，耳，鼻，口，手，足，お腹，髪の毛の８つの名前をひとつずつ順番に「○○はどこ？」と聞いて，６つ以上正しく指させたら「はい」に○をつけて下さい。お子さんが自分の体を指さしても，あなたの体を指さしても，どちらでも結構です。
はい　いいえ　2.5-2.2　L

59. 両足ジャンプができますか。
判定の方法：この判定票を床において，お子さんに立ったままの位置で判定票を飛び越すように言って下さい。両足同時にジャンプできれば「はい」に○をつけて下さい。判定票を飛び越すことができなくても両足とも床から離れれば結構です。助走したり，片足で飛び越す場合は「いいえ」に○をつけて下さい。
はい　いいえ　2.6-2.3　GM

60. 問 55 で見せた絵をもう一度見せて，今度はあなたが「馬はどれ？」「イヌはどれ？」などとひとつずつ聞いて，お子さんが４つ以上正しく指させれば，「はい」に○をつけて下さい。聞く順番はどれから始めても結構です。
はい　いいえ　2.6-2.3　L

61. あまり親しくない人にも，あなたのお子さんが話す内容がほぼ明りょうに（半分以上）理解されていますか。あなたやお子さんの親しい人でないと理解できない場合は「いいえ」に○をつけて下さい。
はい　いいえ　2.7-2.4　L

62. 積み木やブロックを８つ以上積み重ねて塔をつくることができますか。いままでやったことがない場合は「いいえ」に○をつけて下さい。
はい　いいえ　2.8-2.5　FMA

63. 手助けしなくても，自分一人でパンツやＴシャツ，靴を身につけることができますか。
はい　いいえ　3.0-2.6　PS

64. 問 55 で見せた動物の絵を使います。お子さんに絵を見せて，「飛ぶのはどれ？」「走るのはどれ？」「ニャーとなくのはどれ？」などとひとつひとつたずねて下さい。お子さんが２つ以上正しく指させれば「はい」に○をつけて下さい。
はい　いいえ　3.0-2.7　L

65. 問 55 で見せた絵の動物の名前を４つ以上正しく言えますか。
はい　いいえ　3.1-2.7　L

66. 友だちの名前を一人以上言えますか。
家族（一緒に住んでいる人）やペットの名前の場合は「いいえ」に○をつけて下さい。一緒に住んでいなければ親戚の名前でも結構です。実在しない友だちの名前や友だちがいない場合は「いいえ」に○をつけて下さい。
はい　いいえ　3.1-2.8　PS

67. 縦にまっすぐな線を描けますか。
判定の方法：下の図の横にあなたが「こうかくのよ」と言って描いてみせて下さい。その時，お子さんと同じ向きで上から下に描いて下さい。あなたの描いた線の横にお子さんにかかせて下さい。あなたの描いた線をお子さんがなぞるのではいけません。判定の例は下に描いてある通りです。
はい　いいえ　3.2-2.9　FMA

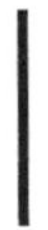

図：この場合は「はい」に○をつけて下さい。

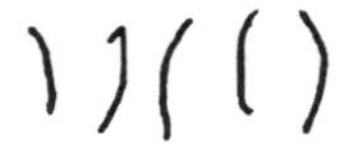

図：この場合は「いいえ」に○をつけて下さい。

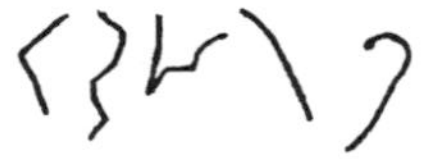

68. この判定票を床において，お子さんに立ったままの位置で用紙を飛び越すように言って下さい。助走してはいけません。あなたが見本をみせてもかまいません。用紙の短い側（21cm）を飛び越えることができれば「はい」に○をつけて下さい。用紙の上に着地した場合は「いいえ」に○をつけて下さい。
はい　いいえ　3.2-2.9　GM

69. 色の名前を１つ以上言えますか。
検査の方法：下の図（黄，緑，赤，青）を見せて，ひとつずつ指さして「これは何色？」と聞いて下さい。お子さんが違った答を言ってもあなたの顔色に出さないようにして４つとも聞いて下さい。１つ以上正しく答えられれば「はい」に○をつけて下さい。
はい　いいえ　3.3-2.9　L

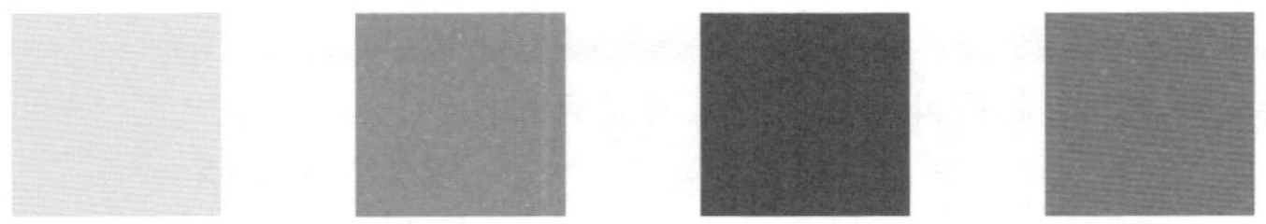

70. 下の図のように，他の指を動かさずに親指だけを立てて動かすことができますか。あなたが見本を見せて同じようにするように言って下さい。
はい　いいえ　3.4-3.1　FMA

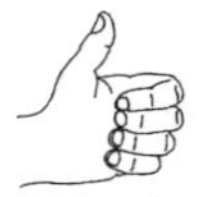

71. 片足立ちが２秒間以上できますか。
方法：物につかまらずに，一人で片足立ちさせて，何秒間バランスを保つことができるか測定します。あなたが見本をみせて下さい。お子さんにできるだけ長く片足立ちするよう言って下さい。
右足で何秒間，片足立ちができましたか（　　）秒間
左足で何秒間，片足立ちができましたか（　　）秒間
右足でも左足でも両方とも２秒間以上片足立ちができた場合だけ「はい」に○をつけて下さい。
はい　いいえ　3.7-3.3　GM

72. 以下の質問をお子さんにして下さい。質問をくりかえして言うのは構いませんが答える手助けをしないで下さい。それぞれの質問に対するお子さんの答えを下に書きこんで下さい。
「寒い時はどうしますか？」　（　　　　　　）
答の例（震える，服を着る，家に入る，など）
「疲れた時にどうしますか？」　（　　　　　　）
答の例（あくびをする，眠る，横になる，昼寝する）
「お腹がすいた時はどうしますか？」　（　　　　　　）
答の例（食べる，食べるものを頼む，お昼を食べる）
答が理屈に合っていればこれ以外の答でも結構です。２つ以上答えられた場合「はい」に○をつけて下さい。言葉でなく，身振り（ジェスチャー）で示した場合は「いいえ」に○をつけて下さい。
はい　いいえ　3.9-3.5　L

73. 下の図を見せて「これと同じものをかいて」と言って下さい。「丸（円）をかいて」と言ってはいけません。３回かかせて下さい。１回でもできれば結構です。判定の例は下に描いてある通りです。
はい　いいえ　3.8-3.4　FMA

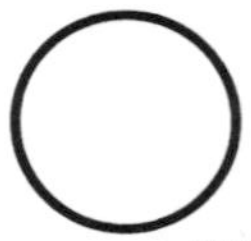

図：この場合は「はい」に○をつけて下さい。

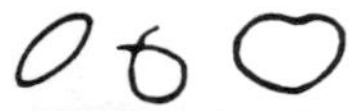

図：この場合は「いいえ」に○をつけて下さい。

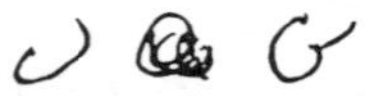

74. 手助けなしに，一人で自分の服をちゃんと身につけることができますか。
はい　いいえ　3.8-3.4　PS

2〜4歳用

DENVER II 予備判定票

氏　名

記録者　氏　名

続　柄

記録日　年　月　日

生年月日　年　月　日

年月日齢　年　月　日

以下の質問に順番にお答え下さい。「はい」「いいえ」のどちらかに○をつけて下さい。「いいえ」が３つ以上になったら，それ以降の質問にお答えになる必要はありません。

55. 下の絵の名前が１つ以上言えますか。
方法：下の絵をひとつずつ指さして「これは何？」と聞いて，それぞれ「ねこ」「うま」「とり」「いぬ」「ひと」と答えれば「はい」に○をつけて下さい。「こねこ」「ことり」「パパ」「おとこのこ」などでも結構です。家で飼っているペットの名前を答えた場合は種類があっていれば「はい」に○をつけて下さい。鳴き声だけで答えた場合は「いいえ」にして下さい。
はい　いいえ　2.3-2.0　L

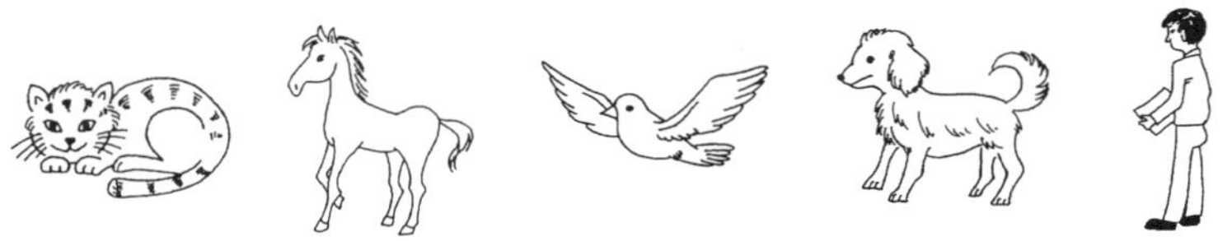

（原画　国立療養所広島病院小児科部長　下田浩子）

56. 「公園・行く」「ジュース・ほしい」「パパ・バイバイ」などの２語文を話しますか。（「いない・いない・ばあ」や「バイ・バイ」は２語文ではありません）
はい　いいえ　2.4-2.1　L

57. 手助けしなくても，自分一人で手を洗ってタオルでふいたり，乾かしたりできますか。あなたがお子さんの手の届かない蛇口をひねってあげるのは構いません。
はい　いいえ　2.4-2.1　PS

58. 体の部分を６つ正しく指さすことができますか。
判定の方法：眼，耳，鼻，口，手，足，お腹，髪の毛の８つの名前をひとつずつ順番に「○○はどこ？」と聞いて，６つ以上正しく指させたら「はい」に○をつけて下さい。お子さんが自分の体を指さしても，あなたの体を指さしても，どちらでも結構です。
はい　いいえ　2.5-2.2　L

59. 両足ジャンプができますか。
判定の方法：この判定票を床において，お子さんに立ったままの位置で判定票を飛び越すように言って下さい。両足同時にジャンプできれば「はい」に○をつけて下さい。判定票を飛び越すことができなくても両足とも床から離れれば結構です。助走したり，片足で飛び越す場合は「いいえ」に○をつけて下さい。
はい　いいえ　2.6-2.3　GM

60. 問 55 で見せた絵をもう一度見せて，今度はあなたが「馬はどれ？」「イヌはどれ？」などとひとつずつ聞いて，お子さんが４つ以上正しく指させれば，「はい」に○をつけて下さい。聞く順番はどれから始めても結構です。
はい　いいえ　2.6-2.3　L

61. あまり親しくない人にも，あなたのお子さんが話す内容がほぼ明りょうに（半分以上）理解されていますか。あなたやお子さんの親しい人でないと理解できない場合は「いいえ」に○をつけて下さい。
はい　いいえ　2.7-2.4　L

62. 積み木やブロックを８つ以上積み重ねて塔をつくることができますか。いままでやったことがない場合は「いいえ」に○をつけて下さい。
はい　いいえ　2.8-2.5　FMA

63. 手助けしなくても，自分一人でパンツやＴシャツ，靴を身につけることができますか。
はい　いいえ　3.0-2.6　PS

64. 問 55 で見せた動物の絵を使います。お子さんに絵を見せて，「飛ぶのはどれ？」「走るのはどれ？」「ニャーとなくのはどれ？」などとひとつひとつたずねて下さい。お子さんが２つ以上正しく指させれば「はい」に○をつけて下さい。
はい　いいえ　3.0-2.7　L

65. 問 55 で見せた絵の動物の名前を４つ以上正しく言えますか。
はい　いいえ　3.1-2.7　L

66. 友だちの名前を一人以上言えますか。
家族（一緒に住んでいる人）やペットの名前の場合は「いいえ」に○をつけて下さい。一緒に住んでいなければ親戚の名前でも結構です。実在しない友だちの名前や友だちがいない場合は「いいえ」に○をつけて下さい。
はい　いいえ　3.1-2.8　PS

67. 縦にまっすぐな線を描けますか。
判定の方法：下の図の横にあなたが「こうかくのよ」と言って描いてみせて下さい。その時，お子さんと同じ向きで上から下に描いて下さい。あなたの描いた線の横にお子さんにかかせて下さい。あなたの描いた線をお子さんがなぞるのではいけません。判定の例は下に描いてある通りです。
はい　いいえ　3.2-2.9　FMA

図：この場合は「はい」に○をつけて下さい。

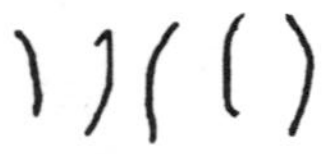

図：この場合は「いいえ」に○をつけて下さい。

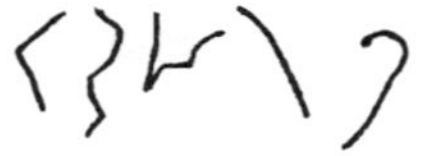

68. この判定票を床において，お子さんに立ったままの位置で用紙を飛び越すように言って下さい。助走してはいけません。あなたが見本をみせてもかまいません。用紙の短い側（21cm）を飛び越えることができれば「はい」に○をつけて下さい。用紙の上に着地した場合は「いいえ」に○をつけて下さい。
はい　いいえ　3.2-2.9　GM

69. 色の名前を１つ以上言えますか。
検査の方法：下の図（黄，緑，赤，青）を見せて，ひとつずつ指さして「これは何色？」と聞いて下さい。お子さんが違った答を言ってもあなたの顔色に出さないようにして４つとも聞いて下さい。１つ以上正しく答えられれば「はい」に○をつけて下さい。
はい　いいえ　3.3-2.9　L

70. 下の図のように，他の指を動かさずに親指だけを立てて動かすことができますか。あなたが見本を見せて同じようにするように言って下さい。
はい　いいえ　3.4-3.1　FMA

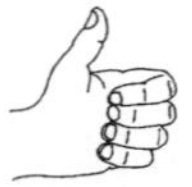

71. 片足立ちが２秒間以上できますか。
方法：物につかまらずに，一人で片足立ちさせて，何秒間バランスを保つことができるか測定します。あなたが見本をみせて下さい。お子さんにできるだけ長く片足立ちするよう言って下さい。
右足で何秒間，片足立ちができましたか（　　）秒間
左足で何秒間，片足立ちができましたか（　　）秒間
右足でも左足でも両方とも２秒間以上片足立ちができた場合だけ「はい」に○をつけて下さい。
はい　いいえ　3.7-3.3　GM

72. 以下の質問をお子さんにして下さい。質問をくりかえして言うのは構いませんが答える手助けをしないで下さい。それぞれの質問に対するお子さんの答えを下に書きこんで下さい。
「寒い時はどうしますか？」（　　　　　　）
答の例（震える，服を着る，家に入る，など）
「疲れた時はどうしますか？」（　　　　　　）
答の例（あくびをする，眠る，横になる，昼寝する）
「お腹がすいた時はどうしますか？」（　　　　　　）
答の例（食べる，食べるものを頼む，お昼を食べる）
答が理屈に合っていればこれ以外の答でも結構です。２つ以上答えられた場合「はい」に○をつけて下さい。言葉でなく，身振り（ジェスチャー）で示した場合は「いいえ」に○をつけて下さい。
はい　いいえ　3.9-3.5　L

73. 下の図を見せて「これと同じものをかいて」と言って下さい。「丸（円）をかいて」と言ってはいけません。３回かかせて下さい。１回でもできれば結構です。判定の例は下に描いてある通りです。
はい　いいえ　3.8-3.4　FMA

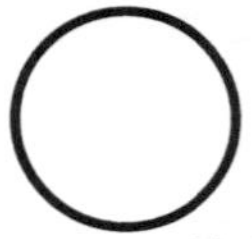

図：この場合は「はい」に○をつけて下さい。

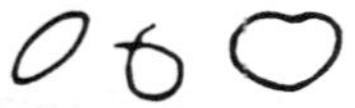

図：この場合は「いいえ」に○をつけて下さい。

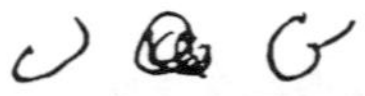

74. 手助けなしに，一人で自分の服をちゃんと身につけることができますか。
はい　いいえ　3.8-3.4　PS

2〜4歳用

DENVER II 予備判定票

氏　名 ＿＿＿＿

記録者　氏　名 ＿＿＿＿
続　柄 ＿＿＿＿

記録日　　年　月　日
生年月日　　年　月　日
年月日齢　　年　月　日

以下の質問に順番にお答え下さい。「はい」「いいえ」のどちらかに○をつけて下さい。「いいえ」が３つ以上になったら，それ以降の質問にお答えになる必要はありません。

55. 下の絵の名前が１つ以上言えますか。
方法：下の絵をひとつずつ指さして「これは何？」と聞いて，それぞれ「ねこ」「うま」「とり」「いぬ」「ひと」と答えれば「はい」に○をつけて下さい。「こねこ」「ことり」「パパ」「おとこのこ」などでも結構です。家で飼っているペットの名前を答えた場合は種類があっていれば「はい」に○をつけて下さい。鳴き声だけで答えた場合は「いいえ」にして下さい。
はい　いいえ　2.3-2.0　L

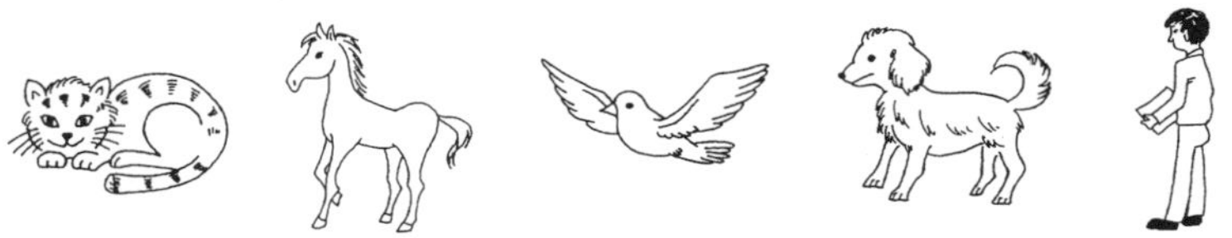

（原画　国立療養所広島病院小児科部長　下田浩子）

56. 「公園・行く」「ジュース・ほしい」「パパ・バイバイ」などの２語文を話しますか。（「いない・いない・ばあ」や「バイ・バイ」は２語文ではありません）
はい　いいえ　2.4-2.1　L

57. 手助けしなくても，自分一人で手を洗ってタオルでふいたり，乾かしたりできますか。あなたがお子さんの手の届かない蛇口をひねってあげるのは構いません。
はい　いいえ　2.4-2.1　PS

58. 体の部分を６つ正しく指さすことができますか。
判定の方法：眼，耳，鼻，口，手，足，お腹，髪の毛の８つの名前をひとつずつ順番に「○○はどこ？」と聞いて，６つ以上正しく指させたら「はい」に○をつけて下さい。お子さんが自分の体を指さしても，あなたの体を指さしても，どちらでも結構です。
はい　いいえ　2.5-2.2　L

59. 両足ジャンプができますか。
判定の方法：この判定票を床において，お子さんに立ったままの位置で判定票を飛び越すように言って下さい。両足同時にジャンプできれば「はい」に○をつけて下さい。判定票を飛び越すことができなくても両足とも床から離れれば結構です。助走したり，片足で飛び越す場合は「いいえ」に○をつけて下さい。
はい　いいえ　2.6-2.3　GM

60. 問55で見せた絵をもう一度見せて，今度はあなたが「馬はどれ？」「イヌはどれ？」などとひとつずつ聞いて，お子さんが４つ以上正しく指させれば，「はい」に○をつけて下さい。聞く順番はどれから始めても結構です。
はい　いいえ　2.6-2.3　L

61. あまり親しくない人にも，あなたのお子さんが話す内容がほぼ明りょうに（半分以上）理解されていますか。あなたやお子さんの親しい人でないと理解できない場合は「いいえ」に○をつけて下さい。
はい　いいえ　2.7-2.4　L

62. 積み木やブロックを８つ以上積み重ねて塔をつくることができますか。いままでやったことがない場合は「いいえ」に○をつけて下さい。
はい　いいえ　2.8-2.5　FMA

63. 手助けしなくても，自分一人でパンツやＴシャツ，靴を身につけることができますか。
はい　いいえ　3.0-2.6　PS

64. 問55で見せた動物の絵を使います。お子さんに絵を見せて，「飛ぶのはどれ？」「走るのはどれ？」「ニャーとなくのはどれ？」などとひとつひとつたずねて下さい。お子さんが２つ以上正しく指させれば「はい」に○をつけて下さい。
はい　いいえ　3.0-2.7　L

65. 問55で見せた絵の動物の名前を４つ以上正しく言えますか。
はい　いいえ　3.1-2.7　L

66. 友だちの名前を一人以上言えますか。
家族（一緒に住んでいる人）やペットの名前の場合は「いいえ」に○をつけて下さい。一緒に住んでいなければ親戚の名前でも結構です。実在しない友だちの名前や友だちがいない場合は「いいえ」に○をつけて下さい。
はい　いいえ　3.1-2.8　PS

67. 縦にまっすぐな線を描けますか。
判定の方法：下の図の横にあなたが「こうかくのよ」と言って描いてみせて下さい。その時，お子さんと同じ向きで上から下に描いて下さい。あなたの描いた線の横にお子さんにかかせて下さい。あなたの描いた線をお子さんがなぞるのではいけません。判定の例は下に描いてある通りです。
はい　いいえ　3.2-2.9　FMA

図：この場合は「はい」に○をつけて下さい。

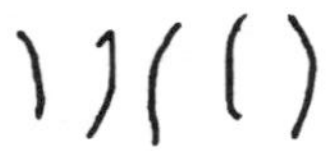

図：この場合は「いいえ」に○をつけて下さい。

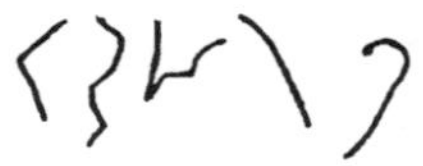

68. この判定票を床において，お子さんに立ったままの位置で用紙を飛び越すように言って下さい。助走してはいけません。あなたが見本をみせてもかまいません。用紙の短い側（21cm）を飛び越えることができれば「はい」に○をつけて下さい。用紙の上に着地した場合は「いいえ」に○をつけて下さい。
はい　いいえ　3.2-2.9　GM

69. 色の名前を１つ以上言えますか。
検査の方法：下の図（黄，緑，赤，青）を見せて，ひとつずつ指さして「これは何色？」と聞いて下さい。お子さんが違った答を言ってもあなたの顔色に出さないようにして４つとも聞いて下さい。１つ以上正しく答えられれば「はい」に○をつけて下さい。
はい　いいえ　3.3-2.9　L

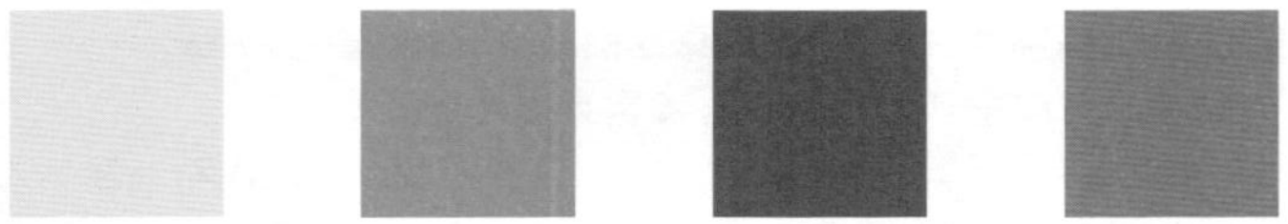

70. 下の図のように，他の指を動かさずに親指だけを立てて動かすことができますか。あなたが見本を見せて同じようにするように言って下さい。
はい　いいえ　3.4-3.1　FMA

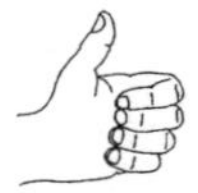

71. 片足立ちが２秒間以上できますか。
方法：物につかまらずに，一人で片足立ちさせて，何秒間バランスを保つことができるか測定します。あなたが見本をみせて下さい。お子さんにできるだけ長く片足立ちするよう言って下さい。
右足で何秒間，片足立ちができましたか（　　）秒間
左足で何秒間，片足立ちができましたか（　　）秒間
右足でも左足でも両方とも２秒間以上片足立ちができた場合だけ「はい」に○をつけて下さい。
はい　いいえ　3.7-3.3　GM

72. 以下の質問をお子さんにして下さい。質問をくりかえして言うのは構いませんが答える手助けをしないで下さい。それぞれの質問に対するお子さんの答えを下に書きこんで下さい。
「寒い時はどうしますか？」　（　　　　　　）
答の例（震える，服を着る，家に入る，など）
「疲れた時にはどうしますか？」　（　　　　　　）
答の例（あくびをする，眠る，横になる，昼寝する）
「お腹がすいた時はどうしますか？」　（　　　　　　）
答の例（食べる，食べるものを頼む，お昼を食べる）
答が理屈に合っていればこれ以外の答でも結構です。２つ以上答えられた場合「はい」に○をつけて下さい。言葉でなく，身振り（ジェスチャー）で示した場合は「いいえ」に○をつけて下さい。
はい　いいえ　3.9-3.5　L

73. 下の図を見せて「これと同じものをかいて」と言って下さい。「丸（円）をかいて」と言ってはいけません。３回かかせて下さい。１回でもできれば結構です。判定の例は下に描いてある通りです。
はい　いいえ　3.8-3.4　FMA

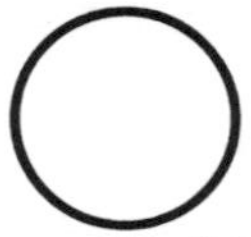

図：この場合は「はい」に○をつけて下さい。

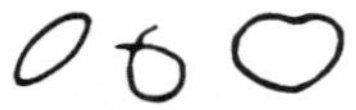

図：この場合は「いいえ」に○をつけて下さい。

74. 手助けなしに，一人で自分の服をちゃんと身につけることができますか。
はい　いいえ　3.8-3.4　PS

2〜4歳用

DENVER II 予備判定票

氏　　名 ＿＿＿＿

記録者　氏　　名 ＿＿＿＿
　　　　続　　柄 ＿＿＿＿

記録日　　年　月　日
生年月日　　年　月　日
年月日齢　　年　月　日

以下の質問に順番にお答え下さい。「はい」「いいえ」のどちらかに○をつけて下さい。「いいえ」が３つ以上になったら，それ以降の質問にお答えになる必要はありません。

55. 下の絵の名前が１つ以上言えますか。
方法：下の絵をひとつずつ指さして「これは何？」と聞いて，それぞれ「ねこ」「うま」「とり」「いぬ」「ひと」と答えれば「はい」に○をつけて下さい。「こねこ」「ことり」「パパ」「おとこのこ」などでも結構です。家で飼っているペットの名前を答えた場合は種類があっていれば「はい」に○をつけて下さい。鳴き声だけで答えた場合は「いいえ」にして下さい。
はい　いいえ　2.3-2.0　L

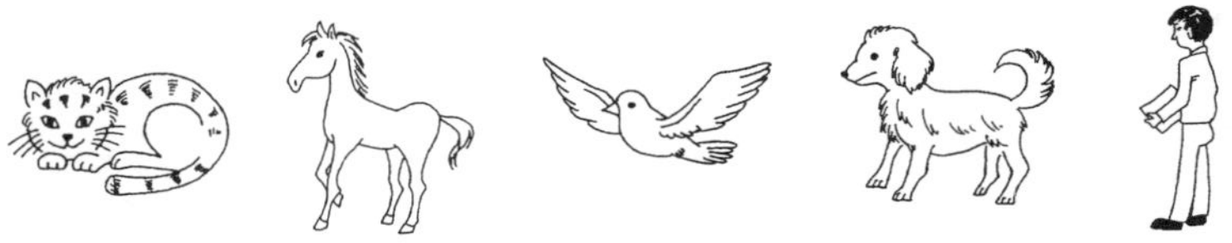

（原画　国立療養所広島病院小児科部長　下田浩子）

56. 「公園・行く」「ジュース・ほしい」「パパ・バイバイ」などの２語文を話しますか。（「いない・いない・ばあ」や「バイ・バイ」は２語文ではありません）
はい　いいえ　2.4-2.1　L

57. 手助けしなくても，自分一人で手を洗ってタオルでふいたり，乾かしたりできますか。あなたがお子さんの手の届かない蛇口をひねってあげるのは構いません。
はい　いいえ　2.4-2.1　PS

58. 体の部分を６つ正しく指さすことができますか。
判定の方法：眼，耳，鼻，口，手，足，お腹，髪の毛の８つの名前をひとつずつ順番に「○○はどこ？」と聞いて，６つ以上正しく指させたら「はい」に○をつけて下さい。お子さんが自分の体を指さしても，あなたの体を指さしても，どちらでも結構です。
はい　いいえ　2.5-2.2　L

59. 両足ジャンプができますか。
判定の方法：この判定票を床において，お子さんに立ったままの位置で判定票を飛び越すように言って下さい。両足同時にジャンプできれば「はい」に○をつけて下さい。判定票を飛び越すことができなくても両足とも床から離れれば結構です。助走したり，片足で飛び越す場合は「いいえ」に○をつけて下さい。
はい　いいえ　2.6-2.3　GM

60. 問 55 で見せた絵をもう一度見せて，今度はあなたが「馬はどれ？」「イヌはどれ？」などとひとつずつ聞いて，お子さんが４つ以上正しく指させれば，「はい」に○をつけて下さい。聞く順番はどれから始めても結構です。
はい　いいえ　2.6-2.3　L

61. あまり親しくない人にも，あなたのお子さんが話す内容がほぼ明りょうに（半分以上）理解されていますか。あなたやお子さんの親しい人でないと理解できない場合は「いいえ」に○をつけて下さい。
はい　いいえ　2.7-2.4　L

62. 積み木やブロックを８つ以上積み重ねて塔をつくることができますか。いままでやったことがない場合は「いいえ」に○をつけて下さい。
はい　いいえ　2.8-2.5　FMA

63. 手助けしなくても，自分一人でパンツやＴシャツ，靴を身につけることができますか。
はい　いいえ　3.0-2.6　PS

64. 問 55 で見せた動物の絵を使います。お子さんに絵を見せて，「飛ぶのはどれ？」「走るのはどれ？」「ニャーとなくのはどれ？」などとひとつひとつたずねて下さい。お子さんが２つ以上正しく指させれば「はい」に○をつけて下さい。
はい　いいえ　3.0-2.7　L

65. 問 55 で見せた絵の動物の名前を４つ以上正しく言えますか。
はい　いいえ　3.1-2.7　L

66. 友だちの名前を一人以上言えますか。
家族（一緒に住んでいる人）やペットの名前の場合は「いいえ」に○をつけて下さい。一緒に住んでいなければ親戚の名前でも結構です。実在しない友だちの名前や友だちがいない場合は「いいえ」に○をつけて下さい。
はい　いいえ　3.1-2.8　PS

67. 縦にまっすぐな線を描けますか。
判定の方法：下の図の横にあなたが「こうかくのよ」と言って描いてみせて下さい。その時，お子さんと同じ向きで上から下に描いて下さい。あなたの描いた線の横にお子さんにかかせて下さい。あなたの描いた線をお子さんがなぞるのではいけません。判定の例は下に描いてある通りです。
はい　いいえ　3.2-2.9　FMA

図：この場合は「はい」に○をつけて下さい。

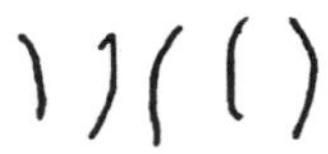

図：この場合は「いいえ」に○をつけて下さい。

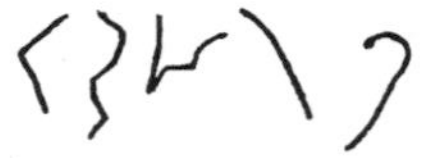

68. この判定票を床において，お子さんに立ったままの位置で用紙を飛び越すように言って下さい。助走してはいけません。あなたが見本をみせてもかまいません。用紙の短い側（21cm）を飛び越えることができれば「はい」に○をつけて下さい。用紙の上に着地した場合は「いいえ」に○をつけて下さい。
はい　いいえ　3.2-2.9　GM

69. 色の名前を１つ以上言えますか。
検査の方法：下の図（黄，緑，赤，青）を見せて，ひとつずつ指さして「これは何色？」と聞いて下さい。お子さんが違った答を言ってもあなたの顔色に出さないようにして４つとも聞いて下さい。１つ以上正しく答えられれば「はい」に○をつけて下さい。
はい　いいえ　3.3-2.9　L

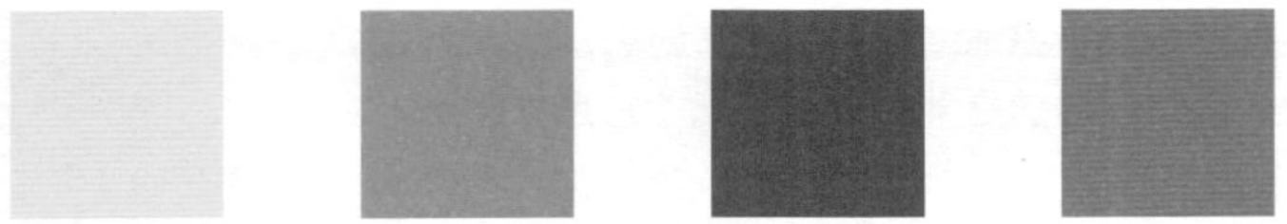

70. 下の図のように，他の指を動かさずに親指だけを立てて動かすことができますか。あなたが見本を見せて同じようにするように言って下さい。
はい　いいえ　3.4-3.1　FMA

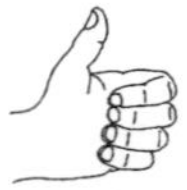

71. 片足立ちが２秒間以上できますか。
方法：物につかまらずに，一人で片足立ちさせて，何秒間バランスを保つことができるか測定します。あなたが見本をみせて下さい。お子さんにできるだけ長く片足立ちするよう言って下さい。
右足で何秒間，片足立ちができましたか（　　）秒間
左足で何秒間，片足立ちができましたか（　　）秒間
右足でも左足でも両方とも２秒間以上片足立ちができた場合だけ「はい」に○をつけて下さい。
はい　いいえ　3.7-3.3　GM

72. 以下の質問をお子さんにして下さい。質問をくりかえして言うのは構いませんが答える手助けをしないで下さい。それぞれの質問に対するお子さんの答えを下に書きこんで下さい。
「寒い時はどうしますか？」　（　　　　　）
答の例（震える，服を着る，家に入る，など）
「疲れた時はどうしますか？」　（　　　　　）
答の例（あくびをする，眠る，横になる，昼寝する）
「お腹がすいた時はどうしますか？」　（　　　　　）
答の例（食べる，食べるものを頼む，お昼を食べる）
答が理屈に合っていればこれ以外の答でも結構です。２つ以上答えられた場合「はい」に○をつけて下さい。言葉でなく，身振り（ジェスチャー）で示した場合は「いいえ」に○をつけて下さい。
はい　いいえ　3.9-3.5　L

73. 下の図を見せて「これと同じものをかいて」と言って下さい。「丸（円）をかいて」と言ってはいけません。３回かかせて下さい。１回でもできれば結構です。判定の例は下に描いてある通りです。
はい　いいえ　3.8-3.4　FMA

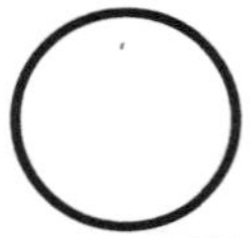

図：この場合は「はい」に○をつけて下さい。

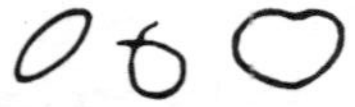

図：この場合は「いいえ」に○をつけて下さい。

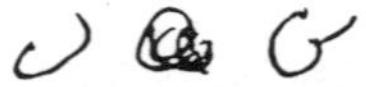

74. 手助けなしに，一人で自分の服をちゃんと身につけることができますか。
はい　いいえ　3.8-3.4　PS

2〜4歳用

DENVER Ⅱ 予備判定票

氏　　名

記録者　氏　名

　　　　続　柄

記　録　日　　　年　　　月　　　日

生 年 月 日　　　年　　　月　　　日

年 月 日 齢　　　年　　　月　　　日

以下の質問に順番にお答え下さい。「はい」「いいえ」のどちらかに○をつけて下さい。「いいえ」が３つ以上になったら，それ以降の質問にお答えになる必要はありません。

55. 下の絵の名前が１つ以上言えますか。
方法：下の絵をひとつずつ指さして「これは何？」と聞いて，それぞれ「ねこ」「うま」「とり」「いぬ」「ひと」と答えれば「はい」に○をつけて下さい。「こねこ」「ことり」「パパ」「おとこのこ」などでも結構です。家で飼っているペットの名前を答えた場合は種類があっていれば「はい」に○をつけて下さい。鳴き声だけで答えた場合は「いいえ」にして下さい。
はい　いいえ　2.3-2.0　L

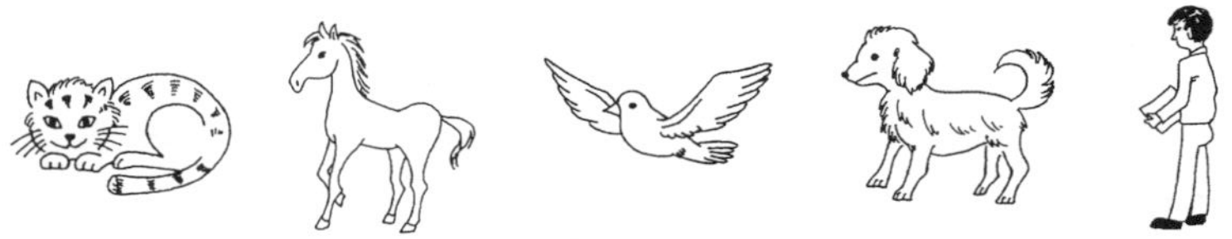

（原画　国立療養所広島病院小児科部長　下田浩子）

56. 「公園・行く」「ジュース・ほしい」「パパ・バイバイ」などの２語文を話しますか。（「いない・いない・ばあ」や「バイ・バイ」は２語文ではありません）
はい　いいえ　2.4-2.1　L

57. 手助けしなくても，自分一人で手を洗ってタオルでふいたり，乾かしたりできますか。あなたがお子さんの手の届かない蛇口をひねってあげるのは構いません。
はい　いいえ　2.4-2.1　PS

58. 体の部分を６つ正しく指さすことができますか。
判定の方法：眼，耳，鼻，口，手，足，お腹，髪の毛の８つの名前をひとつずつ順番に「○○はどこ？」と聞いて，６つ以上正しく指させたら「はい」に○をつけて下さい。お子さんが自分の体を指さしても，あなたの体を指さしても，どちらでも結構です。
はい　いいえ　2.5-2.2　L

59. 両足ジャンプができますか。
判定の方法：この判定票を床において，お子さんに立ったままの位置で判定票を飛び越すように言って下さい。両足同時にジャンプできれば「はい」に○をつけて下さい。判定票を飛び越すことができなくても両足とも床から離れれば結構です。助走したり，片足で飛び越す場合は「いいえ」に○をつけて下さい。
はい　いいえ　2.6-2.3　GM

60. 問 55 で見せた絵をもう一度見せて，今度はあなたが「馬はどれ？」「イヌはどれ？」などとひとつずつ聞いて，お子さんが４つ以上正しく指させれば，「はい」に○をつけて下さい。聞く順番はどれから始めても結構です。
はい　いいえ　2.6-2.3　L

61. あまり親しくない人にも，あなたのお子さんが話す内容がほぼ明りょうに（半分以上）理解されていますか。あなたやお子さんの親しい人でないと理解できない場合は「いいえ」に○をつけて下さい。
はい　いいえ　2.7-2.4　L

62. 積み木やブロックを８つ以上積み重ねて塔をつくることができますか。いままでやったことがない場合は「いいえ」に○をつけて下さい。
はい　いいえ　2.8-2.5　FMA

63. 手助けしなくても，自分一人でパンツやＴシャツ，靴を身につけることができますか。
はい　いいえ　3.0-2.6　PS

64. 問 55 で見せた動物の絵を使います。お子さんに絵を見せて，「飛ぶのはどれ？」「走るのはどれ？」「ニャーとなくのはどれ？」などとひとつひとつたずねて下さい。お子さんが２つ以上正しく指させれば「はい」に○をつけて下さい。
はい　いいえ　3.0-2.7　L

65. 問 55 で見せた絵の動物の名前を４つ以上正しく言えますか。
はい　いいえ　3.1-2.7　L

66. 友だちの名前を一人以上言えますか。
家族（一緒に住んでいる人）やペットの名前の場合は「いいえ」に○をつけて下さい。一緒に住んでいなければ親戚の名前でも結構です。実在しない友だちの名前や友だちがいない場合は「いいえ」に○をつけて下さい。
はい　いいえ　3.1-2.8　PS

67. 縦にまっすぐな線を描けますか。
判定の方法：下の図の横にあなたが「こうかくのよ」と言って描いてみせて下さい。その時，お子さんと同じ向きで上から下に描いて下さい。あなたの描いた線の横にお子さんにかかせて下さい。あなたの描いた線をお子さんがなぞるのではいけません。判定の例は下に描いてある通りです。
はい　いいえ　3.2-2.9　FMA

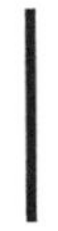

図：この場合は「はい」に○をつけて下さい。

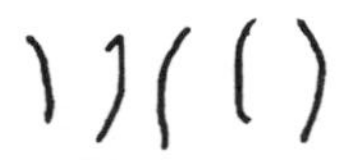

図：この場合は「いいえ」に○をつけて下さい。

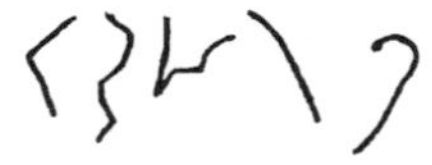

68. この判定票を床において，お子さんに立ったままの位置で用紙を飛び越すように言って下さい。助走してはいけません。あなたが見本をみせてもかまいません。用紙の短い側（21cm）を飛び越えることができれば「はい」に○をつけて下さい。用紙の上に着地した場合は「いいえ」に○をつけて下さい。
はい　いいえ　3.2-2.9　GM

69. 色の名前を１つ以上言えますか。
検査の方法：下の図（黄，緑，赤，青）を見せて，ひとつずつ指さして「これは何色？」と聞いて下さい。お子さんが違った答を言ってもあなたの顔色に出さないようにして４つとも聞いて下さい。１つ以上正しく答えられれば「はい」に○をつけて下さい。
はい　いいえ　3.3-2.9　L

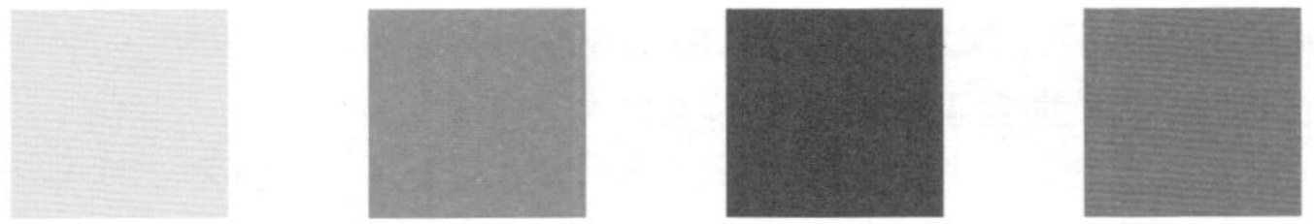

70. 下の図のように，他の指を動かさずに親指だけを立てて動かすことができますか。あなたが見本を見せて同じようにするように言って下さい。
はい　いいえ　3.4-3.1　FMA

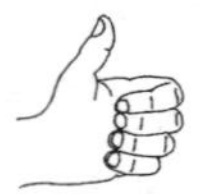

71. 片足立ちが２秒間以上できますか。
方法：物につかまらずに，一人で片足立ちさせて，何秒間バランスを保つことができるか測定します。あなたが見本をみせて下さい。お子さんにできるだけ長く片足立ちするよう言って下さい。
右足で何秒間，片足立ちができましたか（　　）秒間
左足で何秒間，片足立ちができましたか（　　）秒間
右足でも左足でも両方とも２秒間以上片足立ちができた場合だけ「はい」に○をつけて下さい。
はい　いいえ　3.7-3.3　GM

72. 以下の質問をお子さんにして下さい。質問をくりかえして言うのは構いませんが答える手助けをしないで下さい。それぞれの質問に対するお子さんの答えを下に書きこんで下さい。
「寒い時はどうしますか？」　（　　　　　）
答の例（震える，服を着る，家に入る，など）
「疲れた時はどうしますか？」　（　　　　　）
答の例（あくびをする，眠る，横になる，昼寝する）
「お腹がすいた時はどうしますか？」　（　　　　　）
答の例（食べる，食べるものを頼む，お昼を食べる）
答が理屈に合っていればこれ以外の答でも結構です。２つ以上答えられた場合「はい」に○をつけて下さい。言葉でなく，身振り（ジェスチャー）で示した場合は「いいえ」に○をつけて下さい。
はい　いいえ　3.9-3.5　L

73. 下の図を見せて「これと同じものをかいて」と言って下さい。「丸（円）をかいて」と言ってはいけません。３回かかせて下さい。１回でもできれば結構です。判定の例は下に描いてある通りです。
はい　いいえ　3.8-3.4　FMA

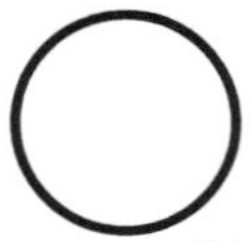

図：この場合は「はい」に○をつけて下さい。

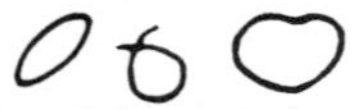

図：この場合は「いいえ」に○をつけて下さい。

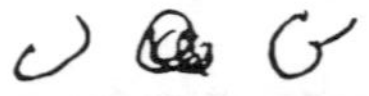

74. 手助けなしに，一人で自分の服をちゃんと身につけることができますか。
はい　いいえ　3.8-3.4　PS

2〜4歳用

DENVER II 予備判定票

氏　名		記録日	年　月　日
記録者　氏　名		生年月日	年　月　日
記録者　続　柄		年月日齢	年　月　日

以下の質問に順番にお答え下さい。「はい」「いいえ」のどちらかに○をつけて下さい。「いいえ」が３つ以上になったら，それ以降の質問にお答えになる必要はありません。

55. 下の絵の名前が１つ以上言えますか。
方法：下の絵をひとつずつ指さして「これは何？」と聞いて，それぞれ「ねこ」「うま」「とり」「いぬ」「ひと」と答えれば「はい」に○をつけて下さい。「こねこ」「ことり」「パパ」「おとこのこ」などでも結構です。家で飼っているペットの名前を答えた場合は種類があっていれば「はい」に○をつけて下さい。鳴き声だけで答えた場合は「いいえ」にして下さい。
はい　いいえ　2.3-2.0　L

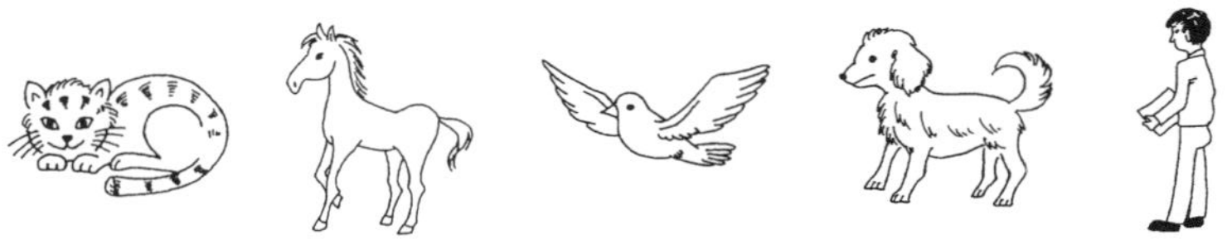

（原画　国立療養所広島病院小児科部長　下田浩子）

56. 「公園・行く」「ジュース・ほしい」「パパ・バイバイ」などの２語文を話しますか。（「いない・いない・ばあ」や「バイ・バイ」は２語文ではありません）
はい　いいえ　2.4-2.1　L

57. 手助けしなくても，自分一人で手を洗ってタオルでふいたり，乾かしたりできますか。あなたがお子さんの手の届かない蛇口をひねってあげるのは構いません。
はい　いいえ　2.4-2.1　PS

58. 体の部分を６つ正しく指さすことができますか。
判定の方法：眼，耳，鼻，口，手，足，お腹，髪の毛の８つの名前をひとつずつ順番に「○○はどこ？」と聞いて，６つ以上正しく指させたら「はい」に○をつけて下さい。お子さんが自分の体を指さしても，あなたの体を指さしても，どちらでも結構です。
はい　いいえ　2.5-2.2　L

59. 両足ジャンプができますか。
判定の方法：この判定票を床において，お子さんに立ったままの位置で判定票を飛び越すように言って下さい。両足同時にジャンプできれば「はい」に○をつけて下さい。判定票を飛び越すことができなくても両足とも床から離れれば結構です。助走したり，片足で飛び越す場合は「いいえ」に○をつけて下さい。
はい　いいえ　2.6-2.3　GM

60. 問 55 で見せた絵をもう一度見せて，今度はあなたが「馬はどれ？」「イヌはどれ？」などとひとつずつ聞いて，お子さんが４つ以上正しく指させれば，「はい」に○をつけて下さい。聞く順番はどれから始めても結構です。
はい　いいえ　2.6-2.3　L

61. あまり親しくない人にも，あなたのお子さんが話す内容がほぼ明りょうに（半分以上）理解されていますか。あなたやお子さんの親しい人でないと理解できない場合は「いいえ」に○をつけて下さい。
はい　いいえ　2.7-2.4　L

62. 積み木やブロックを８つ以上積み重ねて塔をつくることができますか。いままでやったことがない場合は「いいえ」に○をつけて下さい。
はい　いいえ　2.8-2.5　FMA

63. 手助けしなくても，自分一人でパンツやＴシャツ，靴を身につけることができますか。
はい　いいえ　3.0-2.6　PS

64. 問 55 で見せた動物の絵を使います。お子さんに絵を見せて，「飛ぶのはどれ？」「走るのはどれ？」「ニャーとなくのはどれ？」などとひとつひとつたずねて下さい。お子さんが２つ以上正しく指させれば「はい」に○をつけて下さい。
はい　いいえ　3.0-2.7　L

65. 問 55 で見せた絵の動物の名前を４つ以上正しく言えますか。
はい　いいえ　3.1-2.7　L

66. 友だちの名前を一人以上言えますか。
家族（一緒に住んでいる人）やペットの名前の場合は「いいえ」に○をつけて下さい。一緒に住んでいなければ親戚の名前でも結構です。実在しない友だちの名前や友だちがいない場合は「いいえ」に○をつけて下さい。
はい　いいえ　3.1-2.8　PS

67. 縦にまっすぐな線を描けますか。
判定の方法：下の図の横にあなたが「こうかくのよ」と言って描いてみせて下さい。その時，お子さんと同じ向きで上から下に描いて下さい。あなたの描いた線の横にお子さんにかかせて下さい。あなたの描いた線をお子さんがなぞるのではいけません。判定の例は下に描いてある通りです。
はい　いいえ　3.2-2.9　FMA

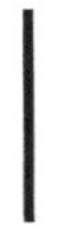

図：この場合は「はい」に○をつけて下さい。　図：この場合は「いいえ」に○をつけて下さい。

68. この判定票を床において，お子さんに立ったままの位置で用紙を飛び越すように言って下さい。助走してはいけません。あなたが見本をみせてもかまいません。用紙の短い側（21cm）を飛び越えることができれば「はい」に○をつけて下さい。用紙の上に着地した場合は「いいえ」に○をつけて下さい。
はい　いいえ　3.2-2.9　GM

69. 色の名前を１つ以上言えますか。
検査の方法：下の図（黄，緑，赤，青）を見せて，ひとつずつ指さして「これは何色？」と聞いて下さい。お子さんが違った答を言ってもあなたの顔色に出さないようにして４つとも聞いて下さい。１つ以上正しく答えられれば「はい」に○をつけて下さい。
はい　いいえ　3.3-2.9　L

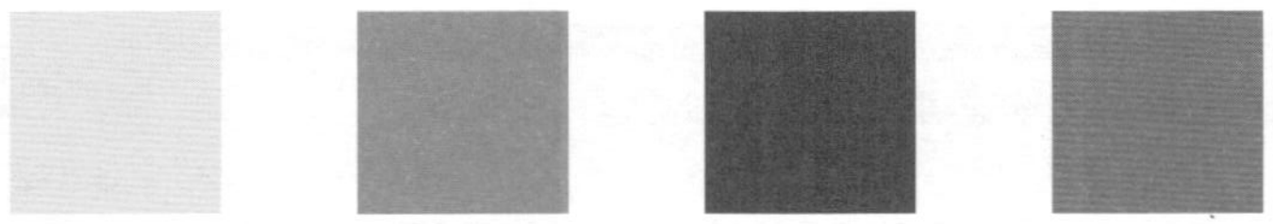

70. 下の図のように，他の指を動かさずに親指だけを立てて動かすことができますか。あなたが見本を見せて同じようにするように言って下さい。
はい　いいえ　3.4-3.1　FMA

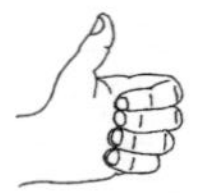

71. 片足立ちが２秒間以上できますか。
方法：物につかまらずに，一人で片足立ちさせて，何秒間バランスを保つことができるか測定します。あなたが見本をみせて下さい。お子さんにできるだけ長く片足立ちするよう言って下さい。
右足で何秒間，片足立ちができましたか（　　）秒間
左足で何秒間，片足立ちができましたか（　　）秒間
右足でも左足でも両方とも２秒間以上片足立ちができた場合だけ「はい」に○をつけて下さい。
はい　いいえ　3.7-3.3　GM

72. 以下の質問をお子さんにして下さい。質問をくりかえして言うのは構いませんが答える手助けをしないで下さい。それぞれの質問に対するお子さんの答えを下に書きこんで下さい。
「寒い時はどうしますか？」　（　　　　　　）
答の例（震える，服を着る，家に入る，など）
「疲れた時はどうしますか？」　（　　　　　　）
答の例（あくびをする，眠る，横になる，昼寝する）
「お腹がすいた時はどうしますか？」　（　　　　　　）
答の例（食べる，食べるものを頼む，お昼を食べる）
答が理屈に合っていればこれ以外の答でも結構です。２つ以上答えられた場合「はい」に○をつけて下さい。言葉でなく，身振り（ジェスチャー）で示した場合は「いいえ」に○をつけて下さい。
はい　いいえ　3.9-3.5　L

73. 下の図を見せて「これと同じものをかいて」と言って下さい。「丸（円）をかいて」と言ってはいけません。３回かかせて下さい。１回でもできれば結構です。判定の例は下に描いてある通りです。
はい　いいえ　3.8-3.4　FMA

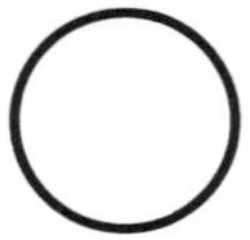

図：この場合は「はい」に○をつけて下さい。　図：この場合は「いいえ」に○をつけて下さい。

74. 手助けなしに，一人で自分の服をちゃんと身につけることができますか。
はい　いいえ　3.8-3.4　PS

2〜4歳用

DENVER II 予備判定票

氏名		記録日	年　月　日
記録者 氏名		生年月日	年　月　日
記録者 続柄		年月日齢	年　月　日

以下の質問に順番にお答え下さい。「はい」「いいえ」のどちらかに○をつけて下さい。「いいえ」が３つ以上になったら，それ以降の質問にお答えになる必要はありません。

55. 下の絵の名前が１つ以上言えますか。
方法：下の絵をひとつずつ指さして「これは何？」と聞いて，それぞれ「ねこ」「うま」「とり」「いぬ」「ひと」と答えれば「はい」に○をつけて下さい。「こねこ」「ことり」「パパ」「おとこのこ」などでも結構です。家で飼っているペットの名前を答えた場合は種類があっていれば「はい」に○をつけて下さい。鳴き声だけで答えた場合は「いいえ」にして下さい。
はい　いいえ　2.3-2.0　L

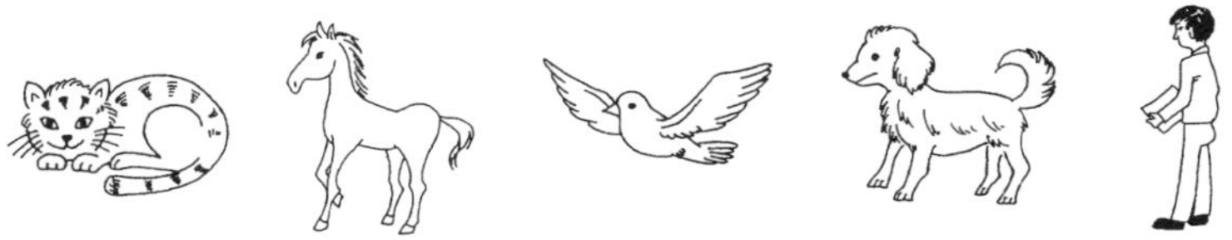

（原画　国立療養所広島病院小児科部長　下田浩子）

56. 「公園・行く」「ジュース・ほしい」「パパ・バイバイ」などの２語文を話しますか。（「いない・いない・ばあ」や「バイ・バイ」は２語文ではありません）
はい　いいえ　2.4-2.1　L

57. 手助けしなくても，自分一人で手を洗ってタオルでふいたり，乾かしたりできますか。あなたがお子さんの手の届かない蛇口をひねってあげるのは構いません。
はい　いいえ　2.4-2.1　PS

58. 体の部分を６つ正しく指さすことができますか。
判定の方法：眼，耳，鼻，口，手，足，お腹，髪の毛の８つの名前をひとつずつ順番に「○○はどこ？」と聞いて，６つ以上正しく指させたら「はい」に○をつけて下さい。お子さんが自分の体を指さしても，あなたの体を指さしても，どちらでも結構です。
はい　いいえ　2.5-2.2　L

59. 両足ジャンプができますか。
判定の方法：この判定票を床において，お子さんに立ったままの位置で判定票を飛び越すように言って下さい。両足同時にジャンプできれば「はい」に○をつけて下さい。判定票を飛び越すことができなくても両足とも床から離れれば結構です。助走したり，片足で飛び越す場合は「いいえ」に○をつけて下さい。
はい　いいえ　2.6-2.3　GM

60. 問55で見せた絵をもう一度見せて，今度はあなたが「馬はどれ？」「イヌはどれ？」などとひとつずつ聞いて，お子さんが４つ以上正しく指させれば，「はい」に○をつけて下さい。聞く順番はどれから始めても結構です。
はい　いいえ　2.6-2.3　L

61. あまり親しくない人にも，あなたのお子さんが話す内容がほぼ明りょうに（半分以上）理解されていますか。あなたやお子さんの親しい人でないと理解できない場合は「いいえ」に○をつけて下さい。
はい　いいえ　2.7-2.4　L

62. 積み木やブロックを８つ以上積み重ねて塔をつくることができますか。いままでやったことがない場合は「いいえ」に○をつけて下さい。
はい　いいえ　2.8-2.5　FMA

63. 手助けしなくても，自分一人でパンツやＴシャツ，靴を身につけることができますか。
はい　いいえ　3.0-2.6　PS

64. 問55で見せた動物の絵を使います。お子さんに絵を見せて，「飛ぶのはどれ？」「走るのはどれ？」「ニャーとなくのはどれ？」などとひとつひとつたずねて下さい。お子さんが２つ以上正しく指させれば「はい」に○をつけて下さい。
はい　いいえ　3.0-2.7　L

65. 問55で見せた絵の動物の名前を４つ以上正しく言えますか。
はい　いいえ　3.1-2.7　L

66. 友だちの名前を一人以上言えますか。
家族（一緒に住んでいる人）やペットの名前の場合は「いいえ」に○をつけて下さい。一緒に住んでいなければ親戚の名前でも結構です。実在しない友だちの名前や友だちがいない場合は「いいえ」に○をつけて下さい。
はい　いいえ　3.1-2.8　PS

67. 縦にまっすぐな線を描けますか。
判定の方法：下の図の横にあなたが「こうかくのよ」と言って描いてみせて下さい。その時，お子さんと同じ向きで上から下に描いて下さい。あなたの描いた線の横にお子さんにかかせて下さい。あなたの描いた線をお子さんがなぞるのではいけません。判定の例は下に描いてある通りです。
はい　いいえ　3.2-2.9　FMA

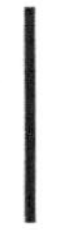

図：この場合は「はい」に○をつけて下さい。

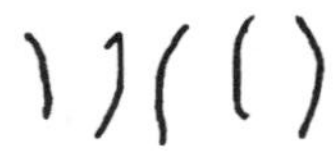

図：この場合は「いいえ」に○をつけて下さい。

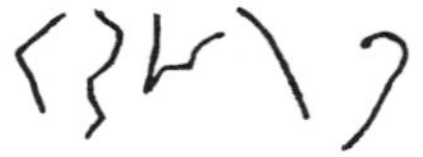

68. この判定票を床において，お子さんに立ったままの位置で用紙を飛び越すように言って下さい。助走してはいけません。あなたが見本をみせてもかまいません。用紙の短い側（21cm）を飛び越えることができれば「はい」に○をつけて下さい。用紙の上に着地した場合は「いいえ」に○をつけて下さい。
はい　いいえ　3.2-2.9　GM

69. 色の名前を１つ以上言えますか。
検査の方法：下の図（黄，緑，赤，青）を見せて，ひとつずつ指さして「これは何色？」と聞いて下さい。お子さんが違った答を言ってもあなたの顔色に出さないようにして４つとも聞いて下さい。１つ以上正しく答えられれば「はい」に○をつけて下さい。
はい　いいえ　3.3-2.9　L

70. 下の図のように，他の指を動かさずに親指だけを立てて動かすことができますか。あなたが見本を見せて同じようにするように言って下さい。
はい　いいえ　3.4-3.1　FMA

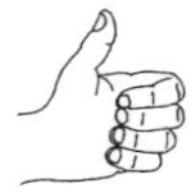

71. 片足立ちが２秒間以上できますか。
方法：物につかまらずに，一人で片足立ちさせて，何秒間バランスを保つことができるか測定します。あなたが見本をみせて下さい。お子さんにできるだけ長く片足立ちするよう言って下さい。
右足で何秒間，片足立ちができましたか（　　）秒間
左足で何秒間，片足立ちができましたか（　　）秒間
右足でも左足でも両方とも２秒間以上片足立ちができた場合だけ「はい」に○をつけて下さい。
はい　いいえ　3.7-3.3　GM

72. 以下の質問をお子さんにして下さい。質問をくりかえして言うのは構いませんが答える手助けをしないで下さい。それぞれの質問に対するお子さんの答えを下に書きこんで下さい。
「寒い時はどうしますか？」　（　　　　　　）
答の例（震える，服を着る，家に入る，など）
「疲れた時はどうしますか？」　（　　　　　　）
答の例（あくびをする，眠る，横になる，昼寝する）
「お腹がすいた時はどうしますか？」　（　　　　　　）
答の例（食べる，食べるものを頼む，お昼を食べる）
答が理屈に合っていればこれ以外の答でも結構です。２つ以上答えられた場合「はい」に○をつけて下さい。言葉でなく，身振り（ジェスチャー）で示した場合は「いいえ」に○をつけて下さい。
はい　いいえ　3.9-3.5　L

73. 下の図を見せて「これと同じものをかいて」と言って下さい。「丸（円）をかいて」と言ってはいけません。３回かかせて下さい。１回でもできれば結構です。判定の例は下に描いてある通りです。
はい　いいえ　3.8-3.4　FMA

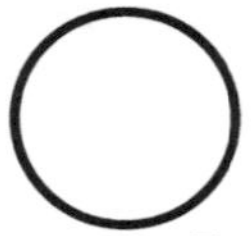

図：この場合は「はい」に○をつけて下さい。

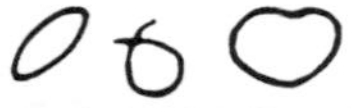

図：この場合は「いいえ」に○をつけて下さい。

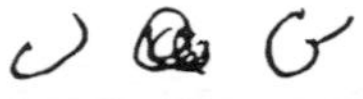

74. 手助けなしに，一人で自分の服をちゃんと身につけることができますか。
はい　いいえ　3.8-3.4　PS

2〜4歳用

DENVERⅡ予備判定票

氏　名 ＿＿＿＿＿＿

記録者　氏　名 ＿＿＿＿＿＿
　　　　続　柄 ＿＿＿＿＿＿

記録日　　年　　月　　日
生年月日　　年　　月　　日
年月日齢　　年　　月　　日

以下の質問に順番にお答え下さい。「はい」「いいえ」のどちらかに○をつけて下さい。「いいえ」が３つ以上になったら，それ以降の質問にお答えになる必要はありません。

55. 下の絵の名前が１つ以上言えますか。
方法：下の絵をひとつずつ指さして「これは何？」と聞いて，それぞれ「ねこ」「うま」「とり」「いぬ」「ひと」と答えれば「はい」に○をつけて下さい。「こねこ」「ことり」「パパ」「おとこのこ」などでも結構です。家で飼っているペットの名前を答えた場合は種類があっていれば「はい」に○をつけて下さい。鳴き声だけで答えた場合は「いいえ」にして下さい。
はい　いいえ　2.3-2.0　L

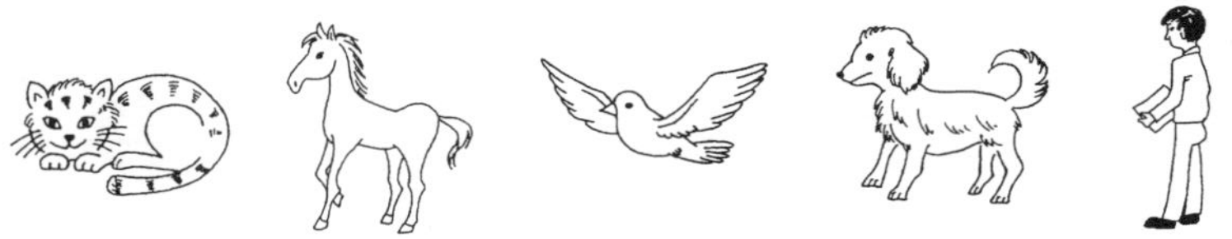

（原画　国立療養所広島病院小児科部長　下田浩子）

56. 「公園・行く」「ジュース・ほしい」「パパ・バイバイ」などの２語文を話しますか。（「いない・いない・ばあ」や「バイ・バイ」は２語文ではありません）
はい　いいえ　2.4-2.1　L

57. 手助けしなくても，自分一人で手を洗ってタオルでふいたり，乾かしたりできますか。あなたがお子さんの手の届かない蛇口をひねってあげるのは構いません。
はい　いいえ　2.4-2.1　PS

58. 体の部分を６つ正しく指さすことができますか。
判定の方法：眼，耳，鼻，口，手，足，お腹，髪の毛の８つの名前をひとつずつ順番に「○○はどこ？」と聞いて，６つ以上正しく指させたら「はい」に○をつけて下さい。お子さんが自分の体を指さしても，あなたの体を指さしても，どちらでも結構です。
はい　いいえ　2.5-2.2　L

59. 両足ジャンプができますか。
判定の方法：この判定票を床において，お子さんに立ったままの位置で判定票を飛び越すように言って下さい。両足同時にジャンプできれば「はい」に○をつけて下さい。判定票を飛び越すことができなくても両足とも床から離れれば結構です。助走したり，片足で飛び越す場合は「いいえ」に○をつけて下さい。
はい　いいえ　2.6-2.3　GM

60. 問55で見せた絵をもう一度見せて，今度はあなたが「馬はどれ？」「イヌはどれ？」などとひとつずつ聞いて，お子さんが４つ以上正しく指させれば，「はい」に○をつけて下さい。聞く順番はどれから始めても結構です。
はい　いいえ　2.6-2.3　L

61. あまり親しくない人にも，あなたのお子さんが話す内容がほぼ明りょうに（半分以上）理解されていますか。あなたやお子さんの親しい人でないと理解できない場合は「いいえ」に○をつけて下さい。
はい　いいえ　2.7-2.4　L

62. 積み木やブロックを８つ以上積み重ねて塔をつくることができますか。いままでやったことがない場合は「いいえ」に○をつけて下さい。
はい　いいえ　2.8-2.5　FMA

63. 手助けしなくても，自分一人でパンツやＴシャツ，靴を身につけることができますか。
はい　いいえ　3.0-2.6　PS

64. 問55で見せた動物の絵を使います。お子さんに絵を見せて，「飛ぶのはどれ？」「走るのはどれ？」「ニャーとなくのはどれ？」などとひとつひとつたずねて下さい。お子さんが２つ以上正しく指させれば「はい」に○をつけて下さい。
はい　いいえ　3.0-2.7　L

65. 問55で見せた絵の動物の名前を４つ以上正しく言えますか。
はい　いいえ　3.1-2.7　L

66. 友だちの名前を一人以上言えますか。
家族（一緒に住んでいる人）やペットの名前の場合は「いいえ」に○をつけて下さい。一緒に住んでいなければ親戚の名前でも結構です。実在しない友だちの名前や友だちがいない場合は「いいえ」に○をつけて下さい。
はい　いいえ　3.1-2.8　PS

67. 縦にまっすぐな線を描けますか。
判定の方法：下の図の横にあなたが「こうかくのよ」と言って描いてみせて下さい。その時，お子さんと同じ向きで上から下に描いて下さい。あなたの描いた線の横にお子さんにかかせて下さい。あなたの描いた線をお子さんがなぞるのではいけません。判定の例は下に描いてある通りです。
はい　いいえ　3.2-2.9　FMA

図：この場合は「はい」に○をつけて下さい。　図：この場合は「いいえ」に○をつけて下さい。

68. この判定票を床において，お子さんに立ったままの位置で用紙を飛び越すように言って下さい。助走してはいけません。あなたが見本をみせてもかまいません。用紙の短い側（21cm）を飛び越えることができれば「はい」に○をつけて下さい。用紙の上に着地した場合は「いいえ」に○をつけて下さい。
はい　いいえ　3.2-2.9　GM

69. 色の名前を１つ以上言えますか。
検査の方法：下の図（黄，緑，赤，青）を見せて，ひとつずつ指さして「これは何色？」と聞いて下さい。お子さんが違った答を言ってもあなたの顔色に出さないようにして４つとも聞いて下さい。１つ以上正しく答えられれば「はい」に○をつけて下さい。
はい　いいえ　3.3-2.9　L

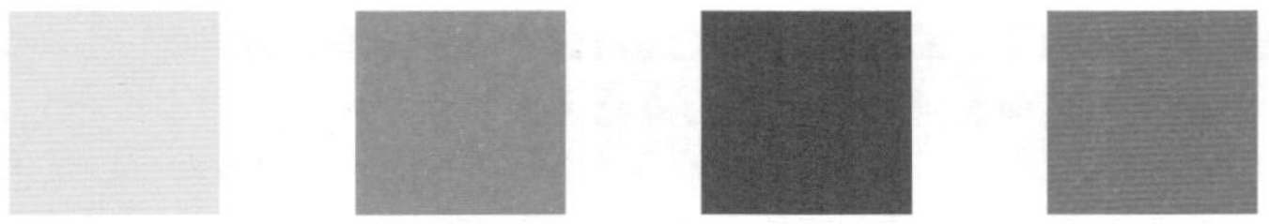

70. 下の図のように，他の指を動かさずに親指だけを立てて動かすことができますか。あなたが見本を見せて同じようにするように言って下さい。
はい　いいえ　3.4-3.1　FMA

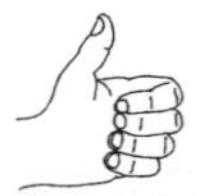

71. 片足立ちが２秒間以上できますか。
方法：物につかまらずに，一人で片足立ちさせて，何秒間バランスを保つことができるか測定します。あなたが見本をみせて下さい。お子さんにできるだけ長く片足立ちするよう言って下さい。
右足で何秒間，片足立ちができましたか（　　）秒間
左足で何秒間，片足立ちができましたか（　　）秒間
右足でも左足でも両方とも２秒間以上片足立ちができた場合だけ「はい」に○をつけて下さい。
はい　いいえ　3.7-3.3　GM

72. 以下の質問をお子さんにして下さい。質問をくりかえして言うのは構いませんが答える手助けをしないで下さい。それぞれの質問に対するお子さんの答えを下に書きこんで下さい。
「寒い時はどうしますか？」　（　　　　　　）
答の例（震える，服を着る，家に入る，など）
「疲れた時はどうしますか？」　（　　　　　　）
答の例（あくびをする，眠る，横になる，昼寝する）
「お腹がすいた時はどうしますか？」　（　　　　　　）
答の例（食べる，食べるものを頼む，お昼を食べる）
答が理屈に合っていればこれ以外の答でも結構です。２つ以上答えられた場合「はい」に○をつけて下さい。言葉でなく，身振り（ジェスチャー）で示した場合は「いいえ」に○をつけて下さい。
はい　いいえ　3.9-3.5　L

73. 下の図を見せて「これと同じものをかいて」と言って下さい。「丸（円）をかいて」と言ってはいけません。３回かかせて下さい。１回でもできれば結構です。判定の例は下に描いてある通りです。
はい　いいえ　3.8-3.4　FMA

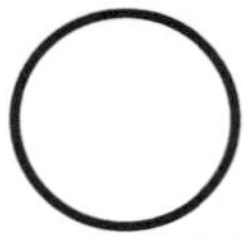

図：この場合は「はい」に○をつけて下さい。　図：この場合は「いいえ」に○をつけて下さい。

74. 手助けなしに，一人で自分の服をちゃんと身につけることができますか。
はい　いいえ　3.8-3.4　PS

2～4歳用

DENVER II 予備判定票

氏　名 ＿＿＿＿

記録者　氏　名 ＿＿＿＿
　　　　続　柄 ＿＿＿＿

記　録　日　＿＿年＿＿月＿＿日
生 年 月 日　＿＿年＿＿月＿＿日
年 月 日 齢　＿＿年＿＿月＿＿日

以下の質問に順番にお答え下さい。「はい」「いいえ」のどちらかに○をつけて下さい。「いいえ」が３つ以上になったら，それ以降の質問にお答えになる必要はありません。

55. 下の絵の名前が１つ以上言えますか。
方法：下の絵をひとつずつ指さして「これは何？」と聞いて，それぞれ「ねこ」「うま」「とり」「いぬ」「ひと」と答えれば「はい」に○をつけて下さい。「こねこ」「ことり」「パパ」「おとこのこ」などでも結構です。家で飼っているペットの名前を答えた場合は種類があっていれば「はい」に○をつけて下さい。鳴き声だけで答えた場合は「いいえ」にして下さい。
はい　いいえ　2.3-2.0　L

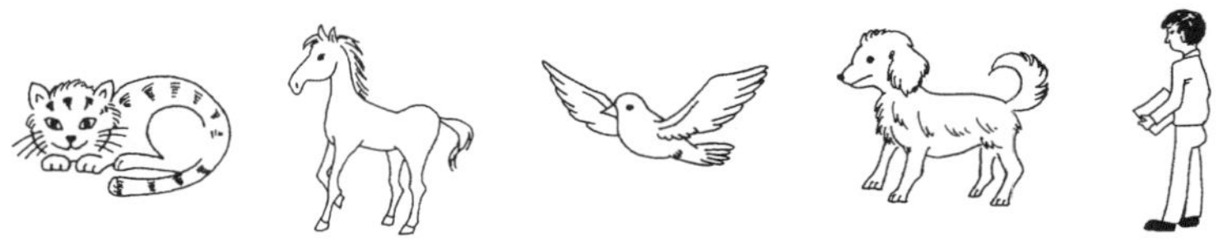

（原画　国立療養所広島病院小児科部長　下田浩子）

56. 「公園・行く」「ジュース・ほしい」「パパ・バイバイ」などの２語文を話しますか。（「いない・いない・ばあ」や「バイ・バイ」は２語文ではありません）
はい　いいえ　2.4-2.1　L

57. 手助けしなくても，自分一人で手を洗ってタオルでふいたり，乾かしたりできますか。あなたがお子さんの手の届かない蛇口をひねってあげるのは構いません。
はい　いいえ　2.4-2.1　PS

58. 体の部分を６つ正しく指さすことができますか。
判定の方法：眼，耳，鼻，口，手，足，お腹，髪の毛の８つの名前をひとつずつ順番に「○○はどこ？」と聞いて，６つ以上正しく指させたら「はい」に○をつけて下さい。お子さんが自分の体を指さしても，あなたの体を指さしても，どちらでも結構です。
はい　いいえ　2.5-2.2　L

59. 両足ジャンプができますか。
判定の方法：この判定票を床において，お子さんに立ったままの位置で判定票を飛び越すように言って下さい。両足同時にジャンプできれば「はい」に○をつけて下さい。判定票を飛び越すことができなくても両足とも床から離れれば結構です。助走したり，片足で飛び越す場合は「いいえ」に○をつけて下さい。
はい　いいえ　2.6-2.3　GM

60. 問 55 で見せた絵をもう一度見せて，今度はあなたが「馬はどれ？」「イヌはどれ？」などとひとつずつ聞いて，お子さんが４つ以上正しく指させれば，「はい」に○をつけて下さい。聞く順番はどれから始めても結構です。
はい　いいえ　2.6-2.3　L

61. あまり親しくない人にも，あなたのお子さんが話す内容がほぼ明りょうに（半分以上）理解されていますか。あなたやお子さんの親しい人でないと理解できない場合は「いいえ」に○をつけて下さい。
はい　いいえ　2.7-2.4　L

62. 積み木やブロックを８つ以上積み重ねて塔をつくることができますか。いままでやったことがない場合は「いいえ」に○をつけて下さい。
はい　いいえ　2.8-2.5　FMA

63. 手助けしなくても，自分一人でパンツやＴシャツ，靴を身につけることができますか。
はい　いいえ　3.0-2.6　PS

64. 問 55 で見せた動物の絵を使います。お子さんに絵を見せて，「飛ぶのはどれ？」「走るのはどれ？」「ニャーとなくのはどれ？」などとひとつひとつたずねて下さい。お子さんが２つ以上正しく指させれば「はい」に○をつけて下さい。
はい　いいえ　3.0-2.7　L

65. 問 55 で見せた絵の動物の名前を４つ以上正しく言えますか。
はい　いいえ　3.1-2.7　L

66. 友だちの名前を一人以上言えますか。
家族（一緒に住んでいる人）やペットの名前の場合は「いいえ」に○をつけて下さい。一緒に住んでいなければ親戚の名前でも結構です。実在しない友だちの名前や友だちがいない場合は「いいえ」に○をつけて下さい。
はい　いいえ　3.1-2.8　PS

67. 縦にまっすぐな線を描けますか。
判定の方法：下の図の横にあなたが「こうかくのよ」と言って描いてみせて下さい。その時，お子さんと同じ向きで上から下に描いて下さい。あなたの描いた線の横にお子さんにかかせて下さい。あなたの描いた線をお子さんがなぞるのではいけません。判定の例は下に描いてある通りです。
はい　いいえ　3.2-2.9　FMA

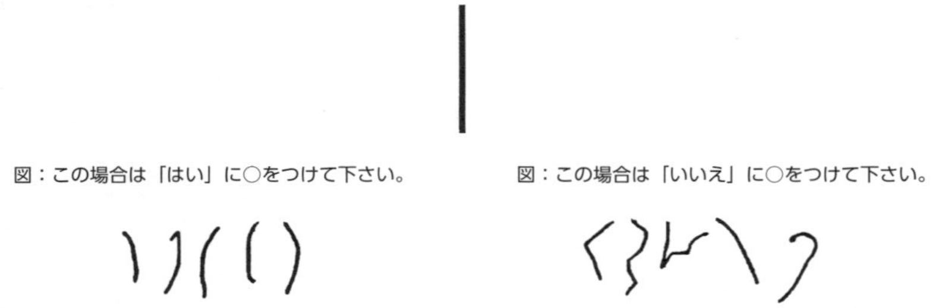

図：この場合は「はい」に○をつけて下さい。　図：この場合は「いいえ」に○をつけて下さい。

68. この判定票を床において，お子さんに立ったままの位置で用紙を飛び越すように言って下さい。助走してはいけません。あなたが見本をみせてもかまいません。用紙の短い側（21cm）を飛び越えることができれば「はい」に○をつけて下さい。用紙の上に着地した場合は「いいえ」に○をつけて下さい。
はい　いいえ　3.2-2.9　GM

69. 色の名前を１つ以上言えますか。
検査の方法：下の図（黄，緑，赤，青）を見せて，ひとつずつ指さして「これは何色？」と聞いて下さい。お子さんが違った答を言ってもあなたの顔色に出さないようにして４つとも聞いて下さい。１つ以上正しく答えられれば「はい」に○をつけて下さい。
はい　いいえ　3.3-2.9　L

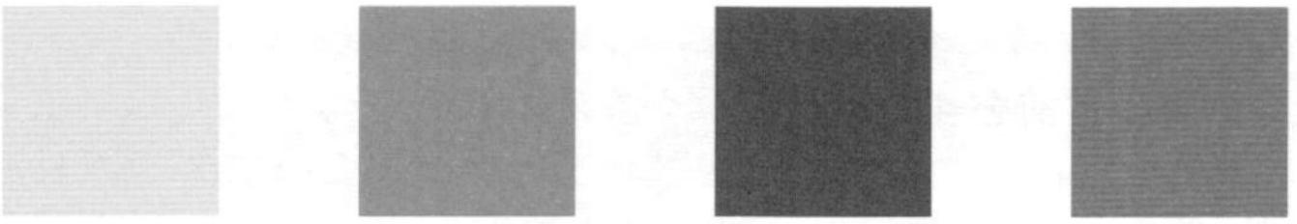

70. 下の図のように，他の指を動かさずに親指だけを立てて動かすことができますか。あなたが見本を見せて同じようにするように言って下さい。
はい　いいえ　3.4-3.1　FMA

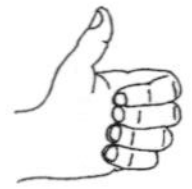

71. 片足立ちが２秒間以上できますか。
方法：物につかまらずに，一人で片足立ちさせて，何秒間バランスを保つことができるか測定します。あなたが見本をみせて下さい。お子さんにできるだけ長く片足立ちするよう言って下さい。
右足で何秒間，片足立ちができましたか（　　）秒間
左足で何秒間，片足立ちができましたか（　　）秒間
右足でも左足でも両方とも２秒間以上片足立ちができた場合だけ「はい」に○をつけて下さい。
はい　いいえ　3.7-3.3　GM

72. 以下の質問をお子さんにして下さい。質問をくりかえして言うのは構いませんが答える手助けをしないで下さい。それぞれの質問に対するお子さんの答えを下に書きこんで下さい。
「寒い時はどうしますか？」　（　　　　　　）
答の例（震える，服を着る，家に入る，など）
「疲れた時はどうしますか？」　（　　　　　　）
答の例（あくびをする，眠る，横になる，昼寝する）
「お腹がすいた時はどうしますか？」　（　　　　　　）
答の例（食べる，食べるものを頼む，お昼を食べる）
答が理屈に合っていればこれ以外の答でも結構です。２つ以上答えられた場合「はい」に○をつけて下さい。言葉でなく，身振り（ジェスチャー）で示した場合は「いいえ」に○をつけて下さい。
はい　いいえ　3.9-3.5　L

73. 下の図を見せて「これと同じものをかいて」と言って下さい。「丸（円）をかいて」と言ってはいけません。３回かかせて下さい。１回でもできれば結構です。判定の例は下に描いてある通りです。
はい　いいえ　3.8-3.4　FMA

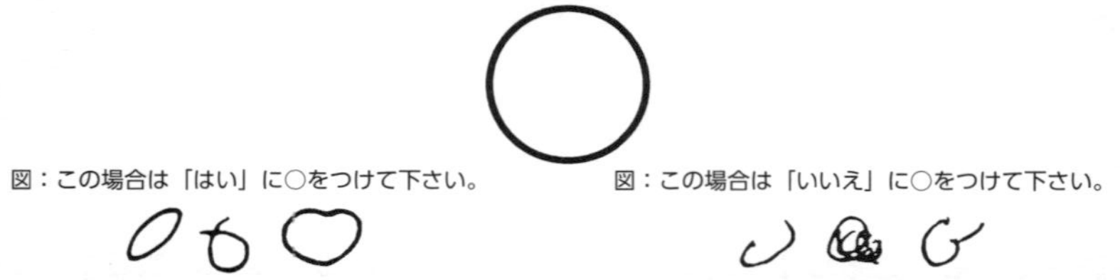

図：この場合は「はい」に○をつけて下さい。　図：この場合は「いいえ」に○をつけて下さい。

74. 手助けなしに，一人で自分の服をちゃんと身につけることができますか。
はい　いいえ　3.8-3.4　PS

2〜4歳用

DENVER II 予備判定票

氏　　名 ＿＿＿＿

記録者　氏　　名 ＿＿＿＿
　　　　続　　柄 ＿＿＿＿

記　録　日　＿＿年＿＿月＿＿日
生 年 月 日　＿＿年＿＿月＿＿日
年 月 日 齢　＿＿年＿＿月＿＿日

以下の質問に順番にお答え下さい。「はい」「いいえ」のどちらかに○をつけて下さい。「いいえ」が3つ以上になったら，それ以降の質問にお答えになる必要はありません。

55. 下の絵の名前が1つ以上言えますか。
方法：下の絵をひとつずつ指さして「これは何？」と聞いて，それぞれ「ねこ」「うま」「とり」「いぬ」「ひと」と答えれば「はい」に○をつけて下さい。「こねこ」「ことり」「パパ」「おとこのこ」などでも結構です。家で飼っているペットの名前を答えた場合は種類があっていれば「はい」に○をつけて下さい。鳴き声だけで答えた場合は「いいえ」にして下さい。
はい　いいえ　2.3-2.0　L

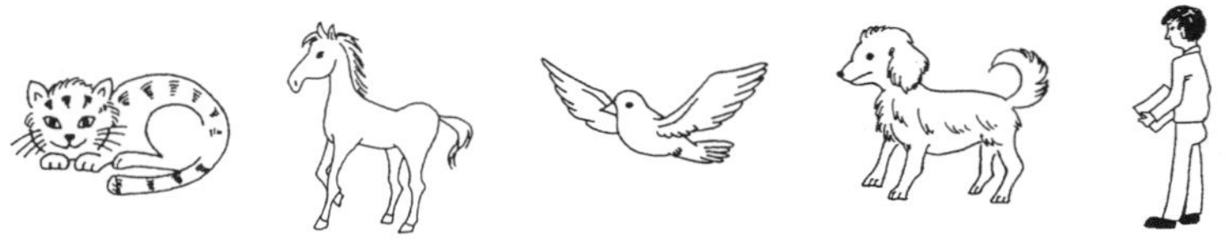

（原画　国立療養所広島病院小児科部長　下田浩子）

56. 「公園・行く」「ジュース・ほしい」「パパ・バイバイ」などの2語文を話しますか。（「いない・いない・ばあ」や「バイ・バイ」は2語文ではありません）
はい　いいえ　2.4-2.1　L

57. 手助けしなくても，自分一人で手を洗ってタオルでふいたり，乾かしたりできますか。あなたがお子さんの手の届かない蛇口をひねってあげるのは構いません。
はい　いいえ　2.4-2.1　PS

58. 体の部分を6つ正しく指さすことができますか。
判定の方法：眼，耳，鼻，口，手，足，お腹，髪の毛の8つの名前をひとつずつ順番に「○○はどこ？」と聞いて，6つ以上正しく指させたら「はい」に○をつけて下さい。お子さんが自分の体を指さしても，あなたの体を指さしても，どちらでも結構です。
はい　いいえ　2.5-2.2　L

59. 両足ジャンプができますか。
判定の方法：この判定票を床において，お子さんに立ったままの位置で判定票を飛び越すように言って下さい。両足同時にジャンプできれば「はい」に○をつけて下さい。判定票を飛び越すことができなくても両足とも床から離れれば結構です。助走したり，片足で飛び越す場合は「いいえ」に○をつけて下さい。
はい　いいえ　2.6-2.3　GM

60. 問55で見せた絵をもう一度見せて，今度はあなたが「馬はどれ？」「イヌはどれ？」などとひとつずつ聞いて，お子さんが4つ以上正しく指させれば，「はい」に○をつけて下さい。聞く順番はどれから始めても結構です。
はい　いいえ　2.6-2.3　L

61. あまり親しくない人にも，あなたのお子さんが話す内容がほぼ明りょうに（半分以上）理解されていますか。あなたやお子さんの親しい人でないと理解できない場合は「いいえ」に○をつけて下さい。
はい　いいえ　2.7-2.4　L

62. 積み木やブロックを8つ以上積み重ねて塔をつくることができますか。いままでやったことがない場合は「いいえ」に○をつけて下さい。
はい　いいえ　2.8-2.5　FMA

63. 手助けしなくても，自分一人でパンツやTシャツ，靴を身につけることができますか。
はい　いいえ　3.0-2.6　PS

64. 問55で見せた動物の絵を使います。お子さんに絵を見せて，「飛ぶのはどれ？」「走るのはどれ？」「ニャーとなくのはどれ？」などとひとつひとつたずねて下さい。お子さんが2つ以上正しく指させれば「はい」に○をつけて下さい。
はい　いいえ　3.0-2.7　L

65. 問55で見せた絵の動物の名前を4つ以上正しく言えますか。
はい　いいえ　3.1-2.7　L

66. 友だちの名前を一人以上言えますか。
家族（一緒に住んでいる人）やペットの名前の場合は「いいえ」に○をつけて下さい。一緒に住んでいなければ親戚の名前でも結構です。実在しない友だちの名前や友だちがいない場合は「いいえ」に○をつけて下さい。
はい　いいえ　3.1-2.8　PS

67. 縦にまっすぐな線を描けますか。
判定の方法：下の図の横にあなたが「こうかくのよ」と言って描いてみせて下さい。その時，お子さんと同じ向きで上から下に描いて下さい。あなたの描いた線の横にお子さんにかかせて下さい。あなたの描いた線をお子さんがなぞるのではいけません。判定の例は下に描いてある通りです。
はい　いいえ　3.2-2.9　FMA

図：この場合は「はい」に○をつけて下さい。　図：この場合は「いいえ」に○をつけて下さい。

68. この判定票を床において，お子さんに立ったままの位置で用紙を飛び越すように言って下さい。助走してはいけません。あなたが見本をみせてもかまいません。用紙の短い側（21cm）を飛び越えることができれば「はい」に○をつけて下さい。用紙の上に着地した場合は「いいえ」に○をつけて下さい。
はい　いいえ　3.2-2.9　GM

69. 色の名前を１つ以上言えますか。
検査の方法：下の図（黄，緑，赤，青）を見せて，ひとつずつ指さして「これは何色？」と聞いて下さい。お子さんが違った答を言ってもあなたの顔色に出さないようにして４つとも聞いて下さい。１つ以上正しく答えられれば「はい」に○をつけて下さい。
はい　いいえ　3.3-2.9　L

70. 下の図のように，他の指を動かさずに親指だけを立てて動かすことができますか。あなたが見本を見せて同じようにするように言って下さい。
はい　いいえ　3.4-3.1　FMA

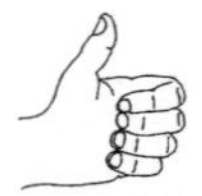

71. 片足立ちが２秒間以上できますか。
方法：物につかまらずに，一人で片足立ちさせて，何秒間バランスを保つことができるか測定します。あなたが見本をみせて下さい。お子さんにできるだけ長く片足立ちするよう言って下さい。
右足で何秒間，片足立ちができましたか（　　）秒間
左足で何秒間，片足立ちができましたか（　　）秒間
右足でも左足でも両方とも２秒間以上片足立ちができた場合だけ「はい」に○をつけて下さい。
はい　いいえ　3.7-3.3　GM

72. 以下の質問をお子さんにして下さい。質問をくりかえして言うのは構いませんが答える手助けをしないで下さい。それぞれの質問に対するお子さんの答えを下に書きこんで下さい。
「寒い時はどうしますか？」　（　　　　　　）
答の例（震える，服を着る，家に入る，など）
「疲れた時はどうしますか？」　（　　　　　　）
答の例（あくびをする，眠る，横になる，昼寝する）
「お腹がすいた時はどうしますか？」　（　　　　　　）
答の例（食べる，食べるものを頼む，お昼を食べる）
答が理屈に合っていればこれ以外の答でも結構です。２つ以上答えられた場合「はい」に○をつけて下さい。言葉でなく，身振り（ジェスチャー）で示した場合は「いいえ」に○をつけて下さい。
はい　いいえ　3.9-3.5　L

73. 下の図を見せて「これと同じものをかいて」と言って下さい。「丸（円）をかいて」と言ってはいけません。３回かかせて下さい。１回でもできれば結構です。判定の例は下に描いてある通りです。
はい　いいえ　3.8-3.4　FMA

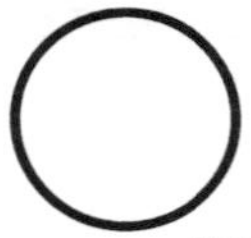

図：この場合は「はい」に○をつけて下さい。　図：この場合は「いいえ」に○をつけて下さい。

74. 手助けなしに，一人で自分の服をちゃんと身につけることができますか。
はい　いいえ　3.8-3.4　PS

2〜4歳用

DENVER II 予備判定票

氏　　名

記録者　氏　　名

続　　柄

記　録　日　　年　　月　　日
生年月日　　年　　月　　日
年月日齢　　年　　月　　日

以下の質問に順番にお答え下さい。「はい」「いいえ」のどちらかに○をつけて下さい。「いいえ」が3つ以上になったら，それ以降の質問にお答えになる必要はありません。

55. 下の絵の名前が1つ以上言えますか。
方法：下の絵をひとつずつ指さして「これは何？」と聞いて，それぞれ「ねこ」「うま」「とり」「いぬ」「ひと」と答えれば「はい」に○をつけて下さい。「こねこ」「ことり」「パパ」「おとこのこ」などでも結構です。家で飼っているペットの名前を答えた場合は種類があっていれば「はい」に○をつけて下さい。鳴き声だけで答えた場合は「いいえ」にして下さい。
はい　いいえ　2.3-2.0　L

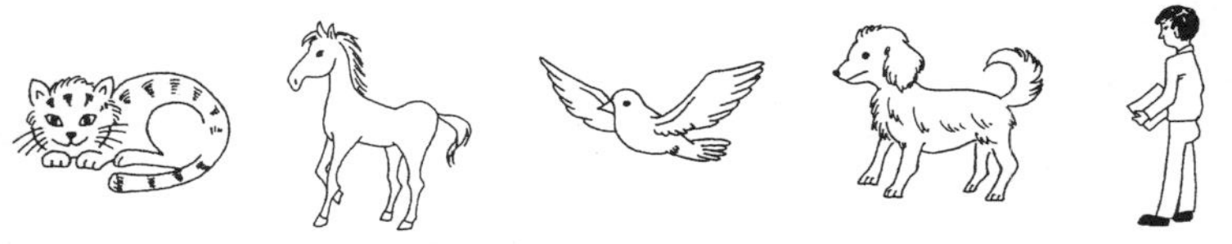

（原画　国立療養所広島病院小児科部長　下田浩子）

56. 「公園・行く」「ジュース・ほしい」「パパ・バイバイ」などの2語文を話しますか。（「いない・いない・ばあ」や「バイ・バイ」は2語文ではありません）
はい　いいえ　2.4-2.1　L

57. 手助けしなくても，自分一人で手を洗ってタオルでふいたり，乾かしたりできますか。あなたがお子さんの手の届かない蛇口をひねってあげるのは構いません。
はい　いいえ　2.4-2.1　PS

58. 体の部分を6つ正しく指さすことができますか。
判定の方法：眼，耳，鼻，口，手，足，お腹，髪の毛の8つの名前をひとつずつ順番に「○○はどこ？」と聞いて，6つ以上正しく指させたら「はい」に○をつけて下さい。お子さんが自分の体を指さしても，あなたの体を指さしても，どちらでも結構です。
はい　いいえ　2.5-2.2　L

59. 両足ジャンプができますか。
判定の方法：この判定票を床において，お子さんに立ったままの位置で判定票を飛び越すように言って下さい。両足同時にジャンプできれば「はい」に○をつけて下さい。判定票を飛び越すことができなくても両足とも床から離れれば結構です。助走したり，片足で飛び越す場合は「いいえ」に○をつけて下さい。
はい　いいえ　2.6-2.3　GM

60. 問55で見せた絵をもう一度見せて，今度はあなたが「馬はどれ？」「イヌはどれ？」などとひとつずつ聞いて，お子さんが4つ以上正しく指させれば，「はい」に○をつけて下さい。聞く順番はどれから始めても結構です。
はい　いいえ　2.6-2.3　L

61. あまり親しくない人にも，あなたのお子さんが話す内容がほぼ明りょうに（半分以上）理解されていますか。あなたやお子さんの親しい人でないと理解できない場合は「いいえ」に○をつけて下さい。
はい　いいえ　2.7-2.4　L

62. 積み木やブロックを8つ以上積み重ねて塔をつくることができますか。いままでやったことがない場合は「いいえ」に○をつけて下さい。
はい　いいえ　2.8-2.5　FMA

63. 手助けしなくても，自分一人でパンツやTシャツ，靴を身につけることができますか。
はい　いいえ　3.0-2.6　PS

64. 問55で見せた動物の絵を使います。お子さんに絵を見せて，「飛ぶのはどれ？」「走るのはどれ？」「ニャーとなくのはどれ？」などとひとつひとつたずねて下さい。お子さんが2つ以上正しく指させれば「はい」に○をつけて下さい。
はい　いいえ　3.0-2.7　L

65. 問55で見せた絵の動物の名前を4つ以上正しく言えますか。
はい　いいえ　3.1-2.7　L

66. 友だちの名前を一人以上言えますか。
家族（一緒に住んでいる人）やペットの名前の場合は「いいえ」に○をつけて下さい。一緒に住んでいなければ親戚の名前でも結構です。実在しない友だちの名前や友だちがいない場合は「いいえ」に○をつけて下さい。
はい　いいえ　3.1-2.8　PS

67. 縦にまっすぐな線を描けますか。
判定の方法：下の図の横にあなたが「こうかくのよ」と言って描いてみせて下さい。その時，お子さんと同じ向きで上から下に描いて下さい。あなたの描いた線の横にお子さんにかかせて下さい。あなたの描いた線をお子さんがなぞるのではいけません。判定の例は下に描いてある通りです。
はい　いいえ　3.2-2.9　FMA

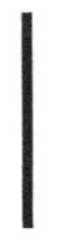

図：この場合は「はい」に○をつけて下さい。　図：この場合は「いいえ」に○をつけて下さい。

68. この判定票を床において，お子さんに立ったままの位置で用紙を飛び越すように言って下さい。助走してはいけません。あなたが見本をみせてもかまいません。用紙の短い側（21cm）を飛び越えることができれば「はい」に○をつけて下さい。用紙の上に着地した場合は「いいえ」に○をつけて下さい。
はい　いいえ　3.2-2.9　GM

69. 色の名前を１つ以上言えますか。
検査の方法：下の図（黄，緑，赤，青）を見せて，ひとつずつ指さして「これは何色？」と聞いて下さい。お子さんが違った答を言ってもあなたの顔色に出さないようにして４つとも聞いて下さい。１つ以上正しく答えられれば「はい」に○をつけて下さい。
はい　いいえ　3.3-2.9　L

70. 下の図のように，他の指を動かさずに親指だけを立てて動かすことができますか。あなたが見本を見せて同じようにするように言って下さい。
はい　いいえ　3.4-3.1　FMA

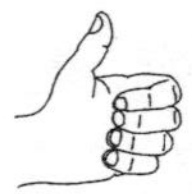

71. 片足立ちが２秒間以上できますか。
方法：物につかまらずに，一人で片足立ちさせて，何秒間バランスを保つことができるか測定します。あなたが見本をみせて下さい。お子さんにできるだけ長く片足立ちするよう言って下さい。
右足で何秒間，片足立ちができましたか（　　）秒間
左足で何秒間，片足立ちができましたか（　　）秒間
右足でも左足でも両方とも２秒間以上片足立ちができた場合だけ「はい」に○をつけて下さい。
はい　いいえ　3.7-3.3　GM

72. 以下の質問をお子さんにして下さい。質問をくりかえして言うのは構いませんが答える手助けをしないで下さい。それぞれの質問に対するお子さんの答えを下に書きこんで下さい。
「寒い時はどうしますか？」（　　　　　）
答の例（震える，服を着る，家に入る，など）
「疲れた時はどうしますか？」（　　　　　）
答の例（あくびをする，眠る，横になる，昼寝する）
「お腹がすいた時はどうしますか？」（　　　　　）
答の例（食べる，食べるものを頼む，お昼を食べる）
答が理屈に合っていればこれ以外の答でも結構です。２つ以上答えられた場合「はい」に○をつけて下さい。言葉でなく，身振り（ジェスチャー）で示した場合は「いいえ」に○をつけて下さい。
はい　いいえ　3.9-3.5　L

73. 下の図を見せて「これと同じものをかいて」と言って下さい。「丸（円）をかいて」と言ってはいけません。３回かかせて下さい。１回でもできれば結構です。判定の例は下に描いてある通りです。
はい　いいえ　3.8-3.4　FMA

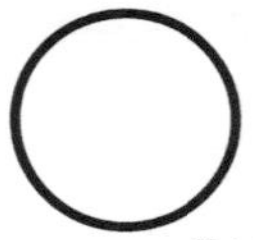

図：この場合は「はい」に○をつけて下さい。　図：この場合は「いいえ」に○をつけて下さい。

74. 手助けなしに，一人で自分の服をちゃんと身につけることができますか。
はい　いいえ　3.8-3.4　PS

2〜4歳用

DENVER II 予備判定票

氏　名		記録日	年　月　日
記録者　氏　名		生年月日	年　月　日
記録者　続　柄		年月日齢	年　月　日

以下の質問に順番にお答え下さい。「はい」「いいえ」のどちらかに◯をつけて下さい。「いいえ」が３つ以上になったら，それ以降の質問にお答えになる必要はありません。

55. 下の絵の名前が１つ以上言えますか。
方法：下の絵をひとつずつ指さして「これは何？」と聞いて，それぞれ「ねこ」「うま」「とり」「いぬ」「ひと」と答えれば「はい」に◯をつけて下さい。「こねこ」「ことり」「パパ」「おとこのこ」などでも結構です。家で飼っているペットの名前を答えた場合は種類があっていれば「はい」に◯をつけて下さい。鳴き声だけで答えた場合は「いいえ」にして下さい。
はい　いいえ　2.3-2.0　L

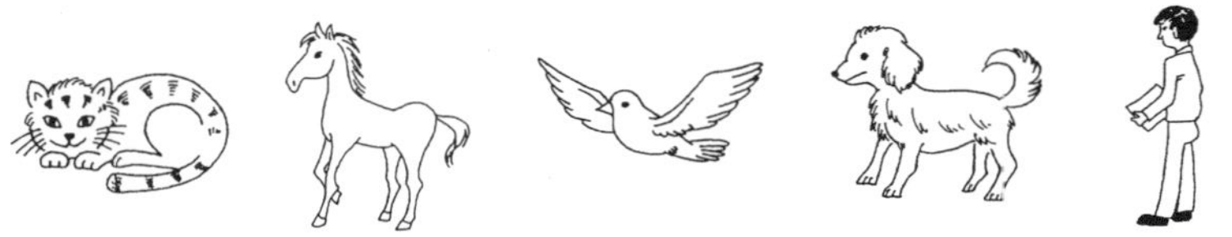

（原画　国立療養所広島病院小児科部長　下田浩子）

56. 「公園・行く」「ジュース・ほしい」「パパ・バイバイ」などの２語文を話しますか。（「いない・いない・ばあ」や「バイ・バイ」は２語文ではありません）
はい　いいえ　2.4-2.1　L

57. 手助けしなくても，自分一人で手を洗ってタオルでふいたり，乾かしたりできますか。あなたがお子さんの手の届かない蛇口をひねってあげるのは構いません。
はい　いいえ　2.4-2.1　PS

58. 体の部分を６つ正しく指さすことができますか。
判定の方法：眼，耳，鼻，口，手，足，お腹，髪の毛の８つの名前をひとつずつ順番に「〇〇はどこ？」と聞いて，６つ以上正しく指させたら「はい」に◯をつけて下さい。お子さんが自分の体を指さしても，あなたの体を指さしても，どちらでも結構です。
はい　いいえ　2.5-2.2　L

59. 両足ジャンプができますか。
判定の方法：この判定票を床において，お子さんに立ったままの位置で判定票を飛び越すように言って下さい。両足同時にジャンプできれば「はい」に◯をつけて下さい。判定票を飛び越すことができなくても両足とも床から離れれば結構です。助走したり，片足で飛び越す場合は「いいえ」に◯をつけて下さい。
はい　いいえ　2.6-2.3　GM

60. 問 55 で見せた絵をもう一度見せて，今度はあなたが「馬はどれ？」「イヌはどれ？」などとひとつずつ聞いて，お子さんが４つ以上正しく指させれば，「はい」に◯をつけて下さい。聞く順番はどれから始めても結構です。
はい　いいえ　2.6-2.3　L

61. あまり親しくない人にも，あなたのお子さんが話す内容がほぼ明りょうに（半分以上）理解されていますか。あなたやお子さんの親しい人でないと理解できない場合は「いいえ」に◯をつけて下さい。
はい　いいえ　2.7-2.4　L

62. 積み木やブロックを８つ以上積み重ねて塔をつくることができますか。いままでやったことがない場合は「いいえ」に◯をつけて下さい。
はい　いいえ　2.8-2.5　FMA

63. 手助けしなくても，自分一人でパンツやＴシャツ，靴を身につけることができますか。
はい　いいえ　3.0-2.6　PS

64. 問 55 で見せた動物の絵を使います。お子さんに絵を見せて，「飛ぶのはどれ？」「走るのはどれ？」「ニャーとなくのはどれ？」などとひとつひとつたずねて下さい。お子さんが２つ以上正しく指させれば「はい」に◯をつけて下さい。
はい　いいえ　3.0-2.7　L

65. 問 55 で見せた絵の動物の名前を４つ以上正しく言えますか。
はい　いいえ　3.1-2.7　L

66. 友だちの名前を一人以上言えますか。
家族（一緒に住んでいる人）やペットの名前の場合は「いいえ」に○をつけて下さい。一緒に住んでいなければ親戚の名前でも結構です。実在しない友だちの名前や友だちがいない場合は「いいえ」に○をつけて下さい。
はい　いいえ　3.1-2.8　PS

67. 縦にまっすぐな線を描けますか。
判定の方法：下の図の横にあなたが「こうかくのよ」と言って描いてみせて下さい。その時，お子さんと同じ向きで上から下に描いて下さい。あなたの描いた線の横にお子さんにかかせて下さい。あなたの描いた線をお子さんがなぞるのではいけません。判定の例は下に描いてある通りです。
はい　いいえ　3.2-2.9　FMA

図：この場合は「はい」に○をつけて下さい。

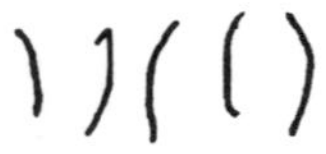

図：この場合は「いいえ」に○をつけて下さい。

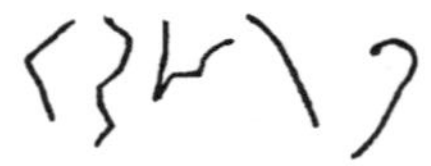

68. この判定票を床において，お子さんに立ったままの位置で用紙を飛び越すように言って下さい。助走してはいけません。あなたが見本をみせてもかまいません。用紙の短い側（21cm）を飛び越えることができれば「はい」に○をつけて下さい。用紙の上に着地した場合は「いいえ」に○をつけて下さい。
はい　いいえ　3.2-2.9　GM

69. 色の名前を１つ以上言えますか。
検査の方法：下の図（黄，緑，赤，青）を見せて，ひとつずつ指さして「これは何色？」と聞いて下さい。お子さんが違った答を言ってもあなたの顔色に出さないようにして４つとも聞いて下さい。１つ以上正しく答えられれば「はい」に○をつけて下さい。
はい　いいえ　3.3-2.9　L

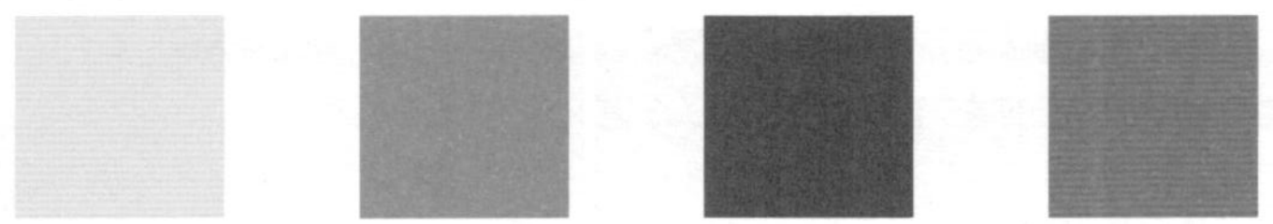

70. 下の図のように，他の指を動かさずに親指だけを立てて動かすことができますか。あなたが見本を見せて同じようにするように言って下さい。
はい　いいえ　3.4-3.1　FMA

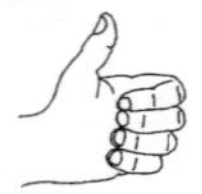

71. 片足立ちが２秒間以上できますか。
方法：物につかまらずに，一人で片足立ちさせて，何秒間バランスを保つことができるか測定します。あなたが見本をみせて下さい。お子さんにできるだけ長く片足立ちするよう言って下さい。
右足で何秒間，片足立ちができましたか（　　）秒間
左足で何秒間，片足立ちができましたか（　　）秒間
右足でも左足でも両方とも２秒間以上片足立ちができた場合だけ「はい」に○をつけて下さい。
はい　いいえ　3.7-3.3　GM

72. 以下の質問をお子さんにして下さい。質問をくりかえして言うのは構いませんが答える手助けをしないで下さい。それぞれの質問に対するお子さんの答えを下に書きこんで下さい。
「寒い時はどうしますか？」　（　　　　　　）
答の例（震える，服を着る，家に入る，など）
「疲れた時はどうしますか？」　（　　　　　　）
答の例（あくびをする，眠る，横になる，昼寝する）
「お腹がすいた時はどうしますか？」　（　　　　　　）
答の例（食べる，食べるものを頼む，お昼を食べる）
答が理屈に合っていればこれ以外の答でも結構です。２つ以上答えられた場合「はい」に○をつけて下さい。言葉でなく，身振り（ジェスチャー）で示した場合は「いいえ」に○をつけて下さい。
はい　いいえ　3.9-3.5　L

73. 下の図を見せて「これと同じものをかいて」と言って下さい。「丸（円）をかいて」と言ってはいけません。３回かかせて下さい。１回でもできれば結構です。判定の例は下に描いてある通りです。
はい　いいえ　3.8-3.4　FMA

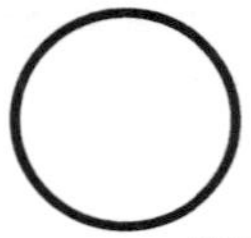

図：この場合は「はい」に○をつけて下さい。

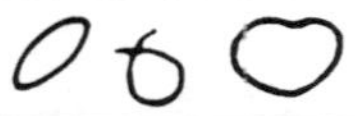

図：この場合は「いいえ」に○をつけて下さい。

74. 手助けなしに，一人で自分の服をちゃんと身につけることができますか。
はい　いいえ　3.8-3.4　PS

2～4歳用

DENVER II 予備判定票

氏　名 ＿＿＿＿

記録者　氏　名 ＿＿＿＿
　　　　続　柄 ＿＿＿＿

記録日　＿年＿月＿日
生年月日　＿年＿月＿日
年月日齢　＿年＿月＿日

以下の質問に順番にお答え下さい。「はい」「いいえ」のどちらかに○をつけて下さい。「いいえ」が３つ以上になったら，それ以降の質問にお答えになる必要はありません。

55. 下の絵の名前が１つ以上言えますか。
方法：下の絵をひとつずつ指さして「これは何？」と聞いて，それぞれ「ねこ」「うま」「とり」「いぬ」「ひと」と答えれば「はい」に○をつけて下さい。「こねこ」「ことり」「パパ」「おとこのこ」などでも結構です。家で飼っているペットの名前を答えた場合は種類があっていれば「はい」に○をつけて下さい。鳴き声だけで答えた場合は「いいえ」にして下さい。
はい　いいえ　2.3-2.0　L

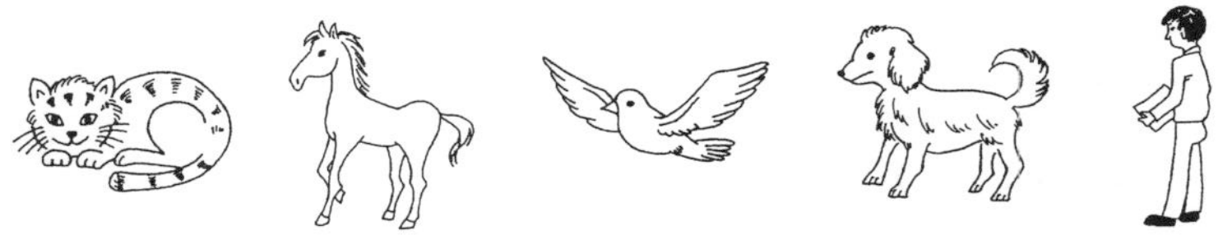

（原画　国立療養所広島病院小児科部長　下田浩子）

56. 「公園・行く」「ジュース・ほしい」「パパ・バイバイ」などの２語文を話しますか。（「いない・いない・ばあ」や「バイ・バイ」は２語文ではありません）
はい　いいえ　2.4-2.1　L

57. 手助けしなくても，自分一人で手を洗ってタオルでふいたり，乾かしたりできますか。あなたがお子さんの手の届かない蛇口をひねってあげるのは構いません。
はい　いいえ　2.4-2.1　PS

58. 体の部分を６つ正しく指さすことができますか。
判定の方法：眼，耳，鼻，口，手，足，お腹，髪の毛の８つの名前をひとつずつ順番に「○○はどこ？」と聞いて，６つ以上正しく指させたら「はい」に○をつけて下さい。お子さんが自分の体を指さしても，あなたの体を指さしても，どちらでも結構です。
はい　いいえ　2.5-2.2　L

59. 両足ジャンプができますか。
判定の方法：この判定票を床において，お子さんに立ったままの位置で判定票を飛び越すように言って下さい。両足同時にジャンプできれば「はい」に○をつけて下さい。判定票を飛び越すことができなくても両足とも床から離れれば結構です。助走したり，片足で飛び越す場合は「いいえ」に○をつけて下さい。
はい　いいえ　2.6-2.3　GM

60. 問 55 で見せた絵をもう一度見せて，今度はあなたが「馬はどれ？」「イヌはどれ？」などとひとつずつ聞いて，お子さんが４つ以上正しく指させれば，「はい」に○をつけて下さい。聞く順番はどれから始めても結構です。
はい　いいえ　2.6-2.3　L

61. あまり親しくない人にも，あなたのお子さんが話す内容がほぼ明りょうに（半分以上）理解されていますか。あなたやお子さんの親しい人でないと理解できない場合は「いいえ」に○をつけて下さい。
はい　いいえ　2.7-2.4　L

62. 積み木やブロックを８つ以上積み重ねて塔をつくることができますか。いままでやったことがない場合は「いいえ」に○をつけて下さい。
はい　いいえ　2.8-2.5　FMA

63. 手助けしなくても，自分一人でパンツやＴシャツ，靴を身につけることができますか。
はい　いいえ　3.0-2.6　PS

64. 問 55 で見せた動物の絵を使います。お子さんに絵を見せて，「飛ぶのはどれ？」「走るのはどれ？」「ニャーとなくのはどれ？」などとひとつひとつたずねて下さい。お子さんが２つ以上正しく指させれば「はい」に○をつけて下さい。
はい　いいえ　3.0-2.7　L

65. 問 55 で見せた絵の動物の名前を４つ以上正しく言えますか。
はい　いいえ　3.1-2.7　L

66. 友だちの名前を一人以上言えますか。
家族（一緒に住んでいる人）やペットの名前の場合は「いいえ」に○をつけて下さい。一緒に住んでいなければ親戚の名前でも結構です。実在しない友だちの名前や友だちがいない場合は「いいえ」に○をつけて下さい。
はい　いいえ　3.1-2.8　PS

67. 縦にまっすぐな線を描けますか。
判定の方法：下の図の横にあなたが「こうかくのよ」と言って描いてみせて下さい。その時，お子さんと同じ向きで上から下に描いて下さい。あなたの描いた線の横にお子さんにかかせて下さい。あなたの描いた線をお子さんがなぞるのではいけません。判定の例は下に描いてある通りです。
はい　いいえ　3.2-2.9　FMA

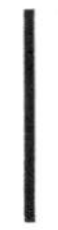

図：この場合は「はい」に○をつけて下さい。

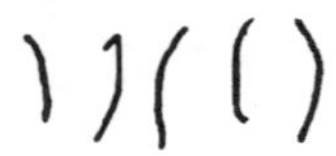

図：この場合は「いいえ」に○をつけて下さい。

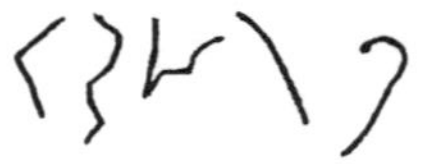

68. この判定票を床において，お子さんに立ったままの位置で用紙を飛び越すように言って下さい。助走してはいけません。あなたが見本をみせてもかまいません。用紙の短い側（21cm）を飛び越えることができれば「はい」に○をつけて下さい。用紙の上に着地した場合は「いいえ」に○をつけて下さい。
はい　いいえ　3.2-2.9　GM

69. 色の名前を１つ以上言えますか。
検査の方法：下の図（黄，緑，赤，青）を見せて，ひとつずつ指さして「これは何色？」と聞いて下さい。お子さんが違った答を言ってもあなたの顔色に出さないようにして４つとも聞いて下さい。１つ以上正しく答えられれば「はい」に○をつけて下さい。
はい　いいえ　3.3-2.9　L

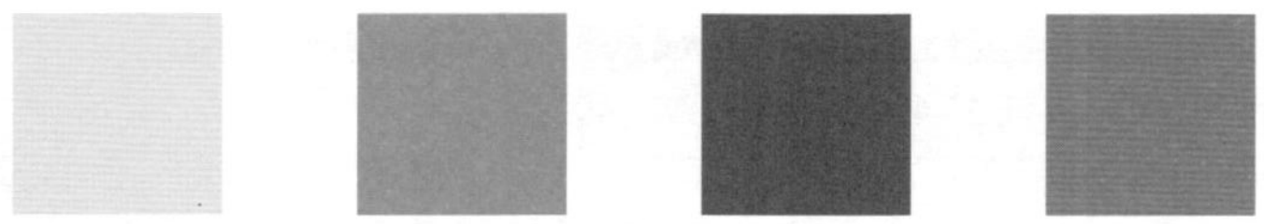

70. 下の図のように，他の指を動かさずに親指だけを立てて動かすことができますか。あなたが見本を見せて同じようにするように言って下さい。
はい　いいえ　3.4-3.1　FMA

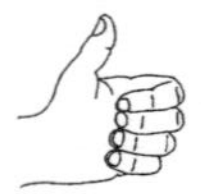

71. 片足立ちが２秒間以上できますか。
方法：物につかまらずに，一人で片足立ちさせて，何秒間バランスを保つことができるか測定します。あなたが見本をみせて下さい。お子さんにできるだけ長く片足立ちするよう言って下さい。
　右足で何秒間，片足立ちができましたか（　　）秒間
　左足で何秒間，片足立ちができましたか（　　）秒間
右足でも左足でも両方とも２秒間以上片足立ちができた場合だけ「はい」に○をつけて下さい。
はい　いいえ　3.7-3.3　GM

72. 以下の質問をお子さんにして下さい。質問をくりかえして言うのは構いませんが答える手助けをしないで下さい。それぞれの質問に対するお子さんの答えを下に書きこんで下さい。
　「寒い時はどうしますか？」　（　　　　　）
　　答の例（震える，服を着る，家に入る，など）
　「疲れた時はどうしますか？」　（　　　　　）
　　答の例（あくびをする，眠る，横になる，昼寝する）
　「お腹がすいた時はどうしますか？」　（　　　　　）
　　答の例（食べる，食べるものを頼む，お昼を食べる）
答が理屈に合っていればこれ以外の答でも結構です。２つ以上答えられた場合「はい」に○をつけて下さい。言葉でなく，身振り（ジェスチャー）で示した場合は「いいえ」に○をつけて下さい。
はい　いいえ　3.9-3.5　L

73. 下の図を見せて「これと同じものをかいて」と言って下さい。「丸（円）をかいて」と言ってはいけません。３回かかせて下さい。１回でもできれば結構です。判定の例は下に描いてある通りです。
はい　いいえ　3.8-3.4　FMA

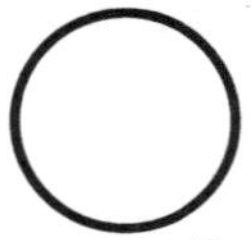

図：この場合は「はい」に○をつけて下さい。

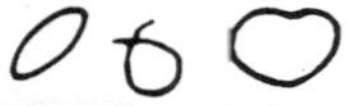

図：この場合は「いいえ」に○をつけて下さい。

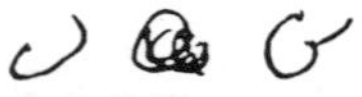

74. 手助けなしに，一人で自分の服をちゃんと身につけることができますか。
はい　いいえ　3.8-3.4　PS

2〜4歳用

DENVER II 予備判定票

氏　名 ＿＿＿＿

記録者　氏　名 ＿＿＿＿
　　　　続　柄 ＿＿＿＿

記 録 日　　年　　月　　日
生 年 月 日　　年　　月　　日
年 月 日 齢　　年　　月　　日

以下の質問に順番にお答え下さい。「はい」「いいえ」のどちらかに○をつけて下さい。「いいえ」が3つ以上になったら，それ以降の質問にお答えになる必要はありません。

55. 下の絵の名前が1つ以上言えますか。
方法：下の絵をひとつずつ指さして「これは何？」と聞いて，それぞれ「ねこ」「うま」「とり」「いぬ」「ひと」と答えれば「はい」に○をつけて下さい。「こねこ」「ことり」「パパ」「おとこのこ」などでも結構です。家で飼っているペットの名前を答えた場合は種類があっていれば「はい」に○をつけて下さい。鳴き声だけで答えた場合は「いいえ」にして下さい。
はい　いいえ　2.3-2.0　L

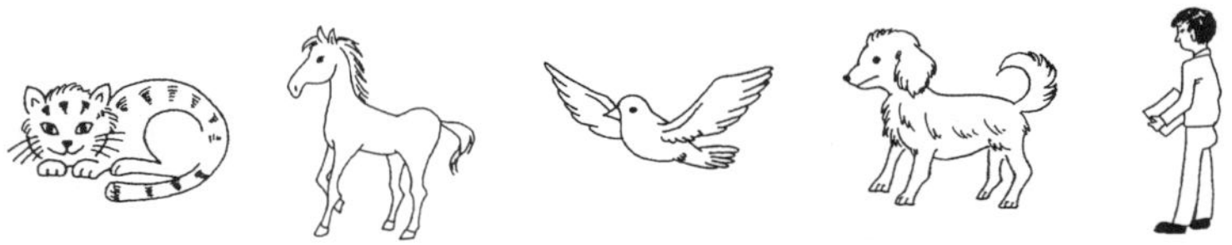

（原画　国立療養所広島病院小児科部長　下田浩子）

56. 「公園・行く」「ジュース・ほしい」「パパ・バイバイ」などの2語文を話しますか。（「いない・いない・ばあ」や「バイ・バイ」は2語文ではありません）
はい　いいえ　2.4-2.1　L

57. 手助けしなくても，自分一人で手を洗ってタオルでふいたり，乾かしたりできますか。あなたがお子さんの手の届かない蛇口をひねってあげるのは構いません。
はい　いいえ　2.4-2.1　PS

58. 体の部分を6つ正しく指さすことができますか。
判定の方法：眼，耳，鼻，口，手，足，お腹，髪の毛の8つの名前をひとつずつ順番に「○○はどこ？」と聞いて，6つ以上正しく指させたら「はい」に○をつけて下さい。お子さんが自分の体を指さしても，あなたの体を指さしても，どちらでも結構です。
はい　いいえ　2.5-2.2　L

59. 両足ジャンプができますか。
判定の方法：この判定票を床において，お子さんに立ったままの位置で判定票を飛び越すように言って下さい。両足同時にジャンプできれば「はい」に○をつけて下さい。判定票を飛び越すことができなくても両足とも床から離れれば結構です。助走したり，片足で飛び越す場合は「いいえ」に○をつけて下さい。
はい　いいえ　2.6-2.3　GM

60. 問55で見せた絵をもう一度見せて，今度はあなたが「馬はどれ？」「イヌはどれ？」などとひとつずつ聞いて，お子さんが4つ以上正しく指させれば，「はい」に○をつけて下さい。聞く順番はどれから始めても結構です。
はい　いいえ　2.6-2.3　L

61. あまり親しくない人にも，あなたのお子さんが話す内容がほぼ明りょうに（半分以上）理解されていますか。あなたやお子さんの親しい人でないと理解できない場合は「いいえ」に○をつけて下さい。
はい　いいえ　2.7-2.4　L

62. 積み木やブロックを8つ以上積み重ねて塔をつくることができますか。いままでやったことがない場合は「いいえ」に○をつけて下さい。
はい　いいえ　2.8-2.5　FMA

63. 手助けしなくても，自分一人でパンツやTシャツ，靴を身につけることができますか。
はい　いいえ　3.0-2.6　PS

64. 問55で見せた動物の絵を使います。お子さんに絵を見せて，「飛ぶのはどれ？」「走るのはどれ？」「ニャーとなくのはどれ？」などとひとつひとつたずねて下さい。お子さんが2つ以上正しく指させれば「はい」に○をつけて下さい。
はい　いいえ　3.0-2.7　L

65. 問55で見せた絵の動物の名前を4つ以上正しく言えますか。
はい　いいえ　3.1-2.7　L

66. 友だちの名前を一人以上言えますか。
家族（一緒に住んでいる人）やペットの名前の場合は「いいえ」に○をつけて下さい。一緒に住んでいなければ親戚の名前でも結構です。実在しない友だちの名前や友だちがいない場合は「いいえ」に○をつけて下さい。
はい　いいえ　3.1-2.8　PS

67. 縦にまっすぐな線を描けますか。
判定の方法：下の図の横にあなたが「こうかくのよ」と言って描いてみせて下さい。その時，お子さんと同じ向きで上から下に描いて下さい。あなたの描いた線の横にお子さんにかかせて下さい。あなたの描いた線をお子さんがなぞるのではいけません。判定の例は下に描いてある通りです。
はい　いいえ　3.2-2.9　FMA

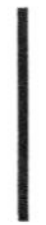

図：この場合は「はい」に○をつけて下さい。

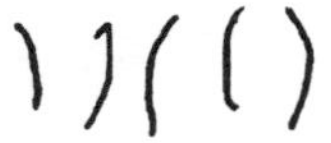

図：この場合は「いいえ」に○をつけて下さい。

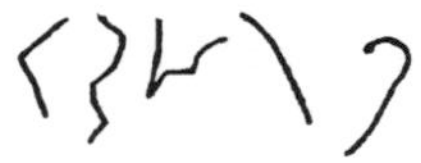

68. この判定票を床において，お子さんに立ったままの位置で用紙を飛び越すように言って下さい。助走してはいけません。あなたが見本をみせてもかまいません。用紙の短い側（21cm）を飛び越えることができれば「はい」に○をつけて下さい。用紙の上に着地した場合は「いいえ」に○をつけて下さい。
はい　いいえ　3.2-2.9　GM

69. 色の名前を１つ以上言えますか。
検査の方法：下の図（黄，緑，赤，青）を見せて，ひとつずつ指さして「これは何色？」と聞いて下さい。お子さんが違った答を言ってもあなたの顔色に出さないようにして４つとも聞いて下さい。１つ以上正しく答えられれば「はい」に○をつけて下さい。
はい　いいえ　3.3-2.9　L

70. 下の図のように，他の指を動かさずに親指だけを立てて動かすことができますか。あなたが見本を見せて同じようにするように言って下さい。
はい　いいえ　3.4-3.1　FMA

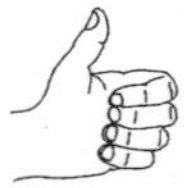

71. 片足立ちが２秒間以上できますか。
方法：物につかまらずに，一人で片足立ちさせて，何秒間バランスを保つことができるか測定します。あなたが見本をみせて下さい。お子さんにできるだけ長く片足立ちするよう言って下さい。
右足で何秒間，片足立ちができましたか（　　）秒間
左足で何秒間，片足立ちができましたか（　　）秒間
右足でも左足でも両方とも２秒間以上片足立ちができた場合だけ「はい」に○をつけて下さい。
はい　いいえ　3.7-3.3　GM

72. 以下の質問をお子さんにして下さい。質問をくりかえして言うのは構いませんが答える手助けをしないで下さい。それぞれの質問に対するお子さんの答えを下に書きこんで下さい。
「寒い時はどうしますか？」　（　　　　　　）
答の例（震える，服を着る，家に入る，など）
「疲れた時はどうしますか？」　（　　　　　　）
答の例（あくびをする，眠る，横になる，昼寝する）
「お腹がすいた時はどうしますか？」　（　　　　　　）
答の例（食べる，食べるものを頼む，お昼を食べる）
答が理屈に合っていればこれ以外の答でも結構です。２つ以上答えられた場合「はい」に○をつけて下さい。言葉でなく，身振り（ジェスチャー）で示した場合は「いいえ」に○をつけて下さい。
はい　いいえ　3.9-3.5　L

73. 下の図を見せて「これと同じものをかいて」と言って下さい。「丸（円）をかいて」と言ってはいけません。３回かかせて下さい。１回でもできれば結構です。判定の例は下に描いてある通りです。
はい　いいえ　3.8-3.4　FMA

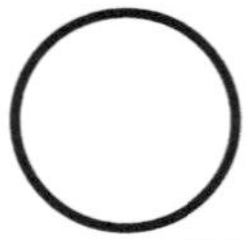

図：この場合は「はい」に○をつけて下さい。

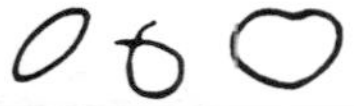

図：この場合は「いいえ」に○をつけて下さい。

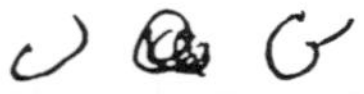

74. 手助けなしに，一人で自分の服をちゃんと身につけることができますか。
はい　いいえ　3.8-3.4　PS

2〜4歳用

DENVER II 予備判定票

氏　名		記録日	年　月　日
記録者　氏　名		生年月日	年　月　日
記録者　続　柄		年月日齢	年　月　日

以下の質問に順番にお答え下さい。「はい」「いいえ」のどちらかに○をつけて下さい。「いいえ」が３つ以上になったら，それ以降の質問にお答えになる必要はありません。

55. 下の絵の名前が１つ以上言えますか。
方法：下の絵をひとつずつ指さして「これは何？」と聞いて，それぞれ「ねこ」「うま」「とり」「いぬ」「ひと」と答えれば「はい」に○をつけて下さい。「こねこ」「ことり」「パパ」「おとこのこ」などでも結構です。家で飼っているペットの名前を答えた場合は種類があっていれば「はい」に○をつけて下さい。鳴き声だけで答えた場合は「いいえ」にして下さい。
はい　いいえ　2.3-2.0　L

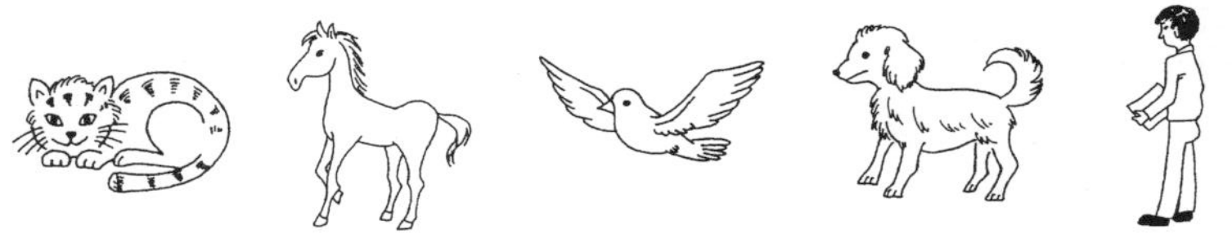

（原画　国立療養所広島病院小児科部長　下田浩子）

56. 「公園・行く」「ジュース・ほしい」「パパ・バイバイ」などの２語文を話しますか。（「いない・いない・ばあ」や「バイ・バイ」は２語文ではありません）
はい　いいえ　2.4-2.1　L

57. 手助けしなくても，自分一人で手を洗ってタオルでふいたり，乾かしたりできますか。あなたがお子さんの手の届かない蛇口をひねってあげるのは構いません。
はい　いいえ　2.4-2.1　PS

58. 体の部分を６つ正しく指さすことができますか。
判定の方法：眼，耳，鼻，口，手，足，お腹，髪の毛の８つの名前をひとつずつ順番に「○○はどこ？」と聞いて，６つ以上正しく指させたら「はい」に○をつけて下さい。お子さんが自分の体を指さしても，あなたの体を指さしても，どちらでも結構です。
はい　いいえ　2.5-2.2　L

59. 両足ジャンプができますか。
判定の方法：この判定票を床において，お子さんに立ったままの位置で判定票を飛び越すように言って下さい。両足同時にジャンプできれば「はい」に○をつけて下さい。判定票を飛び越すことができなくても両足とも床から離れれば結構です。助走したり，片足で飛び越す場合は「いいえ」に○をつけて下さい。
はい　いいえ　2.6-2.3　GM

60. 問55で見せた絵をもう一度見せて，今度はあなたが「馬はどれ？」「イヌはどれ？」などとひとつずつ聞いて，お子さんが４つ以上正しく指させれば，「はい」に○をつけて下さい。聞く順番はどれから始めても結構です。
はい　いいえ　2.6-2.3　L

61. あまり親しくない人にも，あなたのお子さんが話す内容がほぼ明りょうに（半分以上）理解されていますか。あなたやお子さんの親しい人でないと理解できない場合は「いいえ」に○をつけて下さい。
はい　いいえ　2.7-2.4　L

62. 積み木やブロックを８つ以上積み重ねて塔をつくることができますか。いままでやったことがない場合は「いいえ」に○をつけて下さい。
はい　いいえ　2.8-2.5　FMA

63. 手助けしなくても，自分一人でパンツやＴシャツ，靴を身につけることができますか。
はい　いいえ　3.0-2.6　PS

64. 問55で見せた動物の絵を使います。お子さんに絵を見せて，「飛ぶのはどれ？」「走るのはどれ？」「ニャーとなくのはどれ？」などとひとつひとつたずねて下さい。お子さんが２つ以上正しく指させれば「はい」に○をつけて下さい。
はい　いいえ　3.0-2.7　L

65. 問55で見せた絵の動物の名前を４つ以上正しく言えますか。
はい　いいえ　3.1-2.7　L

66. 友だちの名前を一人以上言えますか。
家族（一緒に住んでいる人）やペットの名前の場合は「いいえ」に○をつけて下さい。一緒に住んでいなければ親戚の名前でも結構です。実在しない友だちの名前や友だちがいない場合は「いいえ」に○をつけて下さい。
はい　いいえ　3.1-2.8　PS

67. 縦にまっすぐな線を描けますか。
判定の方法：下の図の横にあなたが「こうかくのよ」と言って描いてみせて下さい。その時，お子さんと同じ向きで上から下に描いて下さい。あなたの描いた線の横にお子さんにかかせて下さい。あなたの描いた線をお子さんがなぞるのではいけません。判定の例は下に描いてある通りです。
はい　いいえ　3.2-2.9　FMA

図：この場合は「はい」に○をつけて下さい。

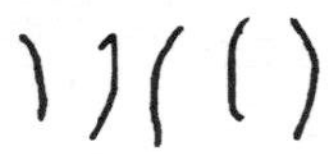

図：この場合は「いいえ」に○をつけて下さい。

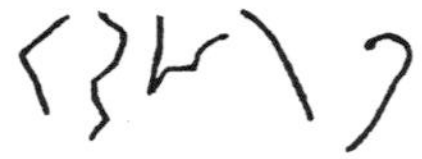

68. この判定票を床において，お子さんに立ったままの位置で用紙を飛び越すように言って下さい。助走してはいけません。あなたが見本をみせてもかまいません。用紙の短い側（21cm）を飛び越えることができれば「はい」に○をつけて下さい。用紙の上に着地した場合は「いいえ」に○をつけて下さい。
はい　いいえ　3.2-2.9　GM

69. 色の名前を１つ以上言えますか。
検査の方法：下の図（黄，緑，赤，青）を見せて，ひとつずつ指さして「これは何色？」と聞いて下さい。お子さんが違った答を言ってもあなたの顔色に出さないようにして４つとも聞いて下さい。１つ以上正しく答えられれば「はい」に○をつけて下さい。
はい　いいえ　3.3-2.9　L

70. 下の図のように，他の指を動かさずに親指だけを立てて動かすことができますか。あなたが見本を見せて同じようにするように言って下さい。
はい　いいえ　3.4-3.1　FMA

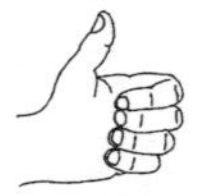

71. 片足立ちが２秒間以上できますか。
方法：物につかまらずに，一人で片足立ちさせて，何秒間バランスを保つことができるか測定します。あなたが見本をみせて下さい。お子さんにできるだけ長く片足立ちするよう言って下さい。
右足で何秒間，片足立ちができましたか（　　）秒間
左足で何秒間，片足立ちができましたか（　　）秒間
右足でも左足でも両方とも２秒間以上片足立ちができた場合だけ「はい」に○をつけて下さい。
はい　いいえ　3.7-3.3　GM

72. 以下の質問をお子さんにして下さい。質問をくりかえして言うのは構いませんが答える手助けをしないで下さい。それぞれの質問に対するお子さんの答えを下に書きこんで下さい。
「寒い時はどうしますか？」（　　　　　）
答の例（震える，服を着る，家に入る，など）
「疲れた時はどうしますか？」（　　　　　）
答の例（あくびをする，眠る，横になる，昼寝する）
「お腹がすいた時はどうしますか？」（　　　　　）
答の例（食べる，食べるものを頼む，お昼を食べる）
答が理屈に合っていればこれ以外の答でも結構です。２つ以上答えられた場合「はい」に○をつけて下さい。言葉でなく，身振り（ジェスチャー）で示した場合は「いいえ」に○をつけて下さい。
はい　いいえ　3.9-3.5　L

73. 下の図を見せて「これと同じものをかいて」と言って下さい。「丸（円）をかいて」と言ってはいけません。３回かかせて下さい。１回でもできれば結構です。判定の例は下に描いてある通りです。
はい　いいえ　3.8-3.4　FMA

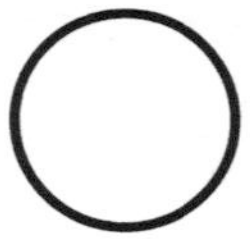

図：この場合は「はい」に○をつけて下さい。

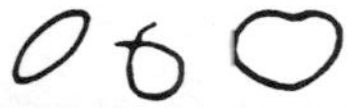

図：この場合は「いいえ」に○をつけて下さい。

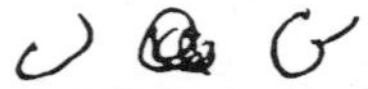

74. 手助けなしに，一人で自分の服をちゃんと身につけることができますか。
はい　いいえ　3.8-3.4　PS

2～4歳用

DENVER II 予備判定票

氏　名 ＿＿＿＿＿＿

記録者　氏　名 ＿＿＿＿＿＿
　　　　続　柄 ＿＿＿＿＿＿

記録日　　年　　月　　日
生年月日　　年　　月　　日
年月日齢　　年　　月　　日

以下の質問に順番にお答え下さい。「はい」「いいえ」のどちらかに○をつけて下さい。「いいえ」が３つ以上になったら，それ以降の質問にお答えになる必要はありません。

55. 下の絵の名前が１つ以上言えますか。
方法：下の絵をひとつずつ指さして「これは何？」と聞いて，それぞれ「ねこ」「うま」「とり」「いぬ」「ひと」と答えれば「はい」に○をつけて下さい。「こねこ」「ことり」「パパ」「おとこのこ」などでも結構です。家で飼っているペットの名前を答えた場合は種類があっていれば「はい」に○をつけて下さい。鳴き声だけで答えた場合は「いいえ」にして下さい。
はい　いいえ　2.3-2.0　L

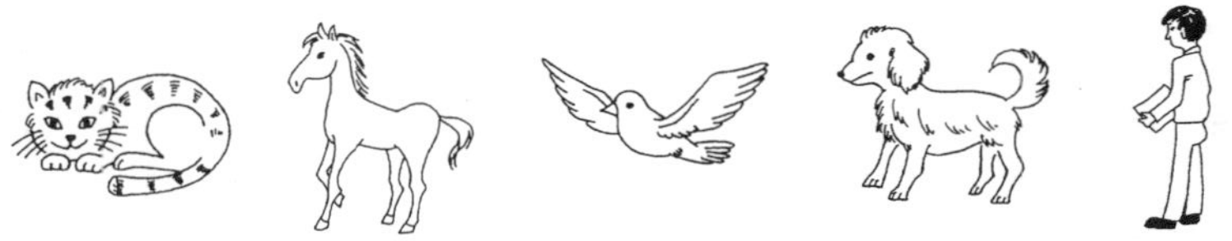

（原画　国立療養所広島病院小児科部長　下田浩子）

56. 「公園・行く」「ジュース・ほしい」「パパ・バイバイ」などの２語文を話しますか。（「いない・いない・ばあ」や「バイ・バイ」は２語文ではありません）
はい　いいえ　2.4-2.1　L

57. 手助けしなくても，自分一人で手を洗ってタオルでふいたり，乾かしたりできますか。あなたがお子さんの手の届かない蛇口をひねってあげるのは構いません。
はい　いいえ　2.4-2.1　PS

58. 体の部分を６つ正しく指さすことができますか。
判定の方法：眼，耳，鼻，口，手，足，お腹，髪の毛の８つの名前をひとつずつ順番に「○○はどこ？」と聞いて，６つ以上正しく指させたら「はい」に○をつけて下さい。お子さんが自分の体を指さしても，あなたの体を指さしても，どちらでも結構です。
はい　いいえ　2.5-2.2　L

59. 両足ジャンプができますか。
判定の方法：この判定票を床において，お子さんに立ったままの位置で判定票を飛び越すように言って下さい。両足同時にジャンプできれば「はい」に○をつけて下さい。判定票を飛び越すことができなくても両足とも床から離れれば結構です。助走したり，片足で飛び越す場合は「いいえ」に○をつけて下さい。
はい　いいえ　2.6-2.3　GM

60. 問 55 で見せた絵をもう一度見せて，今度はあなたが「馬はどれ？」「イヌはどれ？」などとひとつずつ聞いて，お子さんが４つ以上正しく指させれば，「はい」に○をつけて下さい。聞く順番はどれから始めても結構です。
はい　いいえ　2.6-2.3　L

61. あまり親しくない人にも，あなたのお子さんが話す内容がほぼ明りょうに（半分以上）理解されていますか。あなたやお子さんの親しい人でないと理解できない場合は「いいえ」に○をつけて下さい。
はい　いいえ　2.7-2.4　L

62. 積み木やブロックを８つ以上積み重ねて塔をつくることができますか。いままでやったことがない場合は「いいえ」に○をつけて下さい。
はい　いいえ　2.8-2.5　FMA

63. 手助けしなくても，自分一人でパンツやＴシャツ，靴を身につけることができますか。
はい　いいえ　3.0-2.6　PS

64. 問 55 で見せた動物の絵を使います。お子さんに絵を見せて，「飛ぶのはどれ？」「走るのはどれ？」「ニャーとなくのはどれ？」などとひとつひとつたずねて下さい。お子さんが２つ以上正しく指させれば「はい」に○をつけて下さい。
はい　いいえ　3.0-2.7　L

65. 問 55 で見せた絵の動物の名前を４つ以上正しく言えますか。
はい　いいえ　3.1-2.7　L

66. 友だちの名前を一人以上言えますか。
家族（一緒に住んでいる人）やペットの名前の場合は「いいえ」に○をつけて下さい。一緒に住んでいなければ親戚の名前でも結構です。実在しない友だちの名前や友だちがいない場合は「いいえ」に○をつけて下さい。
はい　いいえ　3.1-2.8　PS

67. 縦にまっすぐな線を描けますか。
判定の方法：下の図の横にあなたが「こうかくのよ」と言って描いてみせて下さい。その時，お子さんと同じ向きで上から下に描いて下さい。あなたの描いた線の横にお子さんにかかせて下さい。あなたの描いた線をお子さんがなぞるのではいけません。判定の例は下に描いてある通りです。
はい　いいえ　3.2-2.9　FMA

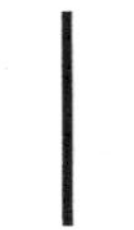

図：この場合は「はい」に○をつけて下さい。

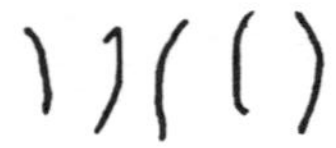

図：この場合は「いいえ」に○をつけて下さい。

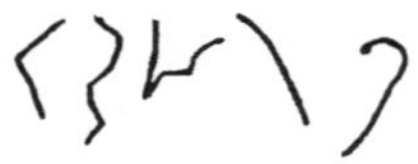

68. この判定票を床において，お子さんに立ったままの位置で用紙を飛び越すように言って下さい。助走してはいけません。あなたが見本をみせてもかまいません。用紙の短い側（21cm）を飛び越えることができれば「はい」に○をつけて下さい。用紙の上に着地した場合は「いいえ」に○をつけて下さい。
はい　いいえ　3.2-2.9　GM

69. 色の名前を１つ以上言えますか。
検査の方法：下の図（黄，緑，赤，青）を見せて，ひとつずつ指さして「これは何色？」と聞いて下さい。お子さんが違った答を言ってもあなたの顔色に出さないようにして４つとも聞いて下さい。１つ以上正しく答えられれば「はい」に○をつけて下さい。
はい　いいえ　3.3-2.9　L

70. 下の図のように，他の指を動かさずに親指だけを立てて動かすことができますか。あなたが見本を見せて同じようにするように言って下さい。
はい　いいえ　3.4-3.1　FMA

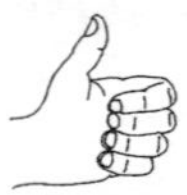

71. 片足立ちが２秒間以上できますか。
方法：物につかまらずに，一人で片足立ちさせて，何秒間バランスを保つことができるか測定します。あなたが見本をみせて下さい。お子さんにできるだけ長く片足立ちするよう言って下さい。
右足で何秒間，片足立ちができましたか（　　）秒間
左足で何秒間，片足立ちができましたか（　　）秒間
右足でも左足でも両方とも２秒間以上片足立ちができた場合だけ「はい」に○をつけて下さい。
はい　いいえ　3.7-3.3　GM

72. 以下の質問をお子さんにして下さい。質問をくりかえして言うのは構いませんが答える手助けをしないで下さい。それぞれの質問に対するお子さんの答えを下に書きこんで下さい。
「寒い時はどうしますか？」（　　　　　）
答の例（震える，服を着る，家に入る，など）
「疲れた時はどうしますか？」（　　　　　）
答の例（あくびをする，眠る，横になる，昼寝する）
「お腹がすいた時はどうしますか？」（　　　　　）
答の例（食べる，食べるものを頼む，お昼を食べる）
答が理屈に合っていればこれ以外の答でも結構です。２つ以上答えられた場合「はい」に○をつけて下さい。言葉でなく，身振り（ジェスチャー）で示した場合は「いいえ」に○をつけて下さい。
はい　いいえ　3.9-3.5　L

73. 下の図を見せて「これと同じものをかいて」と言って下さい。「丸（円）をかいて」と言ってはいけません。３回かかせて下さい。１回でもできれば結構です。判定の例は下に描いてある通りです。
はい　いいえ　3.8-3.4　FMA

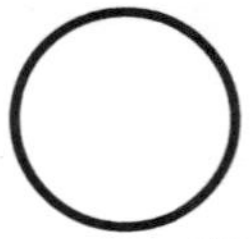

図：この場合は「はい」に○をつけて下さい。

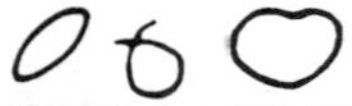

図：この場合は「いいえ」に○をつけて下さい。

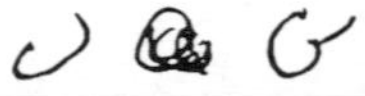

74. 手助けなしに，一人で自分の服をちゃんと身につけることができますか。
はい　いいえ　3.8-3.4　PS

2〜4歳用

DENVER II 予備判定票

氏　　名 ＿＿＿＿＿＿

記録者　氏　　名 ＿＿＿＿＿＿
　　　　続　　柄 ＿＿＿＿＿＿

記　録　日　　年　　月　　日
生 年 月 日　　年　　月　　日
年 月 日 齢　　年　　月　　日

以下の質問に順番にお答え下さい。「はい」「いいえ」のどちらかに○をつけて下さい。「いいえ」が３つ以上になったら，それ以降の質問にお答えになる必要はありません。

55. 下の絵の名前が１つ以上言えますか。
方法：下の絵をひとつずつ指さして「これは何？」と聞いて，それぞれ「ねこ」「うま」「とり」「いぬ」「ひと」と答えれば「はい」に○をつけて下さい。「こねこ」「ことり」「パパ」「おとこのこ」などでも結構です。家で飼っているペットの名前を答えた場合は種類があっていれば「はい」に○をつけて下さい。鳴き声だけで答えた場合は「いいえ」にして下さい。
はい　いいえ　2.3-2.0　L

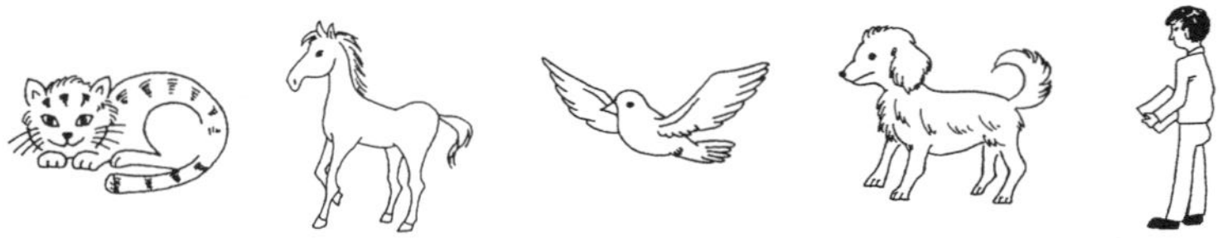

（原画　国立療養所広島病院小児科部長　下田浩子）

56. 「公園・行く」「ジュース・ほしい」「パパ・バイバイ」などの２語文を話しますか。（「いない・いない・ばあ」や「バイ・バイ」は２語文ではありません）
はい　いいえ　2.4-2.1　L

57. 手助けしなくても，自分一人で手を洗ってタオルでふいたり，乾かしたりできますか。あなたがお子さんの手の届かない蛇口をひねってあげるのは構いません。
はい　いいえ　2.4-2.1　PS

58. 体の部分を６つ正しく指さすことができますか。
判定の方法：眼，耳，鼻，口，手，足，お腹，髪の毛の８つの名前をひとつずつ順番に「○○はどこ？」と聞いて，６つ以上正しく指させたら「はい」に○をつけて下さい。お子さんが自分の体を指さしても，あなたの体を指さしても，どちらでも結構です。
はい　いいえ　2.5-2.2　L

59. 両足ジャンプができますか。
判定の方法：この判定票を床において，お子さんに立ったままの位置で判定票を飛び越すように言って下さい。両足同時にジャンプできれば「はい」に○をつけて下さい。判定票を飛び越すことができなくても両足とも床から離れれば結構です。助走したり，片足で飛び越す場合は「いいえ」に○をつけて下さい。
はい　いいえ　2.6-2.3　GM

60. 問 55 で見せた絵をもう一度見せて，今度はあなたが「馬はどれ？」「イヌはどれ？」などとひとつずつ聞いて，お子さんが４つ以上正しく指させれば，「はい」に○をつけて下さい。聞く順番はどれから始めても結構です。
はい　いいえ　2.6-2.3　L

61. あまり親しくない人にも，あなたのお子さんが話す内容がほぼ明りょうに（半分以上）理解されていますか。あなたやお子さんの親しい人でないと理解できない場合は「いいえ」に○をつけて下さい。
はい　いいえ　2.7-2.4　L

62. 積み木やブロックを８つ以上積み重ねて塔をつくることができますか。いままでやったことがない場合は「いいえ」に○をつけて下さい。
はい　いいえ　2.8-2.5　FMA

63. 手助けしなくても，自分一人でパンツやＴシャツ，靴を身につけることができますか。
はい　いいえ　3.0-2.6　PS

64. 問 55 で見せた動物の絵を使います。お子さんに絵を見せて，「飛ぶのはどれ？」「走るのはどれ？」「ニャーとなくのはどれ？」などとひとつひとつたずねて下さい。お子さんが２つ以上正しく指させれば「はい」に○をつけて下さい。
はい　いいえ　3.0-2.7　L

65. 問 55 で見せた絵の動物の名前を４つ以上正しく言えますか。
はい　いいえ　3.1-2.7　L

66. 友だちの名前を一人以上言えますか。
家族（一緒に住んでいる人）やペットの名前の場合は「いいえ」に○をつけて下さい。一緒に住んでいなければ親戚の名前でも結構です。実在しない友だちの名前や友だちがいない場合は「いいえ」に○をつけて下さい。
はい　いいえ　3.1-2.8　PS

67. 縦にまっすぐな線を描けますか。
判定の方法：下の図の横にあなたが「こうかくのよ」と言って描いてみせて下さい。その時，お子さんと同じ向きで上から下に描いて下さい。あなたの描いた線の横にお子さんにかかせて下さい。あなたの描いた線をお子さんがなぞるのではいけません。判定の例は下に描いてある通りです。
はい　いいえ　3.2-2.9　FMA

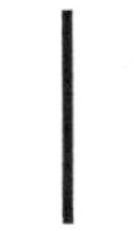

図：この場合は「はい」に○をつけて下さい。　図：この場合は「いいえ」に○をつけて下さい。

68. この判定票を床において，お子さんに立ったままの位置で用紙を飛び越すように言って下さい。助走してはいけません。あなたが見本をみせてもかまいません。用紙の短い側（21cm）を飛び越えることができれば「はい」に○をつけて下さい。用紙の上に着地した場合は「いいえ」に○をつけて下さい。
はい　いいえ　3.2-2.9　GM

69. 色の名前を１つ以上言えますか。
検査の方法：下の図（黄，緑，赤，青）を見せて，ひとつずつ指さして「これは何色？」と聞いて下さい。お子さんが違った答を言ってもあなたの顔色に出さないようにして４つとも聞いて下さい。１つ以上正しく答えられれば「はい」に○をつけて下さい。
はい　いいえ　3.3-2.9　L

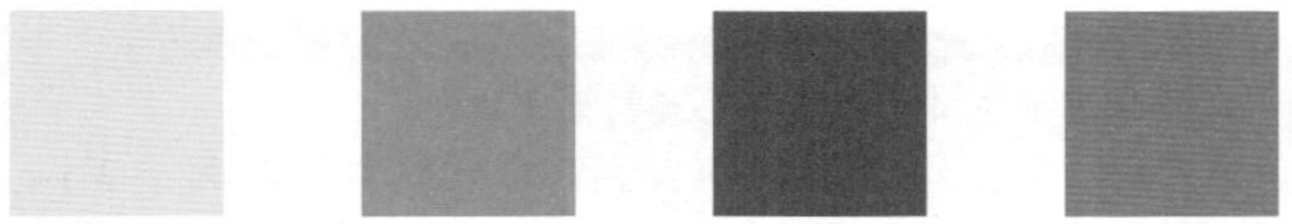

70. 下の図のように，他の指を動かさずに親指だけを立てて動かすことができますか。あなたが見本を見せて同じようにするように言って下さい。
はい　いいえ　3.4-3.1　FMA

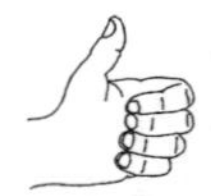

71. 片足立ちが２秒間以上できますか。
方法：物につかまらずに，一人で片足立ちさせて，何秒間バランスを保つことができるか測定します。あなたが見本をみせて下さい。お子さんにできるだけ長く片足立ちするよう言って下さい。
右足で何秒間，片足立ちができましたか（　　）秒間
左足で何秒間，片足立ちができましたか（　　）秒間
右足でも左足でも両方とも２秒間以上片足立ちができた場合だけ「はい」に○をつけて下さい。
はい　いいえ　3.7-3.3　GM

72. 以下の質問をお子さんにして下さい。質問をくりかえして言うのは構いませんが答える手助けをしないで下さい。それぞれの質問に対するお子さんの答えを下に書きこんで下さい。
「寒い時はどうしますか？」　（　　　　　）
答の例（震える，服を着る，家に入る，など）
「疲れた時はどうしますか？」　（　　　　　）
答の例（あくびをする，眠る，横になる，昼寝する）
「お腹がすいた時はどうしますか？」　（　　　　　）
答の例（食べる，食べるものを頼む，お昼を食べる）
答が理屈に合っていればこれ以外の答でも結構です。２つ以上答えられた場合「はい」に○をつけて下さい。言葉でなく，身振り（ジェスチャー）で示した場合は「いいえ」に○をつけて下さい。
はい　いいえ　3.9-3.5　L

73. 下の図を見せて「これと同じものをかいて」と言って下さい。「丸（円）をかいて」と言ってはいけません。３回かかせて下さい。１回でもできれば結構です。判定の例は下に描いてある通りです。
はい　いいえ　3.8-3.4　FMA

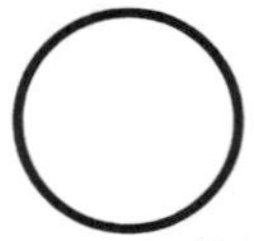

図：この場合は「はい」に○をつけて下さい。　図：この場合は「いいえ」に○をつけて下さい。

74. 手助けなしに，一人で自分の服をちゃんと身につけることができますか。
はい　いいえ　3.8-3.4　PS

2～4歳用

DENVERⅡ予備判定票

氏　名 ＿＿＿＿＿＿

記録者　氏　名 ＿＿＿＿＿＿
　　　　続　柄 ＿＿＿＿＿＿

記　録　日　　年　　月　　日
生 年 月 日　　年　　月　　日
年 月 日 齢　　年　　月　　日

以下の質問に順番にお答え下さい。「はい」「いいえ」のどちらかに○をつけて下さい。「いいえ」が３つ以上になったら，それ以降の質問にお答えになる必要はありません。

55. 下の絵の名前が１つ以上言えますか。
方法：下の絵をひとつずつ指さして「これは何？」と聞いて，それぞれ「ねこ」「うま」「とり」「いぬ」「ひと」と答えれば「はい」に○をつけて下さい。「こねこ」「ことり」「パパ」「おとこのこ」などでも結構です。家で飼っているペットの名前を答えた場合は種類があっていれば「はい」に○をつけて下さい。鳴き声だけで答えた場合は「いいえ」にして下さい。
はい　いいえ　2.3-2.0　L

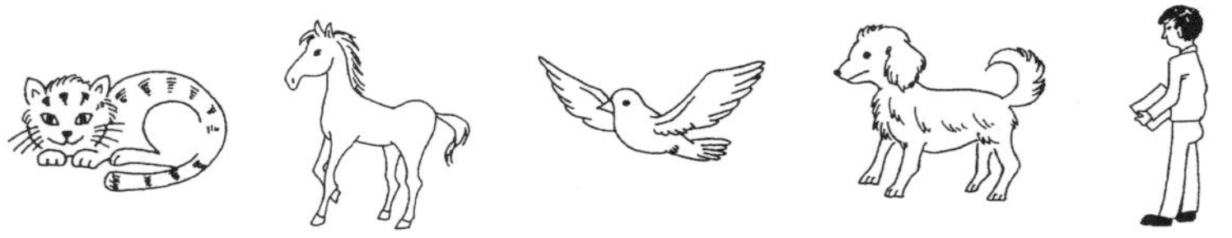

（原画　国立療養所広島病院小児科部長　下田浩子）

56. 「公園・行く」「ジュース・ほしい」「パパ・バイバイ」などの２語文を話しますか。（「いない・いない・ばあ」や「バイ・バイ」は２語文ではありません）
はい　いいえ　2.4-2.1　L

57. 手助けしなくても，自分一人で手を洗ってタオルでふいたり，乾かしたりできますか。あなたがお子さんの手の届かない蛇口をひねってあげるのは構いません。
はい　いいえ　2.4-2.1　PS

58. 体の部分を６つ正しく指さすことができますか。
判定の方法：眼，耳，鼻，口，手，足，お腹，髪の毛の８つの名前をひとつずつ順番に「○○はどこ？」と聞いて，６つ以上正しく指させたら「はい」に○をつけて下さい。お子さんが自分の体を指さしても，あなたの体を指さしても，どちらでも結構です。
はい　いいえ　2.5-2.2　L

59. 両足ジャンプができますか。
判定の方法：この判定票を床において，お子さんに立ったままの位置で判定票を飛び越すように言って下さい。両足同時にジャンプできれば「はい」に○をつけて下さい。判定票を飛び越すことができなくても両足とも床から離れれば結構です。助走したり，片足で飛び越す場合は「いいえ」に○をつけて下さい。
はい　いいえ　2.6-2.3　GM

60. 問 55 で見せた絵をもう一度見せて，今度はあなたが「馬はどれ？」「イヌはどれ？」などとひとつずつ聞いて，お子さんが４つ以上正しく指させれば，「はい」に○をつけて下さい。聞く順番はどれから始めても結構です。
はい　いいえ　2.6-2.3　L

61. あまり親しくない人にも，あなたのお子さんが話す内容がほぼ明りょうに（半分以上）理解されていますか。あなたやお子さんの親しい人でないと理解できない場合は「いいえ」に○をつけて下さい。
はい　いいえ　2.7-2.4　L

62. 積み木やブロックを８つ以上積み重ねて塔をつくることができますか。いままでやったことがない場合は「いいえ」に○をつけて下さい。
はい　いいえ　2.8-2.5　FMA

63. 手助けしなくても，自分一人でパンツやＴシャツ，靴を身につけることができますか。
はい　いいえ　3.0-2.6　PS

64. 問 55 で見せた動物の絵を使います。お子さんに絵を見せて，「飛ぶのはどれ？」「走るのはどれ？」「ニャーとなくのはどれ？」などとひとつひとつたずねて下さい。お子さんが２つ以上正しく指させれば「はい」に○をつけて下さい。
はい　いいえ　3.0-2.7　L

65. 問 55 で見せた絵の動物の名前を４つ以上正しく言えますか。
はい　いいえ　3.1-2.7　L

66. 友だちの名前を一人以上言えますか。
家族（一緒に住んでいる人）やペットの名前の場合は「いいえ」に○をつけて下さい。一緒に住んでいなければ親戚の名前でも結構です。実在しない友だちの名前や友だちがいない場合は「いいえ」に○をつけて下さい。
はい　いいえ　3.1-2.8　PS

67. 縦にまっすぐな線を描けますか。
判定の方法：下の図の横にあなたが「こうかくのよ」と言って描いてみせて下さい。その時，お子さんと同じ向きで上から下に描いて下さい。あなたの描いた線の横にお子さんにかかせて下さい。あなたの描いた線をお子さんがなぞるのではいけません。判定の例は下に描いてある通りです。
はい　いいえ　3.2-2.9　FMA

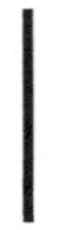

図：この場合は「はい」に○をつけて下さい。

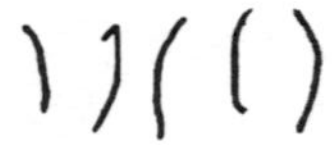

図：この場合は「いいえ」に○をつけて下さい。

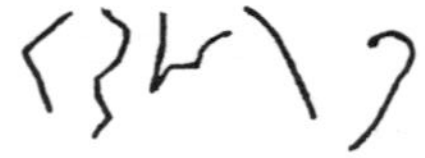

68. この判定票を床において，お子さんに立ったままの位置で用紙を飛び越すように言って下さい。助走してはいけません。あなたが見本をみせてもかまいません。用紙の短い側（21cm）を飛び越えることができれば「はい」に○をつけて下さい。用紙の上に着地した場合は「いいえ」に○をつけて下さい。
はい　いいえ　3.2-2.9　GM

69. 色の名前を１つ以上言えますか。
検査の方法：下の図（黄，緑，赤，青）を見せて，ひとつずつ指さして「これは何色？」と聞いて下さい。お子さんが違った答を言ってもあなたの顔色に出さないようにして４つとも聞いて下さい。１つ以上正しく答えられれば「はい」に○をつけて下さい。
はい　いいえ　3.3-2.9　L

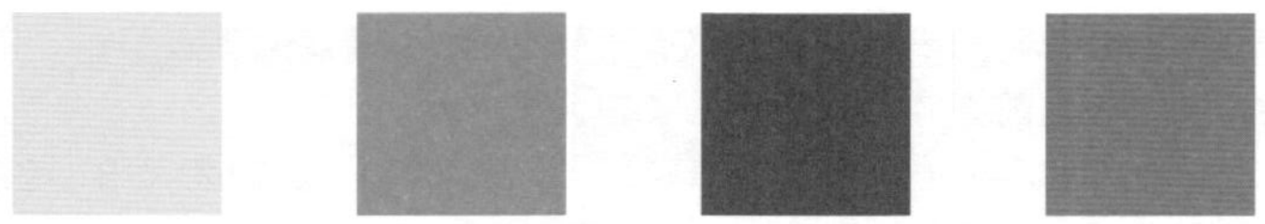

70. 下の図のように，他の指を動かさずに親指だけを立てて動かすことができますか。あなたが見本を見せて同じようにするように言って下さい。
はい　いいえ　3.4-3.1　FMA

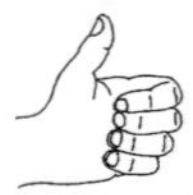

71. 片足立ちが２秒間以上できますか。
方法：物につかまらずに，一人で片足立ちさせて，何秒間バランスを保つことができるか測定します。あなたが見本をみせて下さい。お子さんにできるだけ長く片足立ちするよう言って下さい。
右足で何秒間，片足立ちができましたか（　　）秒間
左足で何秒間，片足立ちができましたか（　　）秒間
右足でも左足でも両方とも２秒間以上片足立ちができた場合だけ「はい」に○をつけて下さい。
はい　いいえ　3.7-3.3　GM

72. 以下の質問をお子さんにして下さい。質問をくりかえして言うのは構いませんが答える手助けをしないで下さい。それぞれの質問に対するお子さんの答えを下に書きこんで下さい。
「寒い時はどうしますか？」　（　　　　　　）
答の例（震える，服を着る，家に入る，など）
「疲れた時はどうしますか？」　（　　　　　　）
答の例（あくびをする，眠る，横になる，昼寝する）
「お腹がすいた時はどうしますか？」　（　　　　　　）
答の例（食べる，食べるものを頼む，お昼を食べる）
答が理屈に合っていればこれ以外の答でも結構です。２つ以上答えられた場合「はい」に○をつけて下さい。言葉でなく，身振り（ジェスチャー）で示した場合は「いいえ」に○をつけて下さい。
はい　いいえ　3.9-3.5　L

73. 下の図を見せて「これと同じものをかいて」と言って下さい。「丸（円）をかいて」と言ってはいけません。３回かかせて下さい。１回でもできれば結構です。判定の例は下に描いてある通りです。
はい　いいえ　3.8-3.4　FMA

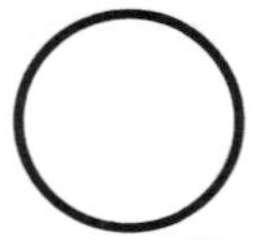

図：この場合は「はい」に○をつけて下さい。

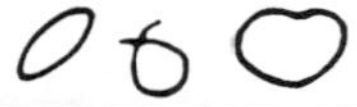

図：この場合は「いいえ」に○をつけて下さい。

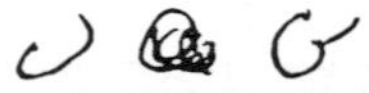

74. 手助けなしに，一人で自分の服をちゃんと身につけることができますか。
はい　いいえ　3.8-3.4　PS

DENVER Ⅱ 予備判定票

2～4歳用

氏名		記録日	年　月　日
記録者 氏名		生年月日	年　月　日
記録者 続柄		年月日齢	年　月　日

以下の質問に順番にお答え下さい。「はい」「いいえ」のどちらかに○をつけて下さい。「いいえ」が３つ以上になったら，それ以降の質問にお答えになる必要はありません。

55. 下の絵の名前が１つ以上言えますか。
方法：下の絵をひとつずつ指さして「これは何？」と聞いて，それぞれ「ねこ」「うま」「とり」「いぬ」「ひと」と答えれば「はい」に○をつけて下さい。「こねこ」「ことり」「パパ」「おとこのこ」などでも結構です。家で飼っているペットの名前を答えた場合は種類があっていれば「はい」に○をつけて下さい。鳴き声だけで答えた場合は「いいえ」にして下さい。
はい　いいえ　2.3-2.0　L

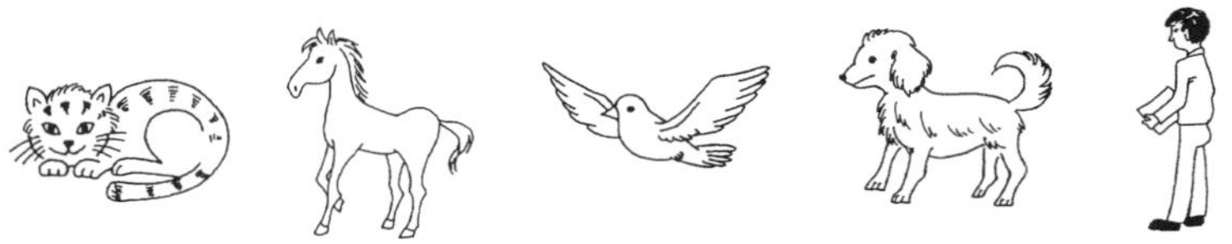

（原画　国立療養所広島病院小児科部長　下田浩子）

56. 「公園・行く」「ジュース・ほしい」「パパ・バイバイ」などの２語文を話しますか。（「いない・いない・ばあ」や「バイ・バイ」は２語文ではありません）
はい　いいえ　2.4-2.1　L

57. 手助けしなくても，自分一人で手を洗ってタオルでふいたり，乾かしたりできますか。あなたがお子さんの手の届かない蛇口をひねってあげるのは構いません。
はい　いいえ　2.4-2.1　PS

58. 体の部分を６つ正しく指さすことができますか。
判定の方法：眼，耳，鼻，口，手，足，お腹，髪の毛の８つの名前をひとつずつ順番に「○○はどこ？」と聞いて，６つ以上正しく指させたら「はい」に○をつけて下さい。お子さんが自分の体を指さしても，あなたの体を指さしても，どちらでも結構です。
はい　いいえ　2.5-2.2　L

59. 両足ジャンプができますか。
判定の方法：この判定票を床において，お子さんに立ったままの位置で判定票を飛び越すように言って下さい。両足同時にジャンプできれば「はい」に○をつけて下さい。判定票を飛び越すことができなくても両足とも床から離れれば結構です。助走したり，片足で飛び越す場合は「いいえ」に○をつけて下さい。
はい　いいえ　2.6-2.3　GM

60. 問 55 で見せた絵をもう一度見せて，今度はあなたが「馬はどれ？」「イヌはどれ？」などとひとつずつ聞いて，お子さんが４つ以上正しく指させれば，「はい」に○をつけて下さい。聞く順番はどれから始めても結構です。
はい　いいえ　2.6-2.3　L

61. あまり親しくない人にも，あなたのお子さんが話す内容がほぼ明りょうに（半分以上）理解されていますか。あなたやお子さんの親しい人でないと理解できない場合は「いいえ」に○をつけて下さい。
はい　いいえ　2.7-2.4　L

62. 積み木やブロックを８つ以上積み重ねて塔をつくることができますか。いままでやったことがない場合は「いいえ」に○をつけて下さい。
はい　いいえ　2.8-2.5　FMA

63. 手助けしなくても，自分一人でパンツやＴシャツ，靴を身につけることができますか。
はい　いいえ　3.0-2.6　PS

64. 問 55 で見せた動物の絵を使います。お子さんに絵を見せて，「飛ぶのはどれ？」「走るのはどれ？」「ニャーとなくのはどれ？」などとひとつひとつたずねて下さい。お子さんが２つ以上正しく指させれば「はい」に○をつけて下さい。
はい　いいえ　3.0-2.7　L

65. 問 55 で見せた絵の動物の名前を４つ以上正しく言えますか。
はい　いいえ　3.1-2.7　L

66. 友だちの名前を一人以上言えますか。
家族（一緒に住んでいる人）やペットの名前の場合は「いいえ」に○をつけて下さい。一緒に住んでいなければ親戚の名前でも結構です。実在しない友だちの名前や友だちがいない場合は「いいえ」に○をつけて下さい。
はい　いいえ　3.1-2.8　PS

67. 縦にまっすぐな線を描けますか。
判定の方法：下の図の横にあなたが「こうかくのよ」と言って描いてみせて下さい。その時，お子さんと同じ向きで上から下に描いて下さい。あなたの描いた線の横にお子さんにかかせて下さい。あなたの描いた線をお子さんがなぞるのではいけません。判定の例は下に描いてある通りです。
はい　いいえ　3.2-2.9　FMA

図：この場合は「はい」に○をつけて下さい。

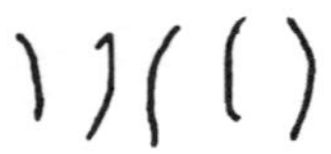

図：この場合は「いいえ」に○をつけて下さい。

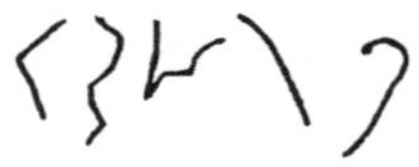

68. この判定票を床において，お子さんに立ったままの位置で用紙を飛び越すように言って下さい。助走してはいけません。あなたが見本をみせてもかまいません。用紙の短い側（21cm）を飛び越えることができれば「はい」に○をつけて下さい。用紙の上に着地した場合は「いいえ」に○をつけて下さい。
はい　いいえ　3.2-2.9　GM

69. 色の名前を１つ以上言えますか。
検査の方法：下の図（黄，緑，赤，青）を見せて，ひとつずつ指さして「これは何色？」と聞いて下さい。お子さんが違った答を言ってもあなたの顔色に出さないようにして４つとも聞いて下さい。１つ以上正しく答えられれば「はい」に○をつけて下さい。
はい　いいえ　3.3-2.9　L

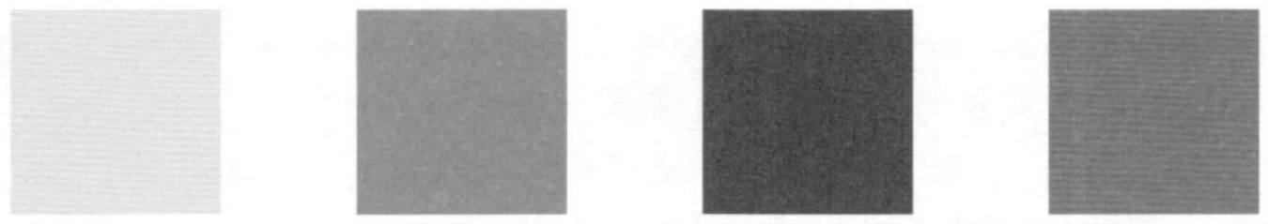

70. 下の図のように，他の指を動かさずに親指だけを立てて動かすことができますか。あなたが見本を見せて同じようにするように言って下さい。
はい　いいえ　3.4-3.1　FMA

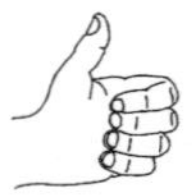

71. 片足立ちが２秒間以上できますか。
方法：物につかまらずに，一人で片足立ちさせて，何秒間バランスを保つことができるか測定します。あなたが見本をみせて下さい。お子さんにできるだけ長く片足立ちするよう言って下さい。
右足で何秒間，片足立ちができましたか（　　）秒間
左足で何秒間，片足立ちができましたか（　　）秒間
右足でも左足でも両方とも２秒間以上片足立ちができた場合だけ「はい」に○をつけて下さい。
はい　いいえ　3.7-3.3　GM

72. 以下の質問をお子さんにして下さい。質問をくりかえして言うのは構いませんが答える手助けをしないで下さい。それぞれの質問に対するお子さんの答えを下に書きこんで下さい。
「寒い時はどうしますか？」（　　　　　）
答の例（震える，服を着る，家に入る，など）
「疲れた時はどうしますか？」（　　　　　）
答の例（あくびをする，眠る，横になる，昼寝する）
「お腹がすいた時はどうしますか？」（　　　　　）
答の例（食べる，食べるものを頼む，お昼を食べる）
答が理屈に合っていればこれ以外の答でも結構です。２つ以上答えられた場合「はい」に○をつけて下さい。言葉でなく，身振り（ジェスチャー）で示した場合は「いいえ」に○をつけて下さい。
はい　いいえ　3.9-3.5　L

73. 下の図を見せて「これと同じものをかいて」と言って下さい。「丸（円）をかいて」と言ってはいけません。３回かかせて下さい。１回でもできれば結構です。判定の例は下に描いてある通りです。
はい　いいえ　3.8-3.4　FMA

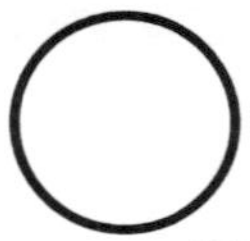

図：この場合は「はい」に○をつけて下さい。

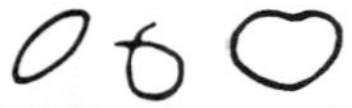

図：この場合は「いいえ」に○をつけて下さい。

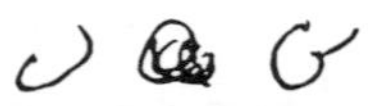

74. 手助けなしに，一人で自分の服をちゃんと身につけることができますか。
はい　いいえ　3.8-3.4　PS

2～4歳用

DENVER II 予備判定票

氏　名 ＿＿＿＿＿＿
記録者　氏　名 ＿＿＿＿＿＿
続　柄 ＿＿＿＿＿＿

記録日　　年　　月　　日
生年月日　　年　　月　　日
年月日齢　　年　　月　　日

以下の質問に順番にお答え下さい。「はい」「いいえ」のどちらかに○をつけて下さい。「いいえ」が３つ以上になったら，それ以降の質問にお答えになる必要はありません。

55. 下の絵の名前が１つ以上言えますか。
方法：下の絵をひとつずつ指さして「これは何？」と聞いて，それぞれ「ねこ」「うま」「とり」「いぬ」「ひと」と答えれば「はい」に○をつけて下さい。「こねこ」「ことり」「パパ」「おとこのこ」などでも結構です。家で飼っているペットの名前を答えた場合は種類があっていれば「はい」に○をつけて下さい。鳴き声だけで答えた場合は「いいえ」にして下さい。
はい　いいえ　2.3-2.0　L

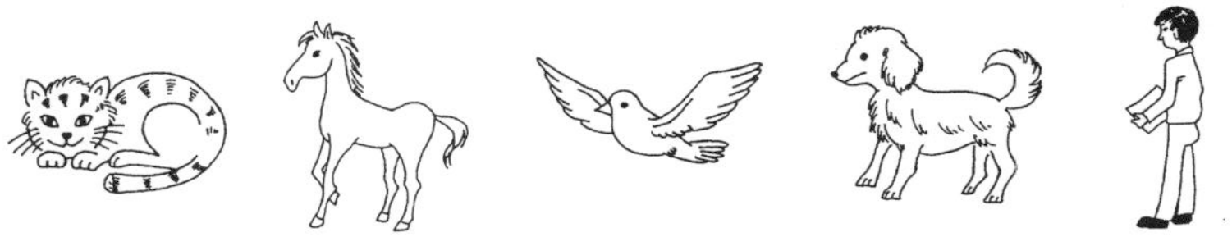

（原画　国立療養所広島病院小児科部長　下田浩子）

56. 「公園・行く」「ジュース・ほしい」「パパ・バイバイ」などの２語文を話しますか。（「いない・いない・ばあ」や「バイ・バイ」は２語文ではありません）
はい　いいえ　2.4-2.1　L

57. 手助けしなくても，自分一人で手を洗ってタオルでふいたり，乾かしたりできますか。あなたがお子さんの手の届かない蛇口をひねってあげるのは構いません。
はい　いいえ　2.4-2.1　PS

58. 体の部分を６つ正しく指さすことができますか。
判定の方法：眼，耳，鼻，口，手，足，お腹，髪の毛の８つの名前をひとつずつ順番に「○○はどこ？」と聞いて，６つ以上正しく指させたら「はい」に○をつけて下さい。お子さんが自分の体を指さしても，あなたの体を指さしても，どちらでも結構です。
はい　いいえ　2.5-2.2　L

59. 両足ジャンプができますか。
判定の方法：この判定票を床において，お子さんに立ったままの位置で判定票を飛び越すように言って下さい。両足同時にジャンプできれば「はい」に○をつけて下さい。判定票を飛び越すことができなくても両足とも床から離れれば結構です。助走したり，片足で飛び越す場合は「いいえ」に○をつけて下さい。
はい　いいえ　2.6-2.3　GM

60. 問55で見せた絵をもう一度見せて，今度はあなたが「馬はどれ？」「イヌはどれ？」などとひとつずつ聞いて，お子さんが４つ以上正しく指させれば，「はい」に○をつけて下さい。聞く順番はどれから始めても結構です。
はい　いいえ　2.6-2.3　L

61. あまり親しくない人にも，あなたのお子さんが話す内容がほぼ明りょうに（半分以上）理解されていますか。あなたやお子さんの親しい人でないと理解できない場合は「いいえ」に○をつけて下さい。
はい　いいえ　2.7-2.4　L

62. 積み木やブロックを８つ以上積み重ねて塔をつくることができますか。いままでやったことがない場合は「いいえ」に○をつけて下さい。
はい　いいえ　2.8-2.5　FMA

63. 手助けしなくても，自分一人でパンツやＴシャツ，靴を身につけることができますか。
はい　いいえ　3.0-2.6　PS

64. 問55で見せた動物の絵を使います。お子さんに絵を見せて，「飛ぶのはどれ？」「走るのはどれ？」「ニャーとなくのはどれ？」などとひとつひとつたずねて下さい。お子さんが２つ以上正しく指させれば「はい」に○をつけて下さい。
はい　いいえ　3.0-2.7　L

65. 問55で見せた絵の動物の名前を４つ以上正しく言えますか。
はい　いいえ　3.1-2.7　L

66. 友だちの名前を一人以上言えますか。
家族（一緒に住んでいる人）やペットの名前の場合は「いいえ」に○をつけて下さい。一緒に住んでいなければ親戚の名前でも結構です。実在しない友だちの名前や友だちがいない場合は「いいえ」に○をつけて下さい。
はい　いいえ　3.1-2.8　PS

67. 縦にまっすぐな線を描けますか。
判定の方法：下の図の横にあなたが「こうかくのよ」と言って描いてみせて下さい。その時，お子さんと同じ向きで上から下に描いて下さい。あなたの描いた線の横にお子さんにかかせて下さい。あなたの描いた線をお子さんがなぞるのではいけません。判定の例は下に描いてある通りです。
はい　いいえ　3.2-2.9　FMA

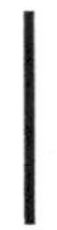

図：この場合は「はい」に○をつけて下さい。　図：この場合は「いいえ」に○をつけて下さい。

68. この判定票を床において，お子さんに立ったままの位置で用紙を飛び越すように言って下さい。助走してはいけません。あなたが見本をみせてもかまいません。用紙の短い側（21cm）を飛び越えることができれば「はい」に○をつけて下さい。用紙の上に着地した場合は「いいえ」に○をつけて下さい。
はい　いいえ　3.2-2.9　GM

69. 色の名前を１つ以上言えますか。
検査の方法：下の図（黄，緑，赤，青）を見せて，ひとつずつ指さして「これは何色？」と聞いて下さい。お子さんが違った答を言ってもあなたの顔色に出さないようにして４つとも聞いて下さい。１つ以上正しく答えられれば「はい」に○をつけて下さい。
はい　いいえ　3.3-2.9　L

70. 下の図のように，他の指を動かさずに親指だけを立てて動かすことができますか。あなたが見本を見せて同じようにするように言って下さい。
はい　いいえ　3.4-3.1　FMA

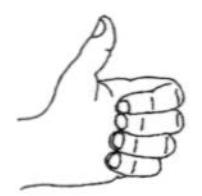

71. 片足立ちが２秒間以上できますか。
方法：物につかまらずに，一人で片足立ちさせて，何秒間バランスを保つことができるか測定します。あなたが見本をみせて下さい。お子さんにできるだけ長く片足立ちするよう言って下さい。
　右足で何秒間，片足立ちができましたか（　　）秒間
　左足で何秒間，片足立ちができましたか（　　）秒間
右足でも左足でも両方とも２秒間以上片足立ちができた場合だけ「はい」に○をつけて下さい。
はい　いいえ　3.7-3.3　GM

72. 以下の質問をお子さんにして下さい。質問をくりかえして言うのは構いませんが答える手助けをしないで下さい。それぞれの質問に対するお子さんの答えを下に書きこんで下さい。
　「寒い時はどうしますか？」　（　　　　　　）
　　答の例（震える，服を着る，家に入る，など）
　「疲れた時はどうしますか？」　（　　　　　　）
　　答の例（あくびをする，眠る，横になる，昼寝する）
　「お腹がすいた時はどうしますか？」　（　　　　　　）
　　答の例（食べる，食べるものを頼む，お昼を食べる）
答が理屈に合っていればこれ以外の答でも結構です。２つ以上答えられた場合「はい」に○をつけて下さい。言葉でなく，身振り（ジェスチャー）で示した場合は「いいえ」に○をつけて下さい。
はい　いいえ　3.9-3.5　L

73. 下の図を見せて「これと同じものをかいて」と言って下さい。「丸（円）をかいて」と言ってはいけません。３回かかせて下さい。１回でもできれば結構です。判定の例は下に描いてある通りです。
はい　いいえ　3.8-3.4　FMA

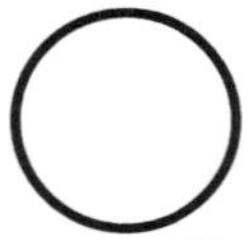

図：この場合は「はい」に○をつけて下さい。　図：この場合は「いいえ」に○をつけて下さい。

74. 手助けなしに，一人で自分の服をちゃんと身につけることができますか。
はい　いいえ　3.8-3.4　PS

2〜4歳用

DENVER II 予備判定票

氏　　名 ＿＿＿＿

記録者　氏　　名 ＿＿＿＿
　　　　続　　柄 ＿＿＿＿

記　録　日 ＿＿年＿＿月＿＿日
生年月日 ＿＿年＿＿月＿＿日
年月日齢 ＿＿年＿＿月＿＿日

以下の質問に順番にお答え下さい。「はい」「いいえ」のどちらかに○をつけて下さい。「いいえ」が３つ以上になったら，それ以降の質問にお答えになる必要はありません。

55. 下の絵の名前が１つ以上言えますか。
方法：下の絵をひとつずつ指さして「これは何？」と聞いて，それぞれ「ねこ」「うま」「とり」「いぬ」「ひと」と答えれば「はい」に○をつけて下さい。「こねこ」「ことり」「パパ」「おとこのこ」などでも結構です。家で飼っているペットの名前を答えた場合は種類があっていれば「はい」に○をつけて下さい。鳴き声だけで答えた場合は「いいえ」にして下さい。
はい　いいえ　2.3-2.0　L

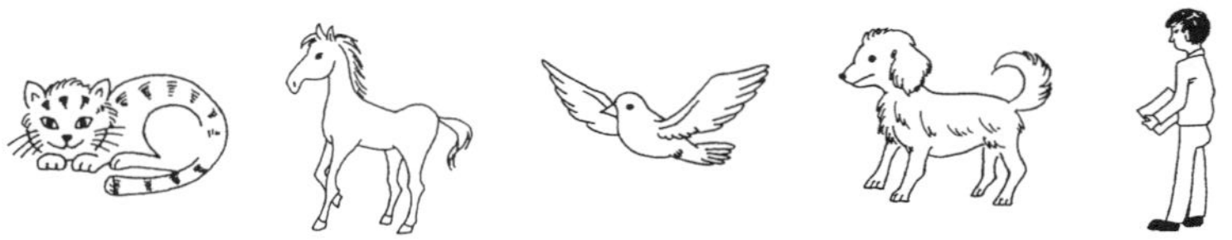

（原画　国立療養所広島病院小児科部長　下田浩子）

56. 「公園・行く」「ジュース・ほしい」「パパ・バイバイ」などの２語文を話しますか。（「いない・いない・ばあ」や「バイ・バイ」は２語文ではありません）
はい　いいえ　2.4-2.1　L

57. 手助けしなくても，自分一人で手を洗ってタオルでふいたり，乾かしたりできますか。あなたがお子さんの手の届かない蛇口をひねってあげるのは構いません。
はい　いいえ　2.4-2.1　PS

58. 体の部分を６つ正しく指さすことができますか。
判定の方法：眼，耳，鼻，口，手，足，お腹，髪の毛の８つの名前をひとつずつ順番に「○○はどこ？」と聞いて，６つ以上正しく指させたら「はい」に○をつけて下さい。お子さんが自分の体を指さしても，あなたの体を指さしても，どちらでも結構です。
はい　いいえ　2.5-2.2　L

59. 両足ジャンプができますか。
判定の方法：この判定票を床において，お子さんに立ったままの位置で判定票を飛び越すように言って下さい。両足同時にジャンプできれば「はい」に○をつけて下さい。判定票を飛び越すことができなくても両足とも床から離れれば結構です。助走したり，片足で飛び越す場合は「いいえ」に○をつけて下さい。
はい　いいえ　2.6-2.3　GM

60. 問55で見せた絵をもう一度見せて，今度はあなたが「馬はどれ？」「イヌはどれ？」などとひとつずつ聞いて，お子さんが４つ以上正しく指させれば，「はい」に○をつけて下さい。聞く順番はどれから始めても結構です。
はい　いいえ　2.6-2.3　L

61. あまり親しくない人にも，あなたのお子さんが話す内容がほぼ明りょうに（半分以上）理解されていますか。あなたやお子さんの親しい人でないと理解できない場合は「いいえ」に○をつけて下さい。
はい　いいえ　2.7-2.4　L

62. 積み木やブロックを８つ以上積み重ねて塔をつくることができますか。いままでやったことがない場合は「いいえ」に○をつけて下さい。
はい　いいえ　2.8-2.5　FMA

63. 手助けしなくても，自分一人でパンツやＴシャツ，靴を身につけることができますか。
はい　いいえ　3.0-2.6　PS

64. 問55で見せた動物の絵を使います。お子さんに絵を見せて，「飛ぶのはどれ？」「走るのはどれ？」「ニャーとなくのはどれ？」などとひとつひとつたずねて下さい。お子さんが２つ以上正しく指させれば「はい」に○をつけて下さい。
はい　いいえ　3.0-2.7　L

65. 問55で見せた絵の動物の名前を４つ以上正しく言えますか。
はい　いいえ　3.1-2.7　L

66. 友だちの名前を一人以上言えますか。
家族（一緒に住んでいる人）やペットの名前の場合は「いいえ」に○をつけて下さい。一緒に住んでいなければ親戚の名前でも結構です。実在しない友だちの名前や友だちがいない場合は「いいえ」に○をつけて下さい。
はい　いいえ　3.1-2.8　PS

67. 縦にまっすぐな線を描けますか。
判定の方法：下の図の横にあなたが「こうかくのよ」と言って描いてみせて下さい。その時，お子さんと同じ向きで上から下に描いて下さい。あなたの描いた線の横にお子さんにかかせて下さい。あなたの描いた線をお子さんがなぞるのではいけません。判定の例は下に描いてある通りです。
はい　いいえ　3.2-2.9　FMA

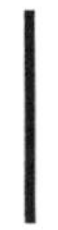

図：この場合は「はい」に○をつけて下さい。

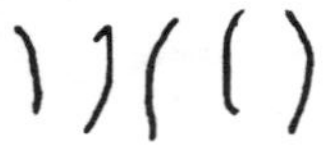

図：この場合は「いいえ」に○をつけて下さい。

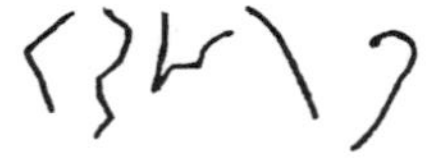

68. この判定票を床において，お子さんに立ったままの位置で用紙を飛び越すように言って下さい。助走してはいけません。あなたが見本をみせてもかまいません。用紙の短い側（21cm）を飛び越えることができれば「はい」に○をつけて下さい。用紙の上に着地した場合は「いいえ」に○をつけて下さい。
はい　いいえ　3.2-2.9　GM

69. 色の名前を１つ以上言えますか。
検査の方法：下の図（黄，緑，赤，青）を見せて，ひとつずつ指さして「これは何色？」と聞いて下さい。お子さんが違った答を言ってもあなたの顔色に出さないようにして４つとも聞いて下さい。１つ以上正しく答えられれば「はい」に○をつけて下さい。
はい　いいえ　3.3-2.9　L

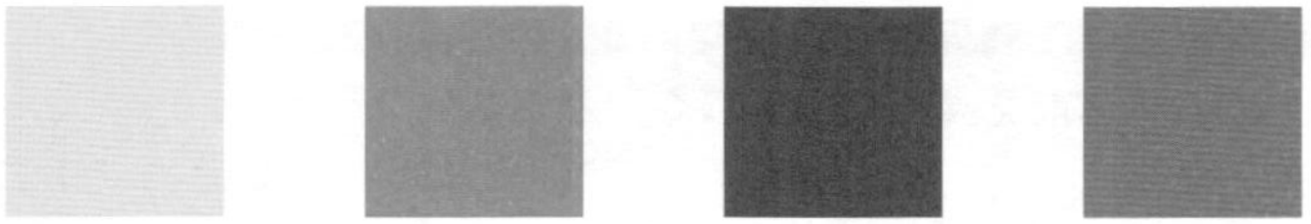

70. 下の図のように，他の指を動かさずに親指だけを立てて動かすことができますか。あなたが見本を見せて同じようにするように言って下さい。
はい　いいえ　3.4-3.1　FMA

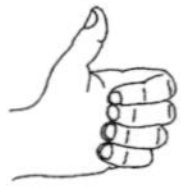

71. 片足立ちが２秒間以上できますか。
方法：物につかまらずに，一人で片足立ちさせて，何秒間バランスを保つことができるか測定します。あなたが見本をみせて下さい。お子さんにできるだけ長く片足立ちするよう言って下さい。
右足で何秒間，片足立ちができましたか（　　）秒間
左足で何秒間，片足立ちができましたか（　　）秒間
右足でも左足でも両方とも２秒間以上片足立ちができた場合だけ「はい」に○をつけて下さい。
はい　いいえ　3.7-3.3　GM

72. 以下の質問をお子さんにして下さい。質問をくりかえして言うのは構いませんが答える手助けをしないで下さい。それぞれの質問に対するお子さんの答えを下に書きこんで下さい。
「寒い時はどうしますか？」　（　　　　　）
答の例（震える，服を着る，家に入る，など）
「疲れた時はどうしますか？」　（　　　　　）
答の例（あくびをする，眠る，横になる，昼寝する）
「お腹がすいた時はどうしますか？」　（　　　　　）
答の例（食べる，食べるものを頼む，お昼を食べる）
答が理屈に合っていればこれ以外の答でも結構です。２つ以上答えられた場合「はい」に○をつけて下さい。言葉でなく，身振り（ジェスチャー）で示した場合は「いいえ」に○をつけて下さい。
はい　いいえ　3.9-3.5　L

73. 下の図を見せて「これと同じものをかいて」と言って下さい。「丸（円）をかいて」と言ってはいけません。３回かかせて下さい。１回でもできれば結構です。判定の例は下に描いてある通りです。
はい　いいえ　3.8-3.4　FMA

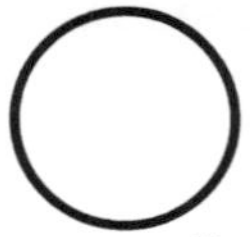

図：この場合は「はい」に○をつけて下さい。

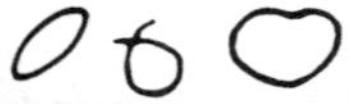

図：この場合は「いいえ」に○をつけて下さい。

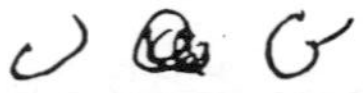

74. 手助けなしに，一人で自分の服をちゃんと身につけることができますか。
はい　いいえ　3.8-3.4　PS

2〜4歳用

DENVER II 予備判定票

氏　名		記録日	年　月　日
記録者 氏名		生年月日	年　月　日
続柄		年月日齢	年　月　日

以下の質問に順番にお答え下さい。「はい」「いいえ」のどちらかに○をつけて下さい。「いいえ」が３つ以上になったら，それ以降の質問にお答えになる必要はありません。

55. 下の絵の名前が１つ以上言えますか。
方法：下の絵をひとつずつ指さして「これは何？」と聞いて，それぞれ「ねこ」「うま」「とり」「いぬ」「ひと」と答えれば「はい」に○をつけて下さい。「こねこ」「ことり」「パパ」「おとこのこ」などでも結構です。家で飼っているペットの名前を答えた場合は種類があっていれば「はい」に○をつけて下さい。鳴き声だけで答えた場合は「いいえ」にして下さい。
はい　いいえ　2.3-2.0　L

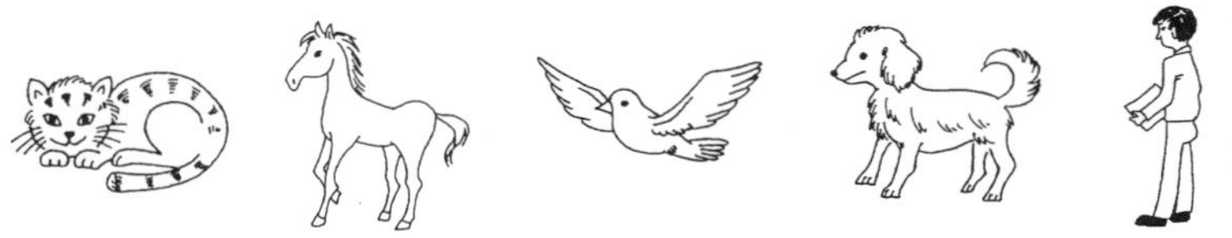

（原画　国立療養所広島病院小児科部長　下田浩子）

56. 「公園・行く」「ジュース・ほしい」「パパ・バイバイ」などの２語文を話しますか。（「いない・いない・ばあ」や「バイ・バイ」は２語文ではありません）
はい　いいえ　2.4-2.1　L

57. 手助けしなくても，自分一人で手を洗ってタオルでふいたり，乾かしたりできますか。あなたがお子さんの手の届かない蛇口をひねってあげるのは構いません。
はい　いいえ　2.4-2.1　PS

58. 体の部分を６つ正しく指さすことができますか。
判定の方法：眼，耳，鼻，口，手，足，お腹，髪の毛の８つの名前をひとつずつ順番に「○○はどこ？」と聞いて，６つ以上正しく指させたら「はい」に○をつけて下さい。お子さんが自分の体を指さしても，あなたの体を指さしても，どちらでも結構です。
はい　いいえ　2.5-2.2　L

59. 両足ジャンプができますか。
判定の方法：この判定票を床において，お子さんに立ったままの位置で判定票を飛び越すように言って下さい。両足同時にジャンプできれば「はい」に○をつけて下さい。判定票を飛び越すことができなくても両足とも床から離れれば結構です。助走したり，片足で飛び越す場合は「いいえ」に○をつけて下さい。
はい　いいえ　2.6-2.3　GM

60. 問55で見せた絵をもう一度見せて，今度はあなたが「馬はどれ？」「イヌはどれ？」などとひとつずつ聞いて，お子さんが４つ以上正しく指させれば，「はい」に○をつけて下さい。聞く順番はどれから始めても結構です。
はい　いいえ　2.6-2.3　L

61. あまり親しくない人にも，あなたのお子さんが話す内容がほぼ明りょうに（半分以上）理解されていますか。あなたやお子さんの親しい人でないと理解できない場合は「いいえ」に○をつけて下さい。
はい　いいえ　2.7-2.4　L

62. 積み木やブロックを８つ以上積み重ねて塔をつくることができますか。いままでやったことがない場合は「いいえ」に○をつけて下さい。
はい　いいえ　2.8-2.5　FMA

63. 手助けしなくても，自分一人でパンツやＴシャツ，靴を身につけることができますか。
はい　いいえ　3.0-2.6　PS

64. 問55で見せた動物の絵を使います。お子さんに絵を見せて，「飛ぶのはどれ？」「走るのはどれ？」「ニャーとなくのはどれ？」などとひとつひとつたずねて下さい。お子さんが２つ以上正しく指させれば「はい」に○をつけて下さい。
はい　いいえ　3.0-2.7　L

65. 問55で見せた絵の動物の名前を４つ以上正しく言えますか。
はい　いいえ　3.1-2.7　L

66. 友だちの名前を一人以上言えますか。
家族（一緒に住んでいる人）やペットの名前の場合は「いいえ」に○をつけて下さい。一緒に住んでいなければ親戚の名前でも結構です。実在しない友だちの名前や友だちがいない場合は「いいえ」に○をつけて下さい。
はい　いいえ　3.1-2.8　PS

67. 縦にまっすぐな線を描けますか。
判定の方法：下の図の横にあなたが「こうかくのよ」と言って描いてみせて下さい。その時，お子さんと同じ向きで上から下に描いて下さい。あなたの描いた線の横にお子さんにかかせて下さい。あなたの描いた線をお子さんがなぞるのではいけません。判定の例は下に描いてある通りです。
はい　いいえ　3.2-2.9　FMA

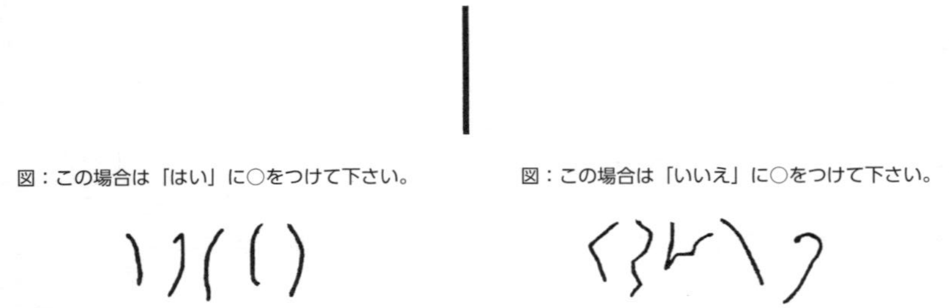

68. この判定票を床において，お子さんに立ったままの位置で用紙を飛び越すように言って下さい。助走してはいけません。あなたが見本をみせてもかまいません。用紙の短い側（21cm）を飛び越えることができれば「はい」に○をつけて下さい。用紙の上に着地した場合は「いいえ」に○をつけて下さい。
はい　いいえ　3.2-2.9　GM

69. 色の名前を１つ以上言えますか。
検査の方法：下の図（黄，緑，赤，青）を見せて，ひとつずつ指さして「これは何色？」と聞いて下さい。お子さんが違った答を言ってもあなたの顔色に出さないようにして４つとも聞いて下さい。１つ以上正しく答えられれば「はい」に○をつけて下さい。
はい　いいえ　3.3-2.9　L

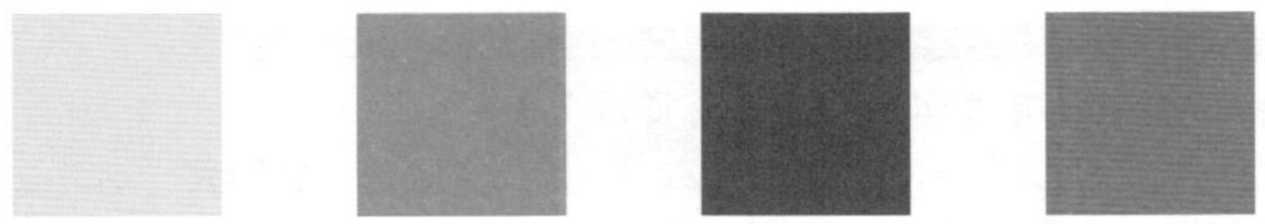

70. 下の図のように，他の指を動かさずに親指だけを立てて動かすことができますか。あなたが見本を見せて同じようにするように言って下さい。
はい　いいえ　3.4-3.1　FMA

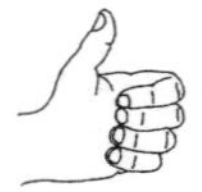

71. 片足立ちが２秒間以上できますか。
方法：物につかまらずに，一人で片足立ちさせて，何秒間バランスを保つことができるか測定します。あなたが見本をみせて下さい。お子さんにできるだけ長く片足立ちするよう言って下さい。
右足で何秒間，片足立ちができましたか（　　）秒間
左足で何秒間，片足立ちができましたか（　　）秒間
右足でも左足でも両方とも２秒間以上片足立ちができた場合だけ「はい」に○をつけて下さい。
はい　いいえ　3.7-3.3　GM

72. 以下の質問をお子さんにして下さい。質問をくりかえして言うのは構いませんが答える手助けをしないで下さい。それぞれの質問に対するお子さんの答えを下に書きこんで下さい。
「寒い時はどうしますか？」　（　　　　　　）
答の例（震える，服を着る，家に入る，など）
「疲れた時はどうしますか？」　（　　　　　　）
答の例（あくびをする，眠る，横になる，昼寝する）
「お腹がすいた時はどうしますか？」　（　　　　　　）
答の例（食べる，食べるものを頼む，お昼を食べる）
答が理屈に合っていればこれ以外の答でも結構です。２つ以上答えられた場合「はい」に○をつけて下さい。言葉でなく，身振り（ジェスチャー）で示した場合は「いいえ」に○をつけて下さい。
はい　いいえ　3.9-3.5　L

73. 下の図を見せて「これと同じものをかいて」と言って下さい。「丸（円）をかいて」と言ってはいけません。３回かかせて下さい。１回でもできれば結構です。判定の例は下に描いてある通りです。
はい　いいえ　3.8-3.4　FMA

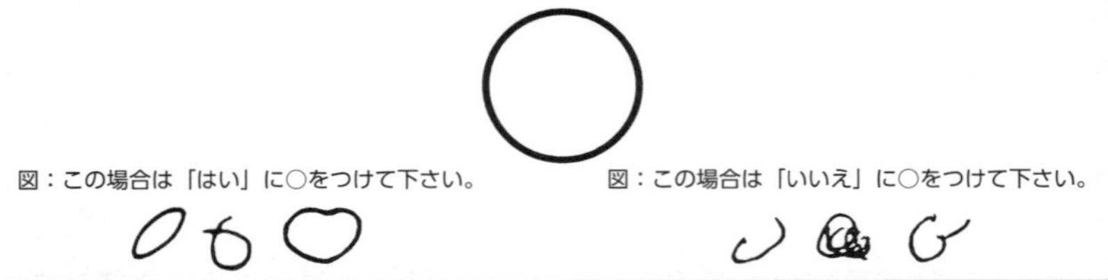

74. 手助けなしに，一人で自分の服をちゃんと身につけることができますか。
はい　いいえ　3.8-3.4　PS

2〜4歳用

DENVER II 予備判定票

氏　　名 ＿＿＿＿＿＿
記録者　氏　　名 ＿＿＿＿＿＿
　　　　続　　柄 ＿＿＿＿＿＿

記録日　　年　月　日
生年月日　　年　月　日
年月日齢　　年　月　日

以下の質問に順番にお答え下さい。「はい」「いいえ」のどちらかに○をつけて下さい。「いいえ」が3つ以上になったら，それ以降の質問にお答えになる必要はありません。

55. 下の絵の名前が1つ以上言えますか。
方法：下の絵をひとつずつ指さして「これは何？」と聞いて，それぞれ「ねこ」「うま」「とり」「いぬ」「ひと」と答えれば「はい」に○をつけて下さい。「こねこ」「ことり」「パパ」「おとこのこ」などでも結構です。家で飼っているペットの名前を答えた場合は種類があっていれば「はい」に○をつけて下さい。鳴き声だけで答えた場合は「いいえ」にして下さい。
はい　いいえ　2.3-2.0　L

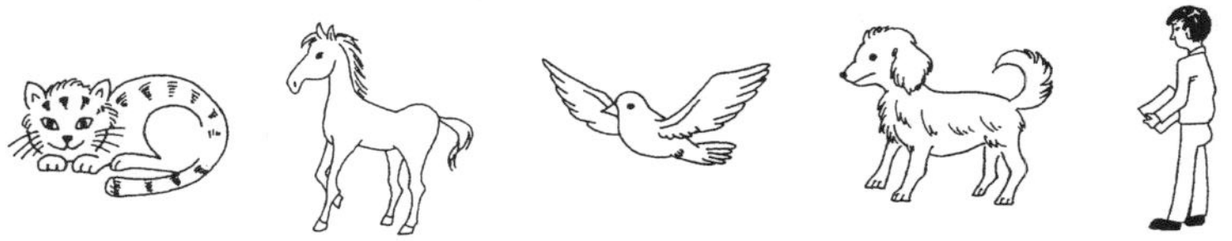

（原画　国立療養所広島病院小児科部長　下田浩子）

56. 「公園・行く」「ジュース・ほしい」「パパ・バイバイ」などの2語文を話しますか。（「いない・いない・ばあ」や「バイ・バイ」は2語文ではありません）
はい　いいえ　2.4-2.1　L

57. 手助けしなくても，自分一人で手を洗ってタオルでふいたり，乾かしたりできますか。あなたがお子さんの手の届かない蛇口をひねってあげるのは構いません。
はい　いいえ　2.4-2.1　PS

58. 体の部分を6つ正しく指さすことができますか。
判定の方法：眼，耳，鼻，口，手，足，お腹，髪の毛の8つの名前をひとつずつ順番に「○○はどこ？」と聞いて，6つ以上正しく指させたら「はい」に○をつけて下さい。お子さんが自分の体を指さしても，あなたの体を指さしても，どちらでも結構です。
はい　いいえ　2.5-2.2　L

59. 両足ジャンプができますか。
判定の方法：この判定票を床において，お子さんに立ったままの位置で判定票を飛び越すように言って下さい。両足同時にジャンプできれば「はい」に○をつけて下さい。判定票を飛び越すことができなくても両足とも床から離れれば結構です。助走したり，片足で飛び越す場合は「いいえ」に○をつけて下さい。
はい　いいえ　2.6-2.3　GM

60. 問55で見せた絵をもう一度見せて，今度はあなたが「馬はどれ？」「イヌはどれ？」などとひとつずつ聞いて，お子さんが4つ以上正しく指させれば，「はい」に○をつけて下さい。聞く順番はどれから始めても結構です。
はい　いいえ　2.6-2.3　L

61. あまり親しくない人にも，あなたのお子さんが話す内容がほぼ明りょうに（半分以上）理解されていますか。あなたやお子さんの親しい人でないと理解できない場合は「いいえ」に○をつけて下さい。
はい　いいえ　2.7-2.4　L

62. 積み木やブロックを8つ以上積み重ねて塔をつくることができますか。いままでやったことがない場合は「いいえ」に○をつけて下さい。
はい　いいえ　2.8-2.5　FMA

63. 手助けしなくても，自分一人でパンツやTシャツ，靴を身につけることができますか。
はい　いいえ　3.0-2.6　PS

64. 問55で見せた動物の絵を使います。お子さんに絵を見せて，「飛ぶのはどれ？」「走るのはどれ？」「ニャーとなくのはどれ？」などとひとつひとつたずねて下さい。お子さんが2つ以上正しく指させれば「はい」に○をつけて下さい。
はい　いいえ　3.0-2.7　L

65. 問55で見せた絵の動物の名前を4つ以上正しく言えますか。
はい　いいえ　3.1-2.7　L

66. 友だちの名前を一人以上言えますか。
家族（一緒に住んでいる人）やペットの名前の場合は「いいえ」に○をつけて下さい。一緒に住んでいなければ親戚の名前でも結構です。実在しない友だちの名前や友だちがいない場合は「いいえ」に○をつけて下さい。
はい　いいえ　3.1-2.8　PS

67. 縦にまっすぐな線を描けますか。
判定の方法：下の図の横にあなたが「こうかくのよ」と言って描いてみせて下さい。その時，お子さんと同じ向きで上から下に描いて下さい。あなたの描いた線の横にお子さんにかかせて下さい。あなたの描いた線をお子さんがなぞるのではいけません。判定の例は下に描いてある通りです。
はい　いいえ　3.2-2.9　FMA

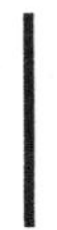

図：この場合は「はい」に○をつけて下さい。

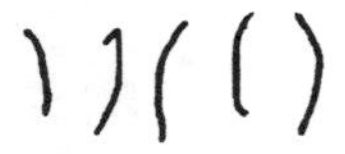

図：この場合は「いいえ」に○をつけて下さい。

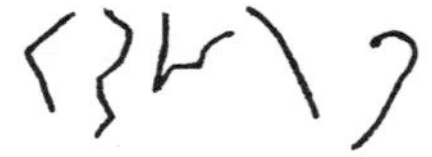

68. この判定票を床において，お子さんに立ったままの位置で用紙を飛び越すように言って下さい。助走してはいけません。あなたが見本をみせてもかまいません。用紙の短い側（21cm）を飛び越えることができれば「はい」に○をつけて下さい。用紙の上に着地した場合は「いいえ」に○をつけて下さい。
はい　いいえ　3.2-2.9　GM

69. 色の名前を１つ以上言えますか。
検査の方法：下の図（黄，緑，赤，青）を見せて，ひとつずつ指さして「これは何色？」と聞いて下さい。お子さんが違った答を言ってもあなたの顔色に出さないようにして４つとも聞いて下さい。１つ以上正しく答えられれば「はい」に○をつけて下さい。
はい　いいえ　3.3-2.9　L

70. 下の図のように，他の指を動かさずに親指だけを立てて動かすことができますか。あなたが見本を見せて同じようにするように言って下さい。
はい　いいえ　3.4-3.1　FMA

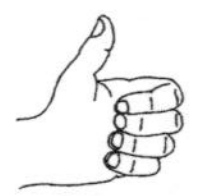

71. 片足立ちが２秒間以上できますか。
方法：物につかまらずに，一人で片足立ちさせて，何秒間バランスを保つことができるか測定します。あなたが見本をみせて下さい。お子さんにできるだけ長く片足立ちするよう言って下さい。
右足で何秒間，片足立ちができましたか（　　）秒間
左足で何秒間，片足立ちができましたか（　　）秒間
右足でも左足でも両方とも２秒間以上片足立ちができた場合だけ「はい」に○をつけて下さい。
はい　いいえ　3.7-3.3　GM

72. 以下の質問をお子さんにして下さい。質問をくりかえして言うのは構いませんが答える手助けをしないで下さい。それぞれの質問に対するお子さんの答えを下に書きこんで下さい。
「寒い時はどうしますか？」　（　　　　　）
答の例（震える，服を着る，家に入る，など）
「疲れた時はどうしますか？」　（　　　　　）
答の例（あくびをする，眠る，横になる，昼寝する）
「お腹がすいた時はどうしますか？」　（　　　　　）
答の例（食べる，食べるものを頼む，お昼を食べる）
答が理屈に合っていればこれ以外の答でも結構です。２つ以上答えられた場合「はい」に○をつけて下さい。言葉でなく，身振り（ジェスチャー）で示した場合は「いいえ」に○をつけて下さい。
はい　いいえ　3.9-3.5　L

73. 下の図を見せて「これと同じものをかいて」と言って下さい。「丸（円）をかいて」と言ってはいけません。３回かかせて下さい。１回でもできれば結構です。判定の例は下に描いてある通りです。
はい　いいえ　3.8-3.4　FMA

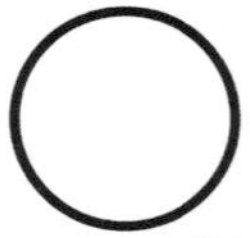

図：この場合は「はい」に○をつけて下さい。

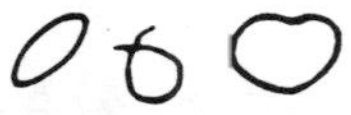

図：この場合は「いいえ」に○をつけて下さい。

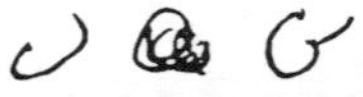

74. 手助けなしに，一人で自分の服をちゃんと身につけることができますか。
はい　いいえ　3.8-3.4　PS

2〜4歳用

DENVER II 予備判定票

氏　名 ＿＿＿＿

記録者　氏　名 ＿＿＿＿
　　　　続　柄 ＿＿＿＿

記録日　　年　　月　　日
生年月日　　年　　月　　日
年月日齢　　年　　月　　日

以下の質問に順番にお答え下さい。「はい」「いいえ」のどちらかに○をつけて下さい。「いいえ」が3つ以上になったら，それ以降の質問にお答えになる必要はありません。

55. 下の絵の名前が1つ以上言えますか。
方法：下の絵をひとつずつ指さして「これは何？」と聞いて，それぞれ「ねこ」「うま」「とり」「いぬ」「ひと」と答えれば「はい」に○をつけて下さい。「こねこ」「ことり」「パパ」「おとこのこ」などでも結構です。家で飼っているペットの名前を答えた場合は種類があっていれば「はい」に○をつけて下さい。鳴き声だけで答えた場合は「いいえ」にして下さい。
はい　いいえ　2.3-2.0　L

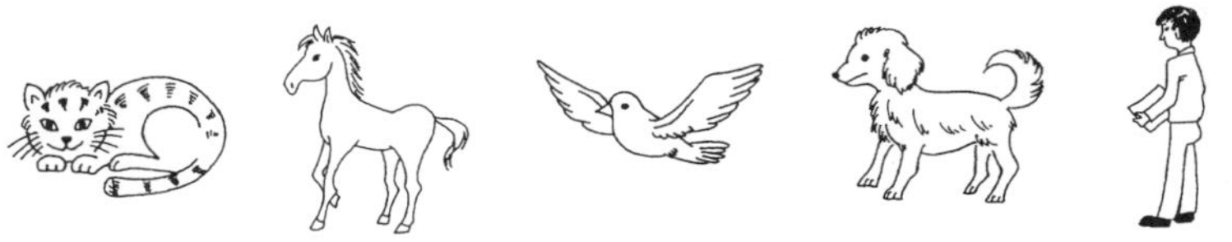

(原画　国立療養所広島病院小児科部長　下田浩子)

56. 「公園・行く」「ジュース・ほしい」「パパ・バイバイ」などの2語文を話しますか。(「いない・いない・ばあ」や「バイ・バイ」は2語文ではありません)
はい　いいえ　2.4-2.1　L

57. 手助けしなくても，自分一人で手を洗ってタオルでふいたり，乾かしたりできますか。あなたがお子さんの手の届かない蛇口をひねってあげるのは構いません。
はい　いいえ　2.4-2.1　PS

58. 体の部分を6つ正しく指さすことができますか。
判定の方法：眼，耳，鼻，口，手，足，お腹，髪の毛の8つの名前をひとつずつ順番に「○○はどこ？」と聞いて，6つ以上正しく指させたら「はい」に○をつけて下さい。お子さんが自分の体を指さしても，あなたの体を指さしても，どちらでも結構です。
はい　いいえ　2.5-2.2　L

59. 両足ジャンプができますか。
判定の方法：この判定票を床において，お子さんに立ったままの位置で判定票を飛び越すように言って下さい。両足同時にジャンプできれば「はい」に○をつけて下さい。判定票を飛び越すことができなくても両足とも床から離れれば結構です。助走したり，片足で飛び越す場合は「いいえ」に○をつけて下さい。
はい　いいえ　2.6-2.3　GM

60. 問55で見せた絵をもう一度見せて，今度はあなたが「馬はどれ？」「イヌはどれ？」などとひとつずつ聞いて，お子さんが4つ以上正しく指させれば，「はい」に○をつけて下さい。聞く順番はどれから始めても結構です。
はい　いいえ　2.6-2.3　L

61. あまり親しくない人にも，あなたのお子さんが話す内容がほぼ明りょうに（半分以上）理解されていますか。あなたやお子さんの親しい人でないと理解できない場合は「いいえ」に○をつけて下さい。
はい　いいえ　2.7-2.4　L

62. 積み木やブロックを8つ以上積み重ねて塔をつくることができますか。いままでやったことがない場合は「いいえ」に○をつけて下さい。
はい　いいえ　2.8-2.5　FMA

63. 手助けしなくても，自分一人でパンツやTシャツ，靴を身につけることができますか。
はい　いいえ　3.0-2.6　PS

64. 問55で見せた動物の絵を使います。お子さんに絵を見せて，「飛ぶのはどれ？」「走るのはどれ？」「ニャーとなくのはどれ？」などとひとつひとつたずねて下さい。お子さんが2つ以上正しく指させれば「はい」に○をつけて下さい。
はい　いいえ　3.0-2.7　L

65. 問55で見せた絵の動物の名前を4つ以上正しく言えますか。
はい　いいえ　3.1-2.7　L

66. 友だちの名前を一人以上言えますか。
家族（一緒に住んでいる人）やペットの名前の場合は「いいえ」に○をつけて下さい。一緒に住んでいなければ親戚の名前でも結構です。実在しない友だちの名前や友だちがいない場合は「いいえ」に○をつけて下さい。
はい　いいえ　3.1-2.8　PS

67. 縦にまっすぐな線を描けますか。
判定の方法：下の図の横にあなたが「こうかくのよ」と言って描いてみせて下さい。その時，お子さんと同じ向きで上から下に描いて下さい。あなたの描いた線の横にお子さんにかかせて下さい。あなたの描いた線をお子さんがなぞるのではいけません。判定の例は下に描いてある通りです。
はい　いいえ　3.2-2.9　FMA

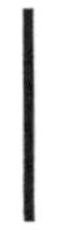

図：この場合は「はい」に○をつけて下さい。

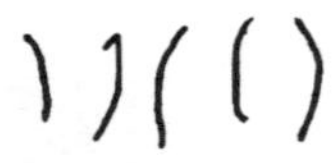

図：この場合は「いいえ」に○をつけて下さい。

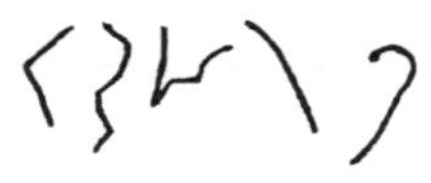

68. この判定票を床において，お子さんに立ったままの位置で用紙を飛び越すように言って下さい。助走してはいけません。あなたが見本をみせてもかまいません。用紙の短い側（21cm）を飛び越えることができれば「はい」に○をつけて下さい。用紙の上に着地した場合は「いいえ」に○をつけて下さい。
はい　いいえ　3.2-2.9　GM

69. 色の名前を1つ以上言えますか。
検査の方法：下の図（黄，緑，赤，青）を見せて，ひとつずつ指さして「これは何色？」と聞いて下さい。お子さんが違った答を言ってもあなたの顔色に出さないようにして4つとも聞いて下さい。1つ以上正しく答えられれば「はい」に○をつけて下さい。
はい　いいえ　3.3-2.9　L

70. 下の図のように，他の指を動かさずに親指だけを立てて動かすことができますか。あなたが見本を見せて同じようにするように言って下さい。
はい　いいえ　3.4-3.1　FMA

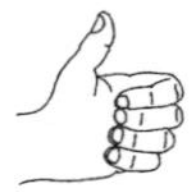

71. 片足立ちが2秒間以上できますか。
方法：物につかまらずに，一人で片足立ちさせて，何秒間バランスを保つことができるか測定します。あなたが見本をみせて下さい。お子さんにできるだけ長く片足立ちするよう言って下さい。
右足で何秒間，片足立ちができましたか（　　）秒間
左足で何秒間，片足立ちができましたか（　　）秒間
右足でも左足でも両方とも2秒間以上片足立ちができた場合だけ「はい」に○をつけて下さい。
はい　いいえ　3.7-3.3　GM

72. 以下の質問をお子さんにして下さい。質問をくりかえして言うのは構いませんが答える手助けをしないで下さい。それぞれの質問に対するお子さんの答えを下に書きこんで下さい。
「寒い時はどうしますか？」　（　　　　　）
答の例（震える，服を着る，家に入る，など）
「疲れた時にどうしますか？」　（　　　　　）
答の例（あくびをする，眠る，横になる，昼寝する）
「お腹がすいた時はどうしますか？」　（　　　　　）
答の例（食べる，食べるものを頼む，お昼を食べる）
答が理屈に合っていればこれ以外の答でも結構です。2つ以上答えられた場合「はい」に○をつけて下さい。言葉でなく，身振り（ジェスチャー）で示した場合は「いいえ」に○をつけて下さい。
はい　いいえ　3.9-3.5　L

73. 下の図を見せて「これと同じものをかいて」と言って下さい。「丸（円）をかいて」と言ってはいけません。3回かかせて下さい。1回でもできれば結構です。判定の例は下に描いてある通りです。
はい　いいえ　3.8-3.4　FMA

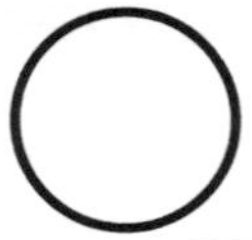

図：この場合は「はい」に○をつけて下さい。

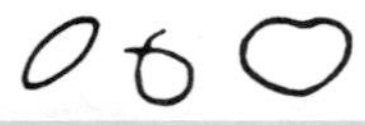

図：この場合は「いいえ」に○をつけて下さい。

74. 手助けなしに，一人で自分の服をちゃんと身につけることができますか。
はい　いいえ　3.8-3.4　PS

2〜4歳用

DENVERⅡ予備判定票

氏　名		記録日	年　月　日
記録者　氏　名		生年月日	年　月　日
記録者　続　柄		年月日齢	年　月　日

以下の質問に順番にお答え下さい。「はい」「いいえ」のどちらかに○をつけて下さい。「いいえ」が３つ以上になったら，それ以降の質問にお答えになる必要はありません。

55. 下の絵の名前が１つ以上言えますか。
方法：下の絵をひとつずつ指さして「これは何？」と聞いて，それぞれ「ねこ」「うま」「とり」「いぬ」「ひと」と答えれば「はい」に○をつけて下さい。「こねこ」「ことり」「パパ」「おとこのこ」などでも結構です。家で飼っているペットの名前を答えた場合は種類があっていれば「はい」に○をつけて下さい。鳴き声だけで答えた場合は「いいえ」にして下さい。
はい　いいえ　2.3-2.0　L

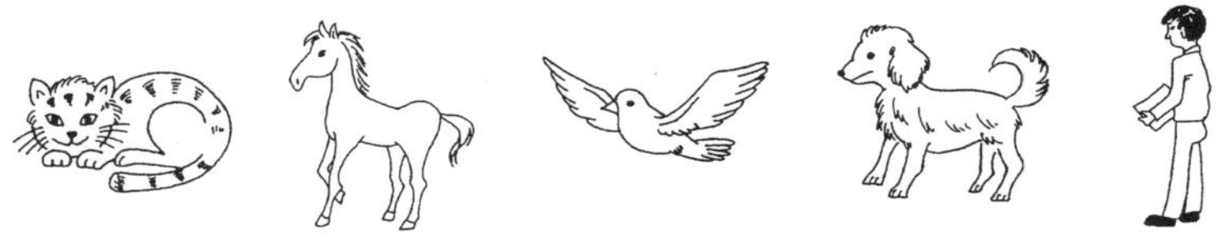

（原画　国立療養所広島病院小児科部長　下田浩子）

56. 「公園・行く」「ジュース・ほしい」「パパ・バイバイ」などの２語文を話しますか。（「いない・いない・ばあ」や「バイ・バイ」は２語文ではありません）
はい　いいえ　2.4-2.1　L

57. 手助けしなくても，自分一人で手を洗ってタオルでふいたり，乾かしたりできますか。あなたがお子さんの手の届かない蛇口をひねってあげるのは構いません。
はい　いいえ　2.4-2.1　PS

58. 体の部分を６つ正しく指さすことができますか。
判定の方法：眼，耳，鼻，口，手，足，お腹，髪の毛の８つの名前をひとつずつ順番に「○○はどこ？」と聞いて，６つ以上正しく指させたら「はい」に○をつけて下さい。お子さんが自分の体を指さしても，あなたの体を指さしても，どちらでも結構です。
はい　いいえ　2.5-2.2　L

59. 両足ジャンプができますか。
判定の方法：この判定票を床において，お子さんに立ったままの位置で判定票を飛び越すように言って下さい。両足同時にジャンプできれば「はい」に○をつけて下さい。判定票を飛び越すことができなくても両足とも床から離れれば結構です。助走したり，片足で飛び越す場合は「いいえ」に○をつけて下さい。
はい　いいえ　2.6-2.3　GM

60. 問 55 で見せた絵をもう一度見せて，今度はあなたが「馬はどれ？」「イヌはどれ？」などとひとつずつ聞いて，お子さんが４つ以上正しく指させれば，「はい」に○をつけて下さい。聞く順番はどれから始めても結構です。
はい　いいえ　2.6-2.3　L

61. あまり親しくない人にも，あなたのお子さんが話す内容がほぼ明りょうに（半分以上）理解されていますか。あなたやお子さんの親しい人でないと理解できない場合は「いいえ」に○をつけて下さい。
はい　いいえ　2.7-2.4　L

62. 積み木やブロックを８つ以上積み重ねて塔をつくることができますか。いままでやったことがない場合は「いいえ」に○をつけて下さい。
はい　いいえ　2.8-2.5　FMA

63. 手助けしなくても，自分一人でパンツやＴシャツ，靴を身につけることができますか。
はい　いいえ　3.0-2.6　PS

64. 問 55 で見せた動物の絵を使います。お子さんに絵を見せて，「飛ぶのはどれ？」「走るのはどれ？」「ニャーとなくのはどれ？」などとひとつひとつたずねて下さい。お子さんが２つ以上正しく指させれば「はい」に○をつけて下さい。
はい　いいえ　3.0-2.7　L

65. 問 55 で見せた絵の動物の名前を４つ以上正しく言えますか。
はい　いいえ　3.1-2.7　L

66. 友だちの名前を一人以上言えますか。
家族（一緒に住んでいる人）やペットの名前の場合は「いいえ」に○をつけて下さい。一緒に住んでいなければ親戚の名前でも結構です。実在しない友だちの名前や友だちがいない場合は「いいえ」に○をつけて下さい。
はい　いいえ　3.1-2.8　PS

67. 縦にまっすぐな線を描けますか。
判定の方法：下の図の横にあなたが「こうかくのよ」と言って描いてみせて下さい。その時，お子さんと同じ向きで上から下に描いて下さい。あなたの描いた線の横にお子さんにかかせて下さい。あなたの描いた線をお子さんがなぞるのではいけません。判定の例は下に描いてある通りです。
はい　いいえ　3.2-2.9　FMA

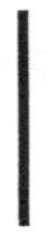

図：この場合は「はい」に○をつけて下さい。

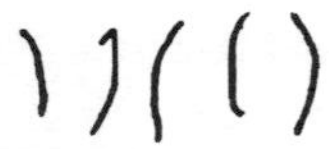

図：この場合は「いいえ」に○をつけて下さい。

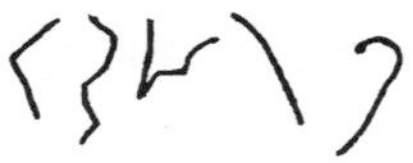

68. この判定票を床において，お子さんに立ったままの位置で用紙を飛び越すように言って下さい。助走してはいけません。あなたが見本をみせてもかまいません。用紙の短い側（21cm）を飛び越えることができれば「はい」に○をつけて下さい。用紙の上に着地した場合は「いいえ」に○をつけて下さい。
はい　いいえ　3.2-2.9　GM

69. 色の名前を１つ以上言えますか。
検査の方法：下の図（黄，緑，赤，青）を見せて，ひとつずつ指さして「これは何色？」と聞いて下さい。お子さんが違った答を言ってもあなたの顔色に出さないようにして４つとも聞いて下さい。１つ以上正しく答えられれば「はい」に○をつけて下さい。
はい　いいえ　3.3-2.9　L

70. 下の図のように，他の指を動かさずに親指だけを立てて動かすことができますか。あなたが見本を見せて同じようにするように言って下さい。
はい　いいえ　3.4-3.1　FMA

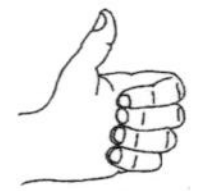

71. 片足立ちが２秒間以上できますか。
方法：物につかまらずに，一人で片足立ちさせて，何秒間バランスを保つことができるか測定します。あなたが見本をみせて下さい。お子さんにできるだけ長く片足立ちするよう言って下さい。
右足で何秒間，片足立ちができましたか（　　）秒間
左足で何秒間，片足立ちができましたか（　　）秒間
右足でも左足でも両方とも２秒間以上片足立ちができた場合だけ「はい」に○をつけて下さい。
はい　いいえ　3.7-3.3　GM

72. 以下の質問をお子さんにして下さい。質問をくりかえして言うのは構いませんが答える手助けをしないで下さい。それぞれの質問に対するお子さんの答えを下に書きこんで下さい。
「寒い時はどうしますか？」（　　　　）
答の例（震える，服を着る，家に入る，など）
「疲れた時はどうしますか？」（　　　　）
答の例（あくびをする，眠る，横になる，昼寝する）
「お腹がすいた時はどうしますか？」（　　　　）
答の例（食べる，食べるものを頼む，お昼を食べる）
答が理屈に合っていればこれ以外の答でも結構です。２つ以上答えられた場合「はい」に○をつけて下さい。言葉でなく，身振り（ジェスチャー）で示した場合は「いいえ」に○をつけて下さい。
はい　いいえ　3.9-3.5　L

73. 下の図を見せて「これと同じものをかいて」と言って下さい。「丸（円）をかいて」と言ってはいけません。３回かかせて下さい。１回でもできれば結構です。判定の例は下に描いてある通りです。
はい　いいえ　3.8-3.4　FMA

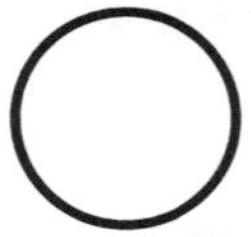

図：この場合は「はい」に○をつけて下さい。

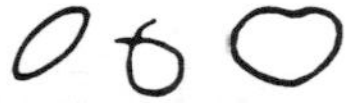

図：この場合は「いいえ」に○をつけて下さい。

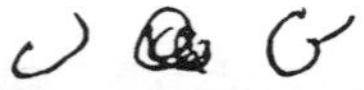

74. 手助けなしに，一人で自分の服をちゃんと身につけることができますか。
はい　いいえ　3.8-3.4　PS

2～4歳用

DENVER II 予備判定票

氏　　名

記録者　氏　　名

続　　柄

記　録　日　　年　　月　　日

生 年 月 日　　年　　月　　日

年 月 日 齢　　年　　月　　日

以下の質問に順番にお答え下さい。「はい」「いいえ」のどちらかに○をつけて下さい。「いいえ」が３つ以上になったら，それ以降の質問にお答えになる必要はありません。

55. 下の絵の名前が１つ以上言えますか。
方法：下の絵をひとつずつ指さして「これは何？」と聞いて，それぞれ「ねこ」「うま」「とり」「いぬ」「ひと」と答えれば「はい」に○をつけて下さい。「こねこ」「ことり」「パパ」「おとこのこ」などでも結構です。家で飼っているペットの名前を答えた場合は種類があっていれば「はい」に○をつけて下さい。鳴き声だけで答えた場合は「いいえ」にして下さい。
はい　いいえ　2.3-2.0　L

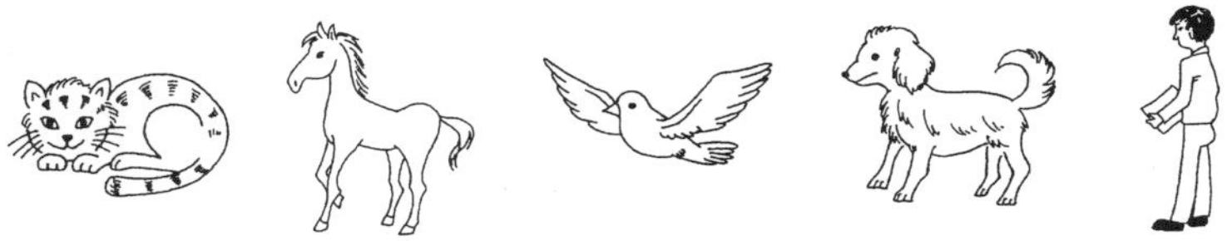

（原画　国立療養所広島病院小児科部長　下田浩子）

56. 「公園・行く」「ジュース・ほしい」「パパ・バイバイ」などの２語文を話しますか。(「いない・いない・ばあ」や「バイ・バイ」は２語文ではありません)
はい　いいえ　2.4-2.1　L

57. 手助けしなくても，自分一人で手を洗ってタオルでふいたり，乾かしたりできますか。あなたがお子さんの手の届かない蛇口をひねってあげるのは構いません。
はい　いいえ　2.4-2.1　PS

58. 体の部分を６つ正しく指さすことができますか。
判定の方法：眼，耳，鼻，口，手，足，お腹，髪の毛の８つの名前をひとつずつ順番に「○○はどこ？」と聞いて，６つ以上正しく指させたら「はい」に○をつけて下さい。お子さんが自分の体を指さしても，あなたの体を指さしても，どちらでも結構です。
はい　いいえ　2.5-2.2　L

59. 両足ジャンプができますか。
判定の方法：この判定票を床において，お子さんに立ったままの位置で判定票を飛び越すように言って下さい。両足同時にジャンプできれば「はい」に○をつけて下さい。判定票を飛び越すことができなくても両足とも床から離れれば結構です。助走したり，片足で飛び越す場合は「いいえ」に○をつけて下さい。
はい　いいえ　2.6-2.3　GM

60. 問 55 で見せた絵をもう一度見せて，今度はあなたが「馬はどれ？」「イヌはどれ？」などとひとつずつ聞いて，お子さんが４つ以上正しく指させれば，「はい」に○をつけて下さい。聞く順番はどれから始めても結構です。
はい　いいえ　2.6-2.3　L

61. あまり親しくない人にも，あなたのお子さんが話す内容がほぼ明りょうに（半分以上）理解されていますか。あなたやお子さんの親しい人でないと理解できない場合は「いいえ」に○をつけて下さい。
はい　いいえ　2.7-2.4　L

62. 積み木やブロックを８つ以上積み重ねて塔をつくることができますか。いままでやったことがない場合は「いいえ」に○をつけて下さい。
はい　いいえ　2.8-2.5　FMA

63. 手助けしなくても，自分一人でパンツやＴシャツ，靴を身につけることができますか。
はい　いいえ　3.0-2.6　PS

64. 問 55 で見せた動物の絵を使います。お子さんに絵を見せて，「飛ぶのはどれ？」「走るのはどれ？」「ニャーとなくのはどれ？」などとひとつひとつたずねて下さい。お子さんが２つ以上正しく指させれば「はい」に○をつけて下さい。
はい　いいえ　3.0-2.7　L

65. 問 55 で見せた絵の動物の名前を４つ以上正しく言えますか。
はい　いいえ　3.1-2.7　L

66. 友だちの名前を一人以上言えますか。
家族（一緒に住んでいる人）やペットの名前の場合は「いいえ」に○をつけて下さい。一緒に住んでいなければ親戚の名前でも結構です。実在しない友だちの名前や友だちがいない場合は「いいえ」に○をつけて下さい。
はい　いいえ　3.1-2.8　PS

67. 縦にまっすぐな線を描けますか。
判定の方法：下の図の横にあなたが「こうかくのよ」と言って描いてみせて下さい。その時，お子さんと同じ向きで上から下に描いて下さい。あなたの描いた線の横にお子さんにかかせて下さい。あなたの描いた線をお子さんがなぞるのではいけません。判定の例は下に描いてある通りです。
はい　いいえ　3.2-2.9　FMA

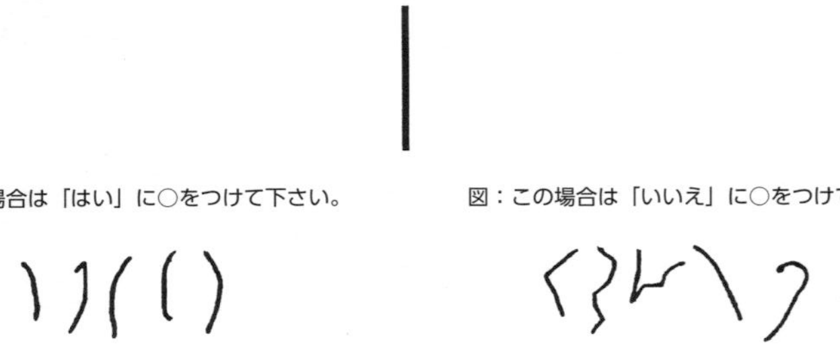

図：この場合は「はい」に○をつけて下さい。　図：この場合は「いいえ」に○をつけて下さい。

68. この判定票を床において，お子さんに立ったままの位置で用紙を飛び越すように言って下さい。助走してはいけません。あなたが見本をみせてもかまいません。用紙の短い側（21cm）を飛び越えることができれば「はい」に○をつけて下さい。用紙の上に着地した場合は「いいえ」に○をつけて下さい。
はい　いいえ　3.2-2.9　GM

69. 色の名前を1つ以上言えますか。
検査の方法：下の図（黄，緑，赤，青）を見せて，ひとつずつ指さして「これは何色？」と聞いて下さい。お子さんが違った答を言ってもあなたの顔色に出さないようにして4つとも聞いて下さい。1つ以上正しく答えられれば「はい」に○をつけて下さい。
はい　いいえ　3.3-2.9　L

70. 下の図のように，他の指を動かさずに親指だけを立てて動かすことができますか。あなたが見本を見せて同じようにするように言って下さい。
はい　いいえ　3.4-3.1　FMA

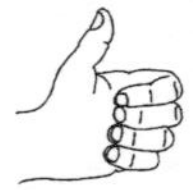

71. 片足立ちが2秒間以上できますか。
方法：物につかまらずに，一人で片足立ちさせて，何秒間バランスを保つことができるか測定します。あなたが見本をみせて下さい。お子さんにできるだけ長く片足立ちするよう言って下さい。
右足で何秒間，片足立ちができましたか（　　）秒間
左足で何秒間，片足立ちができましたか（　　）秒間
右足でも左足でも両方とも2秒間以上片足立ちができた場合だけ「はい」に○をつけて下さい。
はい　いいえ　3.7-3.3　GM

72. 以下の質問をお子さんにして下さい。質問をくりかえして言うのは構いませんが答える手助けをしないで下さい。それぞれの質問に対するお子さんの答えを下に書きこんで下さい。
「寒い時はどうしますか？」　（　　　　　）
答の例（震える，服を着る，家に入る，など）
「疲れた時はどうしますか？」　（　　　　　）
答の例（あくびをする，眠る，横になる，昼寝する）
「お腹がすいた時はどうしますか？」　（　　　　　）
答の例（食べる，食べるものを頼む，お昼を食べる）
答が理屈に合っていればこれ以外の答でも結構です。2つ以上答えられた場合「はい」に○をつけて下さい。言葉でなく，身振り（ジェスチャー）で示した場合は「いいえ」に○をつけて下さい。
はい　いいえ　3.9-3.5　L

73. 下の図を見せて「これと同じものをかいて」と言って下さい。「丸（円）をかいて」と言ってはいけません。3回かかせて下さい。1回でもできれば結構です。判定の例は下に描いてある通りです。
はい　いいえ　3.8-3.4　FMA

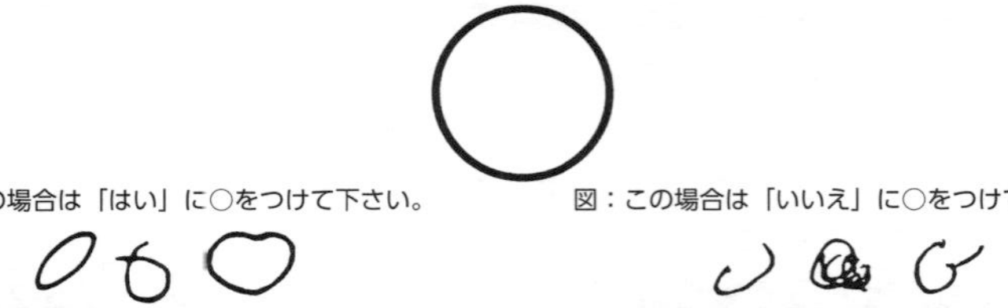

図：この場合は「はい」に○をつけて下さい。　図：この場合は「いいえ」に○をつけて下さい。

74. 手助けなしに，一人で自分の服をちゃんと身につけることができますか。
はい　いいえ　3.8-3.4　PS

DENVER Ⅱ 予備判定票

2〜4歳用

氏　名 ＿＿＿＿

記録者　氏　名 ＿＿＿＿
　　　　続　柄 ＿＿＿＿

記録日　　年　　月　　日
生年月日　　年　　月　　日
年月日齢　　年　　月　　日

以下の質問に順番にお答え下さい。「はい」「いいえ」のどちらかに○をつけて下さい。「いいえ」が３つ以上になったら，それ以降の質問にお答えになる必要はありません。

55. 下の絵の名前が１つ以上言えますか。
方法：下の絵をひとつずつ指さして「これは何？」と聞いて，それぞれ「ねこ」「うま」「とり」「いぬ」「ひと」と答えれば「はい」に○をつけて下さい。「こねこ」「ことり」「パパ」「おとこのこ」などでも結構です。家で飼っているペットの名前を答えた場合は種類があっていれば「はい」に○をつけて下さい。鳴き声だけで答えた場合は「いいえ」にして下さい。
はい　いいえ　2.3-2.0　L

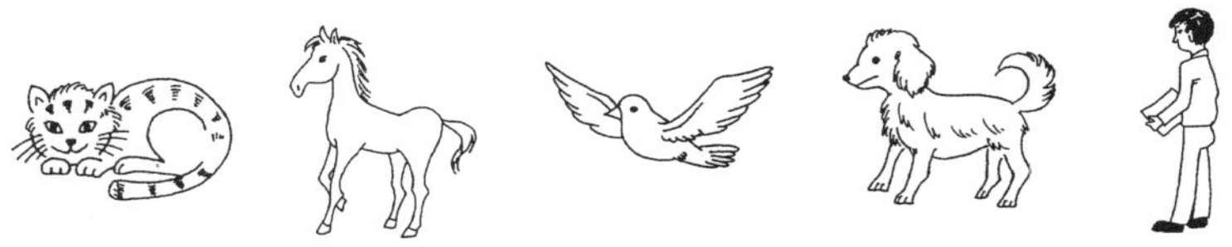

（原画　国立療養所広島病院小児科部長　下田浩子）

56. 「公園・行く」「ジュース・ほしい」「パパ・バイバイ」などの２語文を話しますか。（「いない・いない・ばあ」や「バイ・バイ」は２語文ではありません）
はい　いいえ　2.4-2.1　L

57. 手助けしなくても，自分一人で手を洗ってタオルでふいたり，乾かしたりできますか。あなたがお子さんの手の届かない蛇口をひねってあげるのは構いません。
はい　いいえ　2.4-2.1　PS

58. 体の部分を６つ正しく指さすことができますか。
判定の方法：眼，耳，鼻，口，手，足，お腹，髪の毛の８つの名前をひとつずつ順番に「○○はどこ？」と聞いて，６つ以上正しく指させたら「はい」に○をつけて下さい。お子さんが自分の体を指さしても，あなたの体を指さしても，どちらでも結構です。
はい　いいえ　2.5-2.2　L

59. 両足ジャンプができますか。
判定の方法：この判定票を床において，お子さんに立ったままの位置で判定票を飛び越すように言って下さい。両足同時にジャンプできれば「はい」に○をつけて下さい。判定票を飛び越すことができなくても両足とも床から離れれば結構です。助走したり，片足で飛び越す場合は「いいえ」に○をつけて下さい。
はい　いいえ　2.6-2.3　GM

60. 問 55 で見せた絵をもう一度見せて，今度はあなたが「馬はどれ？」「イヌはどれ？」などとひとつずつ聞いて，お子さんが４つ以上正しく指させれば，「はい」に○をつけて下さい。聞く順番はどれから始めても結構です。
はい　いいえ　2.6-2.3　L

61. あまり親しくない人にも，あなたのお子さんが話す内容がほぼ明りょうに（半分以上）理解されていますか。あなたやお子さんの親しい人でないと理解できない場合は「いいえ」に○をつけて下さい。
はい　いいえ　2.7-2.4　L

62. 積み木やブロックを８つ以上積み重ねて塔をつくることができますか。いままでやったことがない場合は「いいえ」に○をつけて下さい。
はい　いいえ　2.8-2.5　FMA

63. 手助けしなくても，自分一人でパンツや T シャツ，靴を身につけることができますか。
はい　いいえ　3.0-2.6　PS

64. 問 55 で見せた動物の絵を使います。お子さんに絵を見せて，「飛ぶのはどれ？」「走るのはどれ？」「ニャーとなくのはどれ？」などとひとつひとつたずねて下さい。お子さんが２つ以上正しく指させれば「はい」に○をつけて下さい。
はい　いいえ　3.0-2.7　L

65. 問 55 で見せた絵の動物の名前を４つ以上正しく言えますか。
はい　いいえ　3.1-2.7　L

66. 友だちの名前を一人以上言えますか。
家族（一緒に住んでいる人）やペットの名前の場合は「いいえ」に○をつけて下さい。一緒に住んでいなければ親戚の名前でも結構です。実在しない友だちの名前や友だちがいない場合は「いいえ」に○をつけて下さい。
はい　いいえ　3.1-2.8　PS

67. 縦にまっすぐな線を描けますか。
判定の方法：下の図の横にあなたが「こうかくのよ」と言って描いてみせて下さい。その時，お子さんと同じ向きで上から下に描いて下さい。あなたの描いた線の横にお子さんにかかせて下さい。あなたの描いた線をお子さんがなぞるのではいけません。判定の例は下に描いてある通りです。
はい　いいえ　3.2-2.9　FMA

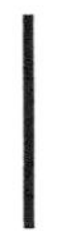

図：この場合は「はい」に○をつけて下さい。

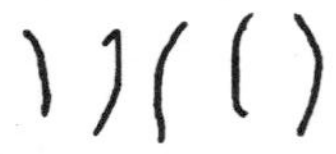

図：この場合は「いいえ」に○をつけて下さい。

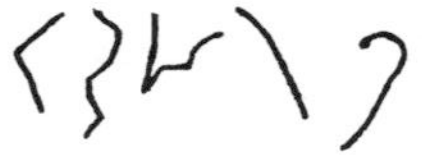

68. この判定票を床において，お子さんに立ったままの位置で用紙を飛び越すように言って下さい。助走してはいけません。あなたが見本をみせてもかまいません。用紙の短い側（21cm）を飛び越えることができれば「はい」に○をつけて下さい。用紙の上に着地した場合は「いいえ」に○をつけて下さい。
はい　いいえ　3.2-2.9　GM

69. 色の名前を1つ以上言えますか。
検査の方法：下の図（黄，緑，赤，青）を見せて，ひとつずつ指さして「これは何色？」と聞いて下さい。お子さんが違った答を言ってもあなたの顔色に出さないようにして4つとも聞いて下さい。1つ以上正しく答えられれば「はい」に○をつけて下さい。
はい　いいえ　3.3-2.9　L

70. 下の図のように，他の指を動かさずに親指だけを立てて動かすことができますか。あなたが見本を見せて同じようにするように言って下さい。
はい　いいえ　3.4-3.1　FMA

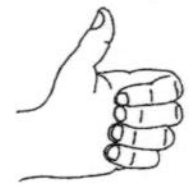

71. 片足立ちが2秒間以上できますか。
方法：物につかまらずに，一人で片足立ちさせて，何秒間バランスを保つことができるか測定します。あなたが見本をみせて下さい。お子さんにできるだけ長く片足立ちするよう言って下さい。
右足で何秒間，片足立ちができましたか（　　）秒間
左足で何秒間，片足立ちができましたか（　　）秒間
右足でも左足でも両方とも2秒間以上片足立ちができた場合だけ「はい」に○をつけて下さい。
はい　いいえ　3.7-3.3　GM

72. 以下の質問をお子さんにして下さい。質問をくりかえして言うのは構いませんが答える手助けをしないで下さい。それぞれの質問に対するお子さんの答えを下に書きこんで下さい。
「寒い時はどうしますか？」（　　　　　）
答の例（震える，服を着る，家に入る，など）
「疲れた時はどうしますか？」（　　　　　）
答の例（あくびをする，眠る，横になる，昼寝する）
「お腹がすいた時はどうしますか？」（　　　　　）
答の例（食べる，食べるものを頼む，お昼を食べる）
答が理屈に合っていればこれ以外の答でも結構です。2つ以上答えられた場合「はい」に○をつけて下さい。言葉でなく，身振り（ジェスチャー）で示した場合は「いいえ」に○をつけて下さい。
はい　いいえ　3.9-3.5　L

73. 下の図を見せて「これと同じものをかいて」と言って下さい。「丸（円）をかいて」と言ってはいけません。3回かかせて下さい。1回でもできれば結構です。判定の例は下に描いてある通りです。
はい　いいえ　3.8-3.4　FMA

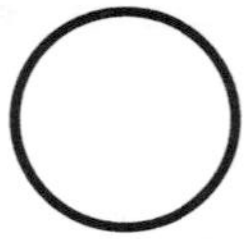

図：この場合は「はい」に○をつけて下さい。

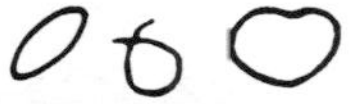

図：この場合は「いいえ」に○をつけて下さい。

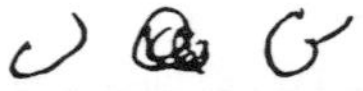

74. 手助けなしに，一人で自分の服をちゃんと身につけることができますか。
はい　いいえ　3.8-3.4　PS

2〜4歳用

DENVER Ⅱ 予備判定票

氏　名

記録者　氏　名

続　柄

記録日　　年　　月　　日

生年月日　　年　　月　　日

年月日齢　　年　　月　　日

以下の質問に順番にお答え下さい。「はい」「いいえ」のどちらかに○をつけて下さい。「いいえ」が３つ以上になったら，それ以降の質問にお答えになる必要はありません。

55. 下の絵の名前が１つ以上言えますか。
方法：下の絵をひとつずつ指さして「これは何？」と聞いて，それぞれ「ねこ」「うま」「とり」「いぬ」「ひと」と答えれば「はい」に○をつけて下さい。「こねこ」「ことり」「パパ」「おとこのこ」などでも結構です。家で飼っているペットの名前を答えた場合は種類があっていれば「はい」に○をつけて下さい。鳴き声だけで答えた場合は「いいえ」にして下さい。
はい　いいえ　2.3-2.0　L

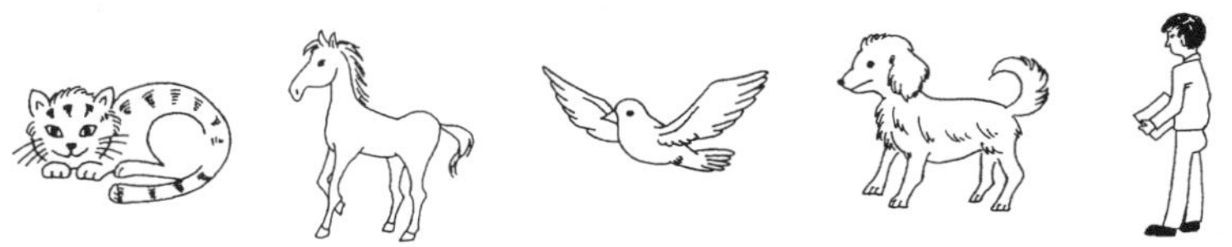

（原画　国立療養所広島病院小児科部長　下田浩子）

56. 「公園・行く」「ジュース・ほしい」「パパ・バイバイ」などの２語文を話しますか。（「いない・いない・ばあ」や「バイ・バイ」は２語文ではありません）
はい　いいえ　2.4-2.1　L

57. 手助けしなくても，自分一人で手を洗ってタオルでふいたり，乾かしたりできますか。あなたがお子さんの手の届かない蛇口をひねってあげるのは構いません。
はい　いいえ　2.4-2.1　PS

58. 体の部分を６つ正しく指さすことができますか。
判定の方法：眼，耳，鼻，口，手，足，お腹，髪の毛の８つの名前をひとつずつ順番に「○○はどこ？」と聞いて，６つ以上正しく指させたら「はい」に○をつけて下さい。お子さんが自分の体を指さしても，あなたの体を指さしても，どちらでも結構です。
はい　いいえ　2.5-2.2　L

59. 両足ジャンプができますか。
判定の方法：この判定票を床において，お子さんに立ったままの位置で判定票を飛び越すように言って下さい。両足同時にジャンプできれば「はい」に○をつけて下さい。判定票を飛び越すことができなくても両足とも床から離れれば結構です。助走したり，片足で飛び越す場合は「いいえ」に○をつけて下さい。
はい　いいえ　2.6-2.3　GM

60. 問 55 で見せた絵をもう一度見せて，今度はあなたが「馬はどれ？」「イヌはどれ？」などとひとつずつ聞いて，お子さんが４つ以上正しく指させれば，「はい」に○をつけて下さい。聞く順番はどれから始めても結構です。
はい　いいえ　2.6-2.3　L

61. あまり親しくない人にも，あなたのお子さんが話す内容がほぼ明りょうに（半分以上）理解されていますか。あなたやお子さんの親しい人でないと理解できない場合は「いいえ」に○をつけて下さい。
はい　いいえ　2.7-2.4　L

62. 積み木やブロックを８つ以上積み重ねて塔をつくることができますか。いままでやったことがない場合は「いいえ」に○をつけて下さい。
はい　いいえ　2.8-2.5　FMA

63. 手助けしなくても，自分一人でパンツやＴシャツ，靴を身につけることができますか。
はい　いいえ　3.0-2.6　PS

64. 問 55 で見せた動物の絵を使います。お子さんに絵を見せて，「飛ぶのはどれ？」「走るのはどれ？」「ニャーとなくのはどれ？」などとひとつひとつたずねて下さい。お子さんが２つ以上正しく指させれば「はい」に○をつけて下さい。
はい　いいえ　3.0-2.7　L

65. 問 55 で見せた絵の動物の名前を４つ以上正しく言えますか。
はい　いいえ　3.1-2.7　L

66. 友だちの名前を一人以上言えますか。
家族（一緒に住んでいる人）やペットの名前の場合は「いいえ」に○をつけて下さい。一緒に住んでいなければ親戚の名前でも結構です。実在しない友だちの名前や友だちがいない場合は「いいえ」に○をつけて下さい。
はい　いいえ　3.1-2.8　PS

67. 縦にまっすぐな線を描けますか。
判定の方法：下の図の横にあなたが「こうかくのよ」と言って描いてみせて下さい。その時，お子さんと同じ向きで上から下に描いて下さい。あなたの描いた線の横にお子さんにかかせて下さい。あなたの描いた線をお子さんがなぞるのではいけません。判定の例は下に描いてある通りです。
はい　いいえ　3.2-2.9　FMA

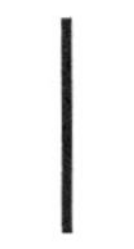

図：この場合は「はい」に○をつけて下さい。

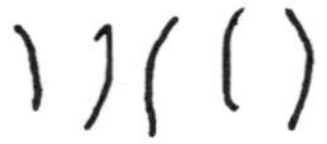

図：この場合は「いいえ」に○をつけて下さい。

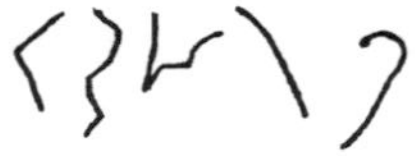

68. この判定票を床において，お子さんに立ったままの位置で用紙を飛び越すように言って下さい。助走してはいけません。あなたが見本をみせてもかまいません。用紙の短い側（21cm）を飛び越えることができれば「はい」に○をつけて下さい。用紙の上に着地した場合は「いいえ」に○をつけて下さい。
はい　いいえ　3.2-2.9　GM

69. 色の名前を1つ以上言えますか。
検査の方法：下の図（黄，緑，赤，青）を見せて，ひとつずつ指さして「これは何色？」と聞いて下さい。お子さんが違った答を言ってもあなたの顔色に出さないようにして4つとも聞いて下さい。1つ以上正しく答えられれば「はい」に○をつけて下さい。
はい　いいえ　3.3-2.9　L

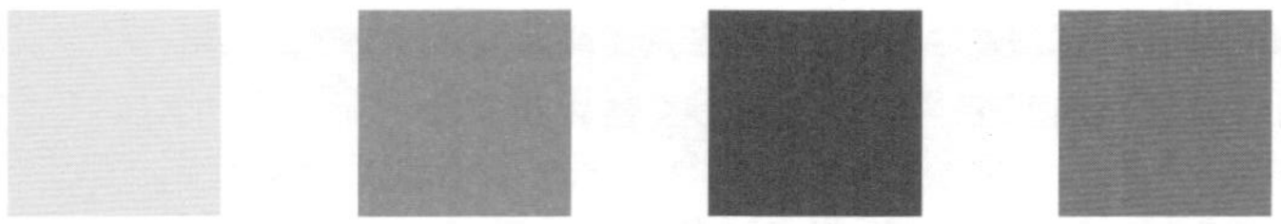

70. 下の図のように，他の指を動かさずに親指だけを立てて動かすことができますか。あなたが見本を見せて同じようにするように言って下さい。
はい　いいえ　3.4-3.1　FMA

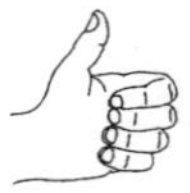

71. 片足立ちが2秒間以上できますか。
方法：物につかまらずに，一人で片足立ちさせて，何秒間バランスを保つことができるか測定します。あなたが見本をみせて下さい。お子さんにできるだけ長く片足立ちするよう言って下さい。
　右足で何秒間，片足立ちができましたか（　　）秒間
　左足で何秒間，片足立ちができましたか（　　）秒間
右足でも左足でも両方とも2秒間以上片足立ちができた場合だけ「はい」に○をつけて下さい。
はい　いいえ　3.7-3.3　GM

72. 以下の質問をお子さんにして下さい。質問をくりかえして言うのは構いませんが答える手助けをしないで下さい。それぞれの質問に対するお子さんの答えを下に書きこんで下さい。
「寒い時はどうしますか？」　（　　　　　）
　答の例（震える，服を着る，家に入る，など）
「疲れた時はどうしますか？」　（　　　　　）
　答の例（あくびをする，眠る，横になる，昼寝する）
「お腹がすいた時はどうしますか？」　（　　　　　）
　答の例（食べる，食べるものを頼む，お昼を食べる）
答が理屈に合っていればこれ以外の答でも結構です。2つ以上答えられた場合「はい」に○をつけて下さい。言葉でなく，身振り（ジェスチャー）で示した場合は「いいえ」に○をつけて下さい。
はい　いいえ　3.9-3.5　L

73. 下の図を見せて「これと同じものをかいて」と言って下さい。「丸（円）をかいて」と言ってはいけません。3回かかせて下さい。1回でもできれば結構です。判定の例は下に描いてある通りです。
はい　いいえ　3.8-3.4　FMA

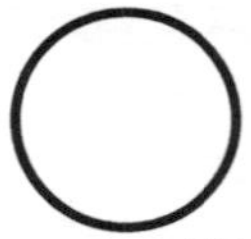

図：この場合は「はい」に○をつけて下さい。

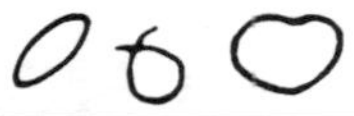

図：この場合は「いいえ」に○をつけて下さい。

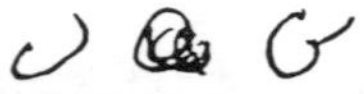

74. 手助けなしに，一人で自分の服をちゃんと身につけることができますか。
はい　いいえ　3.8-3.4　PS

2〜4歳用

DENVER II 予備判定票

氏　名		記録日	年　月　日
記録者　氏　名		生年月日	年　月　日
記録者　続　柄		年月日齢	年　月　日

以下の質問に順番にお答え下さい。「はい」「いいえ」のどちらかに○をつけて下さい。「いいえ」が３つ以上になったら，それ以降の質問にお答えになる必要はありません。

55. 下の絵の名前が１つ以上言えますか。
方法：下の絵をひとつずつ指さして「これは何？」と聞いて，それぞれ「ねこ」「うま」「とり」「いぬ」「ひと」と答えれば「はい」に○をつけて下さい。「こねこ」「ことり」「パパ」「おとこのこ」などでも結構です。家で飼っているペットの名前を答えた場合は種類があっていれば「はい」に○をつけて下さい。鳴き声だけで答えた場合は「いいえ」にして下さい。
はい　いいえ　2.3-2.0　L

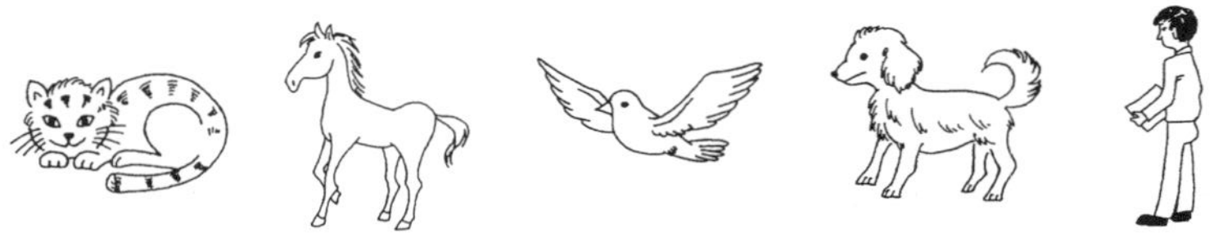

（原画　国立療養所広島病院小児科部長　下田浩子）

56. 「公園・行く」「ジュース・ほしい」「パパ・バイバイ」などの２語文を話しますか。（「いない・いない・ばあ」や「バイ・バイ」は２語文ではありません）
はい　いいえ　2.4-2.1　L

57. 手助けしなくても，自分一人で手を洗ってタオルでふいたり，乾かしたりできますか。あなたがお子さんの手の届かない蛇口をひねってあげるのは構いません。
はい　いいえ　2.4-2.1　PS

58. 体の部分を６つ正しく指さすことができますか。
判定の方法：眼，耳，鼻，口，手，足，お腹，髪の毛の８つの名前をひとつずつ順番に「○○はどこ？」と聞いて，６つ以上正しく指させたら「はい」に○をつけて下さい。お子さんが自分の体を指さしても，あなたの体を指さしても，どちらでも結構です。
はい　いいえ　2.5-2.2　L

59. 両足ジャンプができますか。
判定の方法：この判定票を床において，お子さんに立ったままの位置で判定票を飛び越すように言って下さい。両足同時にジャンプできれば「はい」に○をつけて下さい。判定票を飛び越すことができなくても両足とも床から離れれば結構です。助走したり，片足で飛び越す場合は「いいえ」に○をつけて下さい。
はい　いいえ　2.6-2.3　GM

60. 問 55 で見せた絵をもう一度見せて，今度はあなたが「馬はどれ？」「イヌはどれ？」などとひとつずつ聞いて，お子さんが４つ以上正しく指させれば，「はい」に○をつけて下さい。聞く順番はどれから始めても結構です。
はい　いいえ　2.6-2.3　L

61. あまり親しくない人にも，あなたのお子さんが話す内容がほぼ明りょうに（半分以上）理解されていますか。あなたやお子さんの親しい人でないと理解できない場合は「いいえ」に○をつけて下さい。
はい　いいえ　2.7-2.4　L

62. 積み木やブロックを８つ以上積み重ねて塔をつくることができますか。いままでやったことがない場合は「いいえ」に○をつけて下さい。
はい　いいえ　2.8-2.5　FMA

63. 手助けしなくても，自分一人でパンツや T シャツ，靴を身につけることができますか。
はい　いいえ　3.0-2.6　PS

64. 問 55 で見せた動物の絵を使います。お子さんに絵を見せて，「飛ぶのはどれ？」「走るのはどれ？」「ニャーとなくのはどれ？」などとひとつひとつたずねて下さい。お子さんが２つ以上正しく指させれば「はい」に○をつけて下さい。
はい　いいえ　3.0-2.7　L

65. 問 55 で見せた絵の動物の名前を４つ以上正しく言えますか。
はい　いいえ　3.1-2.7　L

66. 友だちの名前を一人以上言えますか。
家族（一緒に住んでいる人）やペットの名前の場合は「いいえ」に○をつけて下さい。一緒に住んでいなければ親戚の名前でも結構です。実在しない友だちの名前や友だちがいない場合は「いいえ」に○をつけて下さい。
はい　いいえ　3.1-2.8　PS

67. 縦にまっすぐな線を描けますか。
判定の方法：下の図の横にあなたが「こうかくのよ」と言って描いてみせて下さい。その時，お子さんと同じ向きで上から下に描いて下さい。あなたの描いた線の横にお子さんにかかせて下さい。あなたの描いた線をお子さんがなぞるのではいけません。判定の例は下に描いてある通りです。
はい　いいえ　3.2-2.9　FMA

図：この場合は「はい」に○をつけて下さい。

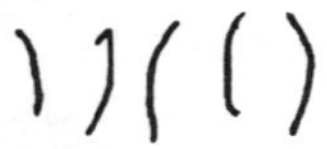

図：この場合は「いいえ」に○をつけて下さい。

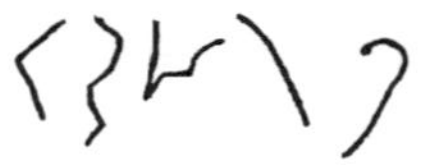

68. この判定票を床において，お子さんに立ったままの位置で用紙を飛び越すように言って下さい。助走してはいけません。あなたが見本をみせてもかまいません。用紙の短い側（21cm）を飛び越えることができれば「はい」に○をつけて下さい。用紙の上に着地した場合は「いいえ」に○をつけて下さい。
はい　いいえ　3.2-2.9　GM

69. 色の名前を1つ以上言えますか。
検査の方法：下の図（黄，緑，赤，青）を見せて，ひとつずつ指さして「これは何色？」と聞いて下さい。お子さんが違った答を言ってもあなたの顔色に出さないようにして4つとも聞いて下さい。1つ以上正しく答えられれば「はい」に○をつけて下さい。
はい　いいえ　3.3-2.9　L

70. 下の図のように，他の指を動かさずに親指だけを立てて動かすことができますか。あなたが見本を見せて同じようにするように言って下さい。
はい　いいえ　3.4-3.1　FMA

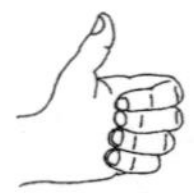

71. 片足立ちが2秒間以上できますか。
方法：物につかまらずに，一人で片足立ちさせて，何秒間バランスを保つことができるか測定します。あなたが見本をみせて下さい。お子さんにできるだけ長く片足立ちするよう言って下さい。
右足で何秒間，片足立ちができましたか（　　）秒間
左足で何秒間，片足立ちができましたか（　　）秒間
右足でも左足でも両方とも2秒間以上片足立ちができた場合だけ「はい」に○をつけて下さい。
はい　いいえ　3.7-3.3　GM

72. 以下の質問をお子さんにして下さい。質問をくりかえして言うのは構いませんが答える手助けをしないで下さい。それぞれの質問に対するお子さんの答えを下に書きこんで下さい。
「寒い時はどうしますか？」　（　　　　　）
答の例（震える，服を着る，家に入る，など）
「疲れた時はどうしますか？」　（　　　　　）
答の例（あくびをする，眠る，横になる，昼寝する）
「お腹がすいた時はどうしますか？」　（　　　　　）
答の例（食べる，食べるものを頼む，お昼を食べる）
答が理屈に合っていればこれ以外の答でも結構です。2つ以上答えられた場合「はい」に○をつけて下さい。言葉でなく，身振り（ジェスチャー）で示した場合は「いいえ」に○をつけて下さい。
はい　いいえ　3.9-3.5　L

73. 下の図を見せて「これと同じものをかいて」と言って下さい。「丸（円）をかいて」と言ってはいけません。3回かかせて下さい。1回でもできれば結構です。判定の例は下に描いてある通りです。
はい　いいえ　3.8-3.4　FMA

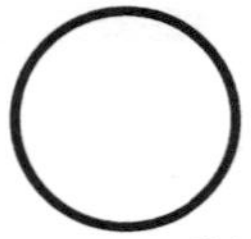

図：この場合は「はい」に○をつけて下さい。

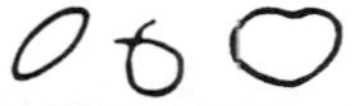

図：この場合は「いいえ」に○をつけて下さい。

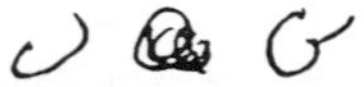

74. 手助けなしに，一人で自分の服をちゃんと身につけることができますか。
はい　いいえ　3.8-3.4　PS

2～4歳用

DENVER II 予備判定票

氏　名 ______

記録者　氏　名 ______
　　　　続　柄 ______

記録日 ____年____月____日
生年月日 ____年____月____日
年月日齢 ____年____月____日

以下の質問に順番にお答え下さい。「はい」「いいえ」のどちらかに○をつけて下さい。「いいえ」が３つ以上になったら，それ以降の質問にお答えになる必要はありません。

55. 下の絵の名前が１つ以上言えますか。
方法：下の絵をひとつずつ指さして「これは何？」と聞いて，それぞれ「ねこ」「うま」「とり」「いぬ」「ひと」と答えれば「はい」に○をつけて下さい。「こねこ」「ことり」「パパ」「おとこのこ」などでも結構です。家で飼っているペットの名前を答えた場合は種類があっていれば「はい」に○をつけて下さい。鳴き声だけで答えた場合は「いいえ」にして下さい。
はい　いいえ　2.3-2.0　L

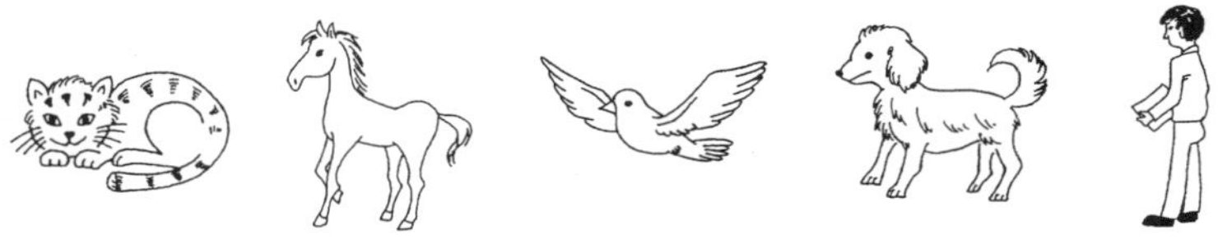

（原画　国立療養所広島病院小児科部長　下田浩子）

56. 「公園・行く」「ジュース・ほしい」「パパ・バイバイ」などの２語文を話しますか。（「いない・いない・ばあ」や「バイ・バイ」は２語文ではありません）
はい　いいえ　2.4-2.1　L

57. 手助けしなくても，自分一人で手を洗ってタオルでふいたり，乾かしたりできますか。あなたがお子さんの手の届かない蛇口をひねってあげるのは構いません。
はい　いいえ　2.4-2.1　PS

58. 体の部分を６つ正しく指さすことができますか。
判定の方法：眼，耳，鼻，口，手，足，お腹，髪の毛の８つの名前をひとつずつ順番に「○○はどこ？」と聞いて，６つ以上正しく指させたら「はい」に○をつけて下さい。お子さんが自分の体を指さしても，あなたの体を指さしても，どちらでも結構です。
はい　いいえ　2.5-2.2　L

59. 両足ジャンプができますか。
判定の方法：この判定票を床において，お子さんに立ったままの位置で判定票を飛び越すように言って下さい。両足同時にジャンプできれば「はい」に○をつけて下さい。判定票を飛び越すことができなくても両足とも床から離れれば結構です。助走したり，片足で飛び越す場合は「いいえ」に○をつけて下さい。
はい　いいえ　2.6-2.3　GM

60. 問55で見せた絵をもう一度見せて，今度はあなたが「馬はどれ？」「イヌはどれ？」などとひとつずつ聞いて，お子さんが４つ以上正しく指させれば，「はい」に○をつけて下さい。聞く順番はどれから始めても結構です。
はい　いいえ　2.6-2.3　L

61. あまり親しくない人にも，あなたのお子さんが話す内容がほぼ明りょうに（半分以上）理解されていますか。あなたやお子さんの親しい人でないと理解できない場合は「いいえ」に○をつけて下さい。
はい　いいえ　2.7-2.4　L

62. 積み木やブロックを８つ以上積み重ねて塔をつくることができますか。いままでやったことがない場合は「いいえ」に○をつけて下さい。
はい　いいえ　2.8-2.5　FMA

63. 手助けしなくても，自分一人でパンツやＴシャツ，靴を身につけることができますか。
はい　いいえ　3.0-2.6　PS

64. 問55で見せた動物の絵を使います。お子さんに絵を見せて，「飛ぶのはどれ？」「走るのはどれ？」「ニャーとなくのはどれ？」などとひとつひとつたずねて下さい。お子さんが２つ以上正しく指させれば「はい」に○をつけて下さい。
はい　いいえ　3.0-2.7　L

65. 問55で見せた絵の動物の名前を４つ以上正しく言えますか。
はい　いいえ　3.1-2.7　L

66. 友だちの名前を一人以上言えますか。
家族（一緒に住んでいる人）やペットの名前の場合は「いいえ」に○をつけて下さい。一緒に住んでいなければ親戚の名前でも結構です。実在しない友だちの名前や友だちがいない場合は「いいえ」に○をつけて下さい。
はい　いいえ　3.1-2.8　PS

67. 縦にまっすぐな線を描けますか。
判定の方法：下の図の横にあなたが「こうかくのよ」と言って描いてみせて下さい。その時，お子さんと同じ向きで上から下に描いて下さい。あなたの描いた線の横にお子さんにかかせて下さい。あなたの描いた線をお子さんがなぞるのではいけません。判定の例は下に描いてある通りです。
はい　いいえ　3.2-2.9　FMA

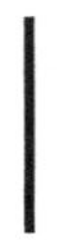

図：この場合は「はい」に○をつけて下さい。

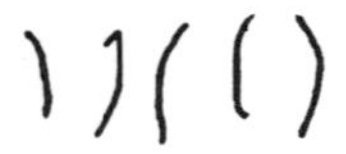

図：この場合は「いいえ」に○をつけて下さい。

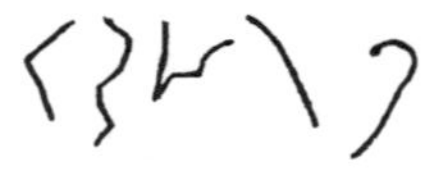

68. この判定票を床において，お子さんに立ったままの位置で用紙を飛び越すように言って下さい。助走してはいけません。あなたが見本をみせてもかまいません。用紙の短い側（21cm）を飛び越えることができれば「はい」に○をつけて下さい。用紙の上に着地した場合は「いいえ」に○をつけて下さい。
はい　いいえ　3.2-2.9　GM

69. 色の名前を１つ以上言えますか。
検査の方法：下の図（黄，緑，赤，青）を見せて，ひとつずつ指さして「これは何色？」と聞いて下さい。お子さんが違った答を言ってもあなたの顔色に出さないようにして４つとも聞いて下さい。１つ以上正しく答えられれば「はい」に○をつけて下さい。
はい　いいえ　3.3-2.9　L

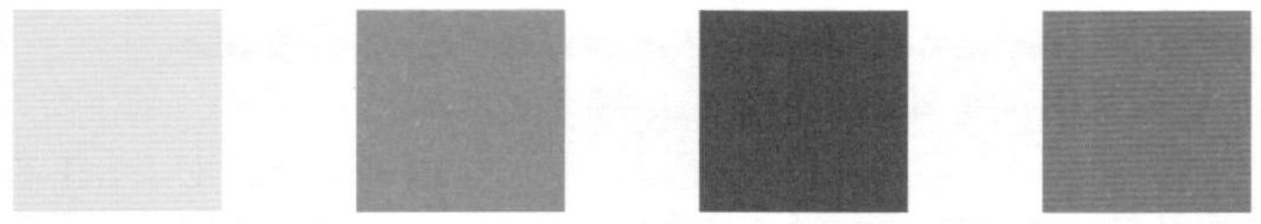

70. 下の図のように，他の指を動かさずに親指だけを立てて動かすことができますか。あなたが見本を見せて同じようにするように言って下さい。
はい　いいえ　3.4-3.1　FMA

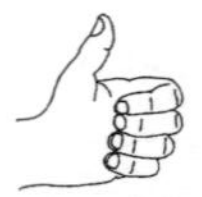

71. 片足立ちが２秒間以上できますか。
方法：物につかまらずに，一人で片足立ちさせて，何秒間バランスを保つことができるか測定します。あなたが見本をみせて下さい。お子さんにできるだけ長く片足立ちするよう言って下さい。
右足で何秒間，片足立ちができましたか（　　）秒間
左足で何秒間，片足立ちができましたか（　　）秒間
右足でも左足でも両方とも２秒間以上片足立ちができた場合だけ「はい」に○をつけて下さい。
はい　いいえ　3.7-3.3　GM

72. 以下の質問をお子さんにして下さい。質問をくりかえして言うのは構いませんが答える手助けをしないで下さい。それぞれの質問に対するお子さんの答えを下に書きこんで下さい。
「寒い時はどうしますか？」（　　　　　　）
答の例（震える，服を着る，家に入る，など）
「疲れた時はどうしますか？」（　　　　　　）
答の例（あくびをする，眠る，横になる，昼寝する）
「お腹がすいた時はどうしますか？」（　　　　　　）
答の例（食べる，食べるものを頼む，お昼を食べる）
答が理屈に合っていればこれ以外の答でも結構です。２つ以上答えられた場合「はい」に○をつけて下さい。言葉でなく，身振り（ジェスチャー）で示した場合は「いいえ」に○をつけて下さい。
はい　いいえ　3.9-3.5　L

73. 下の図を見せて「これと同じものをかいて」と言って下さい。「丸（円）をかいて」と言ってはいけません。３回かかせて下さい。１回でもできれば結構です。判定の例は下に描いてある通りです。
はい　いいえ　3.8-3.4　FMA

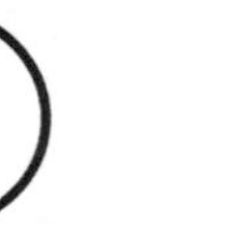

図：この場合は「はい」に○をつけて下さい。

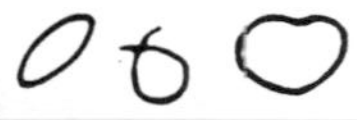

図：この場合は「いいえ」に○をつけて下さい。

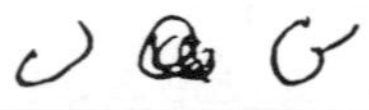

74. 手助けなしに，一人で自分の服をちゃんと身につけることができますか。
はい　いいえ　3.8-3.4　PS

2〜4歳用

DENVER II 予備判定票

氏　名		記録日	年　月　日
記録者　氏　名		生年月日	年　月　日
記録者　続　柄		年月日齢	年　月　日

以下の質問に順番にお答え下さい。「はい」「いいえ」のどちらかに○をつけて下さい。「いいえ」が3つ以上になったら，それ以降の質問にお答えになる必要はありません。

55. 下の絵の名前が1つ以上言えますか。
方法：下の絵をひとつずつ指さして「これは何？」と聞いて，それぞれ「ねこ」「うま」「とり」「いぬ」「ひと」と答えれば「はい」に○をつけて下さい。「こねこ」「ことり」「パパ」「おとこのこ」などでも結構です。家で飼っているペットの名前を答えた場合は種類があっていれば「はい」に○をつけて下さい。鳴き声だけで答えた場合は「いいえ」にして下さい。
はい　いいえ　2.3-2.0　L

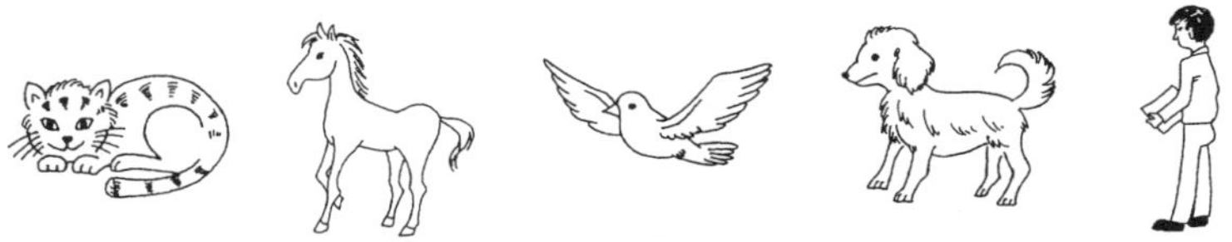

（原画　国立療養所広島病院小児科部長　下田浩子）

56. 「公園・行く」「ジュース・ほしい」「パパ・バイバイ」などの2語文を話しますか。（「いない・いない・ばあ」や「バイ・バイ」は2語文ではありません）
はい　いいえ　2.4-2.1　L

57. 手助けしなくても，自分一人で手を洗ってタオルでふいたり，乾かしたりできますか。あなたがお子さんの手の届かない蛇口をひねってあげるのは構いません。
はい　いいえ　2.4-2.1　PS

58. 体の部分を6つ正しく指さすことができますか。
判定の方法：眼，耳，鼻，口，手，足，お腹，髪の毛の8つの名前をひとつずつ順番に「○○はどこ？」と聞いて，6つ以上正しく指させたら「はい」に○をつけて下さい。お子さんが自分の体を指さしても，あなたの体を指さしても，どちらでも結構です。
はい　いいえ　2.5-2.2　L

59. 両足ジャンプができますか。
判定の方法：この判定票を床において，お子さんに立ったままの位置で判定票を飛び越すように言って下さい。両足同時にジャンプできれば「はい」に○をつけて下さい。判定票を飛び越すことができなくても両足とも床から離れれば結構です。助走したり，片足で飛び越す場合は「いいえ」に○をつけて下さい。
はい　いいえ　2.6-2.3　GM

60. 問55で見せた絵をもう一度見せて，今度はあなたが「馬はどれ？」「イヌはどれ？」などとひとつずつ聞いて，お子さんが4つ以上正しく指させれば，「はい」に○をつけて下さい。聞く順番はどれから始めても結構です。
はい　いいえ　2.6-2.3　L

61. あまり親しくない人にも，あなたのお子さんが話す内容がほぼ明りょうに（半分以上）理解されていますか。あなたやお子さんの親しい人でないと理解できない場合は「いいえ」に○をつけて下さい。
はい　いいえ　2.7-2.4　L

62. 積み木やブロックを8つ以上積み重ねて塔をつくることができますか。いままでやったことがない場合は「いいえ」に○をつけて下さい。
はい　いいえ　2.8-2.5　FMA

63. 手助けしなくても，自分一人でパンツやTシャツ，靴を身につけることができますか。
はい　いいえ　3.0-2.6　PS

64. 問55で見せた動物の絵を使います。お子さんに絵を見せて，「飛ぶのはどれ？」「走るのはどれ？」「ニャーとなくのはどれ？」などとひとつひとつたずねて下さい。お子さんが2つ以上正しく指させれば「はい」に○をつけて下さい。
はい　いいえ　3.0-2.7　L

65. 問55で見せた絵の動物の名前を4つ以上正しく言えますか。
はい　いいえ　3.1-2.7　L

66. 友だちの名前を一人以上言えますか。
家族（一緒に住んでいる人）やペットの名前の場合は「いいえ」に○をつけて下さい。一緒に住んでいなければ親戚の名前でも結構です。実在しない友だちの名前や友だちがいない場合は「いいえ」に○をつけて下さい。
はい　いいえ　3.1-2.8　PS

67. 縦にまっすぐな線を描けますか。
判定の方法：下の図の横にあなたが「こうかくのよ」と言って描いてみせて下さい。その時，お子さんと同じ向きで上から下に描いて下さい。あなたの描いた線の横にお子さんにかかせて下さい。あなたの描いた線をお子さんがなぞるのではいけません。判定の例は下に描いてある通りです。
はい　いいえ　3.2-2.9　FMA

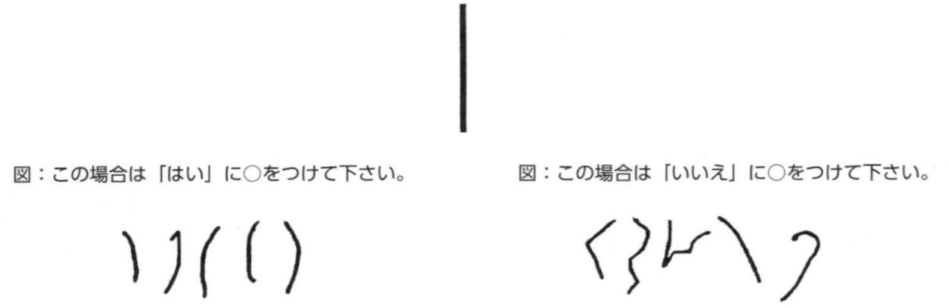

図：この場合は「はい」に○をつけて下さい。　図：この場合は「いいえ」に○をつけて下さい。

68. この判定票を床において，お子さんに立ったままの位置で用紙を飛び越すように言って下さい。助走してはいけません。あなたが見本をみせてもかまいません。用紙の短い側（21cm）を飛び越えることができれば「はい」に○をつけて下さい。用紙の上に着地した場合は「いいえ」に○をつけて下さい。
はい　いいえ　3.2-2.9　GM

69. 色の名前を1つ以上言えますか。
検査の方法：下の図（黄，緑，赤，青）を見せて，ひとつずつ指さして「これは何色？」と聞いて下さい。お子さんが違った答を言ってもあなたの顔色に出さないようにして4つとも聞いて下さい。1つ以上正しく答えられれば「はい」に○をつけて下さい。
はい　いいえ　3.3-2.9　L

70. 下の図のように，他の指を動かさずに親指だけを立てて動かすことができますか。あなたが見本を見せて同じようにするように言って下さい。
はい　いいえ　3.4-3.1　FMA

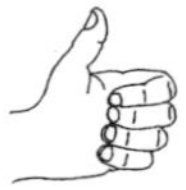

71. 片足立ちが2秒間以上できますか。
方法：物につかまらずに，一人で片足立ちさせて，何秒間バランスを保つことができるか測定します。あなたが見本をみせて下さい。お子さんにできるだけ長く片足立ちするよう言って下さい。
右足で何秒間，片足立ちができましたか（　　）秒間
左足で何秒間，片足立ちができましたか（　　）秒間
右足でも左足でも両方とも2秒間以上片足立ちができた場合だけ「はい」に○をつけて下さい。
はい　いいえ　3.7-3.3　GM

72. 以下の質問をお子さんにして下さい。質問をくりかえして言うのは構いませんが答える手助けをしないで下さい。それぞれの質問に対するお子さんの答えを下に書きこんで下さい。
「寒い時はどうしますか？」　（　　　　　）
答の例（震える，服を着る，家に入る，など）
「疲れた時はどうしますか？」　（　　　　　）
答の例（あくびをする，眠る，横になる，昼寝する）
「お腹がすいた時はどうしますか？」　（　　　　　）
答の例（食べる，食べるものを頼む，お昼を食べる）
答が理屈に合っていればこれ以外の答でも結構です。2つ以上答えられた場合「はい」に○をつけて下さい。言葉でなく，身振り（ジェスチャー）で示した場合は「いいえ」に○をつけて下さい。
はい　いいえ　3.9-3.5　L

73. 下の図を見せて「これと同じものをかいて」と言って下さい。「丸（円）をかいて」と言ってはいけません。3回かかせて下さい。1回でもできれば結構です。判定の例は下に描いてある通りです。
はい　いいえ　3.8-3.4　FMA

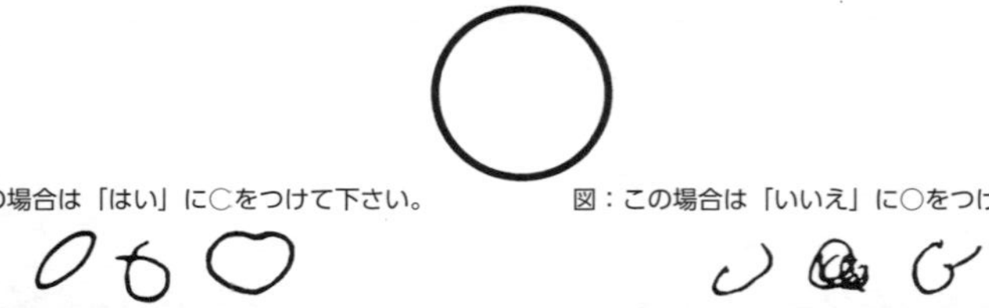

図：この場合は「はい」に○をつけて下さい。　図：この場合は「いいえ」に○をつけて下さい。

74. 手助けなしに，一人で自分の服をちゃんと身につけることができますか。
はい　いいえ　3.8-3.4　PS

2～4歳用

DENVER II 予備判定票

氏　名 ＿＿＿＿＿＿

記録者　氏　名 ＿＿＿＿＿＿
　　　　続　柄 ＿＿＿＿＿＿

記 録 日　　年　　月　　日
生年月日　　年　　月　　日
年月日齢　　年　　月　　日

以下の質問に順番にお答え下さい。「はい」「いいえ」のどちらかに○をつけて下さい。「いいえ」が３つ以上になったら，それ以降の質問にお答えになる必要はありません。

55. 下の絵の名前が１つ以上言えますか。
方法：下の絵をひとつずつ指さして「これは何？」と聞いて，それぞれ「ねこ」「うま」「とり」「いぬ」「ひと」と答えれば「はい」に○をつけて下さい。「こねこ」「ことり」「パパ」「おとこのこ」などでも結構です。家で飼っているペットの名前を答えた場合は種類があっていれば「はい」に○をつけて下さい。鳴き声だけで答えた場合は「いいえ」にして下さい。
はい　いいえ　2.3-2.0　L

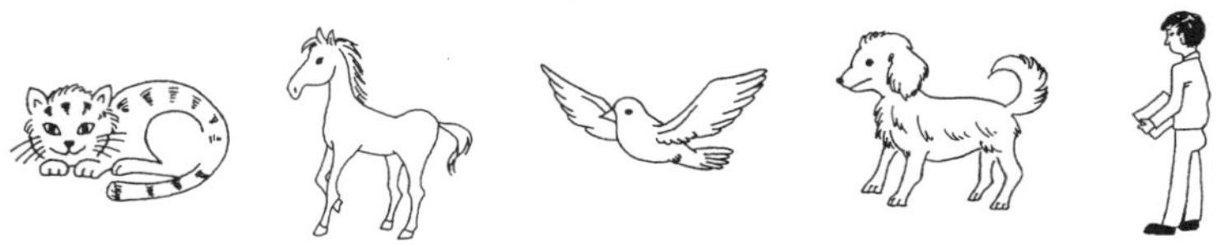

（原画　国立療養所広島病院小児科部長　下田浩子）

56. 「公園・行く」「ジュース・ほしい」「パパ・バイバイ」などの２語文を話しますか。（「いない・いない・ばあ」や「バイ・バイ」は２語文ではありません）
はい　いいえ　2.4-2.1　L

57. 手助けしなくても，自分一人で手を洗ってタオルでふいたり，乾かしたりできますか。あなたがお子さんの手の届かない蛇口をひねってあげるのは構いません。
はい　いいえ　2.4-2.1　PS

58. 体の部分を６つ正しく指さすことができますか。
判定の方法：眼，耳，鼻，口，手，足，お腹，髪の毛の８つの名前をひとつずつ順番に「○○はどこ？」と聞いて，６つ以上正しく指させたら「はい」に○をつけて下さい。お子さんが自分の体を指さしても，あなたの体を指さしても，どちらでも結構です。
はい　いいえ　2.5-2.2　L

59. 両足ジャンプができますか。
判定の方法：この判定票を床において，お子さんに立ったままの位置で判定票を飛び越すように言って下さい。両足同時にジャンプできれば「はい」に○をつけて下さい。判定票を飛び越すことができなくても両足とも床から離れれば結構です。助走したり，片足で飛び越す場合は「いいえ」に○をつけて下さい。
はい　いいえ　2.6-2.3　GM

60. 問55で見せた絵をもう一度見せて，今度はあなたが「馬はどれ？」「イヌはどれ？」などとひとつずつ聞いて，お子さんが４つ以上正しく指させれば，「はい」に○をつけて下さい。聞く順番はどれから始めても結構です。
はい　いいえ　2.6-2.3　L

61. あまり親しくない人にも，あなたのお子さんが話す内容がほぼ明りょうに（半分以上）理解されていますか。あなたやお子さんの親しい人でないと理解できない場合は「いいえ」に○をつけて下さい。
はい　いいえ　2.7-2.4　L

62. 積み木やブロックを８つ以上積み重ねて塔をつくることができますか。いままでやったことがない場合は「いいえ」に○をつけて下さい。
はい　いいえ　2.8-2.5　FMA

63. 手助けしなくても，自分一人でパンツやＴシャツ，靴を身につけることができますか。
はい　いいえ　3.0-2.6　PS

64. 問55で見せた動物の絵を使います。お子さんに絵を見せて，「飛ぶのはどれ？」「走るのはどれ？」「ニャーとなくのはどれ？」などとひとつひとつたずねて下さい。お子さんが２つ以上正しく指させれば「はい」に○をつけて下さい。
はい　いいえ　3.0-2.7　L

65. 問55で見せた絵の動物の名前を４つ以上正しく言えますか。
はい　いいえ　3.1-2.7　L

66. 友だちの名前を一人以上言えますか。
家族（一緒に住んでいる人）やペットの名前の場合は「いいえ」に○をつけて下さい。一緒に住んでいなければ親戚の名前でも結構です。実在しない友だちの名前や友だちがいない場合は「いいえ」に○をつけて下さい。
はい　いいえ　3.1-2.8　PS

67. 縦にまっすぐな線を描けますか。
判定の方法：下の図の横にあなたが「こうかくのよ」と言って描いてみせて下さい。その時，お子さんと同じ向きで上から下に描いて下さい。あなたの描いた線の横にお子さんにかかせて下さい。あなたの描いた線をお子さんがなぞるのではいけません。判定の例は下に描いてある通りです。
はい　いいえ　3.2-2.9　FMA

図：この場合は「はい」に○をつけて下さい。

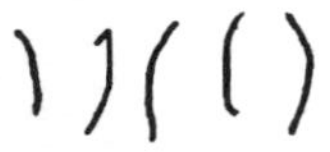

図：この場合は「いいえ」に○をつけて下さい。

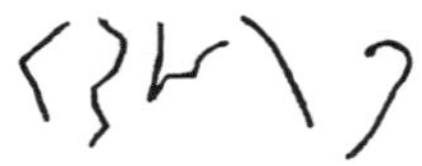

68. この判定票を床において，お子さんに立ったままの位置で用紙を飛び越すように言って下さい。助走してはいけません。あなたが見本をみせてもかまいません。用紙の短い側（21cm）を飛び越えることができれば「はい」に○をつけて下さい。用紙の上に着地した場合は「いいえ」に○をつけて下さい。
はい　いいえ　3.2-2.9　GM

69. 色の名前を１つ以上言えますか。
検査の方法：下の図（黄，緑，赤，青）を見せて，ひとつずつ指さして「これは何色？」と聞いて下さい。お子さんが違った答を言ってもあなたの顔色に出さないようにして４つとも聞いて下さい。１つ以上正しく答えられれば「はい」に○をつけて下さい。
はい　いいえ　3.3-2.9　L

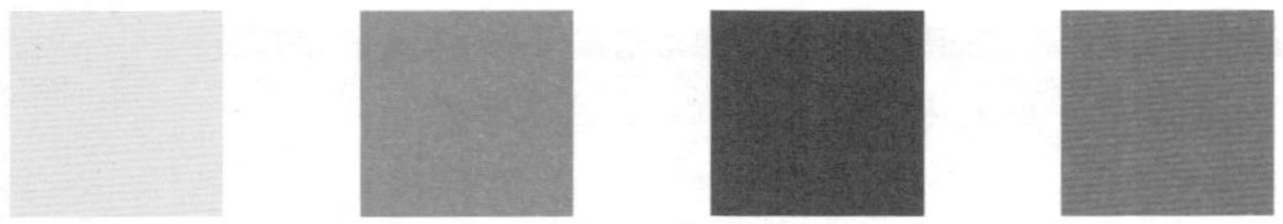

70. 下の図のように，他の指を動かさずに親指だけを立てて動かすことができますか。あなたが見本を見せて同じようにするように言って下さい。
はい　いいえ　3.4-3.1　FMA

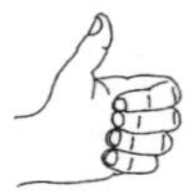

71. 片足立ちが２秒間以上できますか。
方法：物につかまらずに，一人で片足立ちさせて，何秒間バランスを保つことができるか測定します。あなたが見本をみせて下さい。お子さんにできるだけ長く片足立ちするよう言って下さい。
右足で何秒間，片足立ちができましたか（　　）秒間
左足で何秒間，片足立ちができましたか（　　）秒間
右足でも左足でも両方とも２秒間以上片足立ちができた場合だけ「はい」に○をつけて下さい。
はい　いいえ　3.7-3.3　GM

72. 以下の質問をお子さんにして下さい。質問をくりかえして言うのは構いませんが答える手助けをしないで下さい。それぞれの質問に対するお子さんの答えを下に書きこんで下さい。
「寒い時はどうしますか？」　（　　　　　）
答の例（震える，服を着る，家に入る，など）
「疲れた時はどうしますか？」　（　　　　　）
答の例（あくびをする，眠る，横になる，昼寝する）
「お腹がすいた時はどうしますか？」　（　　　　　）
答の例（食べる，食べるものを頼む，お昼を食べる）
答が理屈に合っていればこれ以外の答でも結構です。２つ以上答えられた場合「はい」に○をつけて下さい。言葉でなく，身振り（ジェスチャー）で示した場合は『いいえ」に○をつけて下さい。
はい　いいえ　3.9-3.5　L

73. 下の図を見せて『これと同じものをかいて」と言って下さい。「丸（円）をかいて」と言ってはいけません。３回かかせて下さい。１回でもできれば結構です。判定の例は下に描いてある通りです。
はい　いいえ　3.8-3.4　FMA

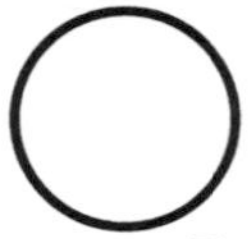

図：この場合は「はい」に○をつけて下さい。

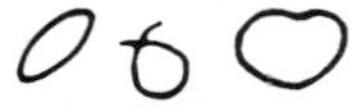

図：この場合は「いいえ」に○をつけて下さい。

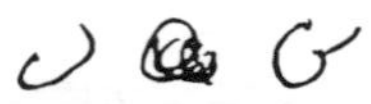

74. 手助けなしに，一人で自分の服をちゃんと身につけることができますか。
はい　いいえ　3.8-3.4　PS

DENVER II 予備判定票

2〜4歳用

氏　　名 ＿＿＿＿＿＿

記録者　氏　　名 ＿＿＿＿＿＿
　　　　続　　柄 ＿＿＿＿＿＿

記　録　日　　年　　月　　日
生年月日　　年　　月　　日
年月日齢　　年　　月　　日

以下の質問に順番にお答え下さい。「はい」「いいえ」のどちらかに○をつけて下さい。「いいえ」が３つ以上になったら，それ以降の質問にお答えになる必要はありません。

55. 下の絵の名前が１つ以上言えますか。
方法：下の絵をひとつずつ指さして「これは何？」と聞いて，それぞれ「ねこ」「うま」「とり」「いぬ」「ひと」と答えれば「はい」に○をつけて下さい。「こねこ」「ことり」「パパ」「おとこのこ」などでも結構です。家で飼っているペットの名前を答えた場合は種類があっていれば「はい」に○をつけて下さい。鳴き声だけで答えた場合は「いいえ」にして下さい。
はい　いいえ　2.3-2.0　L

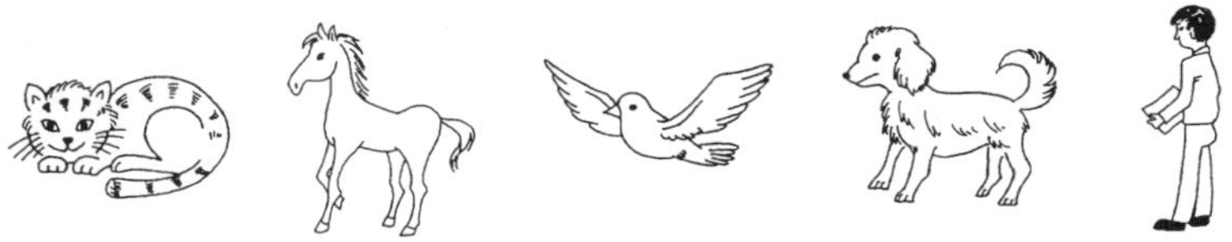

（原画　国立療養所広島病院小児科部長　下田浩子）

56. 「公園・行く」「ジュース・ほしい」「パパ・バイバイ」などの２語文を話しますか。（「いない・いない・ばあ」や「バイ・バイ」は２語文ではありません）
はい　いいえ　2.4-2.1　L

57. 手助けしなくても，自分一人で手を洗ってタオルでふいたり，乾かしたりできますか。あなたがお子さんの手の届かない蛇口をひねってあげるのは構いません。
はい　いいえ　2.4-2.1　PS

58. 体の部分を６つ正しく指さすことができますか。
判定の方法：眼，耳，鼻，口，手，足，お腹，髪の毛の８つの名前をひとつずつ順番に「○○はどこ？」と聞いて，６つ以上正しく指させたら「はい」に○をつけて下さい。お子さんが自分の体を指さしても，あなたの体を指さしても，どちらでも結構です。
はい　いいえ　2.5-2.2　L

59. 両足ジャンプができますか。
判定の方法：この判定票を床において，お子さんに立ったままの位置で判定票を飛び越すように言って下さい。両足同時にジャンプできれば「はい」に○をつけて下さい。判定票を飛び越すことができなくても両足とも床から離れれば結構です。助走したり，片足で飛び越す場合は「いいえ」に○をつけて下さい。
はい　いいえ　2.6-2.3　GM

60. 問 55 で見せた絵をもう一度見せて，今度はあなたが「馬はどれ？」「イヌはどれ？」などとひとつずつ聞いて，お子さんが４つ以上正しく指させれば，「はい」に○をつけて下さい。聞く順番はどれから始めても結構です。
はい　いいえ　2.6-2.3　L

61. あまり親しくない人にも，あなたのお子さんが話す内容がほぼ明りょうに（半分以上）理解されていますか。あなたやお子さんの親しい人でないと理解できない場合は「いいえ」に○をつけて下さい。
はい　いいえ　2.7-2.4　L

62. 積み木やブロックを８つ以上積み重ねて塔をつくることができますか。いままでやったことがない場合は「いいえ」に○をつけて下さい。
はい　いいえ　2.8-2.5　FMA

63. 手助けしなくても，自分一人でパンツやＴシャツ，靴を身につけることができますか。
はい　いいえ　3.0-2.6　PS

64. 問 55 で見せた動物の絵を使います。お子さんに絵を見せて，「飛ぶのはどれ？」「走るのはどれ？」「ニャーとなくのはどれ？」などとひとつひとつたずねて下さい。お子さんが２つ以上正しく指させれば「はい」に○をつけて下さい。
はい　いいえ　3.0-2.7　L

65. 問 55 で見せた絵の動物の名前を４つ以上正しく言えますか。
はい　いいえ　3.1-2.7　L

66. 友だちの名前を一人以上言えますか。
家族（一緒に住んでいる人）やペットの名前の場合は「いいえ」に○をつけて下さい。一緒に住んでいなければ親戚の名前でも結構です。実在しない友だちの名前や友だちがいない場合は「いいえ」に○をつけて下さい。
はい　いいえ　3.1-2.8　PS

67. 縦にまっすぐな線を描けますか。
判定の方法：下の図の横にあなたが「こうかくのよ」と言って描いてみせて下さい。その時，お子さんと同じ向きで上から下に描いて下さい。あなたの描いた線の横にお子さんにかかせて下さい。あなたの描いた線をお子さんがなぞるのではいけません。判定の例は下に描いてある通りです。
はい　いいえ　3.2-2.9　FMA

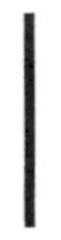

図：この場合は「はい」に○をつけて下さい。

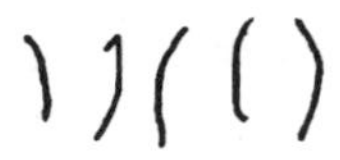

図：この場合は「いいえ」に○をつけて下さい。

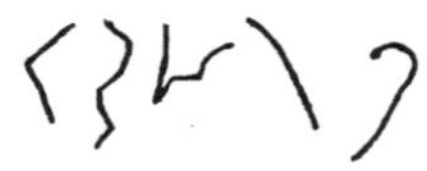

68. この判定票を床において，お子さんに立ったままの位置で用紙を飛び越すように言って下さい。助走してはいけません。あなたが見本をみせてもかまいません。用紙の短い側（21cm）を飛び越えることができれば「はい」に○をつけて下さい。用紙の上に着地した場合は「いいえ」に○をつけて下さい。
はい　いいえ　3.2-2.9　GM

69. 色の名前を1つ以上言えますか。
検査の方法：下の図（黄，緑，赤，青）を見せて，ひとつずつ指さして「これは何色？」と聞いて下さい。お子さんが違った答を言ってもあなたの顔色に出さないようにして4つとも聞いて下さい。1つ以上正しく答えられれば「はい」に○をつけて下さい。
はい　いいえ　3.3-2.9　L

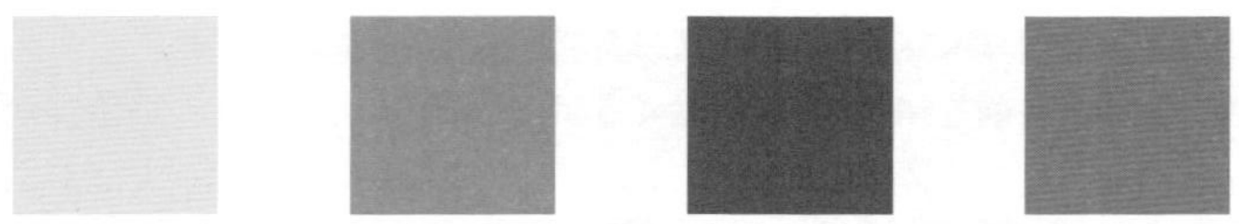

70. 下の図のように，他の指を動かさずに親指だけを立てて動かすことができますか。あなたが見本を見せて同じようにするように言って下さい。
はい　いいえ　3.4-3.1　FMA

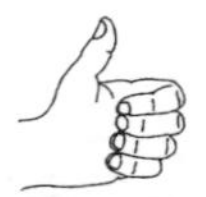

71. 片足立ちが2秒間以上できますか。
方法：物につかまらずに，一人で片足立ちさせて，何秒間バランスを保つことができるか測定します。あなたが見本をみせて下さい。お子さんにできるだけ長く片足立ちするよう言って下さい。
右足で何秒間，片足立ちができましたか（　　）秒間
左足で何秒間，片足立ちができましたか（　　）秒間
右足でも左足でも両方とも2秒間以上片足立ちができた場合だけ「はい」に○をつけて下さい。
はい　いいえ　3.7-3.3　GM

72. 以下の質問をお子さんにして下さい。質問をくりかえして言うのは構いませんが答える手助けをしないで下さい。それぞれの質問に対するお子さんの答えを下に書きこんで下さい。
「寒い時はどうしますか？」　（　　　　　）
答の例（震える，服を着る，家に入る，など）
「疲れた時はどうしますか？」　（　　　　　）
答の例（あくびをする，眠る，横になる，昼寝する）
「お腹がすいた時はどうしますか？」　（　　　　　）
答の例（食べる，食べるものを頼む，お昼を食べる）
答が理屈に合っていればこれ以外の答でも結構です。2つ以上答えられた場合「はい」に○をつけて下さい。言葉でなく，身振り（ジェスチャー）で示した場合は「いいえ」に○をつけて下さい。
はい　いいえ　3.9-3.5　L

73. 下の図を見せて「これと同じものをかいて」と言って下さい。「丸（円）をかいて」と言ってはいけません。3回かかせて下さい。1回でもできれば結構です。判定の例は下に描いてある通りです。
はい　いいえ　3.8-3.4　FMA

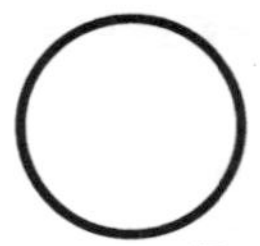

図：この場合は「はい」に○をつけて下さい。

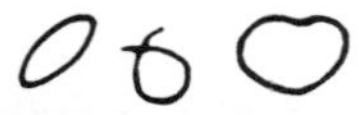

図：この場合は「いいえ」に○をつけて下さい。

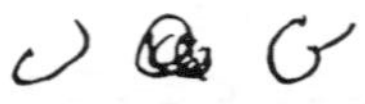

74. 手助けなしに，一人で自分の服をちゃんと身につけることができますか。
はい　いいえ　3.8-3.4　PS

2～4歳用

DENVER II 予備判定票

氏　名 ＿＿＿＿

記録者　氏　名 ＿＿＿＿
　　　　続　柄 ＿＿＿＿

記　録　日　　年　　月　　日
生 年 月 日　　年　　月　　日
年 月 日 齢　　年　　月　　日

以下の質問に順番にお答え下さい。「はい」「いいえ」のどちらかに○をつけて下さい。「いいえ」が３つ以上になったら，それ以降の質問にお答えになる必要はありません。

55. 下の絵の名前が１つ以上言えますか。
方法：下の絵をひとつずつ指さして「これは何？」と聞いて，それぞれ「ねこ」「うま」「とり」「いぬ」「ひと」と答えれば「はい」に○をつけて下さい。「こねこ」「ことり」「パパ」「おとこのこ」などでも結構です。家で飼っているペットの名前を答えた場合は種類があっていれば「はい」に○をつけて下さい。鳴き声だけで答えた場合は「いいえ」にして下さい。
はい　いいえ　2.3-2.0　L

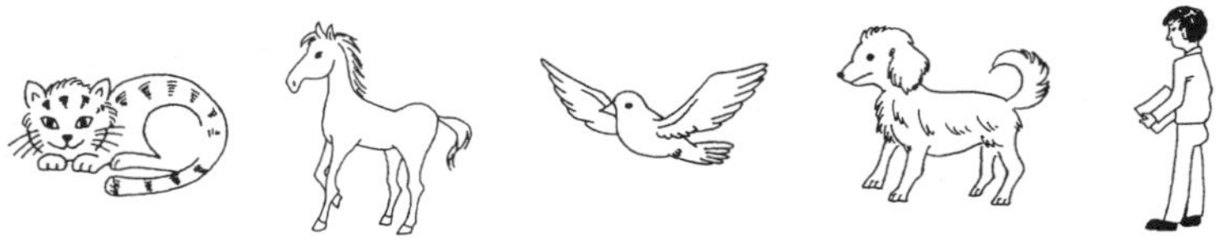

（原画　国立療養所広島病院小児科部長　下田浩子）

56. 「公園・行く」「ジュース・ほしい」「パパ・バイバイ」などの２語文を話しますか。（「いない・いない・ばあ」や「バイ・バイ」は２語文ではありません）
はい　いいえ　2.4-2.1　L

57. 手助けしなくても，自分一人で手を洗ってタオルでふいたり，乾かしたりできますか。あなたがお子さんの手の届かない蛇口をひねってあげるのは構いません。
はい　いいえ　2.4-2.1　PS

58. 体の部分を６つ正しく指さすことができますか。
判定の方法：眼，耳，鼻，口，手，足，お腹，髪の毛の８つの名前をひとつずつ順番に「○○はどこ？」と聞いて，６つ以上正しく指させたら「はい」に○をつけて下さい。お子さんが自分の体を指さしても，あなたの体を指さしても，どちらでも結構です。
はい　いいえ　2.5-2.2　L

59. 両足ジャンプができますか。
判定の方法：この判定票を床において，お子さんに立ったままの位置で判定票を飛び越すように言って下さい。両足同時にジャンプできれば「はい」に○をつけて下さい。判定票を飛び越すことができなくても両足とも床から離れれば結構です。助走したり，片足で飛び越す場合は「いいえ」に○をつけて下さい。
はい　いいえ　2.6-2.3　GM

60. 問 55 で見せた絵をもう一度見せて，今度はあなたが「馬はどれ？」「イヌはどれ？」などとひとつずつ聞いて，お子さんが４つ以上正しく指させれば，「はい」に○をつけて下さい。聞く順番はどれから始めても結構です。
はい　いいえ　2.6-2.3　L

61. あまり親しくない人にも，あなたのお子さんが話す内容がほぼ明りょうに（半分以上）理解されていますか。あなたやお子さんの親しい人でないと理解できない場合は「いいえ」に○をつけて下さい。
はい　いいえ　2.7-2.4　L

62. 積み木やブロックを８つ以上積み重ねて塔をつくることができますか。いままでやったことがない場合は「いいえ」に○をつけて下さい。
はい　いいえ　2.8-2.5　FMA

63. 手助けしなくても，自分一人でパンツやＴシャツ，靴を身につけることができますか。
はい　いいえ　3.0-2.6　PS

64. 問 55 で見せた動物の絵を使います。お子さんに絵を見せて，「飛ぶのはどれ？」「走るのはどれ？」「ニャーとなくのはどれ？」などとひとつひとつたずねて下さい。お子さんが２つ以上正しく指させれば「はい」に○をつけて下さい。
はい　いいえ　3.0-2.7　L

65. 問 55 で見せた絵の動物の名前を４つ以上正しく言えますか。
はい　いいえ　3.1-2.7　L

66. 友だちの名前を一人以上言えますか。
家族（一緒に住んでいる人）やペットの名前の場合は「いいえ」に○をつけて下さい。一緒に住んでいなければ親戚の名前でも結構です。実在しない友だちの名前や友だちがいない場合は「いいえ」に○をつけて下さい。
はい　いいえ　3.1-2.8　PS

67. 縦にまっすぐな線を描けますか。
判定の方法：下の図の横にあなたが「こうかくのよ」と言って描いてみせて下さい。その時，お子さんと同じ向きで上から下に描いて下さい。あなたの描いた線の横にお子さんにかかせて下さい。あなたの描いた線をお子さんがなぞるのではいけません。判定の例は下に描いてある通りです。
はい　いいえ　3.2-2.9　FMA

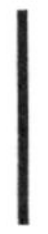

図：この場合は「はい」に○をつけて下さい。

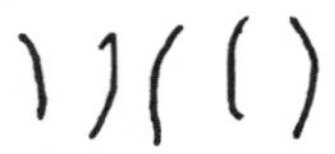

図：この場合は「いいえ」に○をつけて下さい。

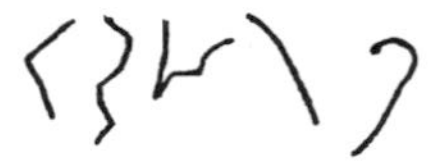

68. この判定票を床において，お子さんに立ったままの位置で用紙を飛び越すように言って下さい。助走してはいけません。あなたが見本をみせてもかまいません。用紙の短い側（21cm）を飛び越えることができれば「はい」に○をつけて下さい。用紙の上に着地した場合は「いいえ」に○をつけて下さい。
はい　いいえ　3.2-2.9　GM

69. 色の名前を１つ以上言えますか。
検査の方法：下の図（黄，緑，赤，青）を見せて，ひとつずつ指さして「これは何色？」と聞いて下さい。お子さんが違った答を言ってもあなたの顔色に出さないようにして４つとも聞いて下さい。１つ以上正しく答えられれば「はい」に○をつけて下さい。
はい　いいえ　3.3-2.9　L

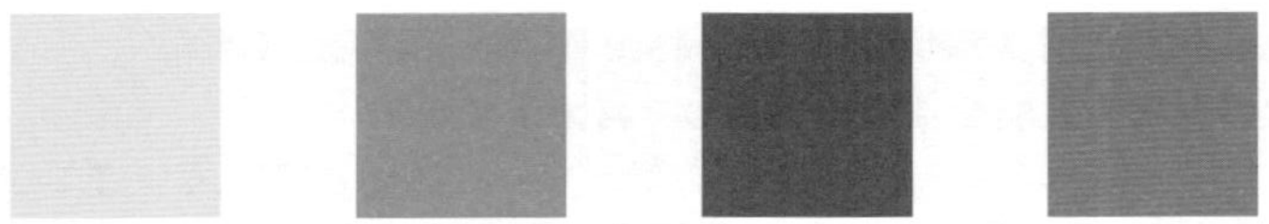

70. 下の図のように，他の指を動かさずに親指だけを立てて動かすことができますか。あなたが見本を見せて同じようにするように言って下さい。
はい　いいえ　3.4-3.1　FMA

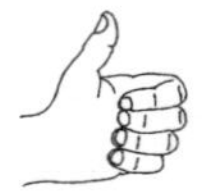

71. 片足立ちが２秒間以上できますか。
方法：物につかまらずに，一人で片足立ちさせて，何秒間バランスを保つことができるか測定します。あなたが見本をみせて下さい。お子さんにできるだけ長く片足立ちするよう言って下さい。
右足で何秒間，片足立ちができましたか（　　）秒間
左足で何秒間，片足立ちができましたか（　　）秒間
右足でも左足でも両方とも２秒間以上片足立ちができた場合だけ「はい」に○をつけて下さい。
はい　いいえ　3.7-3.3　GM

72. 以下の質問をお子さんにして下さい。質問をくりかえして言うのは構いませんが答える手助けをしないで下さい。それぞれの質問に対するお子さんの答えを下に書きこんで下さい。
「寒い時はどうしますか？」　（　　　　　　）
答の例（震える，服を着る，家に入る，など）
「疲れた時はどうしますか？」　（　　　　　　）
答の例（あくびをする，眠る，横になる，昼寝する）
「お腹がすいた時はどうしますか？」　（　　　　　　）
答の例（食べる，食べるものを頼む，お昼を食べる）
答が理屈に合っていればこれ以外の答でも結構です。２つ以上答えられた場合「はい」に○をつけて下さい。言葉でなく，身振り（ジェスチャー）で示した場合は「いいえ」に○をつけて下さい。
はい　いいえ　3.9-3.5　L

73. 下の図を見せて「これと同じものをかいて」と言って下さい。「丸（円）をかいて」と言ってはいけません。３回かかせて下さい。１回でもできれば結構です。判定の例は下に描いてある通りです。
はい　いいえ　3.8-3.4　FMA

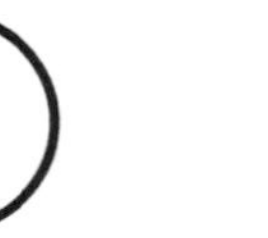

図：この場合は「はい」に○をつけて下さい。

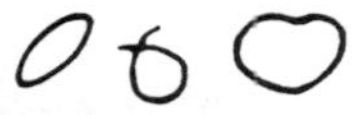

図：この場合は「いいえ」に○をつけて下さい。

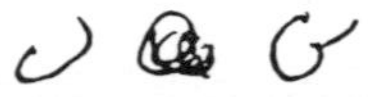

74. 手助けなしに，一人で自分の服をちゃんと身につけることができますか。
はい　いいえ　3.8-3.4　PS

2〜4歳用

DENVER II 予備判定票

氏　　名

記録者　氏　　名
　　　　続　　柄

記　録　日　　年　　月　　日
生 年 月 日　　年　　月　　日
年 月 日 齢　　年　　月　　日

以下の質問に順番にお答え下さい。「はい」「いいえ」のどちらかに○をつけて下さい。「いいえ」が３つ以上になったら，それ以降の質問にお答えになる必要はありません。

55. 下の絵の名前が１つ以上言えますか。
方法：下の絵をひとつずつ指さして「これは何？」と聞いて，それぞれ「ねこ」「うま」「とり」「いぬ」「ひと」と答えれば「はい」に○をつけて下さい。「こねこ」「ことり」「パパ」「おとこのこ」などでも結構です。家で飼っているペットの名前を答えた場合は種類があっていれば「はい」に○をつけて下さい。鳴き声だけで答えた場合は「いいえ」にして下さい。
はい　いいえ　2.3-2.0　L

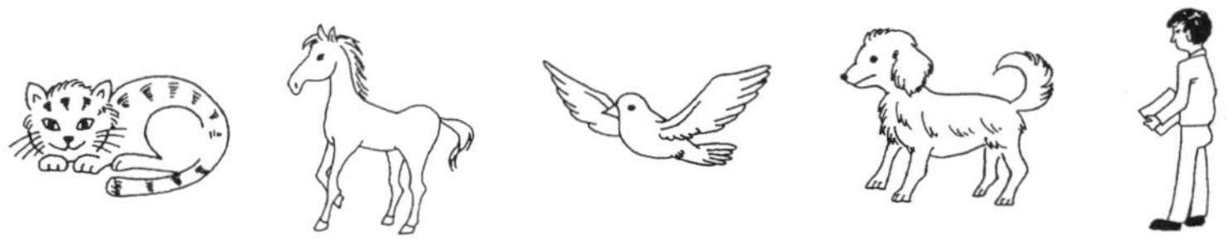

（原画　国立療養所広島病院小児科部長　下田浩子）

56. 「公園・行く」「ジュース・ほしい」「パパ・バイバイ」などの２語文を話しますか。（「いない・いない・ばあ」や「バイ・バイ」は２語文ではありません）
はい　いいえ　2.4-2.1　L

57. 手助けしなくても，自分一人で手を洗ってタオルでふいたり，乾かしたりできますか。あなたがお子さんの手の届かない蛇口をひねってあげるのは構いません。
はい　いいえ　2.4-2.1　PS

58. 体の部分を６つ正しく指さすことができますか。
判定の方法：眼，耳，鼻，口，手，足，お腹，髪の毛の８つの名前をひとつずつ順番に「○○はどこ？」と聞いて，６つ以上正しく指させたら「はい」に○をつけて下さい。お子さんが自分の体を指さしても，あなたの体を指さしても，どちらでも結構です。
はい　いいえ　2.5-2.2　L

59. 両足ジャンプができますか。
判定の方法：この判定票を床において，お子さんに立ったままの位置で判定票を飛び越すように言って下さい。両足同時にジャンプできれば「はい」に○をつけて下さい。判定票を飛び越すことができなくても両足とも床から離れれば結構です。助走したり，片足で飛び越す場合は「いいえ」に○をつけて下さい。
はい　いいえ　2.6-2.3　GM

60. 問 55 で見せた絵をもう一度見せて，今度はあなたが「馬はどれ？」「イヌはどれ？」などとひとつずつ聞いて，お子さんが４つ以上正しく指させれば，「はい」に○をつけて下さい。聞く順番はどれから始めても結構です。
はい　いいえ　2.6-2.3　L

61. あまり親しくない人にも，あなたのお子さんが話す内容がほぼ明りょうに（半分以上）理解されていますか。あなたやお子さんの親しい人でないと理解できない場合は「いいえ」に○をつけて下さい。
はい　いいえ　2.7-2.4　L

62. 積み木やブロックを８つ以上積み重ねて塔をつくることができますか。いままでやったことがない場合は「いいえ」に○をつけて下さい。
はい　いいえ　2.8-2.5　FMA

63. 手助けしなくても，自分一人でパンツやＴシャツ，靴を身につけることができますか。
はい　いいえ　3.0-2.6　PS

64. 問 55 で見せた動物の絵を使います。お子さんに絵を見せて，「飛ぶのはどれ？」「走るのはどれ？」「ニャーとなくのはどれ？」などとひとつひとつたずねて下さい。お子さんが２つ以上正しく指させれば「はい」に○をつけて下さい。
はい　いいえ　3.0-2.7　L

65. 問 55 で見せた絵の動物の名前を４つ以上正しく言えますか。
はい　いいえ　3.1-2.7　L

66. 友だちの名前を一人以上言えますか。
家族（一緒に住んでいる人）やペットの名前の場合は「いいえ」に○をつけて下さい。一緒に住んでいなければ親戚の名前でも結構です。実在しない友だちの名前や友だちがいない場合は「いいえ」に○をつけて下さい。
はい　いいえ　3.1-2.8　PS

67. 縦にまっすぐな線を描けますか。
判定の方法：下の図の横にあなたが「こうかくのよ」と言って描いてみせて下さい。その時，お子さんと同じ向きで上から下に描いて下さい。あなたの描いた線の横にお子さんにかかせて下さい。あなたの描いた線をお子さんがなぞるのではいけません。判定の例は下に描いてある通りです。
はい　いいえ　3.2-2.9　FMA

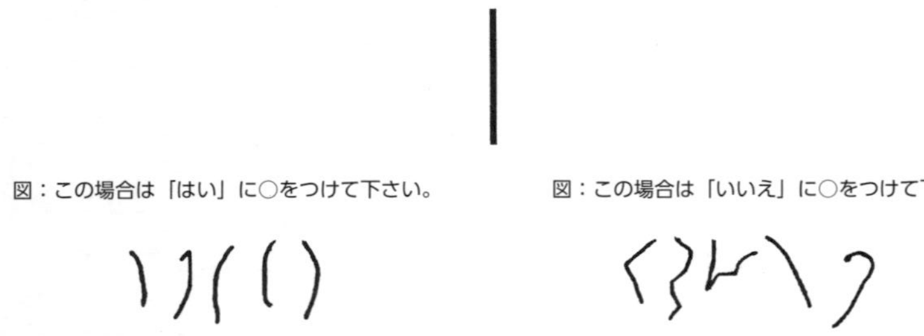

68. この判定票を床において，お子さんに立ったままの位置で用紙を飛び越すように言って下さい。助走してはいけません。あなたが見本をみせてもかまいません。用紙の短い側（21cm）を飛び越えることができれば「はい」に○をつけて下さい。用紙の上に着地した場合は「いいえ」に○をつけて下さい。
はい　いいえ　3.2-2.9　GM

69. 色の名前を１つ以上言えますか。
検査の方法：下の図（黄，緑，赤，青）を見せて，ひとつずつ指さして「これは何色？」と聞いて下さい。お子さんが違った答を言ってもあなたの顔色に出さないようにして４つとも聞いて下さい。１つ以上正しく答えられれば「はい」に○をつけて下さい。
はい　いいえ　3.3-2.9　L

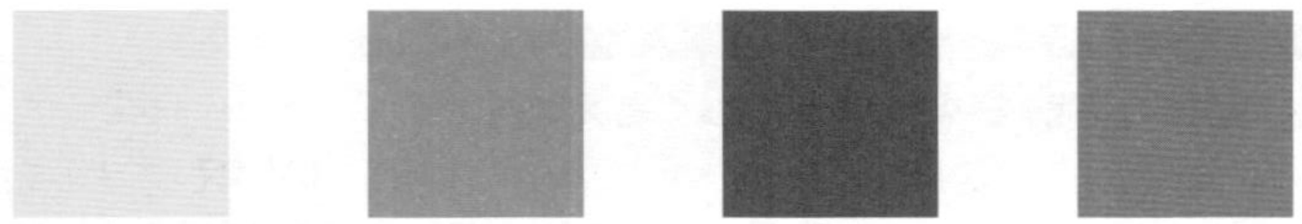

70. 下の図のように，他の指を動かさずに親指だけを立てて動かすことができますか。あなたが見本を見せて同じようにするように言って下さい。
はい　いいえ　3.4-3.1　FMA

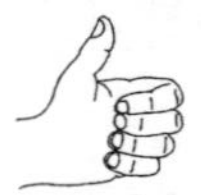

71. 片足立ちが２秒間以上できますか。
方法：物につかまらずに，一人で片足立ちさせて，何秒間バランスを保つことができるか測定します。あなたが見本をみせて下さい。お子さんにできるだけ長く片足立ちするよう言って下さい。
右足で何秒間，片足立ちができましたか（　　）秒間
左足で何秒間，片足立ちができましたか（　　）秒間
右足でも左足でも両方とも２秒間以上片足立ちができた場合だけ「はい」に○をつけて下さい。
はい　いいえ　3.7-3.3　GM

72. 以下の質問をお子さんにして下さい。質問をくりかえして言うのは構いませんが答える手助けをしないで下さい。それぞれの質問に対するお子さんの答えを下に書きこんで下さい。
「寒い時はどうしますか？」　（　　　　　　）
答の例（震える，服を着る，家に入る，など）
「疲れた時はどうしますか？」　（　　　　　　）
答の例（あくびをする，眠る，横になる，昼寝する）
「お腹がすいた時はどうしますか？」　（　　　　　　）
答の例（食べる，食べるものを頼む，お昼を食べる）
答が理屈に合っていればこれ以外の答でも結構です。２つ以上答えられた場合「はい」に○をつけて下さい。言葉でなく，身振り（ジェスチャー）で示した場合は「いいえ」に○をつけて下さい。
はい　いいえ　3.9-3.5　L

73. 下の図を見せて「これと同じものをかいて」と言って下さい。「丸（円）をかいて」と言ってはいけません。３回かかせて下さい。１回でもできれば結構です。判定の例は下に描いてある通りです。
はい　いいえ　3.8-3.4　FMA

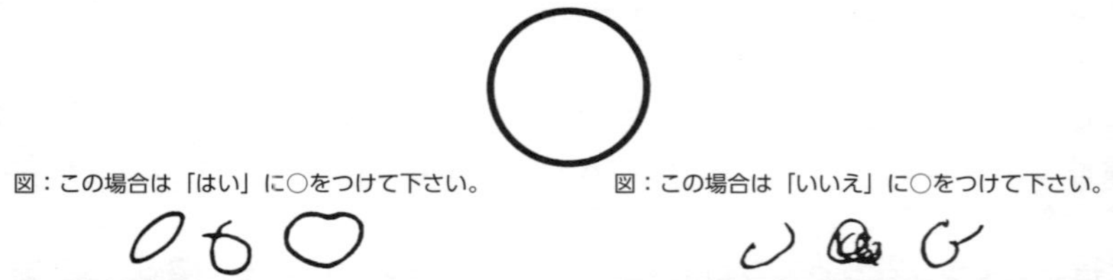

74. 手助けなしに，一人で自分の服をちゃんと身につけることができますか。
はい　いいえ　3.8-3.4　PS

DENVER II 予備判定票

2～4歳用

氏　名 ＿＿＿＿

記録者　氏　名 ＿＿＿＿　続　柄 ＿＿＿＿

記録日 ＿＿年＿＿月＿＿日
生年月日 ＿＿年＿＿月＿＿日
年月日齢 ＿＿年＿＿月＿＿日

以下の質問に順番にお答え下さい。「はい」「いいえ」のどちらかに○をつけて下さい。「いいえ」が3つ以上になったら，それ以降の質問にお答えになる必要はありません。

55. 下の絵の名前が1つ以上言えますか。
方法：下の絵をひとつずつ指さして「これは何？」と聞いて，それぞれ「ねこ」「うま」「とり」「いぬ」「ひと」と答えれば「はい」に○をつけて下さい。「こねこ」「ことり」「パパ」「おとこのこ」などでも結構です。家で飼っているペットの名前を答えた場合は種類があっていれば「はい」に○をつけて下さい。鳴き声だけで答えた場合は「いいえ」にして下さい。
はい　いいえ　2.3-2.0　L

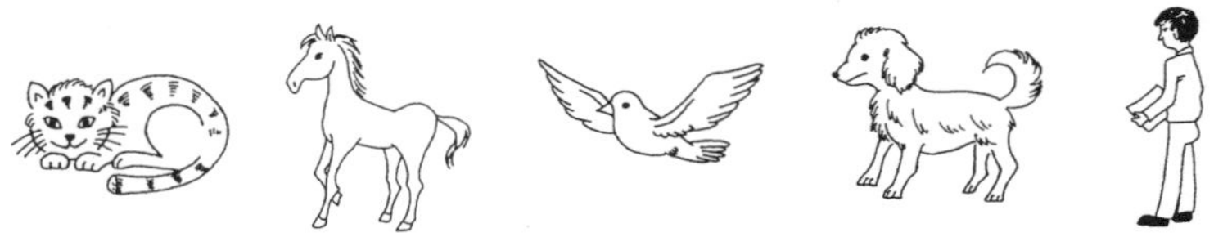

（原画　国立療養所広島病院小児科部長　下田浩子）

56. 「公園・行く」「ジュース・ほしい」「パパ・バイバイ」などの2語文を話しますか。（「いない・いない・ばあ」や「バイ・バイ」は2語文ではありません）
はい　いいえ　2.4-2.1　L

57. 手助けしなくても，自分一人で手を洗ってタオルでふいたり，乾かしたりできますか。あなたがお子さんの手の届かない蛇口をひねってあげるのは構いません。
はい　いいえ　2.4-2.1　PS

58. 体の部分を6つ正しく指さすことができますか。
判定の方法：眼，耳，鼻，口，手，足，お腹，髪の毛の8つの名前をひとつずつ順番に「○○はどこ？」と聞いて，6つ以上正しく指させたら「はい」に○をつけて下さい。お子さんが自分の体を指さしても，あなたの体を指さしても，どちらでも結構です。
はい　いいえ　2.5-2.2　L

59. 両足ジャンプができますか。
判定の方法：この判定票を床において，お子さんに立ったままの位置で判定票を飛び越すように言って下さい。両足同時にジャンプできれば「はい」に○をつけて下さい。判定票を飛び越すことができなくても両足とも床から離れれば結構です。助走したり，片足で飛び越す場合は「いいえ」に○をつけて下さい。
はい　いいえ　2.6-2.3　GM

60. 問55で見せた絵をもう一度見せて，今度はあなたが「馬はどれ？」「イヌはどれ？」などとひとつずつ聞いて，お子さんが4つ以上正しく指させれば，「はい」に○をつけて下さい。聞く順番はどれから始めても結構です。
はい　いいえ　2.6-2.3　L

61. あまり親しくない人にも，あなたのお子さんが話す内容がほぼ明りょうに（半分以上）理解されていますか。あなたやお子さんの親しい人でないと理解できない場合は「いいえ」に○をつけて下さい。
はい　いいえ　2.7-2.4　L

62. 積み木やブロックを8つ以上積み重ねて塔をつくることができますか。いままでやったことがない場合は「いいえ」に○をつけて下さい。
はい　いいえ　2.8-2.5　FMA

63. 手助けしなくても，自分一人でパンツやTシャツ，靴を身につけることができますか。
はい　いいえ　3.0-2.6　PS

64. 問55で見せた動物の絵を使います。お子さんに絵を見せて，「飛ぶのはどれ？」「走るのはどれ？」「ニャーとなくのはどれ？」などとひとつひとつたずねて下さい。お子さんが2つ以上正しく指させれば「はい」に○をつけて下さい。
はい　いいえ　3.0-2.7　L

65. 問55で見せた絵の動物の名前を4つ以上正しく言えますか。
はい　いいえ　3.1-2.7　L

66. 友だちの名前を一人以上言えますか。
家族（一緒に住んでいる人）やペットの名前の場合は「いいえ」に○をつけて下さい。一緒に住んでいなければ親戚の名前でも結構です。実在しない友だちの名前や友だちがいない場合は「いいえ」に○をつけて下さい。
はい　いいえ　3.1-2.8　PS

67. 縦にまっすぐな線を描けますか。
判定の方法：下の図の横にあなたが「こうかくのよ」と言って描いてみせて下さい。その時，お子さんと同じ向きで上から下に描いて下さい。あなたの描いた線の横にお子さんにかかせて下さい。あなたの描いた線をお子さんがなぞるのではいけません。判定の例は下に描いてある通りです。
はい　いいえ　3.2-2.9　FMA

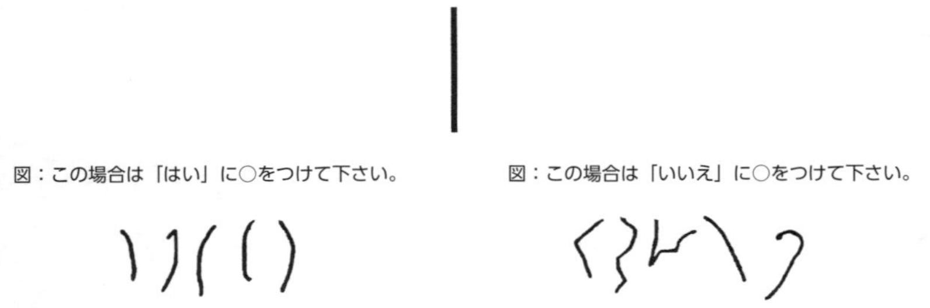

68. この判定票を床において，お子さんに立ったままの位置で用紙を飛び越すように言って下さい。助走してはいけません。あなたが見本をみせてもかまいません。用紙の短い側（21cm）を飛び越えることができれば「はい」に○をつけて下さい。用紙の上に着地した場合は「いいえ」に○をつけて下さい。
はい　いいえ　3.2-2.9　GM

69. 色の名前を１つ以上言えますか。
検査の方法：下の図（黄，緑，赤，青）を見せて，ひとつずつ指さして「これは何色？」と聞いて下さい。お子さんが違った答を言ってもあなたの顔色に出さないようにして４つとも聞いて下さい。１つ以上正しく答えられれば「はい」に○をつけて下さい。
はい　いいえ　3.3-2.9　L

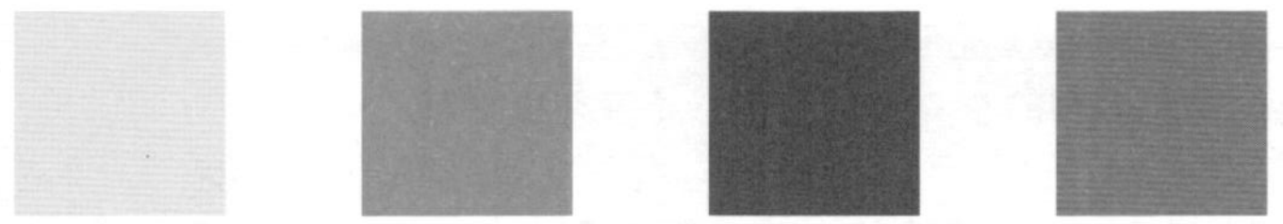

70. 下の図のように，他の指を動かさずに親指だけを立てて動かすことができますか。あなたが見本を見せて同じようにするように言って下さい。
はい　いいえ　3.4-3.1　FMA

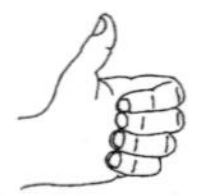

71. 片足立ちが２秒間以上できますか。
方法：物につかまらずに，一人で片足立ちさせて，何秒間バランスを保つことができるか測定します。あなたが見本をみせて下さい。お子さんにできるだけ長く片足立ちするよう言って下さい。
右足で何秒間，片足立ちができましたか（　　）秒間
左足で何秒間，片足立ちができましたか（　　）秒間
右足でも左足でも両方とも２秒間以上片足立ちができた場合だけ「はい」に○をつけて下さい。
はい　いいえ　3.7-3.3　GM

72. 以下の質問をお子さんにして下さい。質問をくりかえして言うのは構いませんが答える手助けをしないで下さい。それぞれの質問に対するお子さんの答えを下に書きこんで下さい。
「寒い時はどうしますか？」　（　　　　　　）
答の例（震える，服を着る，家に入る，など）
「疲れた時はどうしますか？」　（　　　　　　）
答の例（あくびをする，眠る，横になる，昼寝する）
「お腹がすいた時はどうしますか？」　（　　　　　　）
答の例（食べる，食べるものを頼む，お昼を食べる）
答が理屈に合っていればこれ以外の答でも結構です。２つ以上答えられた場合「はい」に○をつけて下さい。言葉でなく，身振り（ジェスチャー）で示した場合は「いいえ」に○をつけて下さい。
はい　いいえ　3.9-3.5　L

73. 下の図を見せて「これと同じものをかいて」と言って下さい。「丸（円）をかいて」と言ってはいけません。３回かかせて下さい。１回でもできれば結構です。判定の例は下に描いてある通りです。
はい　いいえ　3.8-3.4　FMA

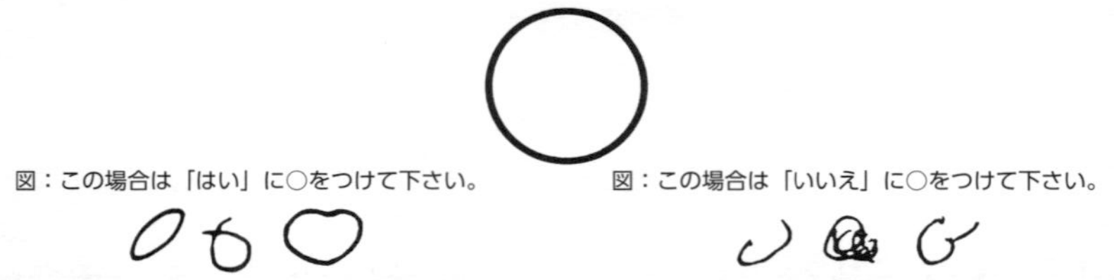

74. 手助けなしに，一人で自分の服をちゃんと身につけることができますか。
はい　いいえ　3.8-3.4　PS

2〜4歳用

DENVER II 予備判定票

氏　名 ＿＿＿＿＿＿

記録者　氏　名 ＿＿＿＿＿＿
　　　　続　柄 ＿＿＿＿＿＿

記録日 ＿＿年＿＿月＿＿日
生年月日 ＿＿年＿＿月＿＿日
年月日齢 ＿＿年＿＿月＿＿日

以下の質問に順番にお答え下さい。「はい」「いいえ」のどちらかに○をつけて下さい。「いいえ」が３つ以上になったら，それ以降の質問にお答えになる必要はありません。

55. 下の絵の名前が１つ以上言えますか。
方法：下の絵をひとつずつ指さして「これは何？」と聞いて，それぞれ「ねこ」「うま」「とり」「いぬ」「ひと」と答えれば「はい」に○をつけて下さい。「こねこ」「ことり」「パパ」「おとこのこ」などでも結構です。家で飼っているペットの名前を答えた場合は種類があっていれば「はい」に○をつけて下さい。鳴き声だけで答えた場合は「いいえ」にして下さい。
はい　いいえ　2.3-2.0　L

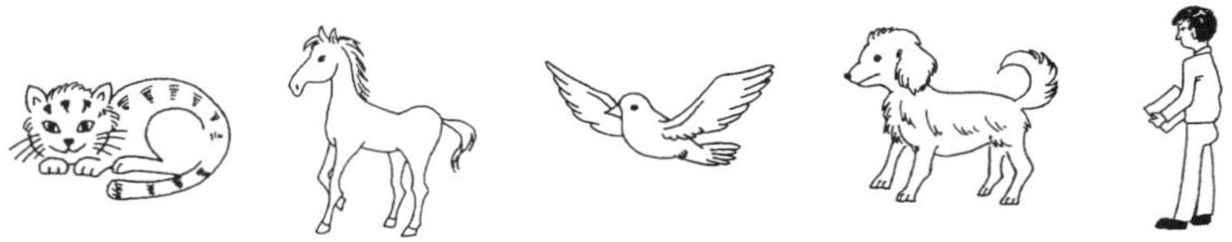

（原画　国立療養所広島病院小児科部長　下田浩子）

56. 「公園・行く」「ジュース・ほしい」「パパ・バイバイ」などの２語文を話しますか。（「いない・いない・ばあ」や「バイ・バイ」は２語文ではありません）
はい　いいえ　2.4-2.1　L

57. 手助けしなくても，自分一人で手を洗ってタオルでふいたり，乾かしたりできますか。あなたがお子さんの手の届かない蛇口をひねってあげるのは構いません。
はい　いいえ　2.4-2.1　PS

58. 体の部分を６つ正しく指さすことができますか。
判定の方法：眼，耳，鼻，口，手，足，お腹，髪の毛の８つの名前をひとつずつ順番に「○○はどこ？」と聞いて，６つ以上正しく指させたら「はい」に○をつけて下さい。お子さんが自分の体を指さしても，あなたの体を指さしても，どちらでも結構です。
はい　いいえ　2.5-2.2　L

59. 両足ジャンプができますか。
判定の方法：この判定票を床において，お子さんに立ったままの位置で判定票を飛び越すように言って下さい。両足同時にジャンプできれば「はい」に○をつけて下さい。判定票を飛び越すことができなくても両足とも床から離れれば結構です。助走したり，片足で飛び越す場合は「いいえ」に○をつけて下さい。
はい　いいえ　2.6-2.3　GM

60. 問55で見せた絵をもう一度見せて，今度はあなたが「馬はどれ？」「イヌはどれ？」などとひとつずつ聞いて，お子さんが４つ以上正しく指させれば，「はい」に○をつけて下さい。聞く順番はどれから始めても結構です。
はい　いいえ　2.6-2.3　L

61. あまり親しくない人にも，あなたのお子さんが話す内容がほぼ明りょうに（半分以上）理解されていますか。あなたやお子さんの親しい人でないと理解できない場合は「いいえ」に○をつけて下さい。
はい　いいえ　2.7-2.4　L

62. 積み木やブロックを８つ以上積み重ねて塔をつくることができますか。いままでやったことがない場合は「いいえ」に○をつけて下さい。
はい　いいえ　2.8-2.5　FMA

63. 手助けしなくても，自分一人でパンツやＴシャツ，靴を身につけることができますか。
はい　いいえ　3.0-2.6　PS

64. 問55で見せた動物の絵を使います。お子さんに絵を見せて，「飛ぶのはどれ？」「走るのはどれ？」「ニャーとなくのはどれ？」などとひとつひとつたずねて下さい。お子さんが２つ以上正しく指させれば「はい」に○をつけて下さい。
はい　いいえ　3.0-2.7　L

65. 問55で見せた絵の動物の名前を４つ以上正しく言えますか。
はい　いいえ　3.1-2.7　L

66. 友だちの名前を一人以上言えますか。
家族（一緒に住んでいる人）やペットの名前の場合は「いいえ」に○をつけて下さい。一緒に住んでいなければ親戚の名前でも結構です。実在しない友だちの名前や友だちがいない場合は「いいえ」に○をつけて下さい。
はい　いいえ　3.1-2.8　PS

67. 縦にまっすぐな線を描けますか。
判定の方法：下の図の横にあなたが「こうかくのよ」と言って描いてみせて下さい。その時，お子さんと同じ向きで上から下に描いて下さい。あなたの描いた線の横にお子さんにかかせて下さい。あなたの描いた線をお子さんがなぞるのではいけません。判定の例は下に描いてある通りです。
はい　いいえ　3.2-2.9　FMA

図：この場合は「はい」に○をつけて下さい。

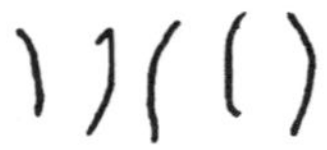

図：この場合は「いいえ」に○をつけて下さい。

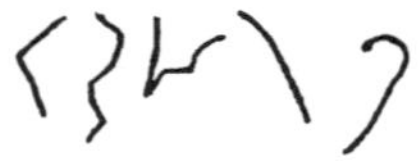

68. この判定票を床において，お子さんに立ったままの位置で用紙を飛び越すように言って下さい。助走してはいけません。あなたが見本をみせてもかまいません。用紙の短い側（21cm）を飛び越えることができれば「はい」に○をつけて下さい。用紙の上に着地した場合は「いいえ」に○をつけて下さい。
はい　いいえ　3.2-2.9　GM

69. 色の名前を1つ以上言えますか。
検査の方法：下の図（黄，緑，赤，青）を見せて，ひとつずつ指さして「これは何色？」と聞いて下さい。お子さんが違った答を言ってもあなたの顔色に出さないようにして4つとも聞いて下さい。1つ以上正しく答えられれば「はい」に○をつけて下さい。
はい　いいえ　3.3-2.9　L

70. 下の図のように，他の指を動かさずに親指だけを立てて動かすことができますか。あなたが見本を見せて同じようにするように言って下さい。
はい　いいえ　3.4-3.1　FMA

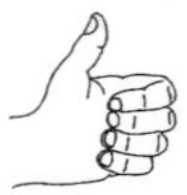

71. 片足立ちが2秒間以上できますか。
方法：物につかまらずに，一人で片足立ちさせて，何秒間バランスを保つことができるか測定します。あなたが見本をみせて下さい。お子さんにできるだけ長く片足立ちするよう言って下さい。
右足で何秒間，片足立ちができましたか（　　）秒間
左足で何秒間，片足立ちができましたか（　　）秒間
右足でも左足でも両方とも2秒間以上片足立ちができた場合だけ「はい」に○をつけて下さい。
はい　いいえ　3.7-3.3　GM

72. 以下の質問をお子さんにして下さい。質問をくりかえして言うのは構いませんが答える手助けをしないで下さい。それぞれの質問に対するお子さんの答えを下に書きこんで下さい。
「寒い時はどうしますか？」（　　　　）
答の例（震える，服を着る，家に入る，など）
「疲れた時はどうしますか？」（　　　　）
答の例（あくびをする，眠る，横になる，昼寝する）
「お腹がすいた時はどうしますか？」（　　　　）
答の例（食べる，食べるものを頼む，お昼を食べる）
答が理屈に合っていればこれ以外の答でも結構です。2つ以上答えられた場合「はい」に○をつけて下さい。言葉でなく，身振り（ジェスチャー）で示した場合は「いいえ」に○をつけて下さい。
はい　いいえ　3.9-3.5　L

73. 下の図を見せて「これと同じものをかいて」と言って下さい。「丸（円）をかいて」と言ってはいけません。3回かかせて下さい。1回でもできれば結構です。判定の例は下に描いてある通りです。
はい　いいえ　3.8-3.4　FMA

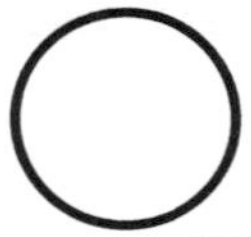

図：この場合は「はい」に○をつけて下さい。

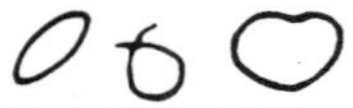

図：この場合は「いいえ」に○をつけて下さい。

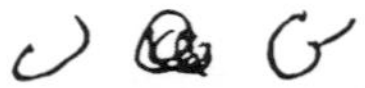

74. 手助けなしに，一人で自分の服をちゃんと身につけることができますか。
はい　いいえ　3.8-3.4　PS

2～4歳用

DENVER Ⅱ 予備判定票

氏　名 ＿＿＿＿

記録者　氏　名 ＿＿＿＿

続　柄 ＿＿＿＿

記録日　　年　　月　　日
生年月日　　年　　月　　日
年月日齢　　年　　月　　日

以下の質問に順番にお答え下さい。「はい」「いいえ」のどちらかに○をつけて下さい。「いいえ」が３つ以上になったら，それ以降の質問にお答えになる必要はありません。

55. 下の絵の名前が１つ以上言えますか。
方法：下の絵をひとつずつ指さして「これは何？」と聞いて，それぞれ「ねこ」「うま」「とり」「いぬ」「ひと」と答えれば「はい」に○をつけて下さい。「こねこ」「ことり」「パパ」「おとこのこ」などでも結構です。家で飼っているペットの名前を答えた場合は種類があっていれば「はい」に○をつけて下さい。鳴き声だけで答えた場合は「いいえ」にして下さい。
はい　いいえ　2.3-2.0　L

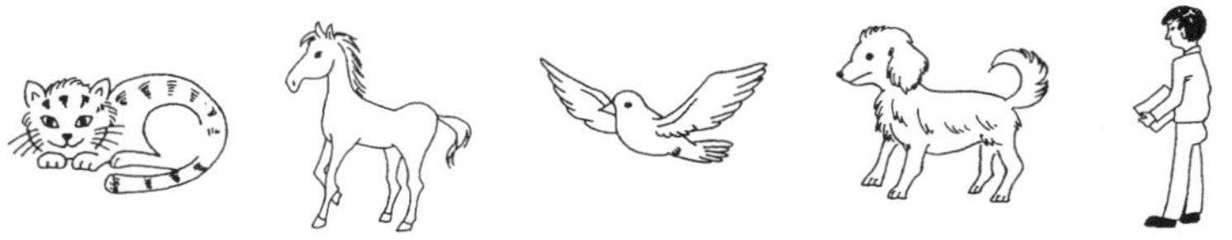

（原画　国立療養所広島病院小児科部長　下田浩子）

56. 「公園・行く」「ジュース・ほしい」「パパ・バイバイ」などの２語文を話しますか。（「いない・いない・ばあ」や「バイ・バイ」は２語文ではありません）
はい　いいえ　2.4-2.1　L

57. 手助けしなくても，自分一人で手を洗ってタオルでふいたり，乾かしたりできますか。あなたがお子さんの手の届かない蛇口をひねってあげるのは構いません。
はい　いいえ　2.4-2.1　PS

58. 体の部分を６つ正しく指さすことができますか。
判定の方法：眼，耳，鼻，口，手，足，お腹，髪の毛の８つの名前をひとつずつ順番に「○○はどこ？」と聞いて，６つ以上正しく指させたら「はい」に○をつけて下さい。お子さんが自分の体を指さしても，あなたの体を指さしても，どちらでも結構です。
はい　いいえ　2.5-2.2　L

59. 両足ジャンプができますか。
判定の方法：この判定票を床において，お子さんに立ったままの位置で判定票を飛び越すように言って下さい。両足同時にジャンプできれば「はい」に○をつけて下さい。判定票を飛び越すことができなくても両足とも床から離れれば結構です。助走したり，片足で飛び越す場合は「いいえ」に○をつけて下さい。
はい　いいえ　2.6-2.3　GM

60. 問 55 で見せた絵をもう一度見せて，今度はあなたが「馬はどれ？」「イヌはどれ？」などとひとつずつ聞いて，お子さんが４つ以上正しく指させれば，「はい」に○をつけて下さい。聞く順番はどれから始めても結構です。
はい　いいえ　2.6-2.3　L

61. あまり親しくない人にも，あなたのお子さんが話す内容がほぼ明りょうに（半分以上）理解されていますか。あなたやお子さんの親しい人でないと理解できない場合は「いいえ」に○をつけて下さい。
はい　いいえ　2.7-2.4　L

62. 積み木やブロックを８つ以上積み重ねて塔をつくることができますか。いままでやったことがない場合は「いいえ」に○をつけて下さい。
はい　いいえ　2.8-2.5　FMA

63. 手助けしなくても，自分一人でパンツやＴシャツ，靴を身につけることができますか。
はい　いいえ　3.0-2.6　PS

64. 問 55 で見せた動物の絵を使います。お子さんに絵を見せて，「飛ぶのはどれ？」「走るのはどれ？」「ニャーとなくのはどれ？」などとひとつひとつたずねて下さい。お子さんが２つ以上正しく指させれば「はい」に○をつけて下さい。
はい　いいえ　3.0-2.7　L

65. 問 55 で見せた絵の動物の名前を４つ以上正しく言えますか。
はい　いいえ　3.1-2.7　L

66. 友だちの名前を一人以上言えますか。
家族（一緒に住んでいる人）やペットの名前の場合は「いいえ」に○をつけて下さい。一緒に住んでいなければ親戚の名前でも結構です。実在しない友だちの名前や友だちがいない場合は「いいえ」に○をつけて下さい。
はい　いいえ　3.1-2.8　PS

67. 縦にまっすぐな線を描けますか。
判定の方法：下の図の横にあなたが「こうかくのよ」と言って描いてみせて下さい。その時，お子さんと同じ向きで上から下に描いて下さい。あなたの描いた線の横にお子さんにかかせて下さい。あなたの描いた線をお子さんがなぞるのではいけません。判定の例は下に描いてある通りです。
はい　いいえ　3.2-2.9　FMA

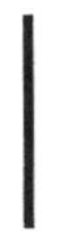

図：この場合は「はい」に○をつけて下さい。

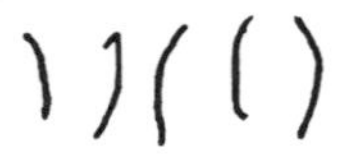

図：この場合は「いいえ」に○をつけて下さい。

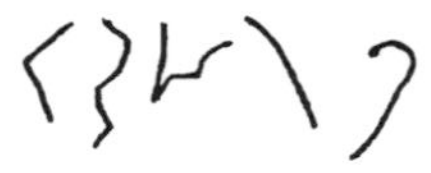

68. この判定票を床において，お子さんに立ったままの位置で用紙を飛び越すように言って下さい。助走してはいけません。あなたが見本をみせてもかまいません。用紙の短い側（21cm）を飛び越えることができれば「はい」に○をつけて下さい。用紙の上に着地した場合は「いいえ」に○をつけて下さい。
はい　いいえ　3.2-2.9　GM

69. 色の名前を１つ以上言えますか。
検査の方法：下の図（黄，緑，赤，青）を見せて，ひとつずつ指さして「これは何色？」と聞いて下さい。お子さんが違った答を言ってもあなたの顔色に出さないようにして４つとも聞いて下さい。１つ以上正しく答えられれば「はい」に○をつけて下さい。
はい　いいえ　3.3-2.9　L

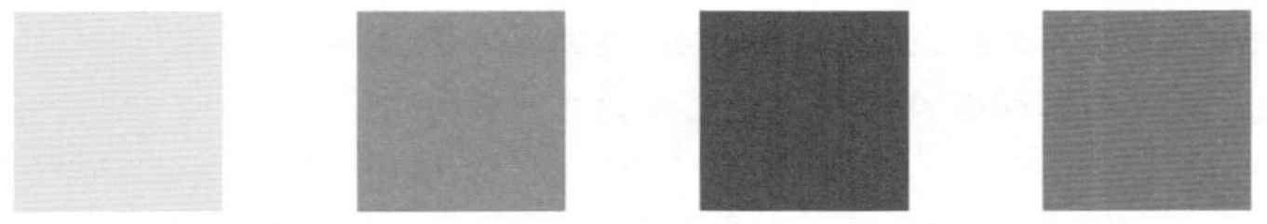

70. 下の図のように，他の指を動かさずに親指だけを立てて動かすことができますか。あなたが見本を見せて同じようにするように言って下さい。
はい　いいえ　3.4-3.1　FMA

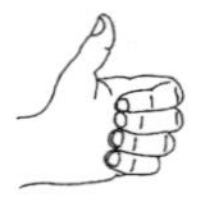

71. 片足立ちが２秒間以上できますか。
方法：物につかまらずに，一人で片足立ちさせて，何秒間バランスを保つことができるか測定します。あなたが見本をみせて下さい。お子さんにできるだけ長く片足立ちするよう言って下さい。
右足で何秒間，片足立ちができましたか（　　）秒間
左足で何秒間，片足立ちができましたか（　　）秒間
右足でも左足でも両方とも２秒間以上片足立ちができた場合だけ「はい」に○をつけて下さい。
はい　いいえ　3.7-3.3　GM

72. 以下の質問をお子さんにして下さい。質問をくりかえして言うのは構いませんが答える手助けをしないで下さい。それぞれの質問に対するお子さんの答えを下に書きこんで下さい。
「寒い時はどうしますか？」（　　　　　　）
答の例（震える，服を着る，家に入る，など）
「疲れた時はどうしますか？」（　　　　　　）
答の例（あくびをする，眠る，横になる，昼寝する）
「お腹がすいた時はどうしますか？」（　　　　　　）
答の例（食べる，食べるものを頼む，お昼を食べる）
答が理屈に合っていればこれ以外の答でも結構です。２つ以上答えられた場合「はい」に○をつけて下さい。言葉でなく，身振り（ジェスチャー）で示した場合は「いいえ」に○をつけて下さい。
はい　いいえ　3.9-3.5　L

73. 下の図を見せて「これと同じものをかいて」と言って下さい。「丸（円）をかいて」と言ってはいけません。３回かかせて下さい。１回でもできれば結構です。判定の例は下に描いてある通りです。
はい　いいえ　3.8-3.4　FMA

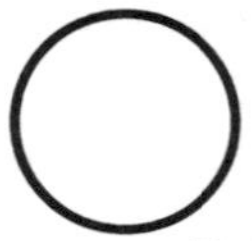

図：この場合は「はい」に○をつけて下さい。

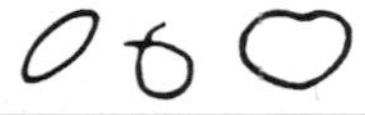

図：この場合は「いいえ」に○をつけて下さい。

74. 手助けなしに，一人で自分の服をちゃんと身につけることができますか。
はい　いいえ　3.8-3.4　PS

2〜4歳用

DENVER II 予備判定票

氏　　　名

記録者　氏　名

　　　　続　柄

記　録　日　　年　　月　　日

生　年　月　日　　年　　月　　日

年　月　日　齢　　年　　月　　日

以下の質問に順番にお答え下さい。「はい」「いいえ」のどちらかに○をつけて下さい。「いいえ」が3つ以上になったら，それ以降の質問にお答えになる必要はありません。

55. 下の絵の名前が1つ以上言えますか。
方法：下の絵をひとつずつ指さして「これは何？」と聞いて，それぞれ「ねこ」「うま」「とり」「いぬ」「ひと」と答えれば「はい」に○をつけて下さい。「こねこ」「ことり」「パパ」「おとこのこ」などでも結構です。家で飼っているペットの名前を答えた場合は種類があっていれば「はい」に○をつけて下さい。鳴き声だけで答えた場合は「いいえ」にして下さい。
はい　いいえ　2.3-2.0　L

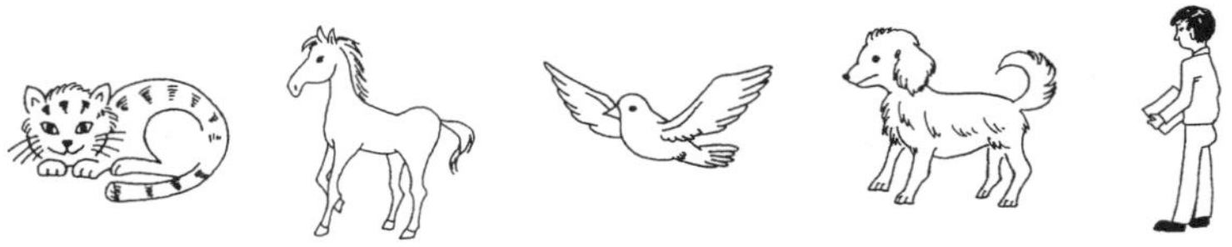

（原画　国立療養所広島病院小児科部長　下田浩子）

56. 「公園・行く」「ジュース・ほしい」「パパ・バイバイ」などの2語文を話しますか。（「いない・いない・ばあ」や「バイ・バイ」は2語文ではありません）
はい　いいえ　2.4-2.1　L

57. 手助けしなくても，自分一人で手を洗ってタオルでふいたり，乾かしたりできますか。あなたがお子さんの手の届かない蛇口をひねってあげるのは構いません。
はい　いいえ　2.4-2.1　PS

58. 体の部分を6つ正しく指さすことができますか。
判定の方法：眼，耳，鼻，口，手，足，お腹，髪の毛の8つの名前をひとつずつ順番に「○○はどこ？」と聞いて，6つ以上正しく指させたら「はい」に○をつけて下さい。お子さんが自分の体を指さしても，あなたの体を指さしても，どちらでも結構です。
はい　いいえ　2.5-2.2　L

59. 両足ジャンプができますか。
判定の方法：この判定票を床において，お子さんに立ったままの位置で判定票を飛び越すように言って下さい。両足同時にジャンプできれば「はい」に○をつけて下さい。判定票を飛び越すことができなくても両足とも床から離れれば結構です。助走したり，片足で飛び越す場合は「いいえ」に○をつけて下さい。
はい　いいえ　2.6-2.3　GM

60. 問55で見せた絵をもう一度見せて，今度はあなたが「馬はどれ？」「イヌはどれ？」などとひとつずつ聞いて，お子さんが4つ以上正しく指させれば，「はい」に○をつけて下さい。聞く順番はどれから始めても結構です。
はい　いいえ　2.6-2.3　L

61. あまり親しくない人にも，あなたのお子さんが話す内容がほぼ明りょうに（半分以上）理解されていますか。あなたやお子さんの親しい人でないと理解できない場合は「いいえ」に○をつけて下さい。
はい　いいえ　2.7-2.4　L

62. 積み木やブロックを8つ以上積み重ねて塔をつくることができますか。いままでやったことがない場合は「いいえ」に○をつけて下さい。
はい　いいえ　2.8-2.5　FMA

63. 手助けしなくても，自分一人でパンツやTシャツ，靴を身につけることができますか。
はい　いいえ　3.0-2.6　PS

64. 問55で見せた動物の絵を使います。お子さんに絵を見せて，「飛ぶのはどれ？」「走るのはどれ？」「ニャーとなくのはどれ？」などとひとつひとつたずねて下さい。お子さんが2つ以上正しく指させれば「はい」に○をつけて下さい。
はい　いいえ　3.0-2.7　L

65. 問55で見せた絵の動物の名前を4つ以上正しく言えますか。
はい　いいえ　3.1-2.7　L

66. 友だちの名前を一人以上言えますか。
家族（一緒に住んでいる人）やペットの名前の場合は「いいえ」に○をつけて下さい。一緒に住んでいなければ親戚の名前でも結構です。実在しない友だちの名前や友だちがいない場合は「いいえ」に○をつけて下さい。

はい　いいえ　3.1-2.8　PS

67. 縦にまっすぐな線を描けますか。
判定の方法：下の図の横にあなたが「こうかくのよ」と言って描いてみせて下さい。その時，お子さんと同じ向きで上から下に描いて下さい。あなたの描いた線の横にお子さんにかかせて下さい。あなたの描いた線をお子さんがなぞるのではいけません。判定の例は下に描いてある通りです。

はい　いいえ　3.2-2.9　FMA

図：この場合は「はい」に○をつけて下さい。　図：この場合は「いいえ」に○をつけて下さい。

68. この判定票を床において，お子さんに立ったままの位置で用紙を飛び越すように言って下さい。助走してはいけません。あなたが見本をみせてもかまいません。用紙の短い側（21cm）を飛び越えることができれば「はい」に○をつけて下さい。用紙の上に着地した場合は「いいえ」に○をつけて下さい。

はい　いいえ　3.2-2.9　GM

69. 色の名前を１つ以上言えますか。
検査の方法：下の図（黄，緑，赤，青）を見せて，ひとつずつ指さして「これは何色？」と聞いて下さい。お子さんが違った答を言ってもあなたの顔色に出さないようにして４つとも聞いて下さい。１つ以上正しく答えられれば「はい」に○をつけて下さい。

はい　いいえ　3.3-2.9　L

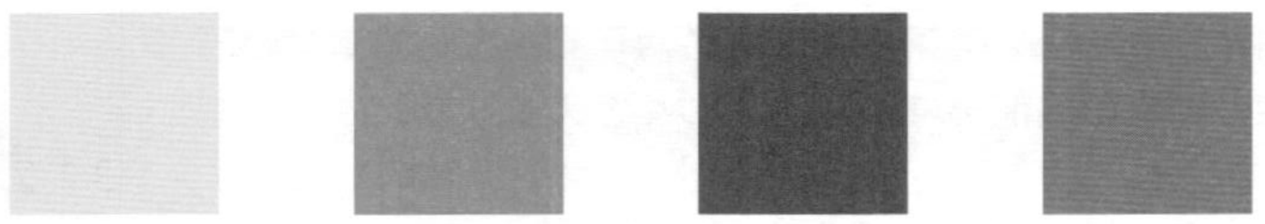

70. 下の図のように，他の指を動かさずに親指だけを立てて動かすことができますか。あなたが見本を見せて同じようにするように言って下さい。

はい　いいえ　3.4-3.1　FMA

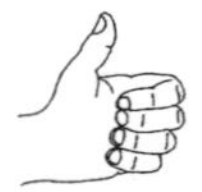

71. 片足立ちが２秒間以上できますか。
方法：物につかまらずに，一人で片足立ちさせて，何秒間バランスを保つことができるか測定します。あなたが見本をみせて下さい。お子さんにできるだけ長く片足立ちするよう言って下さい。
　右足で何秒間，片足立ちができましたか（　　）秒間
　左足で何秒間，片足立ちができましたか（　　）秒間
右足でも左足でも両方とも２秒間以上片足立ちができた場合だけ「はい」に○をつけて下さい。

はい　いいえ　3.7-3.3　GM

72. 以下の質問をお子さんにして下さい。質問をくりかえして言うのは構いませんが答える手助けをしないで下さい。それぞれの質問に対するお子さんの答えを下に書きこんで下さい。
　「寒い時はどうしますか？」　（　　　　　　）
　　答の例（震える，服を着る，家に入る，など）
　「疲れた時はどうしますか？」　（　　　　　　）
　　答の例（あくびをする，眠る，横になる，昼寝する）
　「お腹がすいた時はどうしますか？」　（　　　　　　）
　　答の例（食べる，食べるものを頼む，お昼を食べる）
答が理屈に合っていればこれ以外の答でも結構です。２つ以上答えられた場合「はい」に○をつけて下さい。言葉でなく，身振り（ジェスチャー）で示した場合は「いいえ」に○をつけて下さい。

はい　いいえ　3.9-3.5　L

73. 下の図を見せて「これと同じものをかいて」と言って下さい。「丸（円）をかいて」と言ってはいけません。３回かかせて下さい。１回でもできれば結構です。判定の例は下に描いてある通りです。

はい　いいえ　3.8-3.4　FMA

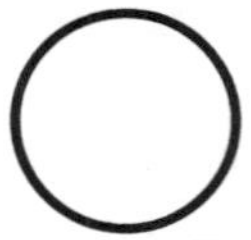

図：この場合は「はい」に○をつけて下さい。　図：この場合は「いいえ」に○をつけて下さい。

74. 手助けなしに，一人で自分の服をちゃんと身につけることができますか。

はい　いいえ　3.8-3.4　PS

2〜4歳用

DENVER II 予備判定票

氏　名

記録者　氏　名

続　柄

記　録　日　　年　　月　　日

生 年 月 日　　年　　月　　日

年 月 日 齢　　年　　月　　日

以下の質問に順番にお答え下さい。「はい」「いいえ」のどちらかに○をつけて下さい。「いいえ」が３つ以上になったら，それ以降の質問にお答えになる必要はありません。

55. 下の絵の名前が１つ以上言えますか。
方法：下の絵をひとつずつ指さして「これは何？」と聞いて，それぞれ「ねこ」「うま」「とり」「いぬ」「ひと」と答えれば「はい」に○をつけて下さい。「こねこ」「ことり」「パパ」「おとこのこ」などでも結構です。家で飼っているペットの名前を答えた場合は種類があっていれば「はい」に○をつけて下さい。鳴き声だけで答えた場合は「いいえ」にして下さい。
はい　いいえ　2.3-2.0　L

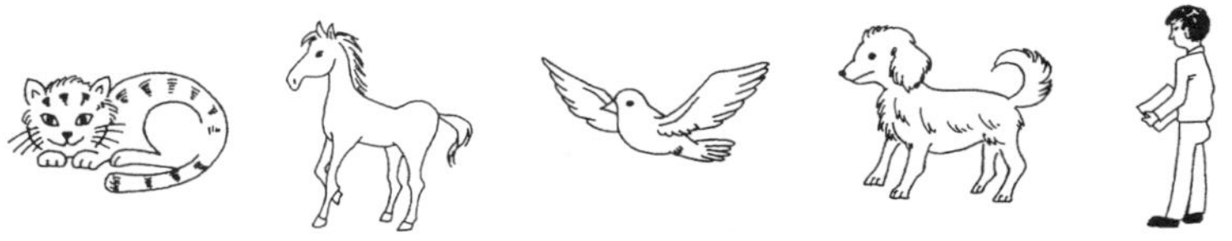

（原画　国立療養所広島病院小児科部長　下田浩子）

56. 「公園・行く」「ジュース・ほしい」「パパ・バイバイ」などの２語文を話しますか。（「いない・いない・ばあ」や「バイ・バイ」は２語文ではありません）
はい　いいえ　2.4-2.1　L

57. 手助けしなくても，自分一人で手を洗ってタオルでふいたり，乾かしたりできますか。あなたがお子さんの手の届かない蛇口をひねってあげるのは構いません。
はい　いいえ　2.4-2.1　PS

58. 体の部分を６つ正しく指さすことができますか。
判定の方法：眼，耳，鼻，口，手，足，お腹，髪の毛の８つの名前をひとつずつ順番に「○○はどこ？」と聞いて，６つ以上正しく指させたら「はい」に○をつけて下さい。お子さんが自分の体を指さしても，あなたの体を指さしても，どちらでも結構です。
はい　いいえ　2.5-2.2　L

59. 両足ジャンプができますか。
判定の方法：この判定票を床において，お子さんに立ったままの位置で判定票を飛び越すように言って下さい。両足同時にジャンプできれば「はい」に○をつけて下さい。判定票を飛び越すことができなくても両足とも床から離れれば結構です。助走したり，片足で飛び越す場合は「いいえ」に○をつけて下さい。
はい　いいえ　2.6-2.3　GM

60. 問 55 で見せた絵をもう一度見せて，今度はあなたが「馬はどれ？」「イヌはどれ？」などとひとつずつ聞いて，お子さんが４つ以上正しく指させれば，「はい」に○をつけて下さい。聞く順番はどれから始めても結構です。
はい　いいえ　2.6-2.3　L

61. あまり親しくない人にも，あなたのお子さんが話す内容がほぼ明りょうに（半分以上）理解されていますか。あなたやお子さんの親しい人でないと理解できない場合は「いいえ」に○をつけて下さい。
はい　いいえ　2.7-2.4　L

62. 積み木やブロックを８つ以上積み重ねて塔をつくることができますか。いままでやったことがない場合は「いいえ」に○をつけて下さい。
はい　いいえ　2.8-2.5　FMA

63. 手助けしなくても，自分一人でパンツやＴシャツ，靴を身につけることができますか。
はい　いいえ　3.0-2.6　PS

64. 問 55 で見せた動物の絵を使います。お子さんに絵を見せて，「飛ぶのはどれ？」「走るのはどれ？」「ニャーとなくのはどれ？」などとひとつひとつたずねて下さい。お子さんが２つ以上正しく指させれば「はい」に○をつけて下さい。
はい　いいえ　3.0-2.7　L

65. 問 55 で見せた絵の動物の名前を４つ以上正しく言えますか。
はい　いいえ　3.1-2.7　L

66. 友だちの名前を一人以上言えますか。
家族（一緒に住んでいる人）やペットの名前の場合は「いいえ」に○をつけて下さい。一緒に住んでいなければ親戚の名前でも結構です。実在しない友だちの名前や友だちがいない場合は「いいえ」に○をつけて下さい。
はい　いいえ　3.1-2.8　PS

67. 縦にまっすぐな線を描けますか。
判定の方法：下の図の横にあなたが「こうかくのよ」と言って描いてみせて下さい。その時，お子さんと同じ向きで上から下に描いて下さい。あなたの描いた線の横にお子さんにかかせて下さい。あなたの描いた線をお子さんがなぞるのではいけません。判定の例は下に描いてある通りです。
はい　いいえ　3.2-2.9　FMA

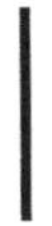

図：この場合は「はい」に○をつけて下さい。

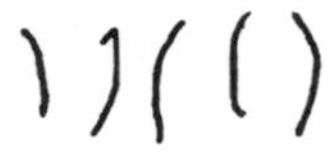

図：この場合は「いいえ」に○をつけて下さい。

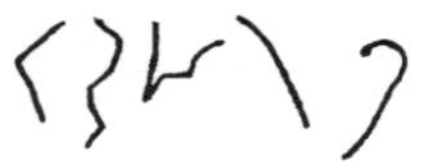

68. この判定票を床において，お子さんに立ったままの位置で用紙を飛び越すように言って下さい。助走してはいけません。あなたが見本をみせてもかまいません。用紙の短い側（21cm）を飛び越えることができれば「はい」に○をつけて下さい。用紙の上に着地した場合は「いいえ」に○をつけて下さい。
はい　いいえ　3.2-2.9　GM

69. 色の名前を１つ以上言えますか。
検査の方法：下の図（黄，緑，赤，青）を見せて，ひとつずつ指さして「これは何色？」と聞いて下さい。お子さんが違った答を言ってもあなたの顔色に出さないようにして４つとも聞いて下さい。１つ以上正しく答えられれば「はい」に○をつけて下さい。
はい　いいえ　3.3-2.9　L

70. 下の図のように，他の指を動かさずに親指だけを立てて動かすことができますか。あなたが見本を見せて同じようにするように言って下さい。
はい　いいえ　3.4-3.1　FMA

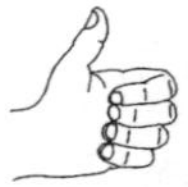

71. 片足立ちが２秒間以上できますか。
方法：物につかまらずに，一人で片足立ちさせて，何秒間バランスを保つことができるか測定します。あなたが見本をみせて下さい。お子さんにできるだけ長く片足立ちするよう言って下さい。
　右足で何秒間，片足立ちができましたか（　　）秒間
　左足で何秒間，片足立ちができましたか（　　）秒間
右足でも左足でも両方とも２秒間以上片足立ちができた場合だけ「はい」に○をつけて下さい。
はい　いいえ　3.7-3.3　GM

72. 以下の質問をお子さんにして下さい。質問をくりかえして言うのは構いませんが答える手助けをしないで下さい。それぞれの質問に対するお子さんの答えを下に書きこんで下さい。
「寒い時はどうしますか？」（　　　　　）
　答の例（震える，服を着る，家に入る，など）
「疲れた時はどうしますか？」（　　　　　）
　答の例（あくびをする，眠る，横になる，昼寝する）
「お腹がすいた時はどうしますか？」（　　　　　）
　答の例（食べる，食べるものを頼む，お昼を食べる）
答が理屈に合っていればこれ以外の答でも結構です。２つ以上答えられた場合「はい」に○をつけて下さい。言葉でなく，身振り（ジェスチャー）で示した場合は「いいえ」に○をつけて下さい。
はい　いいえ　3.9-3.5　L

73. 下の図を見せて「これと同じものをかいて」と言って下さい。「丸（円）をかいて」と言ってはいけません。３回かかせて下さい。１回でもできれば結構です。判定の例は下に描いてある通りです。
はい　いいえ　3.8-3.4　FMA

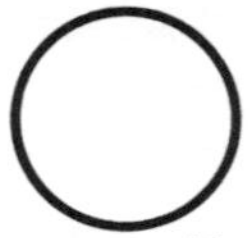

図：この場合は「はい」に○をつけて下さい。

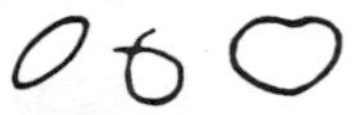

図：この場合は「いいえ」に○をつけて下さい。

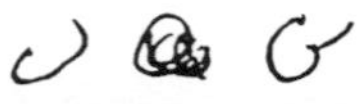

74. 手助けなしに，一人で自分の服をちゃんと身につけることができますか。
はい　いいえ　3.8-3.4　PS

2〜4歳用

DENVERⅡ予備判定票

氏　　名 ＿＿＿＿＿＿

記録者　氏　　名 ＿＿＿＿＿＿
　　　　続　　柄 ＿＿＿＿＿＿

記　録　日　　年　　月　　日
生 年 月 日　　年　　月　　日
年 月 日 齢　　年　　月　　日

以下の質問に順番にお答え下さい。「はい」「いいえ」のどちらかに○をつけて下さい。「いいえ」が３つ以上になったら，それ以降の質問にお答えになる必要はありません。

55. 下の絵の名前が１つ以上言えますか。
方法：下の絵をひとつずつ指さして「これは何？」と聞いて，それぞれ「ねこ」「うま」「とり」「いぬ」「ひと」と答えれば「はい」に○をつけて下さい。「こねこ」「ことり」「パパ」「おとこのこ」などでも結構です。家で飼っているペットの名前を答えた場合は種類があっていれば「はい」に○をつけて下さい。鳴き声だけで答えた場合は「いいえ」にして下さい。
はい　いいえ　2.3-2.0　L

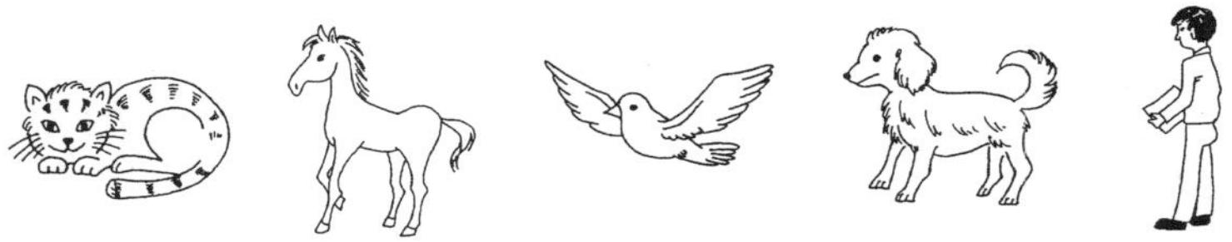

（原画　国立療養所広島病院小児科部長　下田浩子）

56. 「公園・行く」「ジュース・ほしい」「パパ・バイバイ」などの２語文を話しますか。（「いない・いない・ばあ」や「バイ・バイ」は２語文ではありません）
はい　いいえ　2.4-2.1　L

57. 手助けしなくても，自分一人で手を洗ってタオルでふいたり，乾かしたりできますか。あなたがお子さんの手の届かない蛇口をひねってあげるのは構いません。
はい　いいえ　2.4-2.1　PS

58. 体の部分を６つ正しく指さすことができますか。
判定の方法：眼，耳，鼻，口，手，足，お腹，髪の毛の８つの名前をひとつずつ順番に「○○はどこ？」と聞いて，６つ以上正しく指させたら「はい」に○をつけて下さい。お子さんが自分の体を指さしても，あなたの体を指さしても，どちらでも結構です。
はい　いいえ　2.5-2.2　L

59. 両足ジャンプができますか。
判定の方法：この判定票を床において，お子さんに立ったままの位置で判定票を飛び越すように言って下さい。両足同時にジャンプできれば「はい」に○をつけて下さい。判定票を飛び越すことができなくても両足とも床から離れれば結構です。助走したり，片足で飛び越す場合は「いいえ」に○をつけて下さい。
はい　いいえ　2.6-2.3　GM

60. 問55で見せた絵をもう一度見せて，今度はあなたが「馬はどれ？」「イヌはどれ？」などとひとつずつ聞いて，お子さんが４つ以上正しく指させれば，「はい」に○をつけて下さい。聞く順番はどれから始めても結構です。
はい　いいえ　2.6-2.3　L

61. あまり親しくない人にも，あなたのお子さんが話す内容がほぼ明りょうに（半分以上）理解されていますか。あなたやお子さんの親しい人でないと理解できない場合は「いいえ」に○をつけて下さい。
はい　いいえ　2.7-2.4　L

62. 積み木やブロックを８つ以上積み重ねて塔をつくることができますか。いままでやったことがない場合は「いいえ」に○をつけて下さい。
はい　いいえ　2.8-2.5　FMA

63. 手助けしなくても，自分一人でパンツやＴシャツ，靴を身につけることができますか。
はい　いいえ　3.0-2.6　PS

64. 問55で見せた動物の絵を使います。お子さんに絵を見せて，「飛ぶのはどれ？」「走るのはどれ？」「ニャーとなくのはどれ？」などとひとつひとつたずねて下さい。お子さんが２つ以上正しく指させれば「はい」に○をつけて下さい。
はい　いいえ　3.0-2.7　L

65. 問55で見せた絵の動物の名前を４つ以上正しく言えますか。
はい　いいえ　3.1-2.7　L

66. 友だちの名前を一人以上言えますか。
家族（一緒に住んでいる人）やペットの名前の場合は「いいえ」に○をつけて下さい。一緒に住んでいなければ親戚の名前でも結構です。実在しない友だちの名前や友だちがいない場合は「いいえ」に○をつけて下さい。
はい　いいえ　3.1-2.8　PS

67. 縦にまっすぐな線を描けますか。
判定の方法：下の図の横にあなたが「こうかくのよ」と言って描いてみせて下さい。その時，お子さんと同じ向きで上から下に描いて下さい。あなたの描いた線の横にお子さんにかかせて下さい。あなたの描いた線をお子さんがなぞるのではいけません。判定の例は下に描いてある通りです。
はい　いいえ　3.2-2.9　FMA

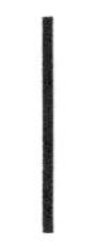

図：この場合は「はい」に○をつけて下さい。

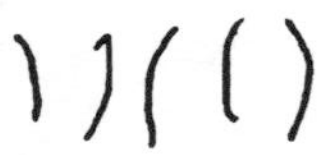

図：この場合は「いいえ」に○をつけて下さい。

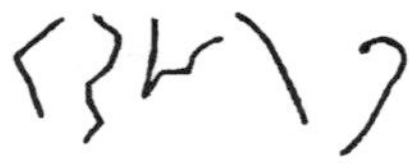

68. この判定票を床において，お子さんに立ったままの位置で用紙を飛び越すように言って下さい。助走してはいけません。あなたが見本をみせてもかまいません。用紙の短い側（21cm）を飛び越えることができれば「はい」に○をつけて下さい。用紙の上に着地した場合は「いいえ」に○をつけて下さい。
はい　いいえ　3.2-2.9　GM

69. 色の名前を1つ以上言えますか。
検査の方法：下の図（黄，緑，赤，青）を見せて，ひとつずつ指さして「これは何色？」と聞いて下さい。お子さんが違った答を言ってもあなたの顔色に出さないようにして4つとも聞いて下さい。1つ以上正しく答えられれば「はい」に○をつけて下さい。
はい　いいえ　3.3-2.9　L

70. 下の図のように，他の指を動かさずに親指だけを立てて動かすことができますか。あなたが見本を見せて同じようにするように言って下さい。
はい　いいえ　3.4-3.1　FMA

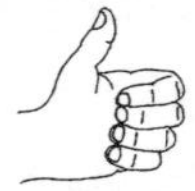

71. 片足立ちが2秒間以上できますか。
方法：物につかまらずに，一人で片足立ちさせて，何秒間バランスを保つことができるか測定します。あなたが見本をみせて下さい。お子さんにできるだけ長く片足立ちするよう言って下さい。
　右足で何秒間，片足立ちができましたか（　　）秒間
　左足で何秒間，片足立ちができましたか（　　）秒間
右足でも左足でも両方とも2秒間以上片足立ちができた場合だけ「はい」に○をつけて下さい。
はい　いいえ　3.7-3.3　GM

72. 以下の質問をお子さんにして下さい。質問をくりかえして言うのは構いませんが答える手助けをしないで下さい。それぞれの質問に対するお子さんの答えを下に書きこんで下さい。
「寒い時はどうしますか？」　（　　　　　）
　答の例（震える，服を着る，家に入る，など）
「疲れた時はどうしますか？」　（　　　　　）
　答の例（あくびをする，眠る，横になる，昼寝する）
「お腹がすいた時はどうしますか？」　（　　　　　）
　答の例（食べる，食べるものを頼む，お昼を食べる）
答が理屈に合っていればこれ以外の答でも結構です。2つ以上答えられた場合「はい」に○をつけて下さい。言葉でなく，身振り（ジェスチャー）で示した場合は「いいえ」に○をつけて下さい。
はい　いいえ　3.9-3.5　L

73. 下の図を見せて「これと同じものをかいて」と言って下さい。「丸（円）をかいて」と言ってはいけません。3回かかせて下さい。1回でもできれば結構です。判定の例は下に描いてある通りです。
はい　いいえ　3.8-3.4　FMA

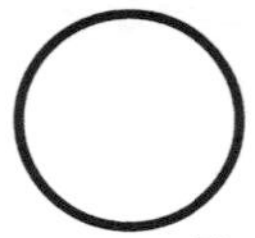

図：この場合は「はい」に○をつけて下さい。

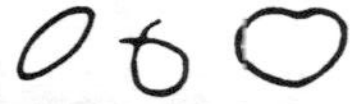

図：この場合は「いいえ」に○をつけて下さい。

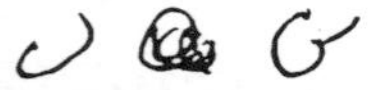

74. 手助けなしに，一人で自分の服をちゃんと身につけることができますか。
はい　いいえ　3.8-3.4　PS

2〜4歳用

DENVER II 予備判定票

氏名		記録日	年　月　日
記録者 氏名		生年月日	年　月　日
続柄		年月日齢	年　月　日

以下の質問に順番にお答え下さい。「はい」「いいえ」のどちらかに○をつけて下さい。「いいえ」が3つ以上になったら，それ以降の質問にお答えになる必要はありません。

55. 下の絵の名前が1つ以上言えますか。
方法：下の絵をひとつずつ指さして「これは何？」と聞いて，それぞれ「ねこ」「うま」「とり」「いぬ」「ひと」と答えれば「はい」に○をつけて下さい。「こねこ」「ことり」「パパ」「おとこのこ」などでも結構です。家で飼っているペットの名前を答えた場合は種類があっていれば「はい」に○をつけて下さい。鳴き声だけで答えた場合は「いいえ」にして下さい。
はい　いいえ　2.3-2.0　L

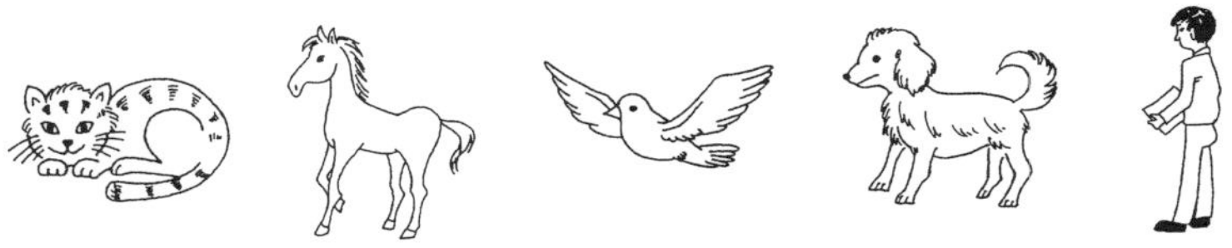

（原画　国立療養所広島病院小児科部長　下田浩子）

56. 「公園・行く」「ジュース・ほしい」「パパ・バイバイ」などの2語文を話しますか。（「いない・いない・ばあ」や「バイ・バイ」は2語文ではありません）
はい　いいえ　2.4-2.1　L

57. 手助けしなくても，自分一人で手を洗ってタオルでふいたり，乾かしたりできますか。あなたがお子さんの手の届かない蛇口をひねってあげるのは構いません。
はい　いいえ　2.4-2.1　PS

58. 体の部分を6つ正しく指さすことができますか。
判定の方法：眼，耳，鼻，口，手，足，お腹，髪の毛の8つの名前をひとつずつ順番に「○○はどこ？」と聞いて，6つ以上正しく指させたら「はい」に○をつけて下さい。お子さんが自分の体を指さしても，あなたの体を指さしても，どちらでも結構です。
はい　いいえ　2.5-2.2　L

59. 両足ジャンプができますか。
判定の方法：この判定票を床において，お子さんに立ったままの位置で判定票を飛び越すように言って下さい。両足同時にジャンプできれば「はい」に○をつけて下さい。判定票を飛び越すことができなくても両足とも床から離れれば結構です。助走したり，片足で飛び越す場合は「いいえ」に○をつけて下さい。
はい　いいえ　2.6-2.3　GM

60. 問55で見せた絵をもう一度見せて，今度はあなたが「馬はどれ？」「イヌはどれ？」などとひとつずつ聞いて，お子さんが4つ以上正しく指させれば，「はい」に○をつけて下さい。聞く順番はどれから始めても結構です。
はい　いいえ　2.6-2.3　L

61. あまり親しくない人にも，あなたのお子さんが話す内容がほぼ明りょうに（半分以上）理解されていますか。あなたやお子さんの親しい人でないと理解できない場合は「いいえ」に○をつけて下さい。
はい　いいえ　2.7-2.4　L

62. 積み木やブロックを8つ以上積み重ねて塔をつくることができますか。いままでやったことがない場合は「いいえ」に○をつけて下さい。
はい　いいえ　2.8-2.5　FMA

63. 手助けしなくても，自分一人でパンツやTシャツ，靴を身につけることができますか。
はい　いいえ　3.0-2.6　PS

64. 問55で見せた動物の絵を使います。お子さんに絵を見せて，「飛ぶのはどれ？」「走るのはどれ？」「ニャーとなくのはどれ？」などとひとつひとつたずねて下さい。お子さんが2つ以上正しく指させれば「はい」に○をつけて下さい。
はい　いいえ　3.0-2.7　L

65. 問55で見せた絵の動物の名前を4つ以上正しく言えますか。
はい　いいえ　3.1-2.7　L

66. 友だちの名前を一人以上言えますか。
家族（一緒に住んでいる人）やペットの名前の場合は「いいえ」に○をつけて下さい。一緒に住んでいなければ親戚の名前でも結構です。実在しない友だちの名前や友だちがいない場合は「いいえ」に○をつけて下さい。
はい　いいえ　3.1-2.8　PS

67. 縦にまっすぐな線を描けますか。
判定の方法：下の図の横にあなたが「こうかくのよ」と言って描いてみせて下さい。その時，お子さんと同じ向きで上から下に描いて下さい。あなたの描いた線の横にお子さんにかかせて下さい。あなたの描いた線をお子さんがなぞるのではいけません。判定の例は下に描いてある通りです。
はい　いいえ　3.2-2.9　FMA

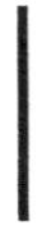

図：この場合は「はい」に○をつけて下さい。

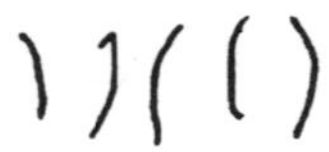

図：この場合は「いいえ」に○をつけて下さい。

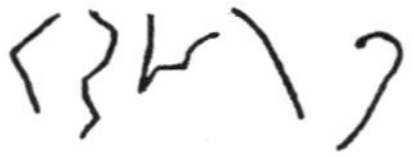

68. この判定票を床において，お子さんに立ったままの位置で用紙を飛び越すように言って下さい。助走してはいけません。あなたが見本をみせてもかまいません。用紙の短い側（21cm）を飛び越えることができれば「はい」に○をつけて下さい。用紙の上に着地した場合は「いいえ」に○をつけて下さい。
はい　いいえ　3.2-2.9　GM

69. 色の名前を１つ以上言えますか。
検査の方法：下の図（黄，緑，赤，青）を見せて，ひとつずつ指さして「これは何色？」と聞いて下さい。お子さんが違った答を言ってもあなたの顔色に出さないようにして４つとも聞いて下さい。１つ以上正しく答えられれば「はい」に○をつけて下さい。
はい　いいえ　3.3-2.9　L

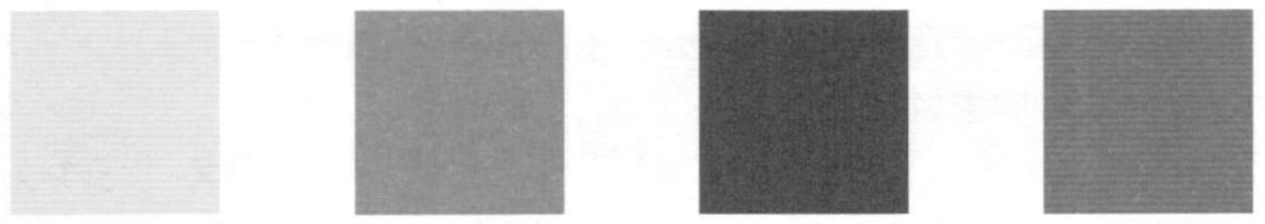

70. 下の図のように，他の指を動かさずに親指だけを立てて動かすことができますか。あなたが見本を見せて同じようにするように言って下さい。
はい　いいえ　3.4-3.1　FMA

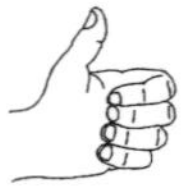

71. 片足立ちが２秒間以上できますか。
方法：物につかまらずに，一人で片足立ちさせて，何秒間バランスを保つことができるか測定します。あなたが見本をみせて下さい。お子さんにできるだけ長く片足立ちするよう言って下さい。
右足で何秒間，片足立ちができましたか（　　）秒間
左足で何秒間，片足立ちができましたか（　　）秒間
右足でも左足でも両方とも２秒間以上片足立ちができた場合だけ「はい」に○をつけて下さい。
はい　いいえ　3.7-3.3　GM

72. 以下の質問をお子さんにして下さい。質問をくりかえして言うのは構いませんが答える手助けをしないで下さい。それぞれの質問に対するお子さんの答えを下に書きこんで下さい。
「寒い時はどうしますか？」　（　　　　　）
答の例（震える，服を着る，家に入る，など）
「疲れた時はどうしますか？」　（　　　　　）
答の例（あくびをする，眠る，横になる，昼寝する）
「お腹がすいた時はどうしますか？」　（　　　　　）
答の例（食べる，食べるものを頼む，お昼を食べる）
答が理屈に合っていればこれ以外の答でも結構です。２つ以上答えられた場合「はい」に○をつけて下さい。言葉でなく，身振り（ジェスチャー）で示した場合は「いいえ」に○をつけて下さい。
はい　いいえ　3.9-3.5　L

73. 下の図を見せて「これと同じものをかいて」と言って下さい。「丸（円）をかいて」と言ってはいけません。３回かかせて下さい。１回でもできれば結構です。判定の例は下に描いてある通りです。
はい　いいえ　3.8-3.4　FMA

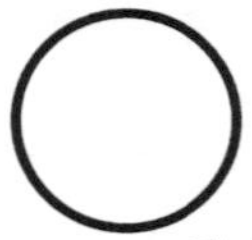

図：この場合は「はい」に○をつけて下さい。

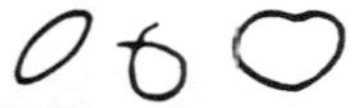

図：この場合は「いいえ」に○をつけて下さい。

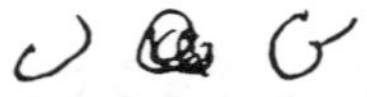

74. 手助けなしに，一人で自分の服をちゃんと身につけることができますか。
はい　いいえ　3.8-3.4　PS

2〜4歳用

DENVER II 予備判定票

氏　名 ＿＿＿＿

記録者　氏　名 ＿＿＿＿
　　　　続　柄 ＿＿＿＿

記録日　　年　　月　　日
生年月日　　年　　月　　日
年月日齢　　年　　月　　日

以下の質問に順番にお答え下さい。「はい」「いいえ」のどちらかに○をつけて下さい。「いいえ」が３つ以上になったら，それ以降の質問にお答えになる必要はありません。

55. 下の絵の名前が１つ以上言えますか。
方法：下の絵をひとつずつ指さして「これは何？」と聞いて，それぞれ「ねこ」「うま」「とり」「いぬ」「ひと」と答えれば「はい」に○をつけて下さい。「こねこ」「ことり」「パパ」「おとこのこ」などでも結構です。家で飼っているペットの名前を答えた場合は種類があっていれば「はい」に○をつけて下さい。鳴き声だけで答えた場合は「いいえ」にして下さい。
はい　いいえ　2.3-2.0　L

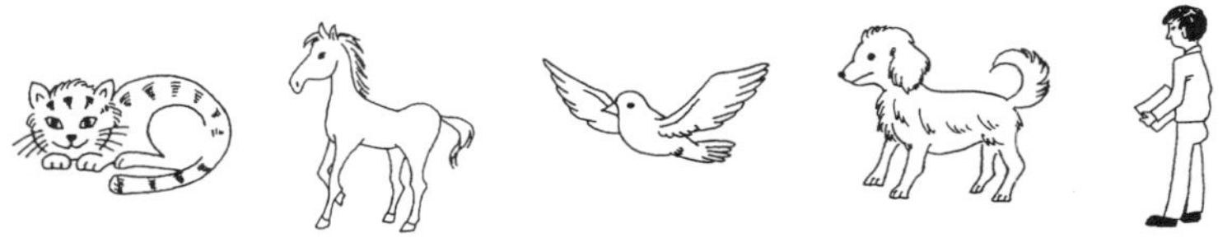

（原画　国立療養所広島病院小児科部長　下田浩子）

56. 「公園・行く」「ジュース・ほしい」「パパ・バイバイ」などの２語文を話しますか。（「いない・いない・ばあ」や「バイ・バイ」は２語文ではありません）
はい　いいえ　2.4-2.1　L

57. 手助けしなくても，自分一人で手を洗ってタオルでふいたり，乾かしたりできますか。あなたがお子さんの手の届かない蛇口をひねってあげるのは構いません。
はい　いいえ　2.4-2.1　PS

58. 体の部分を６つ正しく指さすことができますか。
判定の方法：眼，耳，鼻，口，手，足，お腹，髪の毛の８つの名前をひとつずつ順番に「○○はどこ？」と聞いて，６つ以上正しく指させたら「はい」に○をつけて下さい。お子さんが自分の体を指さしても，あなたの体を指さしても，どちらでも結構です。
はい　いいえ　2.5-2.2　L

59. 両足ジャンプができますか。
判定の方法：この判定票を床において，お子さんに立ったままの位置で判定票を飛び越すように言って下さい。両足同時にジャンプできれば「はい」に○をつけて下さい。判定票を飛び越すことができなくても両足とも床から離れれば結構です。助走したり，片足で飛び越す場合は「いいえ」に○をつけて下さい。
はい　いいえ　2.6-2.3　GM

60. 問 55 で見せた絵をもう一度見せて，今度はあなたが「馬はどれ？」「イヌはどれ？」などとひとつずつ聞いて，お子さんが４つ以上正しく指させれば，「はい」に○をつけて下さい。聞く順番はどれから始めても結構です。
はい　いいえ　2.6-2.3　L

61. あまり親しくない人にも，あなたのお子さんが話す内容がほぼ明りょうに（半分以上）理解されていますか。あなたやお子さんの親しい人でないと理解できない場合は「いいえ」に○をつけて下さい。
はい　いいえ　2.7-2.4　L

62. 積み木やブロックを８つ以上積み重ねて塔をつくることができますか。いままでやったことがない場合は「いいえ」に○をつけて下さい。
はい　いいえ　2.8-2.5　FMA

63. 手助けしなくても，自分一人でパンツやＴシャツ，靴を身につけることができますか。
はい　いいえ　3.0-2.6　PS

64. 問 55 で見せた動物の絵を使います。お子さんに絵を見せて，「飛ぶのはどれ？」「走るのはどれ？」「ニャーとなくのはどれ？」などとひとつひとつたずねて下さい。お子さんが２つ以上正しく指させれば「はい」に○をつけて下さい。
はい　いいえ　3.0-2.7　L

65. 問 55 で見せた絵の動物の名前を４つ以上正しく言えますか。
はい　いいえ　3.1-2.7　L

66. 友だちの名前を一人以上言えますか。
家族（一緒に住んでいる人）やペットの名前の場合は「いいえ」に○をつけて下さい。一緒に住んでいなければ親戚の名前でも結構です。実在しない友だちの名前や友だちがいない場合は「いいえ」に○をつけて下さい。
はい　いいえ　3.1-2.8　PS

67. 縦にまっすぐな線を描けますか。
判定の方法：下の図の横にあなたが「こうかくのよ」と言って描いてみせて下さい。その時，お子さんと同じ向きで上から下に描いて下さい。あなたの描いた線の横にお子さんにかかせて下さい。あなたの描いた線をお子さんがなぞるのではいけません。判定の例は下に描いてある通りです。
はい　いいえ　3.2-2.9　FMA

図：この場合は「はい」に○をつけて下さい。

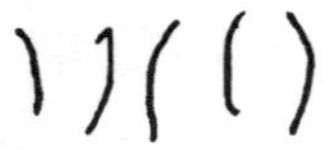

図：この場合は「いいえ」に○をつけて下さい。

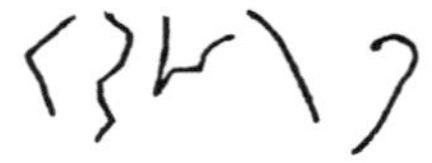

68. この判定票を床において，お子さんに立ったままの位置で用紙を飛び越すように言って下さい。助走してはいけません。あなたが見本をみせてもかまいません。用紙の短い側（21cm）を飛び越えることができれば「はい」に○をつけて下さい。用紙の上に着地した場合は「いいえ」に○をつけて下さい。
はい　いいえ　3.2-2.9　GM

69. 色の名前を1つ以上言えますか。
検査の方法：下の図（黄，緑，赤，青）を見せて，ひとつずつ指さして「これは何色？」と聞いて下さい。お子さんが違った答を言ってもあなたの顔色に出さないようにして4つとも聞いて下さい。1つ以上正しく答えられれば「はい」に○をつけて下さい。
はい　いいえ　3.3-2.9　L

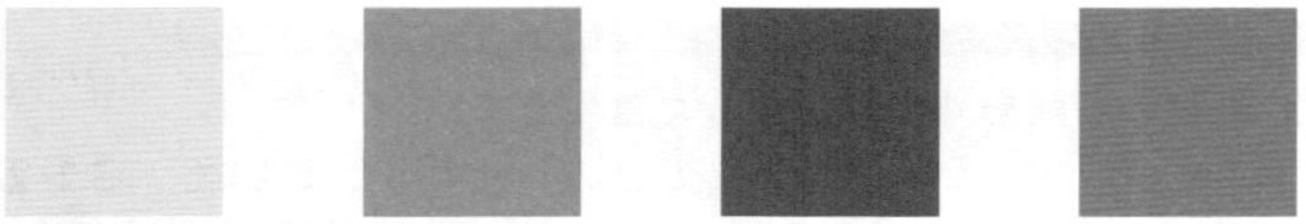

70. 下の図のように，他の指を動かさずに親指だけを立てて動かすことができますか。あなたが見本を見せて同じようにするように言って下さい。
はい　いいえ　3.4-3.1　FMA

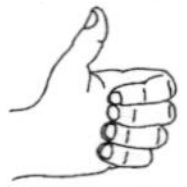

71. 片足立ちが2秒間以上できますか。
方法：物につかまらずに，一人で片足立ちさせて，何秒間バランスを保つことができるか測定します。あなたが見本をみせて下さい。お子さんにできるだけ長く片足立ちするよう言って下さい。
右足で何秒間，片足立ちができましたか（　　）秒間
左足で何秒間，片足立ちができましたか（　　）秒間
右足でも左足でも両方とも2秒間以上片足立ちができた場合だけ「はい」に○をつけて下さい。
はい　いいえ　3.7-3.3　GM

72. 以下の質問をお子さんにして下さい。質問をくりかえして言うのは構いませんが答える手助けをしないで下さい。それぞれの質問に対するお子さんの答えを下に書きこんで下さい。
「寒い時はどうしますか？」　（　　　　　）
答の例（震える，服を着る，家に入る，など）
「疲れた時はどうしますか？」　（　　　　　）
答の例（あくびをする，眠る，横になる，昼寝する）
「お腹がすいた時はどうしますか？」　（　　　　　）
答の例（食べる，食べるものを頼む，お昼を食べる）
答が理屈に合っていればこれ以外の答でも結構です。2つ以上答えられた場合「はい」に○をつけて下さい。言葉でなく，身振り（ジェスチャー）で示した場合は「いいえ」に○をつけて下さい。
はい　いいえ　3.9-3.5　L

73. 下の図を見せて「これと同じものをかいて」と言って下さい。「丸（円）をかいて」と言ってはいけません。3回かかせて下さい。1回でもできれば結構です。判定の例は下に描いてある通りです。
はい　いいえ　3.8-3.4　FMA

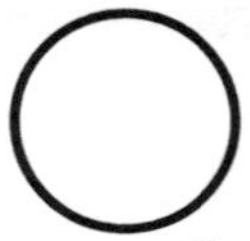

図：この場合は「はい」に○をつけて下さい。

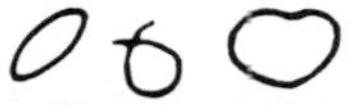

図：この場合は「いいえ」に○をつけて下さい。

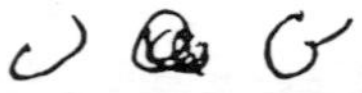

74. 手助けなしに，一人で自分の服をちゃんと身につけることができますか。
はい　いいえ　3.8-3.4　PS

2～4歳用

DENVERⅡ予備判定票

氏名		記録日	年　月　日
記録者 氏名		生年月日	年　月　日
記録者 続柄		年月日齢	年　月　日

以下の質問に順番にお答え下さい。「はい」「いいえ」のどちらかに○をつけて下さい。「いいえ」が3つ以上になったら，それ以降の質問にお答えになる必要はありません。

55. 下の絵の名前が1つ以上言えますか。
方法：下の絵をひとつずつ指さして「これは何？」と聞いて，それぞれ「ねこ」「うま」「とり」「いぬ」「ひと」と答えれば「はい」に○をつけて下さい。「こねこ」「ことり」「パパ」「おとこのこ」などでも結構です。家で飼っているペットの名前を答えた場合は種類があっていれば「はい」に○をつけて下さい。鳴き声だけで答えた場合は「いいえ」にして下さい。
はい　いいえ　2.3-2.0　L

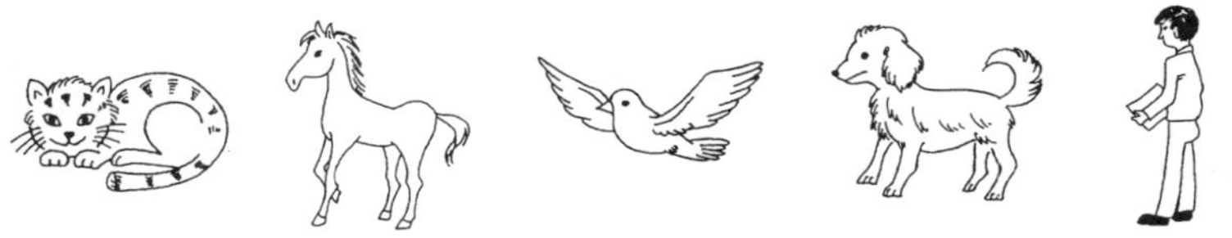

（原画　国立療養所広島病院小児科部長　下田浩子）

56. 「公園・行く」「ジュース・ほしい」「パパ・バイバイ」などの2語文を話しますか。（「いない・いない・ばあ」や「バイ・バイ」は2語文ではありません）
はい　いいえ　2.4-2.1　L

57. 手助けしなくても，自分一人で手を洗ってタオルでふいたり，乾かしたりできますか。あなたがお子さんの手の届かない蛇口をひねってあげるのは構いません。
はい　いいえ　2.4-2.1　PS

58. 体の部分を6つ正しく指さすことができますか。
判定の方法：眼，耳，鼻，口，手，足，お腹，髪の毛の8つの名前をひとつずつ順番に「○○はどこ？」と聞いて，6つ以上正しく指させたら「はい」に○をつけて下さい。お子さんが自分の体を指さしても，あなたの体を指さしても，どちらでも結構です。
はい　いいえ　2.5-2.2　L

59. 両足ジャンプができますか。
判定の方法：この判定票を床において，お子さんに立ったままの位置で判定票を飛び越すように言って下さい。両足同時にジャンプできれば「はい」に○をつけて下さい。判定票を飛び越すことができなくても両足とも床から離れれば結構です。助走したり，片足で飛び越す場合は「いいえ」に○をつけて下さい。
はい　いいえ　2.6-2.3　GM

60. 問55で見せた絵をもう一度見せて，今度はあなたが「馬はどれ？」「イヌはどれ？」などとひとつずつ聞いて，お子さんが4つ以上正しく指させれば，「はい」に○をつけて下さい。聞く順番はどれから始めても結構です。
はい　いいえ　2.6-2.3　L

61. あまり親しくない人にも，あなたのお子さんが話す内容がほぼ明りょうに（半分以上）理解されていますか。あなたやお子さんの親しい人でないと理解できない場合は「いいえ」に○をつけて下さい。
はい　いいえ　2.7-2.4　L

62. 積み木やブロックを8つ以上積み重ねて塔をつくることができますか。いままでやったことがない場合は「いいえ」に○をつけて下さい。
はい　いいえ　2.8-2.5　FMA

63. 手助けしなくても，自分一人でパンツやTシャツ，靴を身につけることができますか。
はい　いいえ　3.0-2.6　PS

64. 問55で見せた動物の絵を使います。お子さんに絵を見せて，「飛ぶのはどれ？」「走るのはどれ？」「ニャーとなくのはどれ？」などとひとつひとつたずねて下さい。お子さんが2つ以上正しく指させれば「はい」に○をつけて下さい。
はい　いいえ　3.0-2.7　L

65. 問55で見せた絵の動物の名前を4つ以上正しく言えますか。
はい　いいえ　3.1-2.7　L

66. 友だちの名前を一人以上言えますか。
家族（一緒に住んでいる人）やペットの名前の場合は「いいえ」に○をつけて下さい。一緒に住んでいなければ親戚の名前でも結構です。実在しない友だちの名前や友だちがいない場合は「いいえ」に○をつけて下さい。
はい　いいえ　3.1-2.8　PS

67. 縦にまっすぐな線を描けますか。
判定の方法：下の図の横にあなたが「こうかくのよ」と言って描いてみせて下さい。その時，お子さんと同じ向きで上から下に描いて下さい。あなたの描いた線の横にお子さんにかかせて下さい。あなたの描いた線をお子さんがなぞるのではいけません。判定の例は下に描いてある通りです。
はい　いいえ　3.2-2.9　FMA

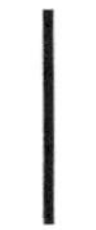

図：この場合は「はい」に○をつけて下さい。　図：この場合は「いいえ」に○をつけて下さい。

68. この判定票を床において，お子さんに立ったままの位置で用紙を飛び越すように言って下さい。助走してはいけません。あなたが見本をみせてもかまいません。用紙の短い側（21cm）を飛び越えることができれば「はい」に○をつけて下さい。用紙の上に着地した場合は「いいえ」に○をつけて下さい。
はい　いいえ　3.2-2.9　GM

69. 色の名前を１つ以上言えますか。
検査の方法：下の図（黄，緑，赤，青）を見せて，ひとつずつ指さして「これは何色？」と聞いて下さい。お子さんが違った答を言ってもあなたの顔色に出さないようにして４つとも聞いて下さい。１つ以上正しく答えられれば「はい」に○をつけて下さい。
はい　いいえ　3.3-2.9　L

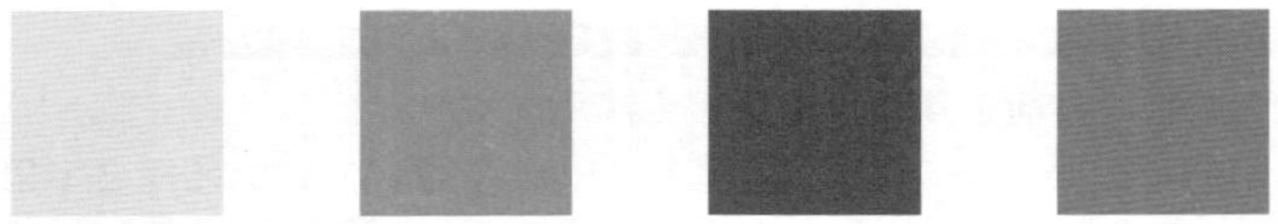

70. 下の図のように，他の指を動かさずに親指だけを立てて動かすことができますか。あなたが見本を見せて同じようにするように言って下さい。
はい　いいえ　3.4-3.1　FMA

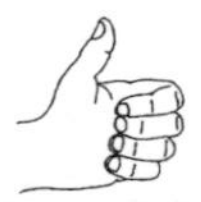

71. 片足立ちが２秒間以上できますか。
方法：物につかまらずに，一人で片足立ちさせて，何秒間バランスを保つことができるか測定します。あなたが見本をみせて下さい。お子さんにできるだけ長く片足立ちするよう言って下さい。
右足で何秒間，片足立ちができましたか（　　）秒間
左足で何秒間，片足立ちができましたか（　　）秒間
右足でも左足でも両方とも２秒間以上片足立ちができた場合だけ「はい」に○をつけて下さい。
はい　いいえ　3.7-3.3　GM

72. 以下の質問をお子さんにして下さい。質問をくりかえして言うのは構いませんが答える手助けをしないで下さい。それぞれの質問に対するお子さんの答えを下に書きこんで下さい。
「寒い時はどうしますか？」（　　　　　）
答の例（震える，服を着る，家に入る，など）
「疲れた時はどうしますか？」（　　　　　）
答の例（あくびをする，眠る，横になる，昼寝する）
「お腹がすいた時はどうしますか？」（　　　　　）
答の例（食べる，食べるものを頼む，お昼を食べる）
答が理屈に合っていればこれ以外の答でも結構です。２つ以上答えられた場合「はい」に○をつけて下さい。言葉でなく，身振り（ジェスチャー）で示した場合は「いいえ」に○をつけて下さい。
はい　いいえ　3.9-3.5　L

73. 下の図を見せて「これと同じものをかいて」と言って下さい。「丸（円）をかいて」と言ってはいけません。３回かかせて下さい。１回でもできれば結構です。判定の例は下に描いてある通りです。
はい　いいえ　3.8-3.4　FMA

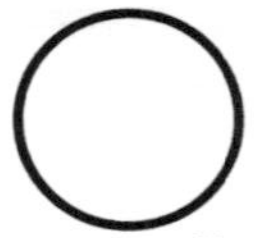

図：この場合は「はい」に○をつけて下さい。　図：この場合は「いいえ」に○をつけて下さい。

74. 手助けなしに，一人で自分の服をちゃんと身につけることができますか。
はい　いいえ　3.8-3.4　PS

2〜4歳用

DENVER II 予備判定票

氏　名 ＿＿＿＿＿＿＿＿

記録者　氏　名 ＿＿＿＿＿＿＿＿
　　　　続　柄 ＿＿＿＿＿＿＿＿

記録日　　年　　月　　日
生年月日　　年　　月　　日
年月日齢　　年　　月　　日

以下の質問に順番にお答え下さい。「はい」「いいえ」のどちらかに○をつけて下さい。「いいえ」が３つ以上になったら，それ以降の質問にお答えになる必要はありません。

55. 下の絵の名前が１つ以上言えますか。
方法：下の絵をひとつずつ指さして「これは何？」と聞いて，それぞれ「ねこ」「うま」「とり」「いぬ」「ひと」と答えれば「はい」に○をつけて下さい。「こねこ」「ことり」「パパ」「おとこのこ」などでも結構です。家で飼っているペットの名前を答えた場合は種類があっていれば「はい」に○をつけて下さい。鳴き声だけで答えた場合は「いいえ」にして下さい。
はい　いいえ　2.3-2.0　L

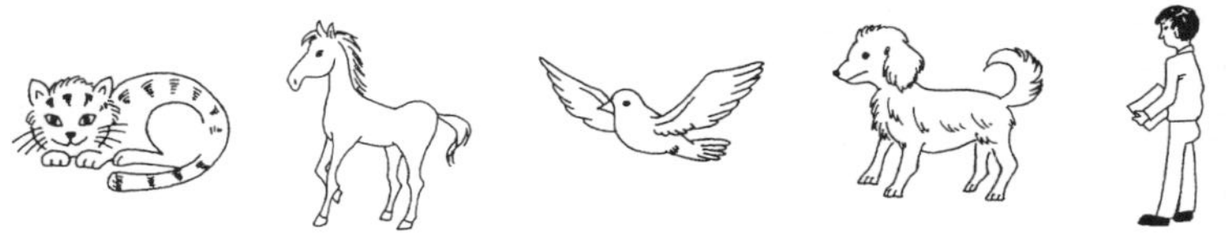

（原画　国立療養所広島病院小児科部長　下田浩子）

56. 「公園・行く」「ジュース・ほしい」「パパ・バイバイ」などの２語文を話しますか。(「いない・いない・ばあ」や「バイ・バイ」は２語文ではありません）
はい　いいえ　2.4-2.1　L

57. 手助けしなくても，自分一人で手を洗ってタオルでふいたり，乾かしたりできますか。あなたがお子さんの手の届かない蛇口をひねってあげるのは構いません。
はい　いいえ　2.4-2.1　PS

58. 体の部分を６つ正しく指さすことができますか。
判定の方法：眼，耳，鼻，口，手，足，お腹，髪の毛の８つの名前をひとつずつ順番に「○○はどこ？」と聞いて，６つ以上正しく指させたら「はい」に○をつけて下さい。お子さんが自分の体を指さしても，あなたの体を指さしても，どちらでも結構です。
はい　いいえ　2.5-2.2　L

59. 両足ジャンプができますか。
判定の方法：この判定票を床において，お子さんに立ったままの位置で判定票を飛び越すように言って下さい。両足同時にジャンプできれば「はい」に○をつけて下さい。判定票を飛び越すことができなくても両足とも床から離れれば結構です。助走したり，片足で飛び越す場合は「いいえ」に○をつけて下さい。
はい　いいえ　2.6-2.3　GM

60. 問 55 で見せた絵をもう一度見せて，今度はあなたが「馬はどれ？」「イヌはどれ？」などとひとつずつ聞いて，お子さんが４つ以上正しく指させれば，「はい」に○をつけて下さい。聞く順番はどれから始めても結構です。
はい　いいえ　2.6-2.3　L

61. あまり親しくない人にも，あなたのお子さんが話す内容がほぼ明りょうに（半分以上）理解されていますか。あなたやお子さんの親しい人でないと理解できない場合は「いいえ」に○をつけて下さい。
はい　いいえ　2.7-2.4　L

62. 積み木やブロックを８つ以上積み重ねて塔をつくることができますか。いままでやったことがない場合は「いいえ」に○をつけて下さい。
はい　いいえ　2.8-2.5　FMA

63. 手助けしなくても，自分一人でパンツやＴシャツ，靴を身につけることができますか。
はい　いいえ　3.0-2.6　PS

64. 問 55 で見せた動物の絵を使います。お子さんに絵を見せて，「飛ぶのはどれ？」「走るのはどれ？」「ニャーとなくのはどれ？」などとひとつひとつたずねて下さい。お子さんが２つ以上正しく指させれば「はい」に○をつけて下さい。
はい　いいえ　3.0-2.7　L

65. 問 55 で見せた絵の動物の名前を４つ以上正しく言えますか。
はい　いいえ　3.1-2.7　L

66. 友だちの名前を一人以上言えますか。
家族（一緒に住んでいる人）やペットの名前の場合は「いいえ」に○をつけて下さい。一緒に住んでいなければ親戚の名前でも結構です。実在しない友だちの名前や友だちがいない場合は「いいえ」に○をつけて下さい。
はい　いいえ　3.1-2.8　PS

67. 縦にまっすぐな線を描けますか。
判定の方法：下の図の横にあなたが「こうかくのよ」と言って描いてみせて下さい。その時，お子さんと同じ向きで上から下に描いて下さい。あなたの描いた線の横にお子さんにかかせて下さい。あなたの描いた線をお子さんがなぞるのではいけません。判定の例は下に描いてある通りです。
はい　いいえ　3.2-2.9　FMA

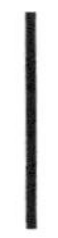

図：この場合は「はい」に○をつけて下さい。　図：この場合は「いいえ」に○をつけて下さい。

68. この判定票を床において，お子さんに立ったままの位置で用紙を飛び越すように言って下さい。助走してはいけません。あなたが見本をみせてもかまいません。用紙の短い側（21cm）を飛び越えることができれば「はい」に○をつけて下さい。用紙の上に着地した場合は「いいえ」に○をつけて下さい。
はい　いいえ　3.2-2.9　GM

69. 色の名前を１つ以上言えますか。
検査の方法：下の図（黄，緑，赤，青）を見せて，ひとつずつ指さして「これは何色？」と聞いて下さい。お子さんが違った答を言ってもあなたの顔色に出さないようにして４つとも聞いて下さい。１つ以上正しく答えられれば「はい」に○をつけて下さい。
はい　いいえ　3.3-2.9　L

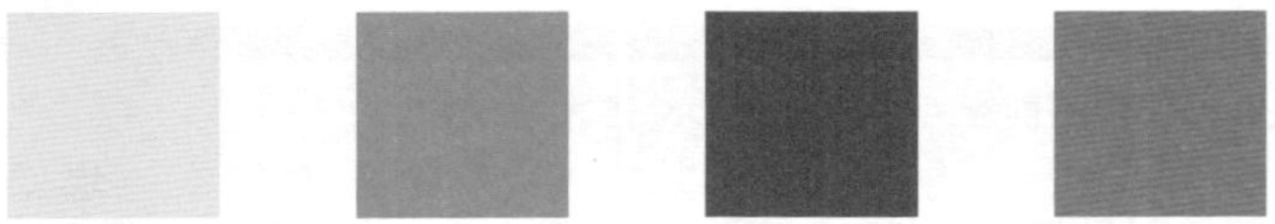

70. 下の図のように，他の指を動かさずに親指だけを立てて動かすことができますか。あなたが見本を見せて同じようにするように言って下さい。
はい　いいえ　3.4-3.1　FMA

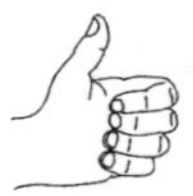

71. 片足立ちが２秒間以上できますか。
方法：物につかまらずに，一人で片足立ちさせて，何秒間バランスを保つことができるか測定します。あなたが見本をみせて下さい。お子さんにできるだけ長く片足立ちするよう言って下さい。
右足で何秒間，片足立ちができましたか（　　）秒間
左足で何秒間，片足立ちができましたか（　　）秒間
右足でも左足でも両方とも２秒間以上片足立ちができた場合だけ「はい」に○をつけて下さい。
はい　いいえ　3.7-3.3　GM

72. 以下の質問をお子さんにして下さい。質問をくりかえして言うのは構いませんが答える手助けをしないで下さい。それぞれの質問に対するお子さんの答えを下に書きこんで下さい。
「寒い時はどうしますか？」　（　　　　　　）
答の例（震える，服を着る，家に入る，など）
「疲れた時はどうしますか？」　（　　　　　　）
答の例（あくびをする，眠る，横になる，昼寝する）
「お腹がすいた時はどうしますか？」　（　　　　　　）
答の例（食べる，食べるものを頼む，お昼を食べる）
答が理屈に合っていればこれ以外の答でも結構です。２つ以上答えられた場合「はい」に○をつけて下さい。言葉でなく，身振り（ジェスチャー）で示した場合は「いいえ」に○をつけて下さい。
はい　いいえ　3.9-3.5　L

73. 下の図を見せて「これと同じものをかいて」と言って下さい。「丸（円）をかいて」と言ってはいけません。３回かかせて下さい。１回でもできれば結構です。判定の例は下に描いてある通りです。
はい　いいえ　3.8-3.4　FMA

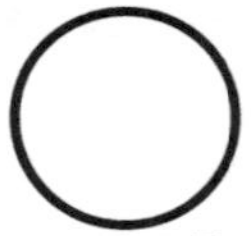

図：この場合は「はい」に○をつけて下さい。　図：この場合は「いいえ」に○をつけて下さい。

74. 手助けなしに，一人で自分の服をちゃんと身につけることができますか。
はい　いいえ　3.8-3.4　PS

2〜4歳用

DENVER II 予備判定票

氏　　　名

記録者　氏　　名
　　　　続　　柄

記　録　日　　　年　　　月　　　日
生 年 月 日　　　年　　　月　　　日
年 月 日 齢　　　年　　　月　　　日

以下の質問に順番にお答え下さい。「はい」「いいえ」のどちらかに○をつけて下さい。「いいえ」が３つ以上になったら，それ以降の質問にお答えになる必要はありません。

55. 下の絵の名前が１つ以上言えますか。
方法：下の絵をひとつずつ指さして「これは何？」と聞いて，それぞれ「ねこ」「うま」「とり」「いぬ」「ひと」と答えれば「はい」に○をつけて下さい。「こねこ」「ことり」「パパ」「おとこのこ」などでも結構です。家で飼っているペットの名前を答えた場合は種類があっていれば「はい」に○をつけて下さい。鳴き声だけで答えた場合は「いいえ」にして下さい。
はい　いいえ　2.3-2.0　L

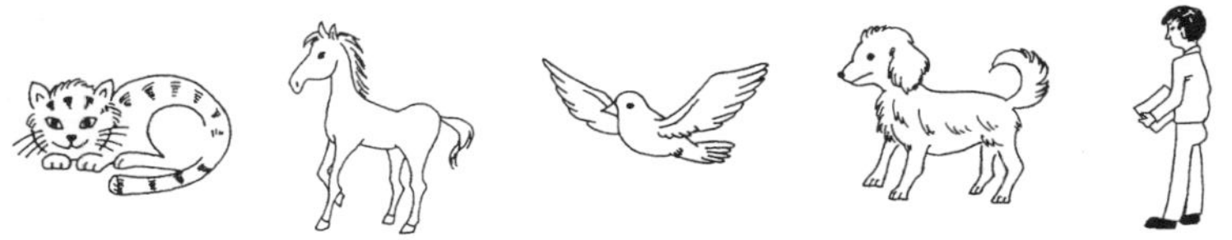

（原画　国立療養所広島病院小児科部長　下田浩子）

56. 「公園・行く」「ジュース・ほしい」「パパ・バイバイ」などの２語文を話しますか。（「いない・いない・ばあ」や「バイ・バイ」は２語文ではありません）
はい　いいえ　2.4-2.1　L

57. 手助けしなくても，自分一人で手を洗ってタオルでふいたり，乾かしたりできますか。あなたがお子さんの手の届かない蛇口をひねってあげるのは構いません。
はい　いいえ　2.4-2.1　PS

58. 体の部分を６つ正しく指さすことができますか。
判定の方法：眼，耳，鼻，口，手，足，お腹，髪の毛の８つの名前をひとつずつ順番に「○○はどこ？」と聞いて，６つ以上正しく指させたら「はい」に○をつけて下さい。お子さんが自分の体を指さしても，あなたの体を指さしても，どちらでも結構です。
はい　いいえ　2.5-2.2　L

59. 両足ジャンプができますか。
判定の方法：この判定票を床において，お子さんに立ったままの位置で判定票を飛び越すように言って下さい。両足同時にジャンプできれば「はい」に○をつけて下さい。判定票を飛び越すことができなくても両足とも床から離れれば結構です。助走したり，片足で飛び越す場合は「いいえ」に○をつけて下さい。
はい　いいえ　2.6-2.3　GM

60. 問55で見せた絵をもう一度見せて，今度はあなたが「馬はどれ？」「イヌはどれ？」などとひとつずつ聞いて，お子さんが４つ以上正しく指させれば，「はい」に○をつけて下さい。聞く順番はどれから始めても結構です。
はい　いいえ　2.6-2.3　L

61. あまり親しくない人にも，あなたのお子さんが話す内容がほぼ明りょうに（半分以上）理解されていますか。あなたやお子さんの親しい人でないと理解できない場合は「いいえ」に○をつけて下さい。
はい　いいえ　2.7-2.4　L

62. 積み木やブロックを８つ以上積み重ねて塔をつくることができますか。いままでやったことがない場合は「いいえ」に○をつけて下さい。
はい　いいえ　2.8-2.5　FMA

63. 手助けしなくても，自分一人でパンツやＴシャツ，靴を身につけることができますか。
はい　いいえ　3.0-2.6　PS

64. 問55で見せた動物の絵を使います。お子さんに絵を見せて，「飛ぶのはどれ？」「走るのはどれ？」「ニャーとなくのはどれ？」などとひとつひとつたずねて下さい。お子さんが２つ以上正しく指させれば「はい」に○をつけて下さい。
はい　いいえ　3.0-2.7　L

65. 問55で見せた絵の動物の名前を４つ以上正しく言えますか。
はい　いいえ　3.1-2.7　L

66. 友だちの名前を一人以上言えますか。
家族（一緒に住んでいる人）やペットの名前の場合は「いいえ」に○をつけて下さい。一緒に住んでいなければ親戚の名前でも結構です。実在しない友だちの名前や友だちがいない場合は「いいえ」に○をつけて下さい。
はい　いいえ　3.1-2.8　PS

67. 縦にまっすぐな線を描けますか。
判定の方法：下の図の横にあなたが「こうかくのよ」と言って描いてみせて下さい。その時，お子さんと同じ向きで上から下に描いて下さい。あなたの描いた線の横にお子さんにかかせて下さい。あなたの描いた線をお子さんがなぞるのではいけません。判定の例は下に描いてある通りです。
はい　いいえ　3.2-2.9　FMA

図：この場合は「はい」に○をつけて下さい。

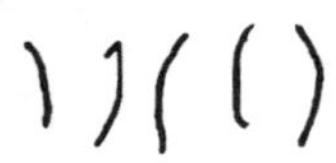

図：この場合は「いいえ」に○をつけて下さい。

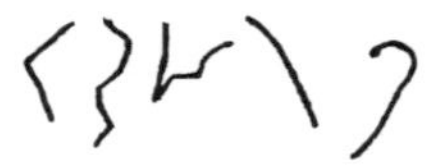

68. この判定票を床において，お子さんに立ったままの位置で用紙を飛び越すように言って下さい。助走してはいけません。あなたが見本をみせてもかまいません。用紙の短い側（21cm）を飛び越えることができれば「はい」に○をつけて下さい。用紙の上に着地した場合は「いいえ」に○をつけて下さい。
はい　いいえ　3.2-2.9　GM

69. 色の名前を１つ以上言えますか。
検査の方法：下の図（黄，緑，赤，青）を見せて，ひとつずつ指さして「これは何色？」と聞いて下さい。お子さんが違った答を言ってもあなたの顔色に出さないようにして４つとも聞いて下さい。１つ以上正しく答えられれば「はい」に○をつけて下さい。
はい　いいえ　3.3-2.9　L

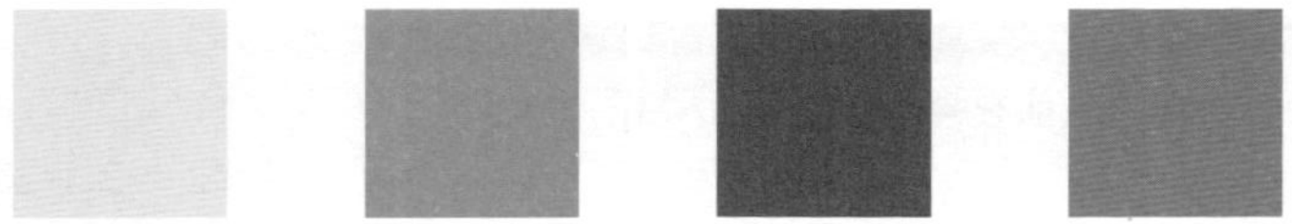

70. 下の図のように，他の指を動かさずに親指だけを立てて動かすことができますか。あなたが見本を見せて同じようにするように言って下さい。
はい　いいえ　3.4-3.1　FMA

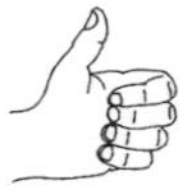

71. 片足立ちが２秒間以上できますか。
方法：物につかまらずに，一人で片足立ちさせて，何秒間バランスを保つことができるか測定します。あなたが見本をみせて下さい。お子さんにできるだけ長く片足立ちするよう言って下さい。
右足で何秒間，片足立ちができましたか（　　）秒間
左足で何秒間，片足立ちができましたか（　　）秒間
右足でも左足でも両方とも２秒間以上片足立ちができた場合だけ「はい」に○をつけて下さい。
はい　いいえ　3.7-3.3　GM

72. 以下の質問をお子さんにして下さい。質問をくりかえして言うのは構いませんが答える手助けをしないで下さい。それぞれの質問に対するお子さんの答えを下に書きこんで下さい。
「寒い時はどうしますか？」（　　　　　）
答の例（震える，服を着る，家に入る，など）
「疲れた時はどうしますか？」（　　　　　）
答の例（あくびをする，眠る，横になる，昼寝する）
「お腹がすいた時はどうしますか？」（　　　　　）
答の例（食べる，食べるものを頼む，お昼を食べる）
答が理屈に合っていればこれ以外の答でも結構です。２つ以上答えられた場合「はい」に○をつけて下さい。言葉でなく，身振り（ジェスチャー）で示した場合は「いいえ」に○をつけて下さい。
はい　いいえ　3.9-3.5　L

73. 下の図を見せて「これと同じものをかいて」と言って下さい。「丸（円）をかいて」と言ってはいけません。３回かかせて下さい。１回でもできれば結構です。判定の例は下に描いてある通りです。
はい　いいえ　3.8-3.4　FMA

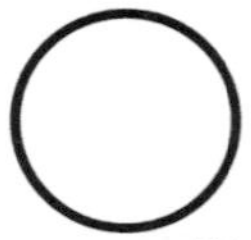

図：この場合は「はい」に○をつけて下さい。

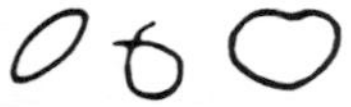

図：この場合は「いいえ」に○をつけて下さい。

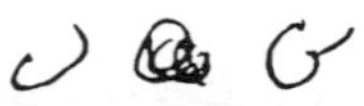

74. 手助けなしに，一人で自分の服をちゃんと身につけることができますか。
はい　いいえ　3.8-3.4　PS

2～4歳用

DENVERⅡ予備判定票

氏　　名

記録者　氏　　名
　　　　続　　柄

記　録　日　　年　　月　　日
生 年 月 日　　年　　月　　日
年 月 日 齢　　年　　月　　日

以下の質問に順番にお答え下さい。「はい」「いいえ」のどちらかに○をつけて下さい。「いいえ」が3つ以上になったら，それ以降の質問にお答えになる必要はありません。

55. 下の絵の名前が1つ以上言えますか。
方法：下の絵をひとつずつ指さして「これは何？」と聞いて，それぞれ「ねこ」「うま」「とり」「いぬ」「ひと」と答えれば「はい」に○をつけて下さい。「こねこ」「ことり」「パパ」「おとこのこ」などでも結構です。家で飼っているペットの名前を答えた場合は種類があっていれば「はい」に○をつけて下さい。鳴き声だけで答えた場合は「いいえ」にして下さい。
はい　いいえ　2.3-2.0　L

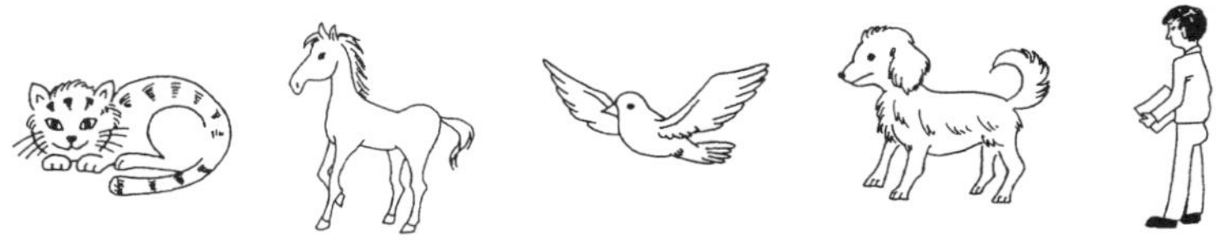

（原画　国立療養所広島病院小児科部長　下田浩子）

56. 「公園・行く」「ジュース・ほしい」「パパ・バイバイ」などの2語文を話しますか。（「いない・いない・ばあ」や「バイ・バイ」は2語文ではありません）
はい　いいえ　2.4-2.1　L

57. 手助けしなくても，自分一人で手を洗ってタオルでふいたり，乾かしたりできますか。あなたがお子さんの手の届かない蛇口をひねってあげるのは構いません。
はい　いいえ　2.4-2.1　PS

58. 体の部分を6つ正しく指さすことができますか。
判定の方法：眼，耳，鼻，口，手，足，お腹，髪の毛の8つの名前をひとつずつ順番に「○○はどこ？」と聞いて，6つ以上正しく指させたら「はい」に○をつけて下さい。お子さんが自分の体を指さしても，あなたの体を指さしても，どちらでも結構です。
はい　いいえ　2.5-2.2　L

59. 両足ジャンプができますか。
判定の方法：この判定票を床において，お子さんに立ったままの位置で判定票を飛び越すように言って下さい。両足同時にジャンプできれば「はい」に○をつけて下さい。判定票を飛び越すことができなくても両足とも床から離れれば結構です。助走したり，片足で飛び越す場合は「いいえ」に○をつけて下さい。
はい　いいえ　2.6-2.3　GM

60. 問55で見せた絵をもう一度見せて，今度はあなたが「馬はどれ？」「イヌはどれ？」などとひとつずつ聞いて，お子さんが4つ以上正しく指させれば，「はい」に○をつけて下さい。聞く順番はどれから始めても結構です。
はい　いいえ　2.6-2.3　L

61. あまり親しくない人にも，あなたのお子さんが話す内容がほぼ明りょうに（半分以上）理解されていますか。あなたやお子さんの親しい人でないと理解できない場合は「いいえ」に○をつけて下さい。
はい　いいえ　2.7-2.4　L

62. 積み木やブロックを8つ以上積み重ねて塔をつくることができますか。いままでやったことがない場合は「いいえ」に○をつけて下さい。
はい　いいえ　2.8-2.5　FMA

63. 手助けしなくても，自分一人でパンツやTシャツ，靴を身につけることができますか。
はい　いいえ　3.0-2.6　PS

64. 問55で見せた動物の絵を使います。お子さんに絵を見せて，「飛ぶのはどれ？」「走るのはどれ？」「ニャーとなくのはどれ？」などとひとつひとつたずねて下さい。お子さんが2つ以上正しく指させれば「はい」に○をつけて下さい。
はい　いいえ　3.0-2.7　L

65. 問55で見せた絵の動物の名前を4つ以上正しく言えますか。
はい　いいえ　3.1-2.7　L

66. 友だちの名前を一人以上言えますか。
家族（一緒に住んでいる人）やペットの名前の場合は「いいえ」に○をつけて下さい。一緒に住んでいなければ親戚の名前でも結構です。実在しない友だちの名前や友だちがいない場合は「いいえ」に○をつけて下さい。
はい　いいえ　3.1-2.8　PS

67. 縦にまっすぐな線を描けますか。
判定の方法：下の図の横にあなたが「こうかくのよ」と言って描いてみせて下さい。その時，お子さんと同じ向きで上から下に描いて下さい。あなたの描いた線の横にお子さんにかかせて下さい。あなたの描いた線をお子さんがなぞるのではいけません。判定の例は下に描いてある通りです。
はい　いいえ　3.2-2.9　FMA

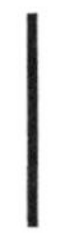

図：この場合は「はい」に○をつけて下さい。　図：この場合は「いいえ」に○をつけて下さい。

68. この判定票を床において，お子さんに立ったままの位置で用紙を飛び越すように言って下さい。助走してはいけません。あなたが見本をみせてもかまいません。用紙の短い側（21cm）を飛び越えることができれば「はい」に○をつけて下さい。用紙の上に着地した場合は「いいえ」に○をつけて下さい。
はい　いいえ　3.2-2.9　GM

69. 色の名前を１つ以上言えますか。
検査の方法：下の図（黄，緑，赤，青）を見せて，ひとつずつ指さして「これは何色？」と聞いて下さい。お子さんが違った答を言ってもあなたの顔色に出さないようにして４つとも聞いて下さい。１つ以上正しく答えられれば「はい」に○をつけて下さい。
はい　いいえ　3.3-2.9　L

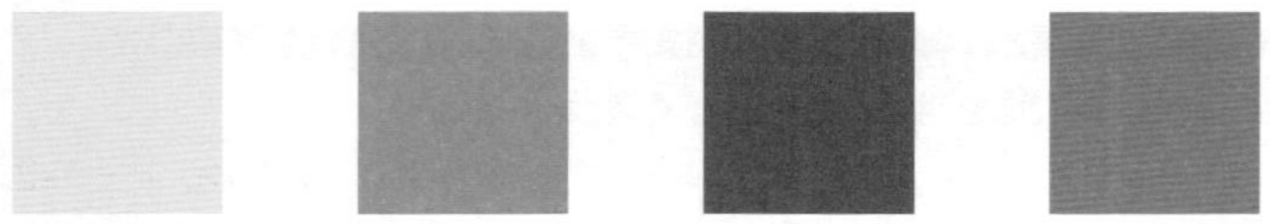

70. 下の図のように，他の指を動かさずに親指だけを立てて動かすことができますか。あなたが見本を見せて同じようにするように言って下さい。
はい　いいえ　3.4-3.1　FMA

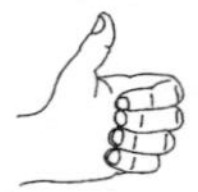

71. 片足立ちが２秒間以上できますか。
方法：物につかまらずに，一人で片足立ちさせて，何秒間バランスを保つことができるか測定します。あなたが見本をみせて下さい。お子さんにできるだけ長く片足立ちするよう言って下さい。
右足で何秒間，片足立ちができましたか（　　）秒間
左足で何秒間，片足立ちができましたか（　　）秒間
右足でも左足でも両方とも２秒間以上片足立ちができた場合だけ「はい」に○をつけて下さい。
はい　いいえ　3.7-3.3　GM

72. 以下の質問をお子さんにして下さい。質問をくりかえして言うのは構いませんが答える手助けをしないで下さい。それぞれの質問に対するお子さんの答えを下に書きこんで下さい。
「寒い時はどうしますか？」　（　　　　　　）
答の例（震える，服を着る，家に入る，など）
「疲れた時はどうしますか？」　（　　　　　　）
答の例（あくびをする，眠る，横になる，昼寝する）
「お腹がすいた時はどうしますか？」　（　　　　　　）
答の例（食べる，食べるものを頼む，お昼を食べる）
答が理屈に合っていればこれ以外の答でも結構です。２つ以上答えられた場合「はい」に○をつけて下さい。言葉でなく，身振り（ジェスチャー）で示した場合は「いいえ」に○をつけて下さい。
はい　いいえ　3.9-3.5　L

73. 下の図を見せて「これと同じものをかいて」と言って下さい。「丸（円）をかいて」と言ってはいけません。３回かかせて下さい。１回でもできれば結構です。判定の例は下に描いてある通りです。
はい　いいえ　3.8-3.4　FMA

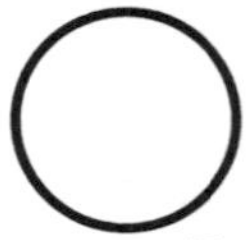

図：この場合は「はい」に○をつけて下さい。　図：この場合は「いいえ」に○をつけて下さい。

74. 手助けなしに，一人で自分の服をちゃんと身につけることができますか。
はい　いいえ　3.8-3.4　PS

2〜4歳用

DENVER II 予備判定票

氏　名 ＿＿＿＿
記録者　氏　名 ＿＿＿＿
　　　　続　柄 ＿＿＿＿

記録日　　年　　月　　日
生年月日　　年　　月　　日
年月日齢　　年　　月　　日

以下の質問に順番にお答え下さい。「はい」「いいえ」のどちらかに○をつけて下さい。「いいえ」が３つ以上になったら，それ以降の質問にお答えになる必要はありません。

55. 下の絵の名前が１つ以上言えますか。
方法：下の絵をひとつずつ指さして「これは何？」と聞いて，それぞれ「ねこ」「うま」「とり」「いぬ」「ひと」と答えれば「はい」に○をつけて下さい。「こねこ」「ことり」「パパ」「おとこのこ」などでも結構です。家で飼っているペットの名前を答えた場合は種類があっていれば「はい」に○をつけて下さい。鳴き声だけで答えた場合は「いいえ」にして下さい。
はい　いいえ　2.3-2.0　L

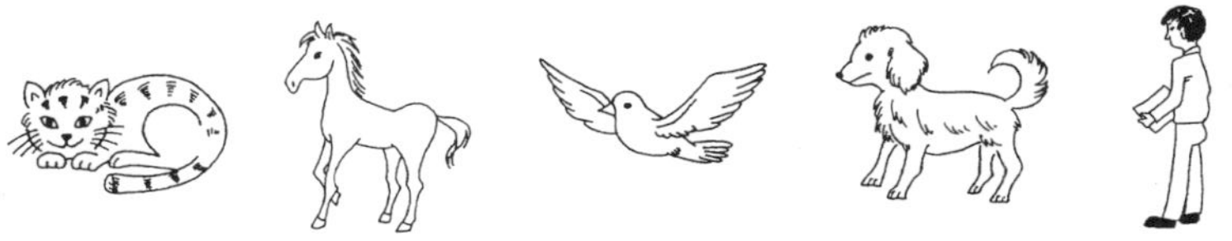

（原画　国立療養所広島病院小児科部長　下田浩子）

56. 「公園・行く」「ジュース・ほしい」「パパ・バイバイ」などの２語文を話しますか。（「いない・いない・ばあ」や「バイ・バイ」は２語文ではありません）
はい　いいえ　2.4-2.1　L

57. 手助けしなくても，自分一人で手を洗ってタオルでふいたり，乾かしたりできますか。あなたがお子さんの手の届かない蛇口をひねってあげるのは構いません。
はい　いいえ　2.4-2.1　PS

58. 体の部分を６つ正しく指さすことができますか。
判定の方法：眼，耳，鼻，口，手，足，お腹，髪の毛の８つの名前をひとつずつ順番に「○○はどこ？」と聞いて，６つ以上正しく指させたら「はい」に○をつけて下さい。お子さんが自分の体を指さしても，あなたの体を指さしても，どちらでも結構です。
はい　いいえ　2.5-2.2　L

59. 両足ジャンプができますか。
判定の方法：この判定票を床において，お子さんに立ったままの位置で判定票を飛び越すように言って下さい。両足同時にジャンプできれば「はい」に○をつけて下さい。判定票を飛び越すことができなくても両足とも床から離れれば結構です。助走したり，片足で飛び越す場合は「いいえ」に○をつけて下さい。
はい　いいえ　2.6-2.3　GM

60. 問 55 で見せた絵をもう一度見せて，今度はあなたが「馬はどれ？」「イヌはどれ？」などとひとつずつ聞いて，お子さんが４つ以上正しく指させれば，「はい」に○をつけて下さい。聞く順番はどれから始めても結構です。
はい　いいえ　2.6-2.3　L

61. あまり親しくない人にも，あなたのお子さんが話す内容がほぼ明りょうに（半分以上）理解されていますか。あなたやお子さんの親しい人でないと理解できない場合は「いいえ」に○をつけて下さい。
はい　いいえ　2.7-2.4　L

62. 積み木やブロックを８つ以上積み重ねて塔をつくることができますか。いままでやったことがない場合は「いいえ」に○をつけて下さい。
はい　いいえ　2.8-2.5　FMA

63. 手助けしなくても，自分一人でパンツやＴシャツ，靴を身につけることができますか。
はい　いいえ　3.0-2.6　PS

64. 問 55 で見せた動物の絵を使います。お子さんに絵を見せて，「飛ぶのはどれ？」「走るのはどれ？」「ニャーとなくのはどれ？」などとひとつひとつたずねて下さい。お子さんが２つ以上正しく指させれば「はい」に○をつけて下さい。
はい　いいえ　3.0-2.7　L

65. 問 55 で見せた絵の動物の名前を４つ以上正しく言えますか。
はい　いいえ　3.1-2.7　L

66. 友だちの名前を一人以上言えますか。
家族（一緒に住んでいる人）やペットの名前の場合は「いいえ」に○をつけて下さい。一緒に住んでいなければ親戚の名前でも結構です。実在しない友だちの名前や友だちがいない場合は「いいえ」に○をつけて下さい。
はい　いいえ　3.1-2.8　PS

67. 縦にまっすぐな線を描けますか。
判定の方法：下の図の横にあなたが「こうかくのよ」と言って描いてみせて下さい。その時，お子さんと同じ向きで上から下に描いて下さい。あなたの描いた線の横にお子さんにかかせて下さい。あなたの描いた線をお子さんがなぞるのではいけません。判定の例は下に描いてある通りです。
はい　いいえ　3.2-2.9　FMA

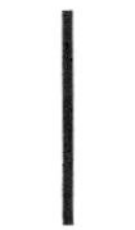

図：この場合は「はい」に○をつけて下さい。

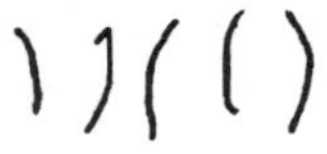

図：この場合は「いいえ」に○をつけて下さい。

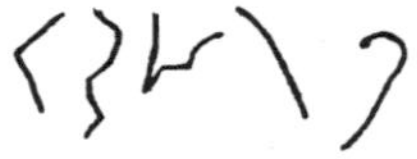

68. この判定票を床において，お子さんに立ったままの位置で用紙を飛び越すように言って下さい。助走してはいけません。あなたが見本をみせてもかまいません。用紙の短い側（21cm）を飛び越えることができれば「はい」に○をつけて下さい。用紙の上に着地した場合は「いいえ」に○をつけて下さい。
はい　いいえ　3.2-2.9　GM

69. 色の名前を１つ以上言えますか。
検査の方法：下の図（黄，緑，赤，青）を見せて，ひとつずつ指さして「これは何色？」と聞いて下さい。お子さんが違った答を言ってもあなたの顔色に出さないようにして４つとも聞いて下さい。１つ以上正しく答えられれば「はい」に○をつけて下さい。
はい　いいえ　3.3-2.9　L

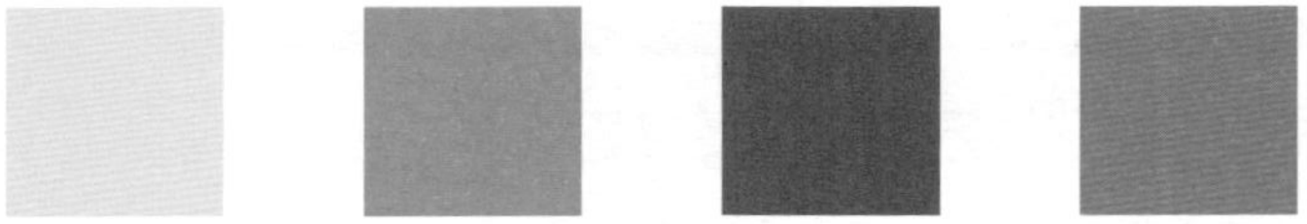

70. 下の図のように，他の指を動かさずに親指だけを立てて動かすことができますか。あなたが見本を見せて同じようにするように言って下さい。
はい　いいえ　3.4-3.1　FMA

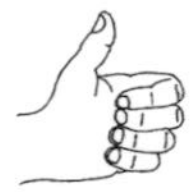

71. 片足立ちが２秒間以上できますか。
方法：物につかまらずに，一人で片足立ちさせて，何秒間バランスを保つことができるか測定します。あなたが見本をみせて下さい。お子さんにできるだけ長く片足立ちするよう言って下さい。
右足で何秒間，片足立ちができましたか（　　）秒間
左足で何秒間，片足立ちができましたか（　　）秒間
右足でも左足でも両方とも２秒間以上片足立ちができた場合だけ「はい」に○をつけて下さい。
はい　いいえ　3.7-3.3　GM

72. 以下の質問をお子さんにして下さい。質問をくりかえして言うのは構いませんが答える手助けをしないで下さい。それぞれの質問に対するお子さんの答えを下に書きこんで下さい。
「寒い時はどうしますか？」（　　　　　　）
答の例（震える，服を着る，家に入る，など）
「疲れた時はどうしますか？」（　　　　　　）
答の例（あくびをする，眠る，横になる，昼寝する）
「お腹がすいた時はどうしますか？」（　　　　　　）
答の例（食べる，食べるものを頼む，お昼を食べる）
答が理屈に合っていればこれ以外の答でも結構です。２つ以上答えられた場合「はい」に○をつけて下さい。言葉でなく，身振り（ジェスチャー）で示した場合は「いいえ」に○をつけて下さい。
はい　いいえ　3.9-3.5　L

73. 下の図を見せて「これと同じものをかいて」と言って下さい。「丸（円）をかいて」と言ってはいけません。３回かかせて下さい。１回でもできれば結構です。判定の例は下に描いてある通りです。
はい　いいえ　3.8-3.4　FMA

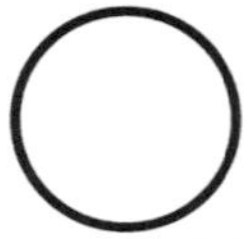

図：この場合は「はい」に○をつけて下さい。

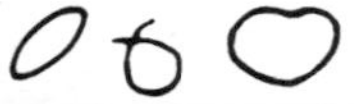

図：この場合は「いいえ」に○をつけて下さい。

74. 手助けなしに，一人で自分の服をちゃんと身につけることができますか。
はい　いいえ　3.8-3.4　PS

2〜4歳用

DENVER Ⅱ 予備判定票

氏　名 ＿＿＿＿

記録者 氏名 ＿＿＿＿ 続柄 ＿＿＿＿

記録日　年　月　日
生年月日　年　月　日
年月日齢　年　月　日

以下の質問に順番にお答え下さい。「はい」「いいえ」のどちらかに○をつけて下さい。「いいえ」が３つ以上になったら，それ以降の質問にお答えになる必要はありません。

55. 下の絵の名前が１つ以上言えますか。
方法：下の絵をひとつずつ指さして「これは何？」と聞いて，それぞれ「ねこ」「うま」「とり」「いぬ」「ひと」と答えれば「はい」に○をつけて下さい。「こねこ」「ことり」「パパ」「おとこのこ」などでも結構です。家で飼っているペットの名前を答えた場合は種類があっていれば「はい」に○をつけて下さい。鳴き声だけで答えた場合は「いいえ」にして下さい。
はい　いいえ　2.3-2.0　L

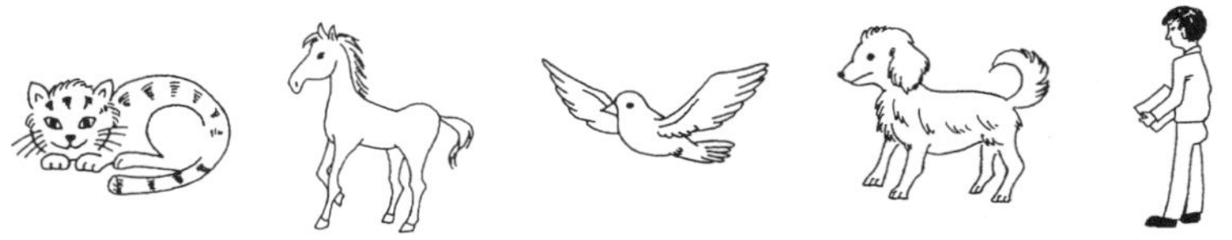

（原画　国立療養所広島病院小児科部長　下田浩子）

56. 「公園・行く」「ジュース・ほしい」「パパ・バイバイ」などの２語文を話しますか。(「いない・いない・ばあ」や「バイ・バイ」は２語文ではありません)
はい　いいえ　2.4-2.1　L

57. 手助けしなくても，自分一人で手を洗ってタオルでふいたり，乾かしたりできますか。あなたがお子さんの手の届かない蛇口をひねってあげるのは構いません。
はい　いいえ　2.4-2.1　PS

58. 体の部分を６つ正しく指さすことができますか。
判定の方法：眼，耳，鼻，口，手，足，お腹，髪の毛の８つの名前をひとつずつ順番に「○○はどこ？」と聞いて，６つ以上正しく指させたら「はい」に○をつけて下さい。お子さんが自分の体を指さしても，あなたの体を指さしても，どちらでも結構です。
はい　いいえ　2.5-2.2　L

59. 両足ジャンプができますか。
判定の方法：この判定票を床において，お子さんに立ったままの位置で判定票を飛び越すように言って下さい。両足同時にジャンプできれば「はい」に○をつけて下さい。判定票を飛び越すことができなくても両足とも床から離れれば結構です。助走したり，片足で飛び越す場合は「いいえ」に○をつけて下さい。
はい　いいえ　2.6-2.3　GM

60. 問 55 で見せた絵をもう一度見せて，今度はあなたが「馬はどれ？」「イヌはどれ？」などとひとつずつ聞いて，お子さんが４つ以上正しく指させれば，「はい」に○をつけて下さい。聞く順番はどれから始めても結構です。
はい　いいえ　2.6-2.3　L

61. あまり親しくない人にも，あなたのお子さんが話す内容がほぼ明りょうに（半分以上）理解されていますか。あなたやお子さんの親しい人でないと理解できない場合は「いいえ」に○をつけて下さい。
はい　いいえ　2.7-2.4　L

62. 積み木やブロックを８つ以上積み重ねて塔をつくることができますか。いままでやったことがない場合は「いいえ」に○をつけて下さい。
はい　いいえ　2.8-2.5　FMA

63. 手助けしなくても，自分一人でパンツや T シャツ，靴を身につけることができますか。
はい　いいえ　3.0-2.6　PS

64. 問 55 で見せた動物の絵を使います。お子さんに絵を見せて，「飛ぶのはどれ？」「走るのはどれ？」「ニャーとなくのはどれ？」などとひとつひとつたずねて下さい。お子さんが２つ以上正しく指させれば「はい」に○をつけて下さい。
はい　いいえ　3.0-2.7　L

65. 問 55 で見せた絵の動物の名前を４つ以上正しく言えますか。
はい　いいえ　3.1-2.7　L

66. 友だちの名前を一人以上言えますか。
家族（一緒に住んでいる人）やペットの名前の場合は「いいえ」に○をつけて下さい。一緒に住んでいなければ親戚の名前でも結構です。実在しない友だちの名前や友だちがいない場合は「いいえ」に○をつけて下さい。
はい　いいえ　3.1-2.8　PS

67. 縦にまっすぐな線を描けますか。
判定の方法：下の図の横にあなたが「こうかくのよ」と言って描いてみせて下さい。その時，お子さんと同じ向きで上から下に描いて下さい。あなたの描いた線の横にお子さんにかかせて下さい。あなたの描いた線をお子さんがなぞるのではいけません。判定の例は下に描いてある通りです。
はい　いいえ　3.2-2.9　FMA

図：この場合は「はい」に○をつけて下さい。

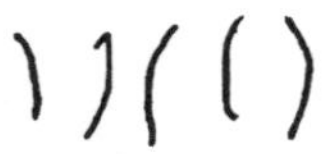

図：この場合は「いいえ」に○をつけて下さい。

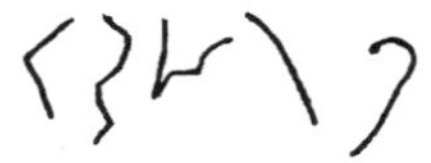

68. この判定票を床において，お子さんに立ったままの位置で用紙を飛び越すように言って下さい。助走してはいけません。あなたが見本をみせてもかまいません。用紙の短い側（21cm）を飛び越えることができれば「はい」に○をつけて下さい。用紙の上に着地した場合は「いいえ」に○をつけて下さい。
はい　いいえ　3.2-2.9　GM

69. 色の名前を１つ以上言えますか。
検査の方法：下の図（黄，緑，赤，青）を見せて，ひとつずつ指さして「これは何色？」と聞いて下さい。お子さんが違った答を言ってもあなたの顔色に出さないようにして４つとも聞いて下さい。１つ以上正しく答えられれば「はい」に○をつけて下さい。
はい　いいえ　3.3-2.9　L

70. 下の図のように，他の指を動かさずに親指だけを立てて動かすことができますか。あなたが見本を見せて同じようにするように言って下さい。
はい　いいえ　3.4-3.1　FMA

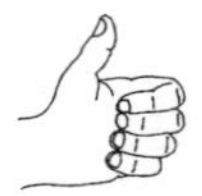

71. 片足立ちが２秒間以上できますか。
方法：物につかまらずに，一人で片足立ちさせて，何秒間バランスを保つことができるか測定します。あなたが見本をみせて下さい。お子さんにできるだけ長く片足立ちするよう言って下さい。
右足で何秒間，片足立ちができましたか（　　）秒間
左足で何秒間，片足立ちができましたか（　　）秒間
右足でも左足でも両方とも２秒間以上片足立ちができた場合だけ「はい」に○をつけて下さい。
はい　いいえ　3.7-3.3　GM

72. 以下の質問をお子さんにして下さい。質問をくりかえして言うのは構いませんが答える手助けをしないで下さい。それぞれの質問に対するお子さんの答えを下に書きこんで下さい。
「寒い時はどうしますか？」　（　　　　　）
答の例（震える，服を着る，家に入る，など）
「疲れた時はどうしますか？」　（　　　　　）
答の例（あくびをする，眠る，横になる，昼寝する）
「お腹がすいた時はどうしますか？」　（　　　　　）
答の例（食べる，食べるものを頼む，お昼を食べる）
答が理屈に合っていればこれ以外の答でも結構です。２つ以上答えられた場合「はい」に○をつけて下さい。言葉でなく，身振り（ジェスチャー）で示した場合は「いいえ」に○をつけて下さい。
はい　いいえ　3.9-3.5　L

73. 下の図を見せて「これと同じものをかいて」と言って下さい。「丸（円）をかいて」と言ってはいけません。３回かかせて下さい。１回でもできれば結構です。判定の例は下に描いてある通りです。
はい　いいえ　3.8-3.4　FMA

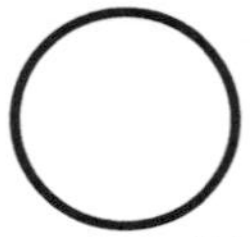

図：この場合は「はい」に○をつけて下さい。

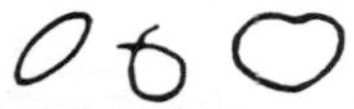

図：この場合は「いいえ」に○をつけて下さい。

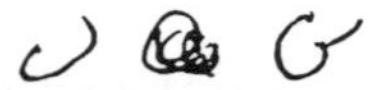

74. 手助けなしに，一人で自分の服をちゃんと身につけることができますか。
はい　いいえ　3.8-3.4　PS

2～4歳用

DENVERⅡ予備判定票

氏名 ＿＿＿＿＿＿
記録者 氏名 ＿＿＿＿＿＿
記録者 続柄 ＿＿＿＿＿＿

記録日 ＿＿年＿＿月＿＿日
生年月日 ＿＿年＿＿月＿＿日
年月日齢 ＿＿年＿＿月＿＿日

以下の質問に順番にお答え下さい。「はい」「いいえ」のどちらかに○をつけて下さい。「いいえ」が３つ以上になったら，それ以降の質問にお答えになる必要はありません。

55. 下の絵の名前が１つ以上言えますか。
方法：下の絵をひとつずつ指さして「これは何？」と聞いて，それぞれ「ねこ」「うま」「とり」「いぬ」「ひと」と答えれば「はい」に○をつけて下さい。「こねこ」「ことり」「パパ」「おとこのこ」などでも結構です。家で飼っているペットの名前を答えた場合は種類があっていれば「はい」に○をつけて下さい。鳴き声だけで答えた場合は「いいえ」にして下さい。
はい　いいえ　2.3-2.0　L

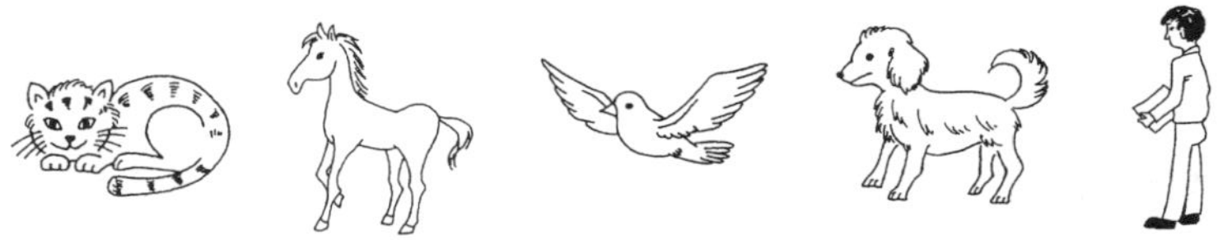

（原画　国立療養所広島病院小児科部長　下田浩子）

56. 「公園・行く」「ジュース・ほしい」「パパ・バイバイ」などの２語文を話しますか。（「いない・いない・ばあ」や「バイ・バイ」は２語文ではありません）
はい　いいえ　2.4-2.1　L

57. 手助けしなくても，自分一人で手を洗ってタオルでふいたり，乾かしたりできますか。あなたがお子さんの手の届かない蛇口をひねってあげるのは構いません。
はい　いいえ　2.4-2.1　PS

58. 体の部分を６つ正しく指さすことができますか。
判定の方法：眼，耳，鼻，口，手，足，お腹，髪の毛の８つの名前をひとつずつ順番に「○○はどこ？」と聞いて，６つ以上正しく指させたら「はい」に○をつけて下さい。お子さんが自分の体を指さしても，あなたの体を指さしても，どちらでも結構です。
はい　いいえ　2.5-2.2　L

59. 両足ジャンプができますか。
判定の方法：この判定票を床において，お子さんに立ったままの位置で判定票を飛び越すように言って下さい。両足同時にジャンプできれば「はい」に○をつけて下さい。判定票を飛び越すことができなくても両足とも床から離れれば結構です。助走したり，片足で飛び越す場合は「いいえ」に○をつけて下さい。
はい　いいえ　2.6-2.3　GM

60. 問55で見せた絵をもう一度見せて，今度はあなたが「馬はどれ？」「イヌはどれ？」などとひとつずつ聞いて，お子さんが４つ以上正しく指させれば，「はい」に○をつけて下さい。聞く順番はどれから始めても結構です。
はい　いいえ　2.6-2.3　L

61. あまり親しくない人にも，あなたのお子さんが話す内容がほぼ明りょうに（半分以上）理解されていますか。あなたやお子さんの親しい人でないと理解できない場合は「いいえ」に○をつけて下さい。
はい　いいえ　2.7-2.4　L

62. 積み木やブロックを８つ以上積み重ねて塔をつくることができますか。いままでやったことがない場合は「いいえ」に○をつけて下さい。
はい　いいえ　2.8-2.5　FMA

63. 手助けしなくても，自分一人でパンツやＴシャツ，靴を身につけることができますか。
はい　いいえ　3.0-2.6　PS

64. 問55で見せた動物の絵を使います。お子さんに絵を見せて，「飛ぶのはどれ？」「走るのはどれ？」「ニャーとなくのはどれ？」などとひとつひとつたずねて下さい。お子さんが２つ以上正しく指させれば「はい」に○をつけて下さい。
はい　いいえ　3.0-2.7　L

65. 問55で見せた絵の動物の名前を４つ以上正しく言えますか。
はい　いいえ　3.1-2.7　L

66. 友だちの名前を一人以上言えますか。
家族（一緒に住んでいる人）やペットの名前の場合は「いいえ」に○をつけて下さい。一緒に住んでいなければ親戚の名前でも結構です。実在しない友だちの名前や友だちがいない場合は「いいえ」に○をつけて下さい。
はい　いいえ　3.1-2.8　PS

67. 縦にまっすぐな線を描けますか。
判定の方法：下の図の横にあなたが「こうかくのよ」と言って描いてみせて下さい。その時，お子さんと同じ向きで上から下に描いて下さい。あなたの描いた線の横にお子さんにかかせて下さい。あなたの描いた線をお子さんがなぞるのではいけません。判定の例は下に描いてある通りです。
はい　いいえ　3.2-2.9　FMA

図：この場合は「はい」に○をつけて下さい。

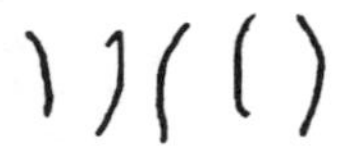

図：この場合は「いいえ」に○をつけて下さい。

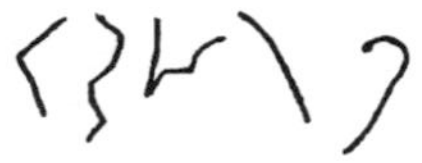

68. この判定票を床において，お子さんに立ったままの位置で用紙を飛び越すように言って下さい。助走してはいけません。あなたが見本をみせてもかまいません。用紙の短い側（21cm）を飛び越えることができれば「はい」に○をつけて下さい。用紙の上に着地した場合は「いいえ」に○をつけて下さい。
はい　いいえ　3.2-2.9　GM

69. 色の名前を１つ以上言えますか。
検査の方法：下の図（黄，緑，赤，青）を見せて，ひとつずつ指さして「これは何色？」と聞いて下さい。お子さんが違った答を言ってもあなたの顔色に出さないようにして４つとも聞いて下さい。１つ以上正しく答えられれば「はい」に○をつけて下さい。
はい　いいえ　3.3-2.9　L

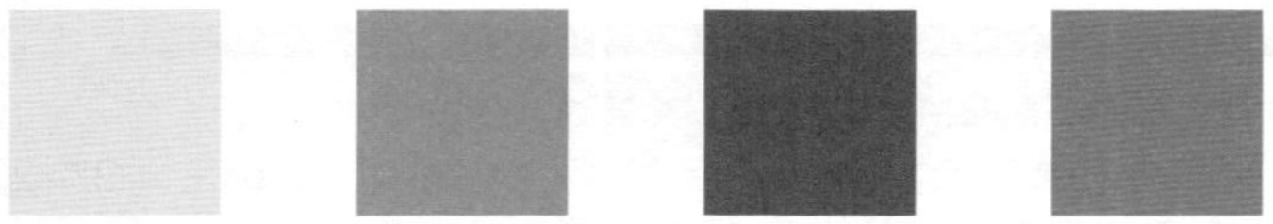

70. 下の図のように，他の指を動かさずに親指だけを立てて動かすことができますか。あなたが見本を見せて同じようにするように言って下さい。
はい　いいえ　3.4-3.1　FMA

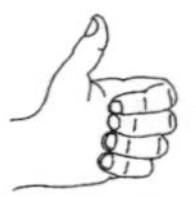

71. 片足立ちが２秒間以上できますか。
方法：物につかまらずに，一人で片足立ちさせて，何秒間バランスを保つことができるか測定します。あなたが見本をみせて下さい。お子さんにできるだけ長く片足立ちするよう言って下さい。
右足で何秒間，片足立ちができましたか（　　）秒間
左足で何秒間，片足立ちができましたか（　　）秒間
右足でも左足でも両方とも２秒間以上片足立ちができた場合だけ「はい」に○をつけて下さい。
はい　いいえ　3.7-3.3　GM

72. 以下の質問をお子さんにして下さい。質問をくりかえして言うのは構いませんが答える手助けをしないで下さい。それぞれの質問に対するお子さんの答えを下に書きこんで下さい。
「寒い時はどうしますか？」　（　　　　　　）
答の例（震える，服を着る，家に入る，など）
「疲れた時はどうしますか？」　（　　　　　　）
答の例（あくびをする，眠る，横になる，昼寝する）
「お腹がすいた時はどうしますか？」　（　　　　　　）
答の例（食べる，食べるものを頼む，お昼を食べる）
答が理屈に合っていればこれ以外の答でも結構です。２つ以上答えられた場合「はい」に○をつけて下さい。言葉でなく，身振り（ジェスチャー）で示した場合は「いいえ」に○をつけて下さい。
はい　いいえ　3.9-3.5　L

73. 下の図を見せて「これと同じものをかいて」と言って下さい。「丸（円）をかいて」と言ってはいけません。３回かかせて下さい。１回でもできれば結構です。判定の例は下に描いてある通りです。
はい　いいえ　3.8-3.4　FMA

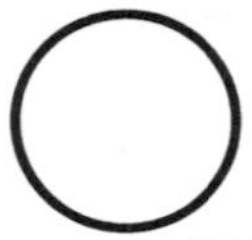

図：この場合は「はい」に○をつけて下さい。

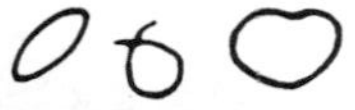

図：この場合は「いいえ」に○をつけて下さい。

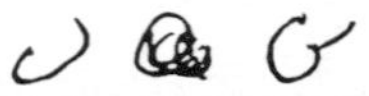

74. 手助けなしに，一人で自分の服をちゃんと身につけることができますか。
はい　いいえ　3.8-3.4　PS

2～4歳用

DENVER II 予備判定票

氏　名 ＿＿＿＿
記録者　氏　名 ＿＿＿＿
　　　　続　柄 ＿＿＿＿

記録日　　年　月　日
生年月日　　年　月　日
年月日齢　　年　月　日

以下の質問に順番にお答え下さい。「はい」「いいえ」のどちらかに○をつけて下さい。「いいえ」が３つ以上になったら，それ以降の質問にお答えになる必要はありません。

55. 下の絵の名前が１つ以上言えますか。
方法：下の絵をひとつずつ指さして「これは何？」と聞いて，それぞれ「ねこ」「うま」「とり」「いぬ」「ひと」と答えれば「はい」に○をつけて下さい。「こねこ」「ことり」「パパ」「おとこのこ」などでも結構です。家で飼っているペットの名前を答えた場合は種類があっていれば「はい」に○をつけて下さい。鳴き声だけで答えた場合は「いいえ」にして下さい。
はい　いいえ　2.3-2.0　L

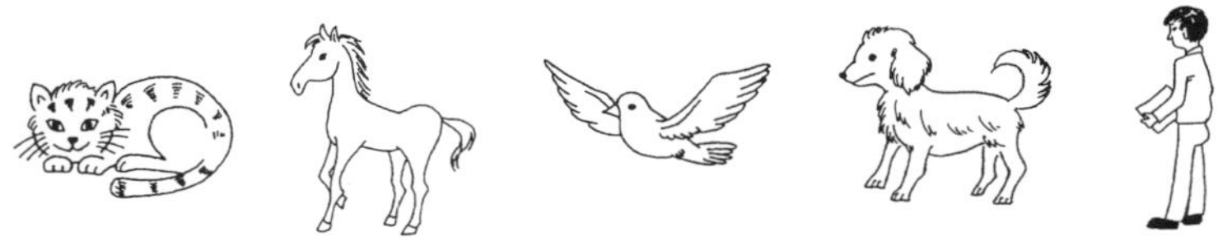

（原画　国立療養所広島病院小児科部長　下田浩子）

56. 「公園・行く」「ジュース・ほしい」「パパ・バイバイ」などの２語文を話しますか。（「いない・いない・ばあ」や「バイ・バイ」は２語文ではありません）
はい　いいえ　2.4-2.1　L

57. 手助けしなくても，自分一人で手を洗ってタオルでふいたり，乾かしたりできますか。あなたがお子さんの手の届かない蛇口をひねってあげるのは構いません。
はい　いいえ　2.4-2.1　PS

58. 体の部分を６つ正しく指さすことができますか。
判定の方法：眼，耳，鼻，口，手，足，お腹，髪の毛の８つの名前をひとつずつ順番に「○○はどこ？」と聞いて，６つ以上正しく指させたら「はい」に○をつけて下さい。お子さんが自分の体を指さしても，あなたの体を指さしても，どちらでも結構です。
はい　いいえ　2.5-2.2　L

59. 両足ジャンプができますか。
判定の方法：この判定票を床において，お子さんに立ったままの位置で判定票を飛び越すように言って下さい。両足同時にジャンプできれば「はい」に○をつけて下さい。判定票を飛び越すことができなくても両足とも床から離れれば結構です。助走したり，片足で飛び越す場合は「いいえ」に○をつけて下さい。
はい　いいえ　2.6-2.3　GM

60. 問 55 で見せた絵をもう一度見せて，今度はあなたが「馬はどれ？」「イヌはどれ？」などとひとつずつ聞いて，お子さんが４つ以上正しく指させれば，「はい」に○をつけて下さい。聞く順番はどれから始めても結構です。
はい　いいえ　2.6-2.3　L

61. あまり親しくない人にも，あなたのお子さんが話す内容がほぼ明りょうに（半分以上）理解されていますか。あなたやお子さんの親しい人でないと理解できない場合は「いいえ」に○をつけて下さい。
はい　いいえ　2.7-2.4　L

62. 積み木やブロックを８つ以上積み重ねて塔をつくることができますか。いままでやったことがない場合は「いいえ」に○をつけて下さい。
はい　いいえ　2.8-2.5　FMA

63. 手助けしなくても，自分一人でパンツやＴシャツ，靴を身につけることができますか。
はい　いいえ　3.0-2.6　PS

64. 問 55 で見せた動物の絵を使います。お子さんに絵を見せて，「飛ぶのはどれ？」「走るのはどれ？」「ニャーとなくのはどれ？」などとひとつひとつたずねて下さい。お子さんが２つ以上正しく指させれば「はい」に○をつけて下さい。
はい　いいえ　3.0-2.7　L

65. 問 55 で見せた絵の動物の名前を４つ以上正しく言えますか。
はい　いいえ　3.1-2.7　L

66. 友だちの名前を一人以上言えますか。
家族（一緒に住んでいる人）やペットの名前の場合は「いいえ」に○をつけて下さい。一緒に住んでいなければ親戚の名前でも結構です。実在しない友だちの名前や友だちがいない場合は「いいえ」に○をつけて下さい。
はい　いいえ　3.1-2.8　PS

67. 縦にまっすぐな線を描けますか。
判定の方法：下の図の横にあなたが「こうかくのよ」と言って描いてみせて下さい。その時，お子さんと同じ向きで上から下に描いて下さい。あなたの描いた線の横にお子さんにかかせて下さい。あなたの描いた線をお子さんがなぞるのではいけません。判定の例は下に描いてある通りです。
はい　いいえ　3.2-2.9　FMA

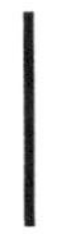

図：この場合は「はい」に○をつけて下さい。　図：この場合は「いいえ」に○をつけて下さい。

68. この判定票を床において，お子さんに立ったままの位置で用紙を飛び越すように言って下さい。助走してはいけません。あなたが見本をみせてもかまいません。用紙の短い側（21cm）を飛び越えることができれば「はい」に○をつけて下さい。用紙の上に着地した場合は「いいえ」に○をつけて下さい。
はい　いいえ　3.2-2.9　GM

69. 色の名前を１つ以上言えますか。
検査の方法：下の図（黄，緑，赤，青）を見せて，ひとつずつ指さして「これは何色？」と聞いて下さい。お子さんが違った答を言ってもあなたの顔色に出さないようにして４つとも聞いて下さい。１つ以上正しく答えられれば「はい」に○をつけて下さい。
はい　いいえ　3.3-2.9　L

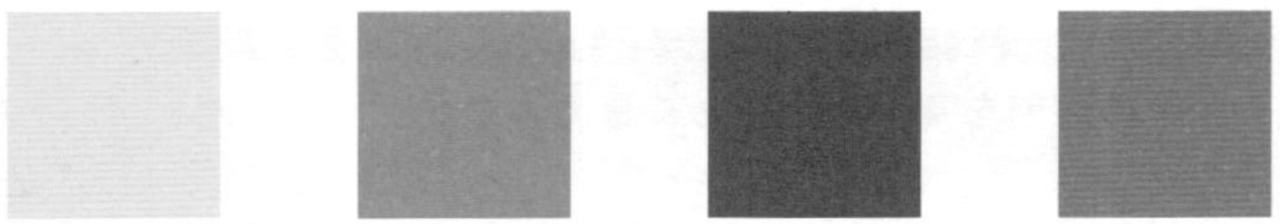

70. 下の図のように，他の指を動かさずに親指だけを立てて動かすことができますか。あなたが見本を見せて同じようにするように言って下さい。
はい　いいえ　3.4-3.1　FMA

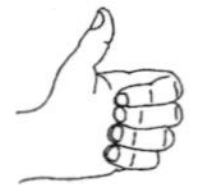

71. 片足立ちが２秒間以上できますか。
方法：物につかまらずに，一人で片足立ちさせて，何秒間バランスを保つことができるか測定します。あなたが見本をみせて下さい。お子さんにできるだけ長く片足立ちするよう言って下さい。
右足で何秒間，片足立ちができましたか（　　）秒間
左足で何秒間，片足立ちができましたか（　　）秒間
右足でも左足でも両方とも２秒間以上片足立ちができた場合だけ「はい」に○をつけて下さい。
はい　いいえ　3.7-3.3　GM

72. 以下の質問をお子さんにして下さい。質問をくりかえして言うのは構いませんが答える手助けをしないで下さい。それぞれの質問に対するお子さんの答えを下に書きこんで下さい。
「寒い時はどうしますか？」　（　　　　　　）
答の例（震える，服を着る，家に入る，など）
「疲れた時はどうしますか？」　（　　　　　　）
答の例（あくびをする，眠る，横になる，昼寝する）
「お腹がすいた時はどうしますか？」　（　　　　　　）
答の例（食べる，食べるものを頼む，お昼を食べる）
答が理屈に合っていればこれ以外の答でも結構です。２つ以上答えられた場合「はい」に○をつけて下さい。言葉でなく，身振り（ジェスチャー）で示した場合は「いいえ」に○をつけて下さい。
はい　いいえ　3.9-3.5　L

73. 下の図を見せて「これと同じものをかいて」と言って下さい。「丸（円）をかいて」と言ってはいけません。３回かかせて下さい。１回でもできれば結構です。判定の例は下に描いてある通りです。
はい　いいえ　3.8-3.4　FMA

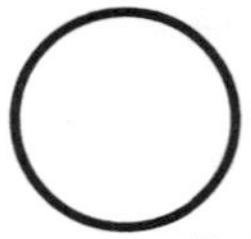

図：この場合は「はい」に○をつけて下さい。　図：この場合は「いいえ」に○をつけて下さい。

74. 手助けなしに，一人で自分の服をちゃんと身につけることができますか。
はい　いいえ　3.8-3.4　PS

2～4歳用

DENVER Ⅱ 予備判定票

氏　名 ＿＿＿＿

記録者　氏　名 ＿＿＿＿
　　　　続　柄 ＿＿＿＿

記録日　　年　　月　　日
生年月日　　年　　月　　日
年月日齢　　年　　月　　日

以下の質問に順番にお答え下さい。「はい」「いいえ」のどちらかに○をつけて下さい。「いいえ」が３つ以上になったら，それ以降の質問にお答えになる必要はありません。

55. 下の絵の名前が１つ以上言えますか。
方法：下の絵をひとつずつ指さして「これは何？」と聞いて，それぞれ「ねこ」「うま」「とり」「いぬ」「ひと」と答えれば「はい」に○をつけて下さい。「こねこ」「ことり」「パパ」「おとこのこ」などでも結構です。家で飼っているペットの名前を答えた場合は種類があっていれば「はい」に○をつけて下さい。鳴き声だけで答えた場合は「いいえ」にして下さい。
はい　いいえ　2.3-2.0　L

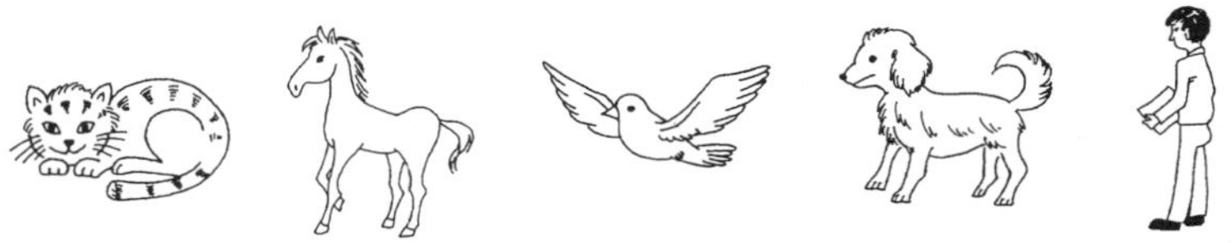

（原画　国立療養所広島病院小児科部長　下田浩子）

56. 「公園・行く」「ジュース・ほしい」「パパ・バイバイ」などの２語文を話しますか。（「いない・いない・ばあ」や「バイ・バイ」は２語文ではありません）
はい　いいえ　2.4-2.1　L

57. 手助けしなくても，自分一人で手を洗ってタオルでふいたり，乾かしたりできますか。あなたがお子さんの手の届かない蛇口をひねってあげるのは構いません。
はい　いいえ　2.4-2.1　PS

58. 体の部分を６つ正しく指さすことができますか。
判定の方法：眼，耳，鼻，口，手，足，お腹，髪の毛の８つの名前をひとつずつ順番に「○○はどこ？」と聞いて，６つ以上正しく指させたら「はい」に○をつけて下さい。お子さんが自分の体を指さしても，あなたの体を指さしても，どちらでも結構です。
はい　いいえ　2.5-2.2　L

59. 両足ジャンプができますか。
判定の方法：この判定票を床において，お子さんに立ったままの位置で判定票を飛び越すように言って下さい。両足同時にジャンプできれば「はい」に○をつけて下さい。判定票を飛び越すことができなくても両足とも床から離れれば結構です。助走したり，片足で飛び越す場合は「いいえ」に○をつけて下さい。
はい　いいえ　2.6-2.3　GM

60. 問 55 で見せた絵をもう一度見せて，今度はあなたが「馬はどれ？」「イヌはどれ？」などとひとつずつ聞いて，お子さんが４つ以上正しく指させれば，「はい」に○をつけて下さい。聞く順番はどれから始めても結構です。
はい　いいえ　2.6-2.3　L

61. あまり親しくない人にも，あなたのお子さんが話す内容がほぼ明りょうに（半分以上）理解されていますか。あなたやお子さんの親しい人でないと理解できない場合は「いいえ」に○をつけて下さい。
はい　いいえ　2.7-2.4　L

62. 積み木やブロックを８つ以上積み重ねて塔をつくることができますか。いままでやったことがない場合は「いいえ」に○をつけて下さい。
はい　いいえ　2.8-2.5　FMA

63. 手助けしなくても，自分一人でパンツやＴシャツ，靴を身につけることができますか。
はい　いいえ　3.0-2.6　PS

64. 問 55 で見せた動物の絵を使います。お子さんに絵を見せて，「飛ぶのはどれ？」「走るのはどれ？」「ニャーとなくのはどれ？」などとひとつひとつたずねて下さい。お子さんが２つ以上正しく指させれば「はい」に○をつけて下さい。
はい　いいえ　3.0-2.7　L

65. 問 55 で見せた絵の動物の名前を４つ以上正しく言えますか。
はい　いいえ　3.1-2.7　L

66. 友だちの名前を一人以上言えますか。
家族（一緒に住んでいる人）やペットの名前の場合は「いいえ」に○をつけて下さい。一緒に住んでいなければ親戚の名前でも結構です。実在しない友だちの名前や友だちがいない場合は「いいえ」に○をつけて下さい。
はい　いいえ　3.1-2.8　PS

67. 縦にまっすぐな線を描けますか。
判定の方法：下の図の横にあなたが「こうかくのよ」と言って描いてみせて下さい。その時，お子さんと同じ向きで上から下に描いて下さい。あなたの描いた線の横にお子さんにかかせて下さい。あなたの描いた線をお子さんがなぞるのではいけません。判定の例は下に描いてある通りです。
はい　いいえ　3.2-2.9　FMA

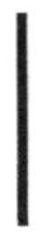

図：この場合は「はい」に○をつけて下さい。

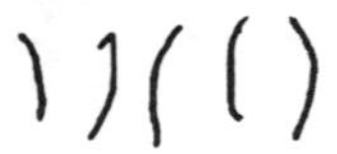

図：この場合は「いいえ」に○をつけて下さい。

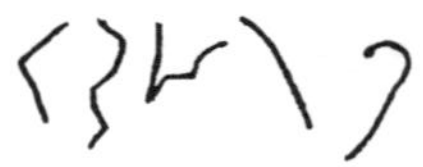

68. この判定票を床において，お子さんに立ったままの位置で用紙を飛び越すように言って下さい。助走してはいけません。あなたが見本をみせてもかまいません。用紙の短い側（21cm）を飛び越えることができれば「はい」に○をつけて下さい。用紙の上に着地した場合は「いいえ」に○をつけて下さい。
はい　いいえ　3.2-2.9　GM

69. 色の名前を１つ以上言えますか。
検査の方法：下の図（黄，緑，赤，青）を見せて，ひとつずつ指さして「これは何色？」と聞いて下さい。お子さんが違った答を言ってもあなたの顔色に出さないようにして４つとも聞いて下さい。１つ以上正しく答えられれば「はい」に○をつけて下さい。
はい　いいえ　3.3-2.9　L

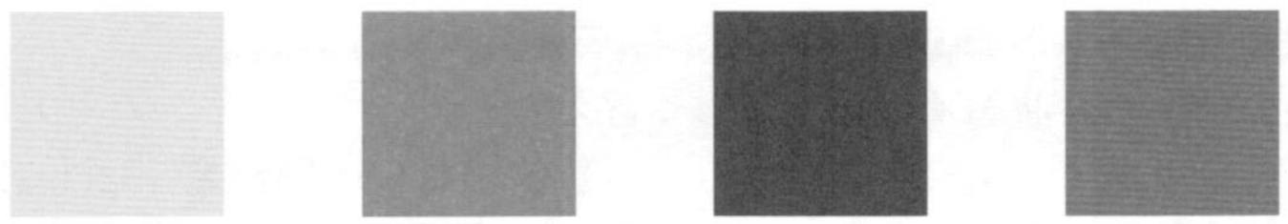

70. 下の図のように，他の指を動かさずに親指だけを立てて動かすことができますか。あなたが見本を見せて同じようにするように言って下さい。
はい　いいえ　3.4-3.1　FMA

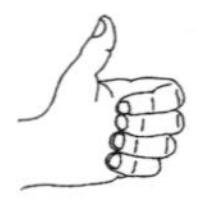

71. 片足立ちが２秒間以上できますか。
方法：物につかまらずに，一人で片足立ちさせて，何秒間バランスを保つことができるか測定します。あなたが見本をみせて下さい。お子さんにできるだけ長く片足立ちするよう言って下さい。
右足で何秒間，片足立ちができましたか（　　）秒間
左足で何秒間，片足立ちができましたか（　　）秒間
右足でも左足でも両方とも２秒間以上片足立ちができた場合だけ「はい」に○をつけて下さい。
はい　いいえ　3.7-3.3　GM

72. 以下の質問をお子さんにして下さい。質問をくりかえして言うのは構いませんが答える手助けをしないで下さい。それぞれの質問に対するお子さんの答えを下に書きこんで下さい。
「寒い時はどうしますか？」　（　　　　　）
答の例（震える，服を着る，家に入る，など）
「疲れた時はどうしますか？」　（　　　　　）
答の例（あくびをする，眠る，横になる，昼寝する）
「お腹がすいた時はどうしますか？」　（　　　　　）
答の例（食べる，食べるものを頼む，お昼を食べる）
答が理屈に合っていればこれ以外の答でも結構です。２つ以上答えられた場合「はい」に○をつけて下さい。言葉でなく，身振り（ジェスチャー）で示した場合は「いいえ」に○をつけて下さい。
はい　いいえ　3.9-3.5　L

73. 下の図を見せて「これと同じものをかいて」と言って下さい。「丸（円）をかいて」と言ってはいけません。３回かかせて下さい。１回でもできれば結構です。判定の例は下に描いてある通りです。
はい　いいえ　3.8-3.4　FMA

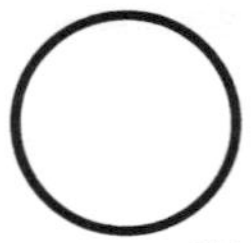

図：この場合は「はい」に○をつけて下さい。

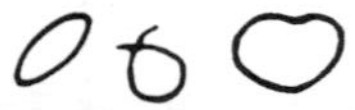

図：この場合は「いいえ」に○をつけて下さい。

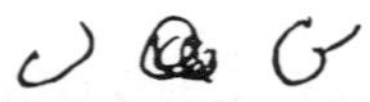

74. 手助けなしに，一人で自分の服をちゃんと身につけることができますか。
はい　いいえ　3.8-3.4　PS

2〜4歳用

DENVER II 予備判定票

氏　名

記録者　氏　名

続　柄

記録日　　年　　月　　日

生年月日　　年　　月　　日

年月日齢　　年　　月　　日

以下の質問に順番にお答え下さい。「はい」「いいえ」のどちらかに○をつけて下さい。「いいえ」が３つ以上になったら，それ以降の質問にお答えになる必要はありません。

55. 下の絵の名前が１つ以上言えますか。
方法：下の絵をひとつずつ指さして「これは何？」と聞いて，それぞれ「ねこ」「うま」「とり」「いぬ」「ひと」と答えれば「はい」に○をつけて下さい。「こねこ」「ことり」「パパ」「おとこのこ」などでも結構です。家で飼っているペットの名前を答えた場合は種類があっていれば「はい」に○をつけて下さい。鳴き声だけで答えた場合は「いいえ」にして下さい。
はい　いいえ　2.3-2.0　L

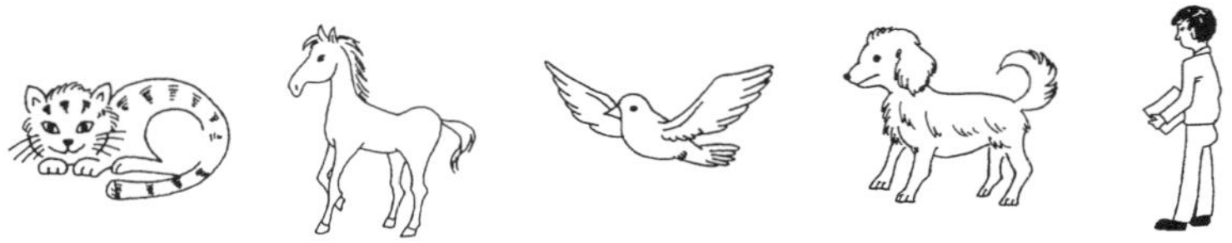

（原画　国立療養所広島病院小児科部長　下田浩子）

56. 「公園・行く」「ジュース・ほしい」「パパ・バイバイ」などの２語文を話しますか。（「いない・いない・ばあ」や「バイ・バイ」は２語文ではありません）
はい　いいえ　2.4-2.1　L

57. 手助けしなくても，自分一人で手を洗ってタオルでふいたり，乾かしたりできますか。あなたがお子さんの手の届かない蛇口をひねってあげるのは構いません。
はい　いいえ　2.4-2.1　PS

58. 体の部分を６つ正しく指さすことができますか。
判定の方法：眼，耳，鼻，口，手，足，お腹，髪の毛の８つの名前をひとつずつ順番に「○○はどこ？」と聞いて，６つ以上正しく指させたら「はい」に○をつけて下さい。お子さんが自分の体を指さしても，あなたの体を指さしても，どちらでも結構です。
はい　いいえ　2.5-2.2　L

59. 両足ジャンプができますか。
判定の方法：この判定票を床において，お子さんに立ったままの位置で判定票を飛び越すように言って下さい。両足同時にジャンプできれば「はい」に○をつけて下さい。判定票を飛び越すことができなくても両足とも床から離れれば結構です。助走したり，片足で飛び越す場合は「いいえ」に○をつけて下さい。
はい　いいえ　2.6-2.3　GM

60. 問 55 で見せた絵をもう一度見せて，今度はあなたが「馬はどれ？」「イヌはどれ？」などとひとつずつ聞いて，お子さんが４つ以上正しく指させれば，「はい」に○をつけて下さい。聞く順番はどれから始めても結構です。
はい　いいえ　2.6-2.3　L

61. あまり親しくない人にも，あなたのお子さんが話す内容がほぼ明りょうに（半分以上）理解されていますか。あなたやお子さんの親しい人でないと理解できない場合は「いいえ」に○をつけて下さい。
はい　いいえ　2.7-2.4　L

62. 積み木やブロックを８つ以上積み重ねて塔をつくることができますか。いままでやったことがない場合は「いいえ」に○をつけて下さい。
はい　いいえ　2.8-2.5　FMA

63. 手助けしなくても，自分一人でパンツやＴシャツ，靴を身につけることができますか。
はい　いいえ　3.0-2.6　PS

64. 問 55 で見せた動物の絵を使います。お子さんに絵を見せて，「飛ぶのはどれ？」「走るのはどれ？」「ニャーとなくのはどれ？」などとひとつひとつたずねて下さい。お子さんが２つ以上正しく指させれば「はい」に○をつけて下さい。
はい　いいえ　3.0-2.7　L

65. 問 55 で見せた絵の動物の名前を４つ以上正しく言えますか。
はい　いいえ　3.1-2.7　L

66. 友だちの名前を一人以上言えますか。
家族（一緒に住んでいる人）やペットの名前の場合は「いいえ」に○をつけて下さい。一緒に住んでいなければ親戚の名前でも結構です。実在しない友だちの名前や友だちがいない場合は「いいえ」に○をつけて下さい。
はい　いいえ　3.1-2.8　PS

67. 縦にまっすぐな線を描けますか。
判定の方法：下の図の横にあなたが「こうかくのよ」と言って描いてみせて下さい。その時，お子さんと同じ向きで上から下に描いて下さい。あなたの描いた線の横にお子さんにかかせて下さい。あなたの描いた線をお子さんがなぞるのではいけません。判定の例は下に描いてある通りです。
はい　いいえ　3.2-2.9　FMA

図：この場合は「はい」に○をつけて下さい。

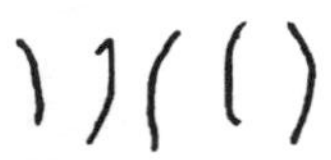

図：この場合は「いいえ」に○をつけて下さい。

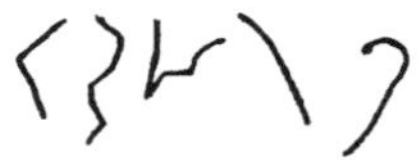

68. この判定票を床において，お子さんに立ったままの位置で用紙を飛び越すように言って下さい。助走してはいけません。あなたが見本をみせてもかまいません。用紙の短い側（21cm）を飛び越えることができれば「はい」に○をつけて下さい。用紙の上に着地した場合は「いいえ」に○をつけて下さい。
はい　いいえ　3.2-2.9　GM

69. 色の名前を１つ以上言えますか。
検査の方法：下の図（黄，緑，赤，青）を見せて，ひとつずつ指さして「これは何色？」と聞いて下さい。お子さんが違った答を言ってもあなたの顔色に出さないようにして４つとも聞いて下さい。１つ以上正しく答えられれば「はい」に○をつけて下さい。
はい　いいえ　3.3-2.9　L

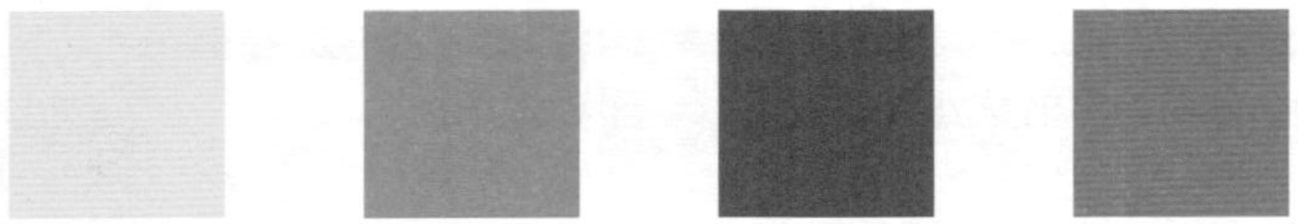

70. 下の図のように，他の指を動かさずに親指だけを立てて動かすことができますか。あなたが見本を見せて同じようにするように言って下さい。
はい　いいえ　3.4-3.1　FMA

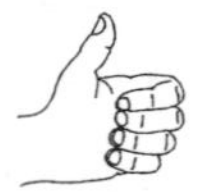

71. 片足立ちが２秒間以上できますか。
方法：物につかまらずに，一人で片足立ちさせて，何秒間バランスを保つことができるか測定します。あなたが見本をみせて下さい。お子さんにできるだけ長く片足立ちするよう言って下さい。
右足で何秒間，片足立ちができましたか（　　）秒間
左足で何秒間，片足立ちができましたか（　　）秒間
右足でも左足でも両方とも２秒間以上片足立ちができた場合だけ「はい」に○をつけて下さい。
はい　いいえ　3.7-3.3　GM

72. 以下の質問をお子さんにして下さい。質問をくりかえして言うのは構いませんが答える手助けをしないで下さい。それぞれの質問に対するお子さんの答えを下に書きこんで下さい。
「寒い時はどうしますか？」（　　　　　）
答の例（震える，服を着る，家に入る，など）
「疲れた時はどうしますか？」（　　　　　）
答の例（あくびをする，眠る，横になる，昼寝する）
「お腹がすいた時はどうしますか？」（　　　　　）
答の例（食べる，食べるものを頼む，お昼を食べる）
答が理屈に合っていればこれ以外の答でも結構です。２つ以上答えられた場合「はい」に○をつけて下さい。言葉でなく，身振り（ジェスチャー）で示した場合は「いいえ」に○をつけて下さい。
はい　いいえ　3.9-3.5　L

73. 下の図を見せて「これと同じものをかいて」と言って下さい。「丸（円）をかいて」と言ってはいけません。３回かかせて下さい。１回でもできれば結構です。判定の例は下に描いてある通りです。
はい　いいえ　3.8-3.4　FMA

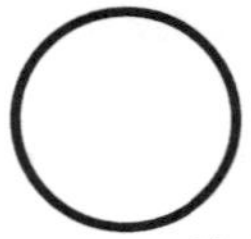

図：この場合は「はい」に○をつけて下さい。

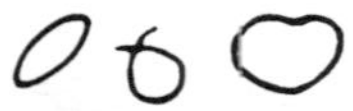

図：この場合は「いいえ」に○をつけて下さい。

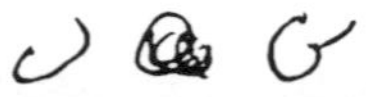

74. 手助けなしに，一人で自分の服をちゃんと身につけることができますか。
はい　いいえ　3.8-3.4　PS

2〜4歳用

DENVER II 予備判定票

氏　名 ＿＿＿＿

記録者　氏　名 ＿＿＿＿
　　　　続　柄 ＿＿＿＿

記録日　　年　　月　　日
生年月日　　年　　月　　日
年月日齢　　年　　月　　日

以下の質問に順番にお答え下さい。「はい」「いいえ」のどちらかに○をつけて下さい。「いいえ」が3つ以上になったら，それ以降の質問にお答えになる必要はありません。

55. 下の絵の名前が1つ以上言えますか。
方法：下の絵をひとつずつ指さして「これは何？」と聞いて，それぞれ「ねこ」「うま」「とり」「いぬ」「ひと」と答えれば「はい」に○をつけて下さい。「こねこ」「ことり」「パパ」「おとこのこ」などでも結構です。家で飼っているペットの名前を答えた場合は種類があっていれば「はい」に○をつけて下さい。鳴き声だけで答えた場合は「いいえ」にして下さい。
はい　いいえ　2.3-2.0　L

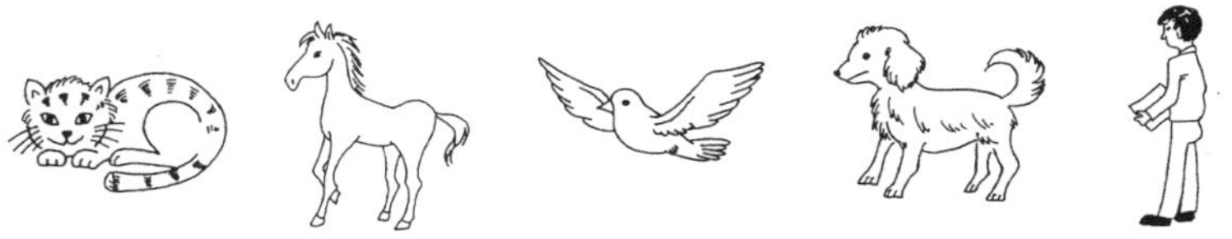

（原画　国立療養所広島病院小児科部長　下田浩子）

56. 「公園・行く」「ジュース・ほしい」「パパ・バイバイ」などの2語文を話しますか。（「いない・いない・ばあ」や「バイ・バイ」は2語文ではありません）
はい　いいえ　2.4-2.1　L

57. 手助けしなくても，自分一人で手を洗ってタオルでふいたり，乾かしたりできますか。あなたがお子さんの手の届かない蛇口をひねってあげるのは構いません。
はい　いいえ　2.4-2.1　PS

58. 体の部分を6つ正しく指さすことができますか。
判定の方法：眼，耳，鼻，口，手，足，お腹，髪の毛の8つの名前をひとつずつ順番に「○○はどこ？」と聞いて，6つ以上正しく指させたら「はい」に○をつけて下さい。お子さんが自分の体を指さしても，あなたの体を指さしても，どちらでも結構です。
はい　いいえ　2.5-2.2　L

59. 両足ジャンプができますか。
判定の方法：この判定票を床において，お子さんに立ったままの位置で判定票を飛び越すように言って下さい。両足同時にジャンプできれば「はい」に○をつけて下さい。判定票を飛び越すことができなくても両足とも床から離れれば結構です。助走したり，片足で飛び越す場合は「いいえ」に○をつけて下さい。
はい　いいえ　2.6-2.3　GM

60. 問55で見せた絵をもう一度見せて，今度はあなたが「馬はどれ？」「イヌはどれ？」などとひとつずつ聞いて，お子さんが4つ以上正しく指させれば，「はい」に○をつけて下さい。聞く順番はどれから始めても結構です。
はい　いいえ　2.6-2.3　L

61. あまり親しくない人にも，あなたのお子さんが話す内容がほぼ明りょうに（半分以上）理解されていますか。あなたやお子さんの親しい人でないと理解できない場合は「いいえ」に○をつけて下さい。
はい　いいえ　2.7-2.4　L

62. 積み木やブロックを8つ以上積み重ねて塔をつくることができますか。いままでやったことがない場合は「いいえ」に○をつけて下さい。
はい　いいえ　2.8-2.5　FMA

63. 手助けしなくても，自分一人でパンツやTシャツ，靴を身につけることができますか。
はい　いいえ　3.0-2.6　PS

64. 問55で見せた動物の絵を使います。お子さんに絵を見せて，「飛ぶのはどれ？」「走るのはどれ？」「ニャーとなくのはどれ？」などとひとつひとつたずねて下さい。お子さんが2つ以上正しく指させれば「はい」に○をつけて下さい。
はい　いいえ　3.0-2.7　L

65. 問55で見せた絵の動物の名前を4つ以上正しく言えますか。
はい　いいえ　3.1-2.7　L

66. 友だちの名前を一人以上言えますか。
家族（一緒に住んでいる人）やペットの名前の場合は「いいえ」に○をつけて下さい。一緒に住んでいなければ親戚の名前でも結構です。実在しない友だちの名前や友だちがいない場合は「いいえ」に○をつけて下さい。
はい　いいえ　3.1-2.8　PS

67. 縦にまっすぐな線を描けますか。
判定の方法：下の図の横にあなたが「こうかくのよ」と言って描いてみせて下さい。その時，お子さんと同じ向きで上から下に描いて下さい。あなたの描いた線の横にお子さんにかかせて下さい。あなたの描いた線をお子さんがなぞるのではいけません。判定の例は下に描いてある通りです。
はい　いいえ　3.2-2.9　FMA

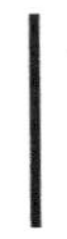

図：この場合は「はい」に○をつけて下さい。　図：この場合は「いいえ」に○をつけて下さい。

68. この判定票を床において，お子さんに立ったままの位置で用紙を飛び越すように言って下さい。助走してはいけません。あなたが見本をみせてもかまいません。用紙の短い側（21cm）を飛び越えることができれば「はい」に○をつけて下さい。用紙の上に着地した場合は「いいえ」に○をつけて下さい。
はい　いいえ　3.2-2.9　GM

69. 色の名前を１つ以上言えますか。
検査の方法：下の図（黄，緑，赤，青）を見せて，ひとつずつ指さして「これは何色？」と聞いて下さい。お子さんが違った答を言ってもあなたの顔色に出さないようにして４つとも聞いて下さい。１つ以上正しく答えられれば「はい」に○をつけて下さい。
はい　いいえ　3.3-2.9　L

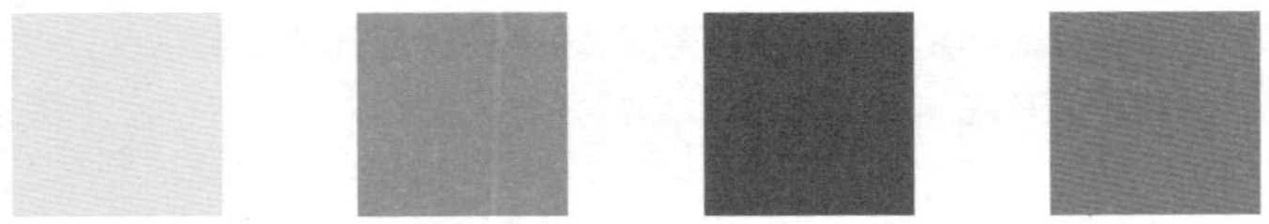

70. 下の図のように，他の指を動かさずに親指だけを立てて動かすことができますか。あなたが見本を見せて同じようにするように言って下さい。
はい　いいえ　3.4-3.1　FMA

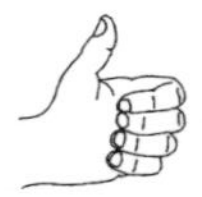

71. 片足立ちが２秒間以上できますか。
方法：物につかまらずに，一人で片足立ちさせて，何秒間バランスを保つことができるか測定します。あなたが見本をみせて下さい。お子さんにできるだけ長く片足立ちするよう言って下さい。
右足で何秒間，片足立ちができましたか（　　）秒間
左足で何秒間，片足立ちができましたか（　　）秒間
右足でも左足でも両方とも２秒間以上片足立ちができた場合だけ「はい」に○をつけて下さい。
はい　いいえ　3.7-3.3　GM

72. 以下の質問をお子さんにして下さい。質問をくりかえして言うのは構いませんが答える手助けをしないで下さい。それぞれの質問に対するお子さんの答えを下に書きこんで下さい。
「寒い時はどうしますか？」　（　　　　　　）
答の例（震える，服を着る，家に入る，など）
「疲れた時はどうしますか？」　（　　　　　　）
答の例（あくびをする，眠る，横になる，昼寝する）
「お腹がすいた時はどうしますか？」　（　　　　　　）
答の例（食べる，食べるものを頼む，お昼を食べる）
答が理屈に合っていればこれ以外の答でも結構です。２つ以上答えられた場合「はい」に○をつけて下さい。言葉でなく，身振り（ジェスチャー）で示した場合は「いいえ」に○をつけて下さい。
はい　いいえ　3.9-3.5　L

73. 下の図を見せて「これと同じものをかいて」と言って下さい。「丸（円）をかいて」と言ってはいけません。３回かかせて下さい。１回でもできれば結構です。判定の例は下に描いてある通りです。
はい　いいえ　3.8-3.4　FMA

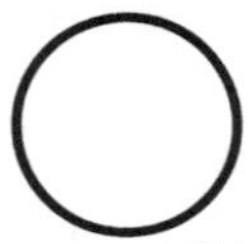

図：この場合は「はい」に○をつけて下さい。　図：この場合は「いいえ」に○をつけて下さい。

74. 手助けなしに，一人で自分の服をちゃんと身につけることができますか。
はい　いいえ　3.8-3.4　PS

DENVER Ⅱ 予備判定票

2〜4歳用

氏　名 ＿＿＿＿　　記録日 ＿年＿月＿日

生年月日 ＿年＿月＿日

記録者 氏名 ＿＿＿＿　　年月日齢 ＿年＿月＿日

記録者 続柄 ＿＿＿＿

以下の質問に順番にお答え下さい。「はい」「いいえ」のどちらかに○をつけて下さい。「いいえ」が３つ以上になったら，それ以降の質問にお答えになる必要はありません。

55. 下の絵の名前が１つ以上言えますか。
方法：下の絵をひとつずつ指さして「これは何？」と聞いて，それぞれ「ねこ」「うま」「とり」「いぬ」「ひと」と答えれば「はい」に○をつけて下さい。「こねこ」「ことり」「パパ」「おとこのこ」などでも結構です。家で飼っているペットの名前を答えた場合は種類があっていれば「はい」に○をつけて下さい。鳴き声だけで答えた場合は「いいえ」にして下さい。
はい　いいえ　2.3-2.0　L

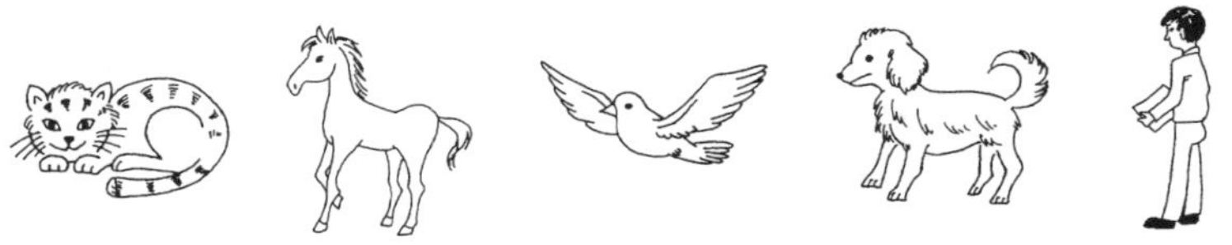

（原画　国立療養所広島病院小児科部長　下田浩子）

56. 「公園・行く」「ジュース・ほしい」「パパ・バイバイ」などの２語文を話しますか。（「いない・いない・ばあ」や「バイ・バイ」は２語文ではありません）
はい　いいえ　2.4-2.1　L

57. 手助けしなくても，自分一人で手を洗ってタオルでふいたり，乾かしたりできますか。あなたがお子さんの手の届かない蛇口をひねってあげるのは構いません。
はい　いいえ　2.4-2.1　PS

58. 体の部分を６つ正しく指さすことができますか。
判定の方法：眼，耳，鼻，口，手，足，お腹，髪の毛の８つの名前をひとつずつ順番に「○○はどこ？」と聞いて，６つ以上正しく指させたら「はい」に○をつけて下さい。お子さんが自分の体を指さしても，あなたの体を指さしても，どちらでも結構です。
はい　いいえ　2.5-2.2　L

59. 両足ジャンプができますか。
判定の方法：この判定票を床において，お子さんに立ったままの位置で判定票を飛び越すように言って下さい。両足同時にジャンプできれば「はい」に○をつけて下さい。判定票を飛び越すことができなくても両足とも床から離れれば結構です。助走したり，片足で飛び越す場合は「いいえ」に○をつけて下さい。
はい　いいえ　2.6-2.3　GM

60. 問 55 で見せた絵をもう一度見せて，今度はあなたが「馬はどれ？」「イヌはどれ？」などとひとつずつ聞いて，お子さんが４つ以上正しく指させれば，「はい」に○をつけて下さい。聞く順番はどれから始めても結構です。
はい　いいえ　2.6-2.3　L

61. あまり親しくない人にも，あなたのお子さんが話す内容がほぼ明りょうに（半分以上）理解されていますか。あなたやお子さんの親しい人でないと理解できない場合は「いいえ」に○をつけて下さい。
はい　いいえ　2.7-2.4　L

62. 積み木やブロックを８つ以上積み重ねて塔をつくることができますか。いままでやったことがない場合は「いいえ」に○をつけて下さい。
はい　いいえ　2.8-2.5　FMA

63. 手助けしなくても，自分一人でパンツやＴシャツ，靴を身につけることができますか。
はい　いいえ　3.0-2.6　PS

64. 問 55 で見せた動物の絵を使います。お子さんに絵を見せて，「飛ぶのはどれ？」「走るのはどれ？」「ニャーとなくのはどれ？」などとひとつひとつたずねて下さい。お子さんが２つ以上正しく指させれば「はい」に○をつけて下さい。
はい　いいえ　3.0-2.7　L

65. 問 55 で見せた絵の動物の名前を４つ以上正しく言えますか。
はい　いいえ　3.1-2.7　L

66. 友だちの名前を一人以上言えますか。
家族（一緒に住んでいる人）やペットの名前の場合は「いいえ」に○をつけて下さい。一緒に住んでいなければ親戚の名前でも結構です。実在しない友だちの名前や友だちがいない場合は「いいえ」に○をつけて下さい。
はい　いいえ　3.1-2.8　PS

67. 縦にまっすぐな線を描けますか。
判定の方法：下の図の横にあなたが「こうかくのよ」と言って描いてみせて下さい。その時，お子さんと同じ向きで上から下に描いて下さい。あなたの描いた線の横にお子さんにかかせて下さい。あなたの描いた線をお子さんがなぞるのではいけません。判定の例は下に描いてある通りです。
はい　いいえ　3.2-2.9　FMA

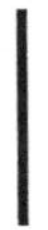

図：この場合は「はい」に○をつけて下さい。

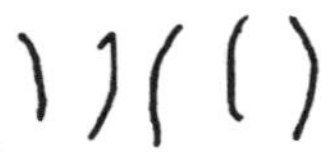

図：この場合は「いいえ」に○をつけて下さい。

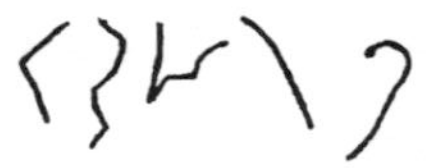

68. この判定票を床において，お子さんに立ったままの位置で用紙を飛び越すように言って下さい。助走してはいけません。あなたが見本をみせてもかまいません。用紙の短い側（21cm）を飛び越えることができれば「はい」に○をつけて下さい。用紙の上に着地した場合は「いいえ」に○をつけて下さい。
はい　いいえ　3.2-2.9　GM

69. 色の名前を１つ以上言えますか。
検査の方法：下の図（黄，緑，赤，青）を見せて，ひとつずつ指さして「これは何色？」と聞いて下さい。お子さんが違った答を言ってもあなたの顔色に出さないようにして４つとも聞いて下さい。１つ以上正しく答えられれば「はい」に○をつけて下さい。
はい　いいえ　3.3-2.9　L

70. 下の図のように，他の指を動かさずに親指だけを立てて動かすことができますか。あなたが見本を見せて同じようにするように言って下さい。
はい　いいえ　3.4-3.1　FMA

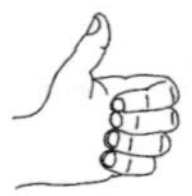

71. 片足立ちが２秒間以上できますか。
方法：物につかまらずに，一人で片足立ちさせて，何秒間バランスを保つことができるか測定します。あなたが見本をみせて下さい。お子さんにできるだけ長く片足立ちするよう言って下さい。
右足で何秒間，片足立ちができましたか（　　）秒間
左足で何秒間，片足立ちができましたか（　　）秒間
右足でも左足でも両方とも２秒間以上片足立ちができた場合だけ「はい」に○をつけて下さい。
はい　いいえ　3.7-3.3　GM

72. 以下の質問をお子さんにして下さい。質問をくりかえして言うのは構いませんが答える手助けをしないで下さい。それぞれの質問に対するお子さんの答えを下に書きこんで下さい。
「寒い時はどうしますか？」　（　　　　　）
答の例（震える，服を着る，家に入る，など）
「疲れた時はどうしますか？」　（　　　　　）
答の例（あくびをする，眠る，横になる，昼寝する）
「お腹がすいた時はどうしますか？」　（　　　　　）
答の例（食べる，食べるものを頼む，お昼を食べる）
答が理屈に合っていればこれ以外の答でも結構です。２つ以上答えられた場合「はい」に○をつけて下さい。言葉でなく，身振り（ジェスチャー）で示した場合は「いいえ」に○をつけて下さい。
はい　いいえ　3.9-3.5　L

73. 下の図を見せて「これと同じものをかいて」と言って下さい。「丸（円）をかいて」と言ってはいけません。３回かかせて下さい。１回でもできれば結構です。判定の例は下に描いてある通りです。
はい　いいえ　3.8-3.4　FMA

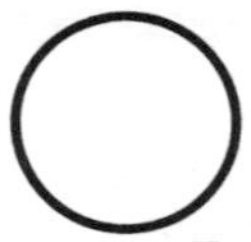

図：この場合は「はい」に○をつけて下さい。

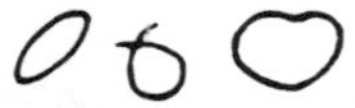

図：この場合は「いいえ」に○をつけて下さい。

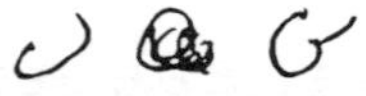

74. 手助けなしに，一人で自分の服をちゃんと身につけることができますか。
はい　いいえ　3.8-3.4　PS

2〜4歳用

DENVER II 予備判定票

氏　名 ＿＿＿＿＿＿＿＿

記録者　氏　名 ＿＿＿＿＿＿＿＿
　　　　続　柄 ＿＿＿＿＿＿＿＿

記　録　日　　年　　月　　日
生 年 月 日　　年　　月　　日
年 月 日 齢　　年　　月　　日

以下の質問に順番にお答え下さい。「はい」「いいえ」のどちらかに○をつけて下さい。「いいえ」が３つ以上になったら，それ以降の質問にお答えになる必要はありません。

55. 下の絵の名前が１つ以上言えますか。
方法：下の絵をひとつずつ指さして「これは何？」と聞いて，それぞれ「ねこ」「うま」「とり」「いぬ」「ひと」と答えれば「はい」に○をつけて下さい。「こねこ」「ことり」「パパ」「おとこのこ」などでも結構です。家で飼っているペットの名前を答えた場合は種類があっていれば「はい」に○をつけて下さい。鳴き声だけで答えた場合は「いいえ」にして下さい。
はい　いいえ　2.3-2.0　L

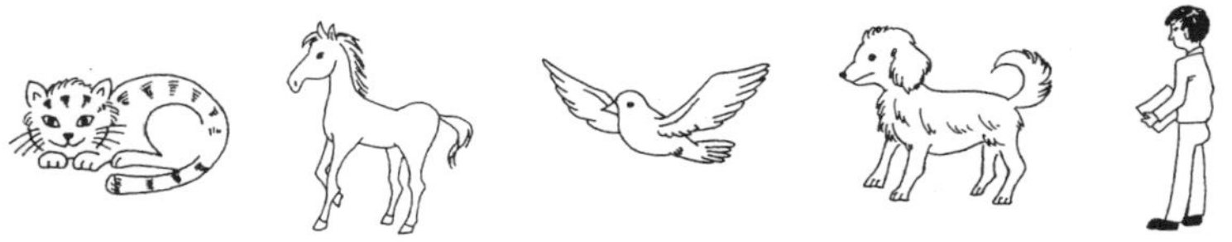

（原画　国立療養所広島病院小児科部長　下田浩子）

56. 「公園・行く」「ジュース・ほしい」「パパ・バイバイ」などの２語文を話しますか。（「いない・いない・ばあ」や「バイ・バイ」は２語文ではありません）
はい　いいえ　2.4-2.1　L

57. 手助けしなくても，自分一人で手を洗ってタオルでふいたり，乾かしたりできますか。あなたがお子さんの手の届かない蛇口をひねってあげるのは構いません。
はい　いいえ　2.4-2.1　PS

58. 体の部分を６つ正しく指さすことができますか。
判定の方法：眼，耳，鼻，口，手，足，お腹，髪の毛の８つの名前をひとつずつ順番に「○○はどこ？」と聞いて，６つ以上正しく指させたら「はい」に○をつけて下さい。お子さんが自分の体を指さしても，あなたの体を指さしても，どちらでも結構です。
はい　いいえ　2.5-2.2　L

59. 両足ジャンプができますか。
判定の方法：この判定票を床において，お子さんに立ったままの位置で判定票を飛び越すように言って下さい。両足同時にジャンプできれば「はい」に○をつけて下さい。判定票を飛び越すことができなくても両足とも床から離れれば結構です。助走したり，片足で飛び越す場合は「いいえ」に○をつけて下さい。
はい　いいえ　2.6-2.3　GM

60. 問 55 で見せた絵をもう一度見せて，今度はあなたが「馬はどれ？」「イヌはどれ？」などとひとつずつ聞いて，お子さんが４つ以上正しく指させれば，「はい」に○をつけて下さい。聞く順番はどれから始めても結構です。
はい　いいえ　2.6-2.3　L

61. あまり親しくない人にも，あなたのお子さんが話す内容がほぼ明りょうに（半分以上）理解されていますか。あなたやお子さんの親しい人でないと理解できない場合は「いいえ」に○をつけて下さい。
はい　いいえ　2.7-2.4　L

62. 積み木やブロックを８つ以上積み重ねて塔をつくることができますか。いままでやったことがない場合は「いいえ」に○をつけて下さい。
はい　いいえ　2.8-2.5　FMA

63. 手助けしなくても，自分一人でパンツやＴシャツ，靴を身につけることができますか。
はい　いいえ　3.0-2.6　PS

64. 問 55 で見せた動物の絵を使います。お子さんに絵を見せて，「飛ぶのはどれ？」「走るのはどれ？」「ニャーとなくのはどれ？」などとひとつひとつたずねて下さい。お子さんが２つ以上正しく指させれば「はい」に○をつけて下さい。
はい　いいえ　3.0-2.7　L

65. 問 55 で見せた絵の動物の名前を４つ以上正しく言えますか。
はい　いいえ　3.1-2.7　L

66. 友だちの名前を一人以上言えますか。
家族（一緒に住んでいる人）やペットの名前の場合は「いいえ」に○をつけて下さい。一緒に住んでいなければ親戚の名前でも結構です。実在しない友だちの名前や友だちがいない場合は「いいえ」に○をつけて下さい。
はい　いいえ　3.1-2.8　PS

67. 縦にまっすぐな線を描けますか。
判定の方法：下の図の横にあなたが「こうかくのよ」と言って描いてみせて下さい。その時，お子さんと同じ向きで上から下に描いて下さい。あなたの描いた線の横にお子さんにかかせて下さい。あなたの描いた線をお子さんがなぞるのではいけません。判定の例は下に描いてある通りです。
はい　いいえ　3.2-2.9　FMA

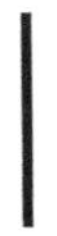

図：この場合は「はい」に○をつけて下さい。

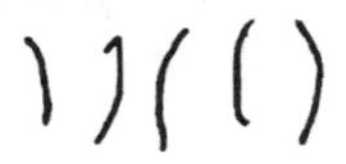

図：この場合は「いいえ」に○をつけて下さい。

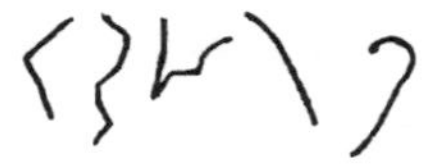

68. この判定票を床において，お子さんに立ったままの位置で用紙を飛び越すように言って下さい。助走してはいけません。あなたが見本をみせてもかまいません。用紙の短い側（21cm）を飛び越えることができれば「はい」に○をつけて下さい。用紙の上に着地した場合は「いいえ」に○をつけて下さい。
はい　いいえ　3.2-2.9　GM

69. 色の名前を１つ以上言えますか。
検査の方法：下の図（黄，緑，赤，青）を見せて，ひとつずつ指さして「これは何色？」と聞いて下さい。お子さんが違った答を言ってもあなたの顔色に出さないようにして４つとも聞いて下さい。１つ以上正しく答えられれば「はい」に○をつけて下さい。
はい　いいえ　3.3-2.9　L

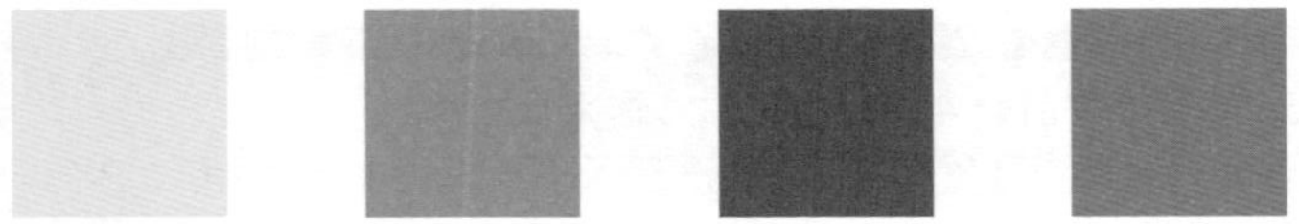

70. 下の図のように，他の指を動かさずに親指だけを立てて動かすことができますか。あなたが見本を見せて同じようにするように言って下さい。
はい　いいえ　3.4-3.1　FMA

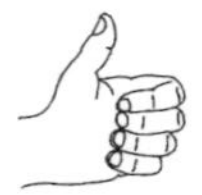

71. 片足立ちが２秒間以上できますか。
方法：物につかまらずに，一人で片足立ちさせて，何秒間バランスを保つことができるか測定します。あなたが見本をみせて下さい。お子さんにできるだけ長く片足立ちするよう言って下さい。
右足で何秒間，片足立ちができましたか（　　）秒間
左足で何秒間，片足立ちができましたか（　　）秒間
右足でも左足でも両方とも２秒間以上片足立ちができた場合だけ「はい」に○をつけて下さい。
はい　いいえ　3.7-3.3　GM

72. 以下の質問をお子さんにして下さい。質問をくりかえして言うのは構いませんが答える手助けをしないで下さい。それぞれの質問に対するお子さんの答えを下に書きこんで下さい。
「寒い時はどうしますか？」（　　　　　）
答の例（震える，服を着る，家に入る，など）
「疲れた時はどうしますか？」（　　　　　）
答の例（あくびをする，眠る，横になる，昼寝する）
「お腹がすいた時はどうしますか？」（　　　　　）
答の例（食べる，食べるものを頼む，お昼を食べる）
答が理屈に合っていればこれ以外の答でも結構です。２つ以上答えられた場合「はい」に○をつけて下さい。言葉でなく，身振り（ジェスチャー）で示した場合は「いいえ」に○をつけて下さい。
はい　いいえ　3.9-3.5　L

73. 下の図を見せて「これと同じものをかいて」と言って下さい。「丸（円）をかいて」と言ってはいけません。３回かかせて下さい。１回でもできれば結構です。判定の例は下に描いてある通りです。
はい　いいえ　3.8-3.4　FMA

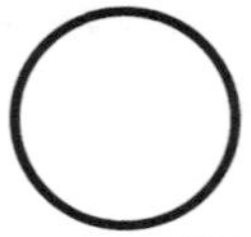

図：この場合は「はい」に○をつけて下さい。

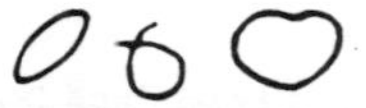

図：この場合は「いいえ」に○をつけて下さい。

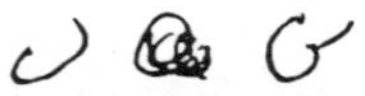

74. 手助けなしに，一人で自分の服をちゃんと身につけることができますか。
はい　いいえ　3.8-3.4　PS

2〜4歳用

DENVER II 予備判定票

氏　名 ＿＿＿＿

記録者　氏　名 ＿＿＿＿
　　　　続　柄 ＿＿＿＿

記　録　日　＿年＿月＿日
生 年 月 日　＿年＿月＿日
年 月 日 齢　＿年＿月＿日

以下の質問に順番にお答え下さい。「はい」「いいえ」のどちらかに○をつけて下さい。「いいえ」が3つ以上になったら，それ以降の質問にお答えになる必要はありません。

55. 下の絵の名前が1つ以上言えますか。
方法：下の絵をひとつずつ指さして「これは何？」と聞いて，それぞれ「ねこ」「うま」「とり」「いぬ」「ひと」と答えれば「はい」に○をつけて下さい。「こねこ」「ことり」「パパ」「おとこのこ」などでも結構です。家で飼っているペットの名前を答えた場合は種類があっていれば「はい」に○をつけて下さい。鳴き声だけで答えた場合は「いいえ」にして下さい。
はい　いいえ　2.3-2.0　L

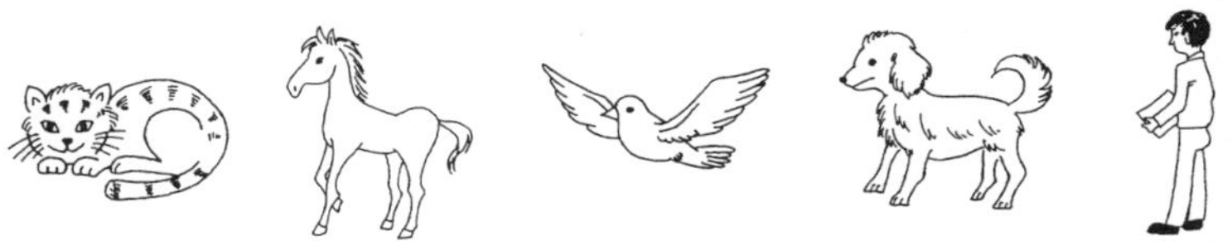

（原画　国立療養所広島病院小児科部長　下田浩子）

56. 「公園・行く」「ジュース・ほしい」「パパ・バイバイ」などの2語文を話しますか。（「いない・いない・ばあ」や「バイ・バイ」は2語文ではありません）
はい　いいえ　2.4-2.1　L

57. 手助けしなくても，自分一人で手を洗ってタオルでふいたり，乾かしたりできますか。あなたがお子さんの手の届かない蛇口をひねってあげるのは構いません。
はい　いいえ　2.4-2.1　PS

58. 体の部分を6つ正しく指さすことができますか。
判定の方法：眼，耳，鼻，口，手，足，お腹，髪の毛の8つの名前をひとつずつ順番に「○○はどこ？」と聞いて，6つ以上正しく指させたら「はい」に○をつけて下さい。お子さんが自分の体を指さしても，あなたの体を指さしても，どちらでも結構です。
はい　いいえ　2.5-2.2　L

59. 両足ジャンプができますか。
判定の方法：この判定票を床において，お子さんに立ったままの位置で判定票を飛び越すように言って下さい。両足同時にジャンプできれば「はい」に○をつけて下さい。判定票を飛び越すことができなくても両足とも床から離れれば結構です。助走したり，片足で飛び越す場合は「いいえ」に○をつけて下さい。
はい　いいえ　2.6-2.3　GM

60. 問55で見せた絵をもう一度見せて，今度はあなたが「馬はどれ？」「イヌはどれ？」などとひとつずつ聞いて，お子さんが4つ以上正しく指させれば，「はい」に○をつけて下さい。聞く順番はどれから始めても結構です。
はい　いいえ　2.6-2.3　L

61. あまり親しくない人にも，あなたのお子さんが話す内容がほぼ明りょうに（半分以上）理解されていますか。あなたやお子さんの親しい人でないと理解できない場合は「いいえ」に○をつけて下さい。
はい　いいえ　2.7-2.4　L

62. 積み木やブロックを8つ以上積み重ねて塔をつくることができますか。いままでやったことがない場合は「いいえ」に○をつけて下さい。
はい　いいえ　2.8-2.5　FMA

63. 手助けしなくても，自分一人でパンツやTシャツ，靴を身につけることができますか。
はい　いいえ　3.0-2.6　PS

64. 問55で見せた動物の絵を使います。お子さんに絵を見せて，「飛ぶのはどれ？」「走るのはどれ？」「ニャーとなくのはどれ？」などとひとつひとつたずねて下さい。お子さんが2つ以上正しく指させれば「はい」に○をつけて下さい。
はい　いいえ　3.0-2.7　L

65. 問55で見せた絵の動物の名前を4つ以上正しく言えますか。
はい　いいえ　3.1-2.7　L

66. 友だちの名前を一人以上言えますか。
家族（一緒に住んでいる人）やペットの名前の場合は「いいえ」に○をつけて下さい。一緒に住んでいなければ親戚の名前でも結構です。実在しない友だちの名前や友だちがいない場合は「いいえ」に○をつけて下さい。
はい　いいえ　3.1-2.8　PS

67. 縦にまっすぐな線を描けますか。
判定の方法：下の図の横にあなたが「こうかくのよ」と言って描いてみせて下さい。その時，お子さんと同じ向きで上から下に描いて下さい。あなたの描いた線の横にお子さんにかかせて下さい。あなたの描いた線をお子さんがなぞるのではいけません。判定の例は下に描いてある通りです。
はい　いいえ　3.2-2.9　FMA

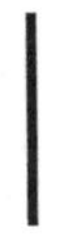

図：この場合は「はい」に○をつけて下さい。　図：この場合は「いいえ」に○をつけて下さい。

68. この判定票を床において，お子さんに立ったままの位置で用紙を飛び越すように言って下さい。助走してはいけません。あなたが見本をみせてもかまいません。用紙の短い側（21cm）を飛び越えることができれば「はい」に○をつけて下さい。用紙の上に着地した場合は「いいえ」に○をつけて下さい。
はい　いいえ　3.2-2.9　GM

69. 色の名前を１つ以上言えますか。
検査の方法：下の図（黄，緑，赤，青）を見せて，ひとつずつ指さして「これは何色？」と聞いて下さい。お子さんが違った答を言ってもあなたの顔色に出さないようにして４つとも聞いて下さい。１つ以上正しく答えられれば「はい」に○をつけて下さい。
はい　いいえ　3.3-2.9　L

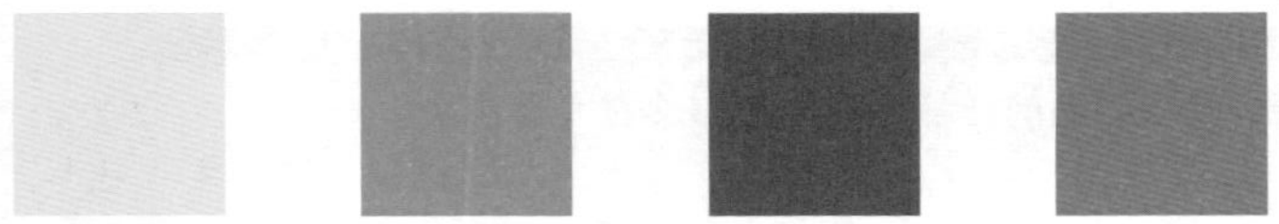

70. 下の図のように，他の指を動かさずに親指だけを立てて動かすことができますか。あなたが見本を見せて同じようにするように言って下さい。
はい　いいえ　3.4-3.1　FMA

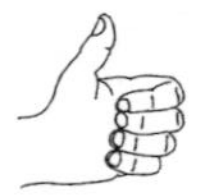

71. 片足立ちが２秒間以上できますか。
方法：物につかまらずに，一人で片足立ちさせて，何秒間バランスを保つことができるか測定します。あなたが見本をみせて下さい。お子さんにできるだけ長く片足立ちするよう言って下さい。
右足で何秒間，片足立ちができましたか（　　）秒間
左足で何秒間，片足立ちができましたか（　　）秒間
右足でも左足でも両方とも２秒間以上片足立ちができた場合だけ「はい」に○をつけて下さい。
はい　いいえ　3.7-3.3　GM

72. 以下の質問をお子さんにして下さい。質問をくりかえして言うのは構いませんが答える手助けをしないで下さい。それぞれの質問に対するお子さんの答えを下に書きこんで下さい。
「寒い時はどうしますか？」　（　　　　　）
答の例（震える，服を着る，家に入る，など）
「疲れた時はどうしますか？」　（　　　　　）
答の例（あくびをする，眠る，横になる，昼寝する）
「お腹がすいた時はどうしますか？」　（　　　　　）
答の例（食べる，食べるものを頼む，お昼を食べる）
答が理屈に合っていればこれ以外の答でも結構です。２つ以上答えられた場合「はい」に○をつけて下さい。言葉でなく，身振り（ジェスチャー）で示した場合は「いいえ」に○をつけて下さい。
はい　いいえ　3.9-3.5　L

73. 下の図を見せて「これと同じものをかいて」と言って下さい。「丸（円）をかいて」と言ってはいけません。３回かかせて下さい。１回でもできれば結構です。判定の例は下に描いてある通りです。
はい　いいえ　3.8-3.4　FMA

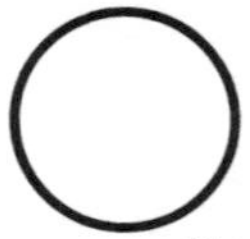

図：この場合は「はい」に○をつけて下さい。　図：この場合は「いいえ」に○をつけて下さい。

74. 手助けなしに，一人で自分の服をちゃんと身につけることができますか。
はい　いいえ　3.8-3.4　PS

2～4歳用

DENVER II 予備判定票

氏名 ＿＿＿＿
記録者 氏名 ＿＿＿＿ 続柄 ＿＿＿＿

記録日 ＿年＿月＿日
生年月日 ＿年＿月＿日
年月日齢 ＿年＿月＿日

以下の質問に順番にお答え下さい。「はい」「いいえ」のどちらかに○をつけて下さい。「いいえ」が３つ以上になったら，それ以降の質問にお答えになる必要はありません。

55. 下の絵の名前が１つ以上言えますか。
方法：下の絵をひとつずつ指さして「これは何？」と聞いて，それぞれ「ねこ」「うま」「とり」「いぬ」「ひと」と答えれば「はい」に○をつけて下さい。「こねこ」「ことり」「パパ」「おとこのこ」などでも結構です。家で飼っているペットの名前を答えた場合は種類があっていれば「はい」に○をつけて下さい。鳴き声だけで答えた場合は「いいえ」にして下さい。
はい　いいえ　2.3-2.0　L

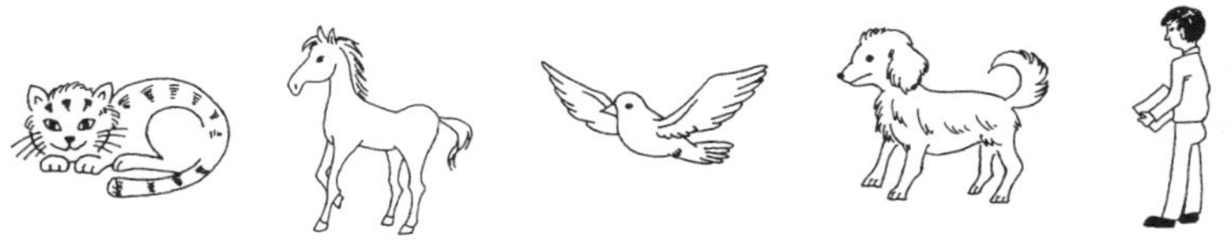

（原画　国立療養所広島病院小児科部長　下田浩子）

56. 「公園・行く」「ジュース・ほしい」「パパ・バイバイ」などの２語文を話しますか。（「いない・いない・ばあ」や「バイ・バイ」は２語文ではありません）
はい　いいえ　2.4-2.1　L

57. 手助けしなくても，自分一人で手を洗ってタオルでふいたり，乾かしたりできますか。あなたがお子さんの手の届かない蛇口をひねってあげるのは構いません。
はい　いいえ　2.4-2.1　PS

58. 体の部分を６つ正しく指さすことができますか。
判定の方法：眼，耳，鼻，口，手，足，お腹，髪の毛の８つの名前をひとつずつ順番に「○○はどこ？」と聞いて，６つ以上正しく指させたら「はい」に○をつけて下さい。お子さんが自分の体を指さしても，あなたの体を指さしても，どちらでも結構です。
はい　いいえ　2.5-2.2　L

59. 両足ジャンプができますか。
判定の方法：この判定票を床において，お子さんに立ったままの位置で判定票を飛び越すように言って下さい。両足同時にジャンプできれば「はい」に○をつけて下さい。判定票を飛び越すことができなくても両足とも床から離れれば結構です。助走したり，片足で飛び越す場合は「いいえ」に○をつけて下さい。
はい　いいえ　2.6-2.3　GM

60. 問55で見せた絵をもう一度見せて，今度はあなたが「馬はどれ？」「イヌはどれ？」などとひとつずつ聞いて，お子さんが４つ以上正しく指させれば，「はい」に○をつけて下さい。聞く順番はどれから始めても結構です。
はい　いいえ　2.6-2.3　L

61. あまり親しくない人にも，あなたのお子さんが話す内容がほぼ明りょうに（半分以上）理解されていますか。あなたやお子さんの親しい人でないと理解できない場合は「いいえ」に○をつけて下さい。
はい　いいえ　2.7-2.4　L

62. 積み木やブロックを８つ以上積み重ねて塔をつくることができますか。いままでやったことがない場合は「いいえ」に○をつけて下さい。
はい　いいえ　2.8-2.5　FMA

63. 手助けしなくても，自分一人でパンツやＴシャツ，靴を身につけることができますか。
はい　いいえ　3.0-2.6　PS

64. 問55で見せた動物の絵を使います。お子さんに絵を見せて，「飛ぶのはどれ？」「走るのはどれ？」「ニャーとなくのはどれ？」などとひとつひとつたずねて下さい。お子さんが２つ以上正しく指させれば「はい」に○をつけて下さい。
はい　いいえ　3.0-2.7　L

65. 問55で見せた絵の動物の名前を４つ以上正しく言えますか。
はい　いいえ　3.1-2.7　L

66. 友だちの名前を一人以上言えますか。
家族（一緒に住んでいる人）やペットの名前の場合は「いいえ」に○をつけて下さい。一緒に住んでいなければ親戚の名前でも結構です。実在しない友だちの名前や友だちがいない場合は「いいえ」に○をつけて下さい。
はい　いいえ　3.1-2.8　PS

67. 縦にまっすぐな線を描けますか。
判定の方法：下の図の横にあなたが「こうかくのよ」と言って描いてみせて下さい。その時，お子さんと同じ向きで上から下に描いて下さい。あなたの描いた線の横にお子さんにかかせて下さい。あなたの描いた線をお子さんがなぞるのではいけません。判定の例は下に描いてある通りです。
はい　いいえ　3.2-2.9　FMA

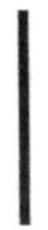

図：この場合は「はい」に○をつけて下さい。

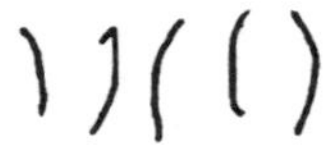

図：この場合は「いいえ」に○をつけて下さい。

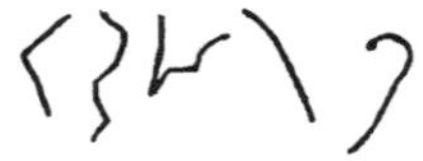

68. この判定票を床において，お子さんに立ったままの位置で用紙を飛び越すように言って下さい。助走してはいけません。あなたが見本をみせてもかまいません。用紙の短い側（21cm）を飛び越えることができれば「はい」に○をつけて下さい。用紙の上に着地した場合は「いいえ」に○をつけて下さい。
はい　いいえ　3.2-2.9　GM

69. 色の名前を１つ以上言えますか。
検査の方法：下の図（黄，緑，赤，青）を見せて，ひとつずつ指さして「これは何色？」と聞いて下さい。お子さんが違った答を言ってもあなたの顔色に出さないようにして４つとも聞いて下さい。１つ以上正しく答えられれば「はい」に○をつけて下さい。
はい　いいえ　3.3-2.9　L

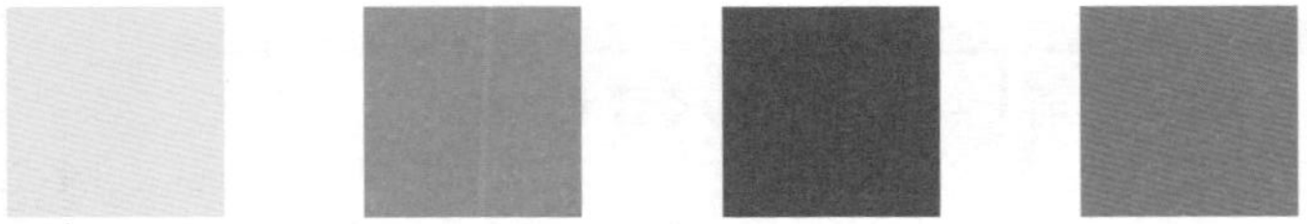

70. 下の図のように，他の指を動かさずに親指だけを立てて動かすことができますか。あなたが見本を見せて同じようにするように言って下さい。
はい　いいえ　3.4-3.1　FMA

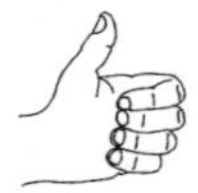

71. 片足立ちが２秒間以上できますか。
方法：物につかまらずに，一人で片足立ちさせて，何秒間バランスを保つことができるか測定します。あなたが見本をみせて下さい。お子さんにできるだけ長く片足立ちするよう言って下さい。
右足で何秒間，片足立ちができましたか（　　）秒間
左足で何秒間，片足立ちができましたか（　　）秒間
右足でも左足でも両方とも２秒間以上片足立ちができた場合だけ「はい」に○をつけて下さい。
はい　いいえ　3.7-3.3　GM

72. 以下の質問をお子さんにして下さい。質問をくりかえして言うのは構いませんが答える手助けをしないで下さい。それぞれの質問に対するお子さんの答えを下に書きこんで下さい。
「寒い時はどうしますか？」（　　　　　）
答の例（震える，服を着る，家に入る，など）
「疲れた時はどうしますか？」（　　　　　）
答の例（あくびをする，眠る，横になる，昼寝する）
「お腹がすいた時はどうしますか？」（　　　　　）
答の例（食べる，食べるものを頼む，お昼を食べる）
答が理屈に合っていればこれ以外の答でも結構です。２つ以上答えられた場合「はい」に○をつけて下さい。言葉でなく，身振り（ジェスチャー）で示した場合は「いいえ」に○をつけて下さい。
はい　いいえ　3.9-3.5　L

73. 下の図を見せて「これと同じものをかいて」と言って下さい。「丸（円）をかいて」と言ってはいけません。３回かかせて下さい。１回でもできれば結構です。判定の例は下に描いてある通りです。
はい　いいえ　3.8-3.4　FMA

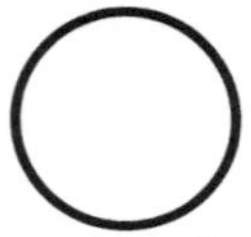

図：この場合は「はい」に○をつけて下さい。

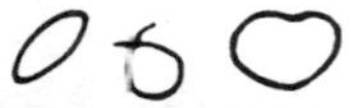

図：この場合は「いいえ」に○をつけて下さい。

74. 手助けなしに，一人で自分の服をちゃんと身につけることができますか。
はい　いいえ　3.8-3.4　PS

2〜4歳用

DENVER II 予備判定票

氏　　名 ＿＿＿＿＿＿

記録者　氏　　名 ＿＿＿＿＿＿
　　　　続　　柄 ＿＿＿＿＿＿

記　録　日　　年　　月　　日
生 年 月 日　　年　　月　　日
年 月 日 齢　　年　　月　　日

以下の質問に順番にお答え下さい。「はい」「いいえ」のどちらかに○をつけて下さい。「いいえ」が３つ以上になったら，それ以降の質問にお答えになる必要はありません。

55. 下の絵の名前が１つ以上言えますか。
方法：下の絵をひとつずつ指さして「これは何？」と聞いて，それぞれ「ねこ」「うま」「とり」「いぬ」「ひと」と答えれば「はい」に○をつけて下さい。「こねこ」「ことり」「パパ」「おとこのこ」などでも結構です。家で飼っているペットの名前を答えた場合は種類があっていれば「はい」に○をつけて下さい。鳴き声だけで答えた場合は「いいえ」にして下さい。
はい　いいえ　2.3-2.0　L

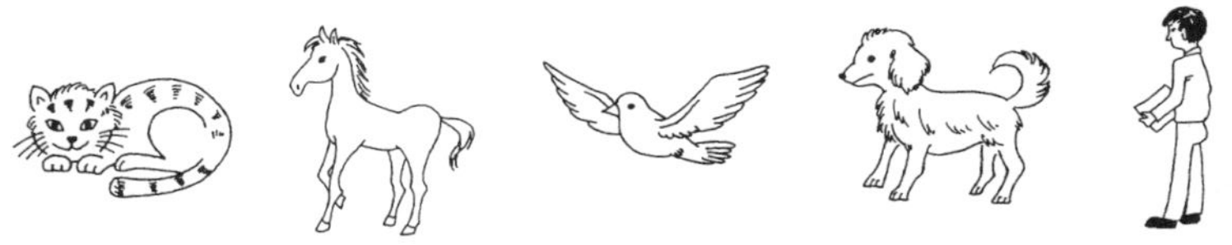

（原画　国立療養所広島病院小児科部長　下田浩子）

56. 「公園・行く」「ジュース・ほしい」「パパ・バイバイ」などの２語文を話しますか。（「いない・いない・ばあ」や「バイ・バイ」は２語文ではありません）
はい　いいえ　2.4-2.1　L

57. 手助けしなくても，自分一人で手を洗ってタオルでふいたり，乾かしたりできますか。あなたがお子さんの手の届かない蛇口をひねってあげるのは構いません。
はい　いいえ　2.4-2.1　PS

58. 体の部分を６つ正しく指さすことができますか。
判定の方法：眼，耳，鼻，口，手，足，お腹，髪の毛の８つの名前をひとつずつ順番に「○○はどこ？」と聞いて，６つ以上正しく指させたら「はい」に○をつけて下さい。お子さんが自分の体を指さしても，あなたの体を指さしても，どちらでも結構です。
はい　いいえ　2.5-2.2　L

59. 両足ジャンプができますか。
判定の方法：この判定票を床において，お子さんに立ったままの位置で判定票を飛び越すように言って下さい。両足同時にジャンプできれば「はい」に○をつけて下さい。判定票を飛び越すことができなくても両足とも床から離れれば結構です。助走したり，片足で飛び越す場合は「いいえ」に○をつけて下さい。
はい　いいえ　2.6-2.3　GM

60. 問 55 で見せた絵をもう一度見せて，今度はあなたが「馬はどれ？」「イヌはどれ？」などとひとつずつ聞いて，お子さんが４つ以上正しく指させれば，「はい」に○をつけて下さい。聞く順番はどれから始めても結構です。
はい　いいえ　2.6-2.3　L

61. あまり親しくない人にも，あなたのお子さんが話す内容がほぼ明りょうに（半分以上）理解されていますか。あなたやお子さんの親しい人でないと理解できない場合は「いいえ」に○をつけて下さい。
はい　いいえ　2.7-2.4　L

62. 積み木やブロックを８つ以上積み重ねて塔をつくることができますか。いままでやったことがない場合は「いいえ」に○をつけて下さい。
はい　いいえ　2.8-2.5　FMA

63. 手助けしなくても，自分一人でパンツやＴシャツ，靴を身につけることができますか。
はい　いいえ　3.0-2.6　PS

64. 問 55 で見せた動物の絵を使います。お子さんに絵を見せて，「飛ぶのはどれ？」「走るのはどれ？」「ニャーとなくのはどれ？」などとひとつひとつたずねて下さい。お子さんが２つ以上正しく指させれば「はい」に○をつけて下さい。
はい　いいえ　3.0-2.7　L

65. 問 55 で見せた絵の動物の名前を４つ以上正しく言えますか。
はい　いいえ　3.1-2.7　L

66. 友だちの名前を一人以上言えますか。
家族（一緒に住んでいる人）やペットの名前の場合は「いいえ」に○をつけて下さい。一緒に住んでいなければ親戚の名前でも結構です。実在しない友だちの名前や友だちがいない場合は「いいえ」に○をつけて下さい。
はい　いいえ　3.1-2.8　PS

67. 縦にまっすぐな線を描けますか。
判定の方法：下の図の横にあなたが「こうかくのよ」と言って描いてみせて下さい。その時，お子さんと同じ向きで上から下に描いて下さい。あなたの描いた線の横にお子さんにかかせて下さい。あなたの描いた線をお子さんがなぞるのではいけません。判定の例は下に描いてある通りです。
はい　いいえ　3.2-2.9　FMA

図：この場合は「はい」に○をつけて下さい。

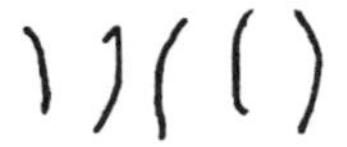

図：この場合は「いいえ」に○をつけて下さい。

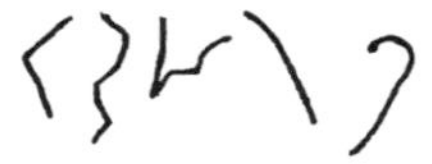

68. この判定票を床において，お子さんに立ったままの位置で用紙を飛び越すように言って下さい。助走してはいけません。あなたが見本をみせてもかまいません。用紙の短い側（21cm）を飛び越えることができれば「はい」に○をつけて下さい。用紙の上に着地した場合は「いいえ」に○をつけて下さい。
はい　いいえ　3.2-2.9　GM

69. 色の名前を１つ以上言えますか。
検査の方法：下の図（黄，緑，赤，青）を見せて，ひとつずつ指さして「これは何色？」と聞いて下さい。お子さんが違った答を言ってもあなたの顔色に出さないようにして４つとも聞いて下さい。１つ以上正しく答えられれば「はい」に○をつけて下さい。
はい　いいえ　3.3-2.9　L

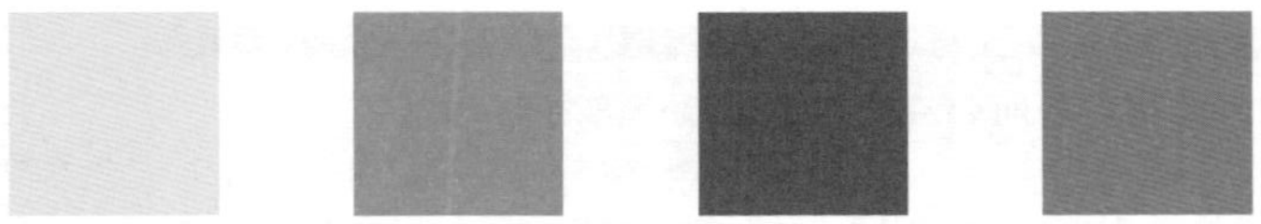

70. 下の図のように，他の指を動かさずに親指だけを立てて動かすことができますか。あなたが見本を見せて同じようにするように言って下さい。
はい　いいえ　3.4-3.1　FMA

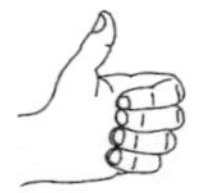

71. 片足立ちが２秒間以上できますか。
方法：物につかまらずに，一人で片足立ちさせて，何秒間バランスを保つことができるか測定します。あなたが見本をみせて下さい。お子さんにできるだけ長く片足立ちするよう言って下さい。
右足で何秒間，片足立ちができましたか（　　）秒間
左足で何秒間，片足立ちができましたか（　　）秒間
右足でも左足でも両方とも２秒間以上片足立ちができた場合だけ「はい」に○をつけて下さい。
はい　いいえ　3.7-3.3　GM

72. 以下の質問をお子さんにして下さい。質問をくりかえして言うのは構いませんが答える手助けをしないで下さい。それぞれの質問に対するお子さんの答えを下に書きこんで下さい。
「寒い時はどうしますか？」（　　　　　　）
答の例（震える，服を着る，家に入る，など）
「疲れた時はどうしますか？」（　　　　　　）
答の例（あくびをする，眠る，横になる，昼寝する）
「お腹がすいた時はどうしますか？」（　　　　　　）
答の例（食べる，食べるものを頼む，お昼を食べる）
答が理屈に合っていればこれ以外の答でも結構です。２つ以上答えられた場合「はい」に○をつけて下さい。言葉でなく，身振り（ジェスチャー）で示した場合は「いいえ」に○をつけて下さい。
はい　いいえ　3.9-3.5　L

73. 下の図を見せて「これと同じものをかいて」と言って下さい。「丸（円）をかいて」と言ってはいけません。３回かかせて下さい。１回でもできれば結構です。判定の例は下に描いてある通りです。
はい　いいえ　3.8-3.4　FMA

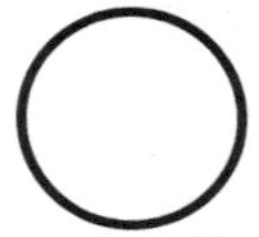

図：この場合は「はい」に○をつけて下さい。

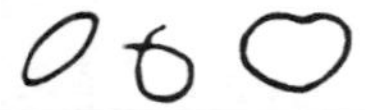

図：この場合は「いいえ」に○をつけて下さい。

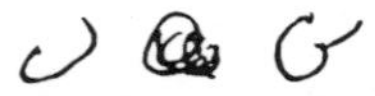

74. 手助けなしに，一人で自分の服をちゃんと身につけることができますか。
はい　いいえ　3.8-3.4　PS

2〜4歳用

DENVERⅡ予備判定票

氏　名

記録者　氏　名

記録者　続　柄

記録日　　年　　月　　日

生年月日　　年　　月　　日

年月日齢　　年　　月　　日

以下の質問に順番にお答え下さい。「はい」「いいえ」のどちらかに○をつけて下さい。「いいえ」が３つ以上になったら，それ以降の質問にお答えになる必要はありません。

55. 下の絵の名前が１つ以上言えますか。
方法：下の絵をひとつずつ指さして「これは何？」と聞いて，それぞれ「ねこ」「うま」「とり」「いぬ」「ひと」と答えれば「はい」に○をつけて下さい。「こねこ」「ことり」「パパ」「おとこのこ」などでも結構です。家で飼っているペットの名前を答えた場合は種類があっていれば「はい」に○をつけて下さい。鳴き声だけで答えた場合は「いいえ」にして下さい。
はい　いいえ　2.3-2.0　L

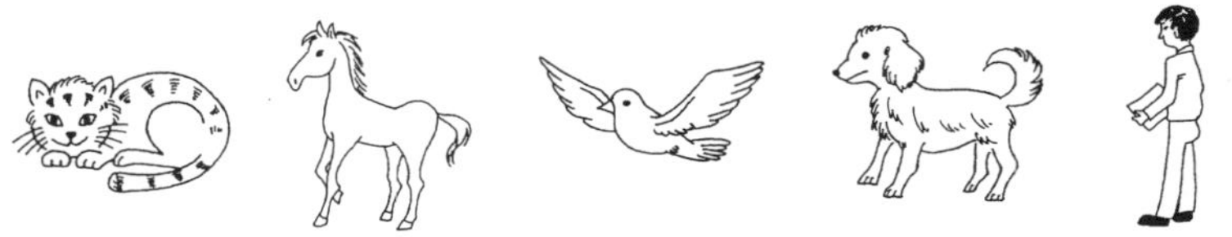

（原画　国立療養所広島病院小児科部長　下田浩子）

56. 「公園・行く」「ジュース・ほしい」「パパ・バイバイ」などの２語文を話しますか。（「いない・いない・ばあ」や「バイ・バイ」は２語文ではありません）
はい　いいえ　2.4-2.1　L

57. 手助けしなくても，自分一人で手を洗ってタオルでふいたり，乾かしたりできますか。あなたがお子さんの手の届かない蛇口をひねってあげるのは構いません。
はい　いいえ　2.4-2.1　PS

58. 体の部分を６つ正しく指さすことができますか。
判定の方法：眼，耳，鼻，口，手，足，お腹，髪の毛の８つの名前をひとつずつ順番に「○○はどこ？」と聞いて，６つ以上正しく指させたら「はい」に○をつけて下さい。お子さんが自分の体を指さしても，あなたの体を指さしても，どちらでも結構です。
はい　いいえ　2.5-2.2　L

59. 両足ジャンプができますか。
判定の方法：この判定票を床において，お子さんに立ったままの位置で判定票を飛び越すように言って下さい。両足同時にジャンプできれば「はい」に○をつけて下さい。判定票を飛び越すことができなくても両足とも床から離れれば結構です。助走したり，片足で飛び越す場合は「いいえ」に○をつけて下さい。
はい　いいえ　2.6-2.3　GM

60. 問 55 で見せた絵をもう一度見せて，今度はあなたが「馬はどれ？」「イヌはどれ？」などとひとつずつ聞いて，お子さんが４つ以上正しく指させれば，「はい」に○をつけて下さい。聞く順番はどれから始めても結構です。
はい　いいえ　2.6-2.3　L

61. あまり親しくない人にも，あなたのお子さんが話す内容がほぼ明りょうに（半分以上）理解されていますか。あなたやお子さんの親しい人でないと理解できない場合は「いいえ」に○をつけて下さい。
はい　いいえ　2.7-2.4　L

62. 積み木やブロックを８つ以上積み重ねて塔をつくることができますか。いままでやったことがない場合は「いいえ」に○をつけて下さい。
はい　いいえ　2.8-2.5　FMA

63. 手助けしなくても，自分一人でパンツやＴシャツ，靴を身につけることができますか。
はい　いいえ　3.0-2.6　PS

64. 問 55 で見せた動物の絵を使います。お子さんに絵を見せて，「飛ぶのはどれ？」「走るのはどれ？」「ニャーとなくのはどれ？」などとひとつひとつたずねて下さい。お子さんが２つ以上正しく指させれば「はい」に○をつけて下さい。
はい　いいえ　3.0-2.7　L

65. 問 55 で見せた絵の動物の名前を４つ以上正しく言えますか。
はい　いいえ　3.1-2.7　L

66. 友だちの名前を一人以上言えますか。
家族（一緒に住んでいる人）やペットの名前の場合は「いいえ」に○をつけて下さい。一緒に住んでいなければ親戚の名前でも結構です。実在しない友だちの名前や友だちがいない場合は「いいえ」に○をつけて下さい。
はい　いいえ　3.1-2.8　PS

67. 縦にまっすぐな線を描けますか。
判定の方法：下の図の横にあなたが「こうかくのよ」と言って描いてみせて下さい。その時，お子さんと同じ向きで上から下に描いて下さい。あなたの描いた線の横にお子さんにかかせて下さい。あなたの描いた線をお子さんがなぞるのではいけません。判定の例は下に描いてある通りです。
はい　いいえ　3.2-2.9　FMA

図：この場合は「はい」に○をつけて下さい。

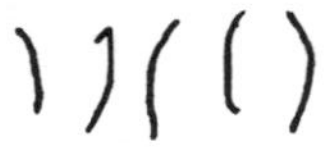

図：この場合は「いいえ」に○をつけて下さい。

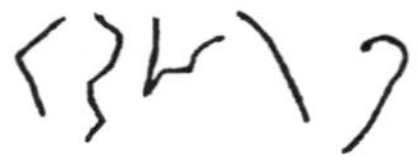

68. この判定票を床において，お子さんに立ったままの位置で用紙を飛び越すように言って下さい。助走してはいけません。あなたが見本をみせてもかまいません。用紙の短い側（21cm）を飛び越えることができれば「はい」に○をつけて下さい。用紙の上に着地した場合は「いいえ」に○をつけて下さい。
はい　いいえ　3.2-2.9　GM

69. 色の名前を１つ以上言えますか。
検査の方法：下の図（黄，緑，赤，青）を見せて，ひとつずつ指さして「これは何色？」と聞いて下さい。お子さんが違った答を言ってもあなたの顔色に出さないようにして４つとも聞いて下さい。１つ以上正しく答えられれば「はい」に○をつけて下さい。
はい　いいえ　3.3-2.9　L

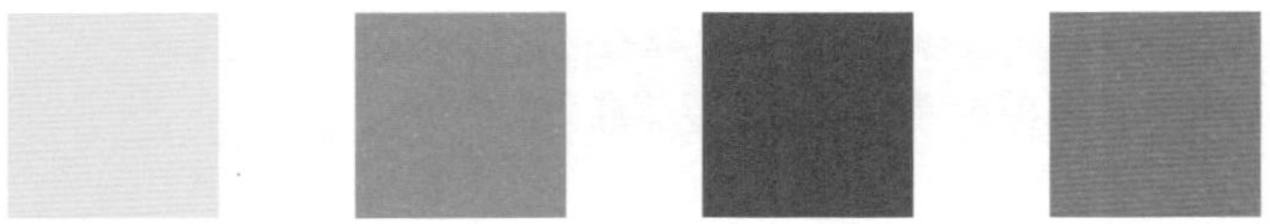

70. 下の図のように，他の指を動かさずに親指だけを立てて動かすことができますか。あなたが見本を見せて同じようにするように言って下さい。
はい　いいえ　3.4-3.1　FMA

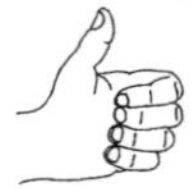

71. 片足立ちが２秒間以上できますか。
方法：物につかまらずに，一人で片足立ちさせて，何秒間バランスを保つことができるか測定します。あなたが見本をみせて下さい。お子さんにできるだけ長く片足立ちするよう言って下さい。
右足で何秒間，片足立ちができましたか（　　）秒間
左足で何秒間，片足立ちができましたか（　　）秒間
右足でも左足でも両方とも２秒間以上片足立ちができた場合だけ「はい」に○をつけて下さい。
はい　いいえ　3.7-3.3　GM

72. 以下の質問をお子さんにして下さい。質問をくりかえして言うのは構いませんが答える手助けをしないで下さい。それぞれの質問に対するお子さんの答えを下に書きこんで下さい。
「寒い時はどうしますか？」　（　　　　　）
答の例（震える，服を着る，家に入る，など）
「疲れた時はどうしますか？」　（　　　　　）
答の例（あくびをする，眠る，横になる，昼寝する）
「お腹がすいた時はどうしますか？」　（　　　　　）
答の例（食べる，食べるものを頼む，お昼を食べる）
答が理屈に合っていればこれ以外の答でも結構です。２つ以上答えられた場合「はい」に○をつけて下さい。言葉でなく，身振り（ジェスチャー）で示した場合は「いいえ」に○をつけて下さい。
はい　いいえ　3.9-3.5　L

73. 下の図を見せて「これと同じものをかいて」と言って下さい。「丸（円）をかいて」と言ってはいけません。３回かかせて下さい。１回でもできれば結構です。判定の例は下に描いてある通りです。
はい　いいえ　3.8-3.4　FMA

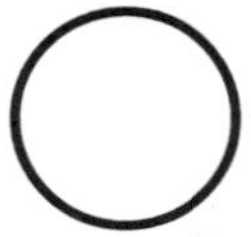

図：この場合は「はい」に○をつけて下さい。

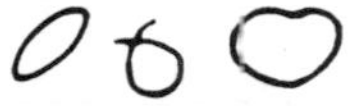

図：この場合は「いいえ」に○をつけて下さい。

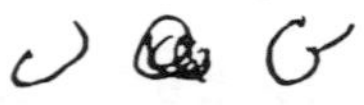

74. 手助けなしに，一人で自分の服をちゃんと身につけることができますか。
はい　いいえ　3.8-3.4　PS

2～4歳用

DENVER Ⅱ 予備判定票

氏名		記録日	年　月　日
記録者 氏名		生年月日	年　月　日
記録者 続柄		年月日齢	年　月　日

以下の質問に順番にお答え下さい。「はい」「いいえ」のどちらかに○をつけて下さい。「いいえ」が３つ以上になったら，それ以降の質問にお答えになる必要はありません。

55. 下の絵の名前が１つ以上言えますか。
方法：下の絵をひとつずつ指さして「これは何？」と聞いて，それぞれ「ねこ」「うま」「とり」「いぬ」「ひと」と答えれば「はい」に○をつけて下さい。「こねこ」「ことり」「パパ」「おとこのこ」などでも結構です。家で飼っているペットの名前を答えた場合は種類があっていれば「はい」に○をつけて下さい。鳴き声だけで答えた場合は「いいえ」にして下さい。
はい　いいえ　2.3-2.0　L

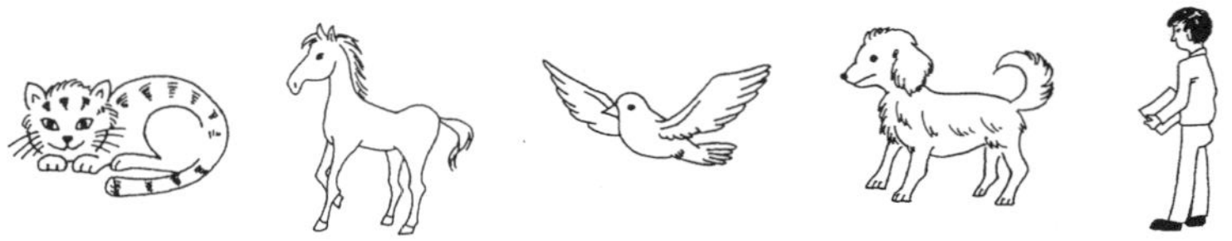

（原画　国立療養所広島病院小児科部長　下田浩子）

56. 「公園・行く」「ジュース・ほしい」「パパ・バイバイ」などの２語文を話しますか。（「いない・いない・ばあ」や「バイ・バイ」は２語文ではありません）
はい　いいえ　2.4-2.1　L

57. 手助けしなくても，自分一人で手を洗ってタオルでふいたり，乾かしたりできますか。あなたがお子さんの手の届かない蛇口をひねってあげるのは構いません。
はい　いいえ　2.4-2.1　PS

58. 体の部分を６つ正しく指さすことができますか。
判定の方法：眼，耳，鼻，口，手，足，お腹，髪の毛の８つの名前をひとつずつ順番に「○○はどこ？」と聞いて，６つ以上正しく指させたら「はい」に○をつけて下さい。お子さんが自分の体を指さしても，あなたの体を指さしても，どちらでも結構です。
はい　いいえ　2.5-2.2　L

59. 両足ジャンプができますか。
判定の方法：この判定票を床において，お子さんに立ったままの位置で判定票を飛び越すように言って下さい。両足同時にジャンプできれば「はい」に○をつけて下さい。判定票を飛び越すことができなくても両足とも床から離れれば結構です。助走したり，片足で飛び越す場合は「いいえ」に○をつけて下さい。
はい　いいえ　2.6-2.3　GM

60. 問 55 で見せた絵をもう一度見せて，今度はあなたが「馬はどれ？」「イヌはどれ？」などとひとつずつ聞いて，お子さんが４つ以上正しく指させれば，「はい」に○をつけて下さい。聞く順番はどれから始めても結構です。
はい　いいえ　2.6-2.3　L

61. あまり親しくない人にも，あなたのお子さんが話す内容がほぼ明りょうに（半分以上）理解されていますか。あなたやお子さんの親しい人でないと理解できない場合は「いいえ」に○をつけて下さい。
はい　いいえ　2.7-2.4　L

62. 積み木やブロックを８つ以上積み重ねて塔をつくることができますか。いままでやったことがない場合は「いいえ」に○をつけて下さい。
はい　いいえ　2.8-2.5　FMA

63. 手助けしなくても，自分一人でパンツやＴシャツ，靴を身につけることができますか。
はい　いいえ　3.0-2.6　PS

64. 問 55 で見せた動物の絵を使います。お子さんに絵を見せて，「飛ぶのはどれ？」「走るのはどれ？」「ニャーとなくのはどれ？」などとひとつひとつたずねて下さい。お子さんが２つ以上正しく指させれば「はい」に○をつけて下さい。
はい　いいえ　3.0-2.7　L

65. 問 55 で見せた絵の動物の名前を４つ以上正しく言えますか。
はい　いいえ　3.1-2.7　L

66. 友だちの名前を一人以上言えますか。
家族（一緒に住んでいる人）やペットの名前の場合は「いいえ」に○をつけて下さい。一緒に住んでいなければ親戚の名前でも結構です。実在しない友だちの名前や友だちがいない場合は「いいえ」に○をつけて下さい。
はい　いいえ　3.1-2.8　PS

67. 縦にまっすぐな線を描けますか。
判定の方法：下の図の横にあなたが「こうかくのよ」と言って描いてみせて下さい。その時，お子さんと同じ向きで上から下に描いて下さい。あなたの描いた線の横にお子さんにかかせて下さい。あなたの描いた線をお子さんがなぞるのではいけません。判定の例は下に描いてある通りです。
はい　いいえ　3.2-2.9　FMA

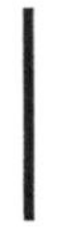

図：この場合は「はい」に○をつけて下さい。

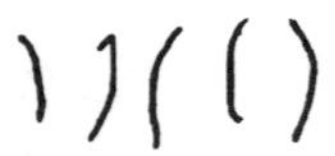

図：この場合は「いいえ」に○をつけて下さい。

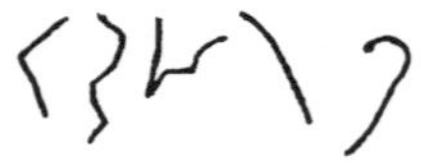

68. この判定票を床において，お子さんに立ったままの位置で用紙を飛び越すように言って下さい。助走してはいけません。あなたが見本をみせてもかまいません。用紙の短い側（21cm）を飛び越えることができれば「はい」に○をつけて下さい。用紙の上に着地した場合は「いいえ」に○をつけて下さい。
はい　いいえ　3.2-2.9　GM

69. 色の名前を1つ以上言えますか。
検査の方法：下の図（黄，緑，赤，青）を見せて，ひとつずつ指さして「これは何色？」と聞いて下さい。お子さんが違った答を言ってもあなたの顔色に出さないようにして4つとも聞いて下さい。1つ以上正しく答えられれば「はい」に○をつけて下さい。
はい　いいえ　3.3-2.9　L

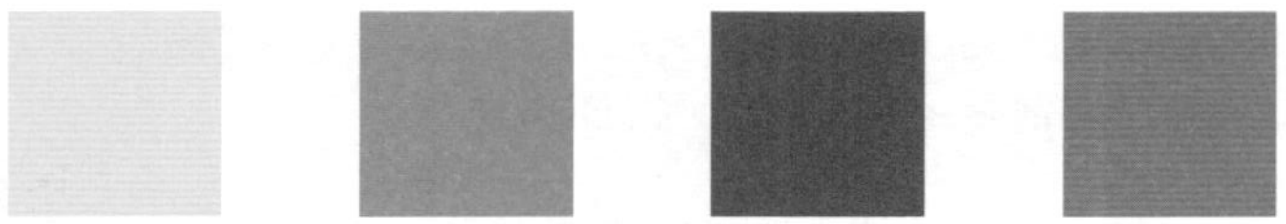

70. 下の図のように，他の指を動かさずに親指だけを立てて動かすことができますか。あなたが見本を見せて同じようにするように言って下さい。
はい　いいえ　3.4-3.1　FMA

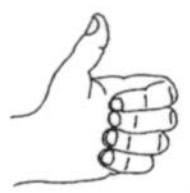

71. 片足立ちが2秒間以上できますか。
方法：物につかまらずに，一人で片足立ちさせて，何秒間バランスを保つことができるか測定します。あなたが見本をみせて下さい。お子さんにできるだけ長く片足立ちするよう言って下さい。
右足で何秒間，片足立ちができましたか（　　）秒間
左足で何秒間，片足立ちができましたか（　　）秒間
右足でも左足でも両方とも2秒間以上片足立ちができた場合だけ「はい」に○をつけて下さい。
はい　いいえ　3.7-3.3　GM

72. 以下の質問をお子さんにして下さい。質問をくりかえして言うのは構いませんが答える手助けをしないで下さい。それぞれの質問に対するお子さんの答えを下に書きこんで下さい。
「寒い時はどうしますか？」　（　　　　　）
答の例（震える，服を着る，家に入る，など）
「疲れた時はどうしますか？」　（　　　　　）
答の例（あくびをする，眠る，横になる，昼寝する）
「お腹がすいた時はどうしますか？」　（　　　　　）
答の例（食べる，食べるものを頼む，お昼を食べる）
答が理屈に合っていればこれ以外の答でも結構です。2つ以上答えられた場合「はい」に○をつけて下さい。言葉でなく，身振り（ジェスチャー）で示した場合は「いいえ」に○をつけて下さい。
はい　いいえ　3.9-3.5　L

73. 下の図を見せて「これと同じものをかいて」と言って下さい。「丸（円）をかいて」と言ってはいけません。3回かかせて下さい。1回でもできれば結構です。判定の例は下に描いてある通りです。
はい　いいえ　3.8-3.4　FMA

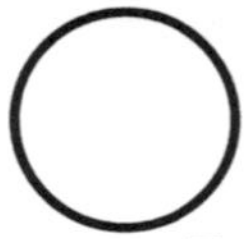

図：この場合は「はい」に○をつけて下さい。

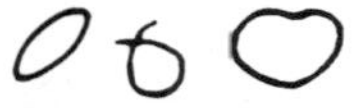

図：この場合は「いいえ」に○をつけて下さい。

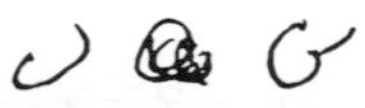

74. 手助けなしに，一人で自分の服をちゃんと身につけることができますか。
はい　いいえ　3.8-3.4　PS

2〜4歳用

DENVER II 予備判定票

氏　名 ＿＿＿＿＿＿

記録者　氏　名 ＿＿＿＿＿＿
　　　　続　柄 ＿＿＿＿＿＿

記録日　　年　　月　　日
生年月日　　年　　月　　日
年月日齢　　年　　月　　日

以下の質問に順番にお答え下さい。「はい」「いいえ」のどちらかに○をつけて下さい。「いいえ」が3つ以上になったら，それ以降の質問にお答えになる必要はありません。

55. 下の絵の名前が1つ以上言えますか。
方法：下の絵をひとつずつ指さして「これは何？」と聞いて，それぞれ「ねこ」「うま」「とり」「いぬ」「ひと」と答えれば「はい」に○をつけて下さい。「こねこ」「ことり」「パパ」「おとこのこ」などでも結構です。家で飼っているペットの名前を答えた場合は種類があっていれば「はい」に○をつけて下さい。鳴き声だけで答えた場合は「いいえ」にして下さい。
はい　いいえ　2.3-2.0　L

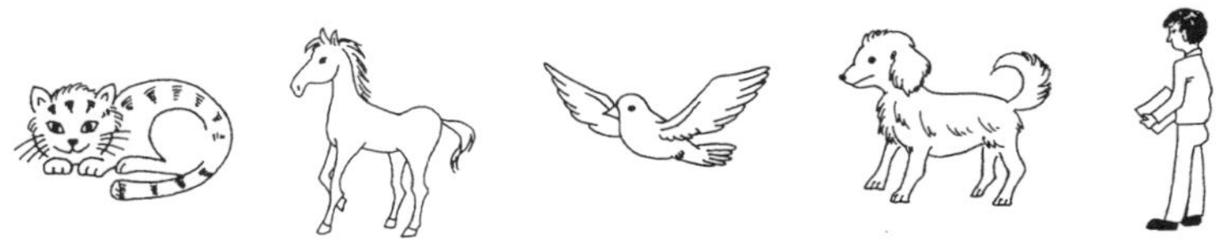

（原画　国立療養所広島病院小児科部長　下田浩子）

56. 「公園・行く」「ジュース・ほしい」「パパ・バイバイ」などの2語文を話しますか。（「いない・いない・ばあ」や「バイ・バイ」は2語文ではありません）
はい　いいえ　2.4-2.1　L

57. 手助けしなくても，自分一人で手を洗ってタオルでふいたり，乾かしたりできますか。あなたがお子さんの手の届かない蛇口をひねってあげるのは構いません。
はい　いいえ　2.4-2.1　PS

58. 体の部分を6つ正しく指さすことができますか。
判定の方法：眼，耳，鼻，口，手，足，お腹，髪の毛の8つの名前をひとつずつ順番に「○○はどこ？」と聞いて，6つ以上正しく指させたら「はい」に○をつけて下さい。お子さんが自分の体を指さしても，あなたの体を指さしても，どちらでも結構です。
はい　いいえ　2.5-2.2　L

59. 両足ジャンプができますか。
判定の方法：この判定票を床において，お子さんに立ったままの位置で判定票を飛び越すように言って下さい。両足同時にジャンプできれば「はい」に○をつけて下さい。判定票を飛び越すことができなくても両足とも床から離れれば結構です。助走したり，片足で飛び越す場合は「いいえ」に○をつけて下さい。
はい　いいえ　2.6-2.3　GM

60. 問55で見せた絵をもう一度見せて，今度はあなたが「馬はどれ？」「イヌはどれ？」などとひとつずつ聞いて，お子さんが4つ以上正しく指させれば，「はい」に○をつけて下さい。聞く順番はどれから始めても結構です。
はい　いいえ　2.6-2.3　L

61. あまり親しくない人にも，あなたのお子さんが話す内容がほぼ明りょうに（半分以上）理解されていますか。あなたやお子さんの親しい人でないと理解できない場合は「いいえ」に○をつけて下さい。
はい　いいえ　2.7-2.4　L

62. 積み木やブロックを8つ以上積み重ねて塔をつくることができますか。いままでやったことがない場合は「いいえ」に○をつけて下さい。
はい　いいえ　2.8-2.5　FMA

63. 手助けしなくても，自分一人でパンツやTシャツ，靴を身につけることができますか。
はい　いいえ　3.0-2.6　PS

64. 問55で見せた動物の絵を使います。お子さんに絵を見せて，「飛ぶのはどれ？」「走るのはどれ？」「ニャーとなくのはどれ？」などとひとつひとつたずねて下さい。お子さんが2つ以上正しく指させれば「はい」に○をつけて下さい。
はい　いいえ　3.0-2.7　L

65. 問55で見せた絵の動物の名前を4つ以上正しく言えますか。
はい　いいえ　3.1-2.7　L

66. 友だちの名前を一人以上言えますか。
家族（一緒に住んでいる人）やペットの名前の場合は「いいえ」に○をつけて下さい。一緒に住んでいなければ親戚の名前でも結構です。実在しない友だちの名前や友だちがいない場合は「いいえ」に○をつけて下さい。
はい　いいえ　3.1-2.8　PS

67. 縦にまっすぐな線を描けますか。
判定の方法：下の図の横にあなたが「こうかくのよ」と言って描いてみせて下さい。その時，お子さんと同じ向きで上から下に描いて下さい。あなたの描いた線の横にお子さんにかかせて下さい。あなたの描いた線をお子さんがなぞるのではいけません。判定の例は下に描いてある通りです。
はい　いいえ　3.2-2.9　FMA

図：この場合は「はい」に○をつけて下さい。　図：この場合は「いいえ」に○をつけて下さい。

68. この判定票を床において，お子さんに立ったままの位置で用紙を飛び越すように言って下さい。助走してはいけません。あなたが見本をみせてもかまいません。用紙の短い側（21cm）を飛び越えることができれば「はい」に○をつけて下さい。用紙の上に着地した場合は「いいえ」に○をつけて下さい。
はい　いいえ　3.2-2.9　GM

69. 色の名前を1つ以上言えますか。
検査の方法：下の図（黄，緑，赤，青）を見せて，ひとつずつ指さして「これは何色？」と聞いて下さい。お子さんが違った答を言ってもあなたの顔色に出さないようにして4つとも聞いて下さい。1つ以上正しく答えられれば「はい」に○をつけて下さい。
はい　いいえ　3.3-2.9　L

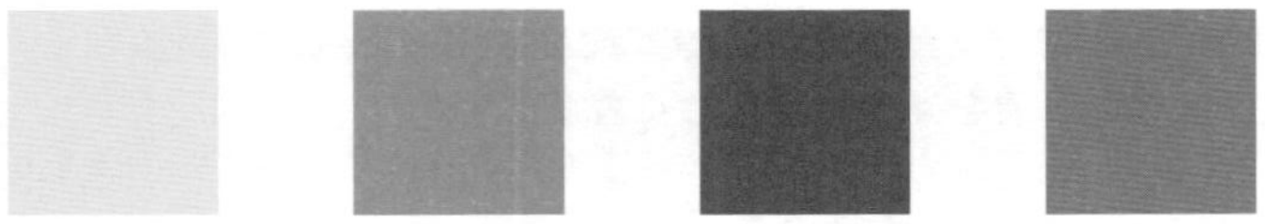

70. 下の図のように，他の指を動かさずに親指だけを立てて動かすことができますか。あなたが見本を見せて同じようにするように言って下さい。
はい　いいえ　3.4-3.1　FMA

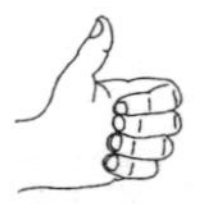

71. 片足立ちが2秒間以上できますか。
方法：物につかまらずに，一人で片足立ちさせて，何秒間バランスを保つことができるか測定します。あなたが見本をみせて下さい。お子さんにできるだけ長く片足立ちするよう言って下さい。
右足で何秒間，片足立ちができましたか（　　）秒間
左足で何秒間，片足立ちができましたか（　　）秒間
右足でも左足でも両方とも2秒間以上片足立ちができた場合だけ「はい」に○をつけて下さい。
はい　いいえ　3.7-3.3　GM

72. 以下の質問をお子さんにして下さい。質問をくりかえして言うのは構いませんが答える手助けをしないで下さい。それぞれの質問に対するお子さんの答えを下に書きこんで下さい。
「寒い時はどうしますか？」（　　　　　）
答の例（震える，服を着る，家に入る，など）
「疲れた時はどうしますか？」（　　　　　）
答の例（あくびをする，眠る，横になる，昼寝する）
「お腹がすいた時はどうしますか？」（　　　　　）
答の例（食べる，食べるものを頼む，お昼を食べる）
答が理屈に合っていればこれ以外の答でも結構です。2つ以上答えられた場合「はい」に○をつけて下さい。言葉でなく，身振り（ジェスチャー）で示した場合は「いいえ」に○をつけて下さい。
はい　いいえ　3.9-3.5　L

73. 下の図を見せて「これと同じものをかいて」と言って下さい。「丸（円）をかいて」と言ってはいけません。3回かかせて下さい。1回でもできれば結構です。判定の例は下に描いてある通りです。
はい　いいえ　3.8-3.4　FMA

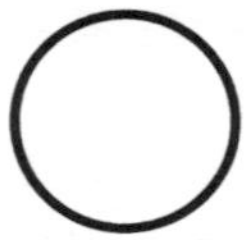

図：この場合は「はい」に○をつけて下さい。　図：この場合は「いいえ」に○をつけて下さい。

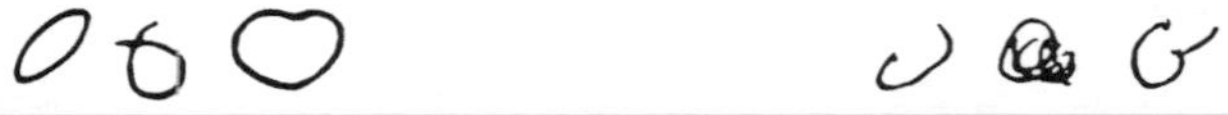

74. 手助けなしに，一人で自分の服をちゃんと身につけることができますか。
はい　いいえ　3.8-3.4　PS

※本品は心理検査であり，使用については心理学の知識，専門的な訓練を受け，経験をお持ちの方に限られます．購入は医療・教育・福祉等の専門機関に限定となります．企業等その他の機関でご使用の場合は，心理学の専門家（医師，教員，臨床心理士等）の指導の下でご使用ください．検査の機能を守るため，専門家以外の方へ内容を開示されないようご留意ください．
※著作権法上の例外規定にかかわらず，記録票，予備判定票をコピーしての使用は認められません．ご使用にあたり，解説書，記録票や予備判定票は適切にお取り扱いください．

DENVER II　予備判定票２～４歳用　ISBN 978-4-263-73228-1
2024年 5月15日　第1版第1刷発行　日本語版翻訳出版権所有

原　著　W.K. Frankenburg
編著者　公益社団法人
日本小児保健協会
発行者　白　石　泰　夫
発行所　医歯薬出版株式会社
〒113-8612 東京都文京区本駒込1-7-10
TEL. (03) 5395-7626(編集)・7616(販売)
FAX. (03) 5395-7624(編集)・8563(販売)
https://www.ishiyaku.co.jp/
郵便振替番号 00190-5-13816

乱丁，落丁の際はお取り替えいたします　印刷・製本　アイワード

ISBN978-4-263-73228-1 C3047 ¥3000E 0

定価3, 300円（本体3, 000円＋税10%）

9784263732281

1923047030009